朱权医学全书

叶明花　蒋力生　辑著

中医古籍出版社

图书在版编目（CIP）数据

朱权医学全书/叶明花，蒋力生辑著．－北京：中医古籍出版社，2016.03

ISBN 978－7－5152－0883－1

Ⅰ．①朱… Ⅱ．①朱… ②叶… ③将… Ⅲ．①－中国医药学－中国－明代 Ⅳ．①R2－52

中国版本图书馆 CIP 数据核字（2015）第 100829 号

朱权医学全书

叶明花　蒋力生辑著

责任编辑　于　峥　刘从明
封面设计　韩博玥
出版发行　中医古籍出版社
社　　址　北京东直门内南小街 16 号（100700）
印　　刷　廊坊市三友印务装订有限公司
开　　本　787mm×1092mm　1/16
印　　张　47.5
字　　数　500 千字
版　　次　2016 年 3 月第 1 版　2016 年 3 月第 1 次印刷
印　　数　0001～3000 册
ISBN　978－7－5152－0883－1
定　　价　168.0 元

前　言

　　朱权（1378－1448），明太祖朱元璋第十七子，生于洪武十一年（公元 1378 年），卒于明英宗朱祁镇正统十三年（即公元 1448 年），享年 71 岁，在位 58 年。洪武二十四年册封藩王，逾二年而就藩大宁，号曰宁王。卒谥“献”，世称“宁献王”。时带甲八万，革车六千，所属皆骁勇善战，曾数会诸王出塞捕虏，肃清沙漠，威镇北荒，在守疆卫国中，建功多多。然而，历史往往不以人们的意志为转移，命运也常常有意无意地改变人生的轨迹。这样一位神武英俊意气风发的青年王子，“正宜屏藩朝廷，永膺多福，而遽至于大故，是故有命”。“大故”者，即所谓“靖难之役”也。朱元璋死后，皇孙朱允炆即位，朝臣谋削诸藩势力。燕王朱棣首先发难，起兵反叛。朱权被裹挟其中，朱棣用一句“事成当中分天下”的谎言为诱饵，以阴谋毁其封国，夺其军队，将朱权罗入燕军，“时时为燕王草檄”，成为朱棣的同谋。打了三年多硬仗，等到功成之后，朱棣却背信弃诺，自己当了皇帝，把朱权改封于南昌。此时的朱权，虽有怨望，但他深明历史，洞悉政治风云的诡谲，而且迫于现实的猜忌压制和中伤诽谤，只能选择改变，放弃政治权力的追逐争夺，转而讲求黄老，慕仙学道，以另一种智慧谱写人生的篇章。正是这种改变和放弃，不仅保全了自己的身家性命，能“福寿兼全，哀荣始终”，并使祖世无患，而更重要的是以他惊人的创造性才华和至老弥勤的充沛精力，在文化学术领域，拓疆辟土，著述不已，营造了另一个王国。

　　朱权改封南昌后，“深自韬晦，所居宫庭无彤彩之饰，覆殿瓴商瓦，不请琉璃。构精庐一区，莳花艺竹、鼓琴读书其间，故终长陵之世，不被谴责"。此时的朱权，榜其精庐曰"神隐"，自号臞仙、涵虚子、壶天隐人、丹丘先生、玄州道人、妙道真君、遐龄老人等，无非是表明其隐于学术、隐于道学的志向而已。从表面上看，朱权确乎"生于黄屋之中，而心在于白云之外；身列彤庭之上，而志不忘乎紫霞之想"，时或坐石观云，时或茅亭酌月，作逍遥游状。然而实际上，他却在学术上潜心钻研，神龙出没，见首不见尾。一时间，他针对"江右俗故质朴，俭于文藻，士人不乐声誉"的习惯，大胆地"弘奖风流，增益标胜"，大力推动地方文化的建设，以形成博雅风流的文化氛围，使南昌地区的人文风气为之一变。此后，他又大力刊布书籍，或撰写，或编集，或辑录，并在王府设立刻书馆，使得"宁府刻"、"宁藩刻"多有流传，对古籍的传播厥功甚大焉。不仅如此，朱权自己或亲自操觚，或精心组织，一生以著述为务，撰写编集了大量著作。据载录，朱权一生编撰的著作多达一百三十七种，有书目可确考的就有一百三十五种，现在存世的传本也有三十多种，其内容涉及历史、文学、艺术、戏剧、医学、农学、宗教、兵法、历算、杂艺等多个方面。其著述之丰，历史上无人可比。

朱权晚年好道，托志翀举，所言多为神仙隐逸之事，尤其精于黄老之术，讲求修身炼养之道。一方面，以道为崇，寝匮于修持炼养；一方面，以医为尚，钟情于药食护身。在道学方面，朱氏撰著《天皇至道太清玉册》等宗教著作近五十种，其中与道家炼养相关的就有《造化钳锤》《注解道德经》《道德性命前集》《阴符性命集解》《命宗大乘五字诀》《内丹节要》《长生久视书》《注解阴符经》《注解清静经》《注解大通经》《注解太上心经》《救命索》等十二种。而在医药养生方面，朱权编纂的专门医药方论和养生著作则有《活人心法》《寿域神方》《乾坤生意》《乾坤生意秘韫》《续洞天清录》《运化玄枢》《臞仙神隐》《臞仙修身秘诀》《庚辛玉册》等九种。此外，还刊刻《神应经》《十药神书》《素问病机气宜保命集》《小儿灵秘方》等医书数种。朱氏所撰的道家炼养书除《救命索》外，其余多已散佚。有迹可寻的只有三种。其中，《道德性命前集》据《中国古籍总目》所载，应存吉林省图书馆，但经笔者托人多次查询，终未获见，存佚难卜。《命宗大乘五字诀》和《内丹节要》似为《救命索》的摘选，遍查各种书目，未见有传本行世。至于朱氏编纂的九种医药养生书，除《续洞天清录》《臞仙修身秘诀》和《庚辛玉册》散佚外，其余六种虽幸存人间，然亦身世飘零，或居秘阁，或传海外，早成绝版，一般人是难觅芳踪的。编纂《朱权医学全书》，就是将这些早已尘封绝世的孤秘之本，化身千百，重现人间，服务苍生。

《朱权医学全书》收入存世的朱权医药养生著作六种，部分辑佚著作二种。具体情况为：

《延寿神方》，四卷。全书分为112部，含方1667条，其体例是部下为病，病下为方，方包括了药方、针方、符箓等。内容涉及脏腑身形、六淫七情、临床内外妇儿各科病症及养生食疗等各个方面，记载十分丰富翔实，具有临床小百科的性质。

《活人心法》，二卷。上卷内容主要为养生之法，包括养心、养形、养气及饮食补养等方面。其间载录的导引法及六字诀法，可能是现存最早的"八段锦"及"六字诀法"文献。下卷辑录的《玉笈二十六方》和《加减灵秘十八方》两部方书，共介绍四十多个临床常用方剂的主治、组方及加减运用之法，颇为实用。

《神隐》，二卷。上卷所载四十一类乐志之事，偏于精神情志养生，实为归隐林泉、山居备要之手册。下卷十四类，备载山家务农、种植、收藏、修馔之事及牧养之法，实寓形体运动之深意。

《运化玄枢》，一卷。全书论述时令养生之道，按春、夏、秋、冬四时，逐月分气候、月占、食俗、吉辰、养生、服食、禁忌七类，敷陈节令宜忌及养生服食之法，要而不繁，颇便出行起居之参稽。

《救命索》，一卷。本书为道家内丹修炼的入门书，精炼简要，颇切初学。全书主性命双修之旨，以十二辟卦开示周天火候及进水添火之诀，尤以胡混成《金丹正宗》为据，揭示命宗鼎炉、药物、火候之秘，为初学者了解、认识内丹之道提供了方便之门。

《乾坤生意》，二卷。上卷列一十六目，除"用药大略"及"五运六气"外，"预防中风"以下包括内科各种杂病凡一十四目。下卷罗列妇科、儿科、外科、五官科、伤骨科等各种病证及丹药、膏药、针灸等治疗方法共二十五目。各目之后载录临床常用方或民间经验方若干，为一综合性临床实用方书。

辑佚的两种著作，一为《庚辛玉册》，系朱权所纂外丹本草书，原计二卷，分金石、灵苗、灵植、羽毛、鳞甲、饮馔、鼎器等七部，凡五百四十一品，是明以前外丹本草的集成之作，惜亡佚严重。今从《本草纲目》等书中，辑得有关资料三十条，仅为吉光片羽而已。另一辑佚书为《乾坤生意秘韫》，当为《乾坤生意》的姐妹篇，亦属方书之类，原为一卷，据传载有二百七十九方。现从《本草纲目》《急救广生集》中，辑得方治三十二条，亦只是豹斑之迹。

我们关注朱权研究已经二十多年，而用力于朱权医药养生文献研究也十有余年，这次能整理编纂《朱权医学全书》，总算完成了一件既定的任务，其中的艰苦自不待言，然而，收获的喜悦也总相依伴。收集在这里的六种著作，虽属孤秘难寻，毕竟尚存天壤间，还算有本可据。苍天不负有心人，多年来我们四处打听，苦苦搜寻，总算没有徒劳。能让朱权那些与世无闻、尘封多年著作重现人间，自是无比快乐的事。遗憾的是，尽管我们知道还有一些朱权医药养生著作的信息，但限于机缘，我们一时还没有办法让其真身显现，如《乾坤生意秘韫》《道德性命前集》等，但我们相信天佑斯文，以后会有机缘把朱权的养生之书收集得更完备些。

这里需要说明的是，本次编集的《朱权医学全书》，基本上都是第一次重现的孤本，除《活人心法》等个别书外，几乎没有一个可供校对的第二版本，所以整理工作主要是进行现代标点和转繁为简，按照中医古籍校注整理通则对原书的通假字、异体字进行了相应处理，对各书目录或卷首题署等作了相关调整。每书前分别撰有校注说明，对该书的主要内容及版本流传情况进行了介绍。至于朱权的身世、著述及其医药养生思想和学术贡献，可以参阅叶明花所著《朱权医药养生研究》一书。

由于水平所限，书中难免有失误欠妥之处，敬请同道批评指正，以期是书将来再版时充实完善。

叶明花　蒋力生
于江西中医药大学健康养生研究所
二〇一五年十月十九日

总 目 录

延 寿 神 方

明·朱权　编著

叶明花　蒋力生　校注

校注说明

《延寿神方》，亦名《延寿奇方》《寿域神方》，四卷，朱权编著。成书于永乐十五年至永乐二十年之间（即 1417 - 1422 年间），刻于明初。崇祯元年青阳阁重刻本，作《延寿神方》，卷首题为"丹郁真人涵虚子臞仙编"。"丹郁真人"、"涵虚子"、"臞仙"均为朱权的道号，此不赘述。

《延寿神方》内容涉及脏腑身形、六淫七情、临床内外妇儿各科病症及养生食疗等各个方面，记载十分丰富翔实，具有临床小百科的性质。

该书卷一的前半部分相当于总论，介绍医学诊察知识，后三卷半的篇幅均为"治证方法"，共分为 112 部，含方 1667 条，其体例是部下为病，病下为方，方包括了药方、针方、符箓等。

全书 112 部，其中卷一有 24 部，卷二有 29 部，卷三有 33 部，卷四有 26 部，且按照病因、病位、病症名、治疗手段、治疗对象等不同的标准分部属。其中按照病因分部的部属有：诸风部、寒部、暑部、湿部、虫毒部、金疮部、坠马落车部、屋壁所伤部、打扑伤损部、闪挫部、杖疮部、竹木刺签部、骨鲠部、误吞诸物部、毒虫所伤部、恶兽所伤部、药毒部、溪毒部、中食毒部、金石毒部、饮食所忌部、溺水部、冻死部、自缢部、酒积部、汤火部、中恶部、瘴气部、尸蹶部、鬼系部、魇魅部共 31 部。按病位分部的部属有：气部、脾胃部、眼部、耳部、鼻部、舌部、口齿部、咽喉部、胁部、腰部、腿部、足部、血部、下部共 14 部。按病症名分部的有：中风部、破伤风部、瘫痪部、闭结部、积热部、伤寒部、疟部、痢部、呕部、咳逆部、泻部、霍乱部、搅肠沙部、咳嗽部、痰饮部、喘急部、齁部、翻胃部、头疼部、眩晕部、痓部、胸痹部、心痛部、腹痛部、心腹俱痛部、心腹烦满部、健忘部、怔忡部、癫痫部、消渴部、水肿部、鼓胀部、疳积部、虚损部、劳瘵部、疸部、淋部、赤白浊部、遗精部、遗尿部、豆疹部、痈疽部、疔疮部、恶疮部、头疮部、面疮部、手疮部、臁疮部、丹瘤部、疮疖部、瘾疹部、癣疮部、赤白癜部、大风疮部、瘰疬部、瘿瘤部、漆疮部、瘊子部、痔漏部、脱肛部、惊忧喜笑部共61部。用治疗手段命名的有救生符法、针灸部、保养遐龄部、断除尸瘵部共4部。根据治疗对象命名的有坤道部、婴孺部共2部。

全书各部的排列次序没有明显的规律，只有大致的类似部属相近排列，如"诸风部"后跟着"中风部"、"破伤风部"，"泻部"后列"霍乱部"、"搅肠沙部"，"咳嗽部"后列"痰饮部"、"喘急部"、"齁部"，"头疼部"后列"眩晕部"，"咽喉部"后列"哑部"，"胸痹部"后列"心痛部"、"腹痛部"、"心腹俱痛部"、"心腹烦满部"，"健忘部"后列"怔忡部"、"惊忧喜笑部"、"癫痫部"，"水肿部"后跟"鼓胀部"，"淋部"后列"赤白浊部"、"遗精部"、"遗尿部"、"下部"，"自缢部"、"堕马落车部"、"屋壁压伤部"、"打仆伤损部"、"杖疮部"、"闪挫部"、"竹木刺签部"、"骨鲠部"、"误吞诸物部"、"毒虫所伤部"、"恶兽所伤部"等意外伤害类病证罗列一块，"药毒部"、"溪毒部"、"中食毒部"、"金石毒部"诸毒病证放在一块，最为明显的是第四卷，将"痈疽部"、"疔疮部"、"恶疮部"、"头疮部"、"面疮部"、"手疮部"、"臁疮部"、"丹瘤部"、"疮疖部"、"瘾疹部"、"癣疮部"、"赤白癜部"、"大风疮部"、"瘰疬部"、"瘿瘤部"、"漆疮部"、"瘊子部"、"痔漏部"、"脱肛部"、"汤火部"这些归属于中医外科病证治方的部属罗列一起，几乎占据了卷四的近八成篇幅，几乎可以看作是外科专卷了，甚便于研究比较。

此书《明史·艺文志》《献征录》《列朝诗集小传》、乾隆《凤阳县志》、同治《新建县志》《古今书刻》《中国医籍考》皆有著录。《宝文堂书目》著为《寿域仙方》，注"宁府刻"。《医方类聚》《古今医统大全》引作《寿域神方》，《本草纲目》引作《臞仙寿域神方》。《全国中医图书联合目录》失载，《中医大辞典》亦无该书条目。上海中医学院出版社《中国医籍通考》著录："朱权，《寿域神方》四卷，佚。"但又说明"崇祯元年青阳阁重刻，作《延寿神方》"。《中国医籍大辞典》列此书为亡佚类，称"成书年代及内容未详。见清光绪三十四年《凤阳府志》"。其实，《寿域神方》并未全佚。《中国古籍善本书目·子部》载录："《寿域神方》四卷，明·朱权撰，明初刻本。存二卷（三至四）。"《中国古籍总目·子部》载"《寿域神方》四卷，明朱权撰，明初刻本，湖北"。该书所存二卷现藏湖北省图书馆。国家图书馆存有缩微胶卷。

此书现存有两个版本，一个是明初宁府刻本，此为朱权在世时刊刻，现国内只存有二卷（三至四卷）残缺本。还有一个是崇祯元年（1628 年）的青阳阁重刻本，作《延寿神方》，此书存于日本。中医古籍出版社影印出版了从日本复制回归的《延寿神方》，线装，单鱼尾，白口单边。内有"大明崇祯元年重刻于青阳阁"字样，并钤"荣府图书"印。书末有"正德甲戌年仲秋月吉旦刊行"字样，这可能是青阳阁重刻本的底本，郑金生先生认为"应该是宁王府的家刻本"，有一定道理。此版本四卷，内容完整，书品甚佳，刻工精良，字画清晰，为明版佳品。

此次校注，以中医古籍出版社影印青阳阁本《延寿神方》作为底本，并以《医方类聚》、《卫生易简方》为参校本。

延寿神方序

　　尝闻天地开辟之初，神农尝百草，立九候，以正阴阳之变化，以救性命之昏扎，而为万世法，既简且要。殷之伊尹宗之，得立法之要，不害为汤液。汉之张仲景广之，得立法之要，不害为确论。金域洁古老人派之，又得尽法之要，不害为奇注。噫，宗之、广之，虽有不同，其所以得立法之要则一也。观洁古之说则知仲景之言，观仲景之言则知伊尹之言，皆不出于神农矣。但自古诸方，历岁浸远，难可考据，此奇方最为众方之祖，诚大圣之所作也。

　　昔唐宋以来，谓之名医者，王叔和、葛洪、孙思邈、范汪、胡洽、朱奉议、王朝奉、钱仲阳辈，其详论纷纭，千状万态，不越此方。

　　其医之玄妙，通阴阳内外，动静周环，可以夺天机造化之功，知气数消长之理。所谓上医医国，下医医人也。故达之者，有以知四时八节、天地风寒暑湿，各执其证，通变用药，以调和血脉。药有万般之奇味，能济万种之疾厄。夫道全德备者，餐灵药以炼仙道。愚者虽得药，不能通灵，故为庸医，往往疗人不痊，而误乎人矣。故吾恻然于中，发胸中之善，广济人之心，招四方之贤士，聚集神仙应效之方，参互考订，果得其验，名曰《延寿奇方》，命工锓梓，以广其传，使天下之人，无夭于世。其方之奇，且神且妙，至简至易，可为急救之备用，与医家群数之药，大不侔也。故推此心，而与世之为有仁心者共之。又恐人不能辩①其证，附以审脉之大略，察证之玄微，穴道之图状，诸疮之形证皆备，栽②之而无遗，诚天下第一之妙用。凡居家出外，皆不可缺也。故不敢秘，表而出之，以示四方之业于医者，使依方用药而不率，易以疗疾，俾人人咸跻仁寿之域，而无夭札之患云。

　　　　　　　　　　大明崇祯元年重刻于青阳阁

---

① 辩：通"辨"。
② 栽：据文义，当作"载"。

目　录

延寿神方卷一

丹郚真人涵虚子臞仙编

首　章

凡治人之疾，先要观其寿夭，察其气色，听其声音，则知人之吉凶，病之所在，方可治也，则万无一失，是为神医之术也。

论寿夭大略

山根隆起，有梁而不断。

印堂光明如镜。

耳厚而坚。

耳中有毫。

两耳红白。

眉长过眼。

眉有半白。

项下有条痕。

人中分明，长不掩齿。

法令过于承浆。

地阁高起。

胸前肉厚而润。

形如龟形。

瘦不露骨。

肥不露肉。

神色清爽。

声音清圆。

此数者，寿考之相也。若又有阴德，常行方便，多曾救人，天必佑之，虽重病而不死。若心术不仁，不行善事，虽有寿相，必为减算，有疾难愈。

骨为阳，肉为阴，不宜骨耸。

面皮虚薄，急如绷鼓。

人中短促，其文不明。

人中浅狭而斜。

人中短而露齿。

唇向上吊。

上唇高厚。

法令不分。

耳小而薄。

双睛斗露。

神昏气杂。

肥人项短。

赤脉贯睛。

巨骨卓起。

肥人乍瘦。

瘦人乍肥。

色如尘埃。

目无光彩。

神色如醉。

声音破散。

睛黄脉赤斗露。

眉毛如钉。

眉生两样。

男忌女相，面光细白。

女忌面如羊脂，又忌眼开。

此数者，夭亡之相也。若心地又不仁，虽无病而非久。若外相夭而内有德者，虽病可延。

论谴疾

葛仙翁曰：居官持势，僭用过度，为臣不忠，为子不孝，宗亲反噬，毁灭天常，将杀降卒，及屠城杀人，与刑官之谴有加，必生谴疾，不治。

凡问刑之官，用刑太重，冤屈平人，害人至死，伤其天心者，如觉一时忽然忘事，昏悸呵欠，身体困倦，是谴将至而病将临也。夜卧不安，神惊色惨，忽闻人唤，举事失措，是神将离而死将至也，必有恶疾生焉。若己身无恙，子孙必有传尸、劳瘵之证，三纪嗣绝。故曰：医不入于刑官之家，药不疗于不仁之疾。其法官受谴，及心怀不仁，不行方便，享福过分，贪赃害人，商贾负骗，人命冤债，损人利己，害众成家，已上皆主谴疾，难治。

观人心善恶

面上黑气。

面上无肉。

眼中红色。

上眼皮下苦而动。

偷睛视人。

眼中暗黄。

鼻准如勾。

舌常出唇而动，若蛇之吐烬。

指如用力。

上视者傲。

下视者奸。

斜视者狠。

直视者愚，虽愚无毒，故不在此例。

其他有于一者，心术不臧，若有病而难治，德与药不相应也。

论神不足

不醉如醉。

不愁如愁。

容恶颜忧。

神昏如睡。

视眄若痴。

指间不密。

节上粗疏。

手冷如冰。

眉毛曲小。

凡有此者，有病迟愈。

论病相

如印堂有紫气。

山根有暗黑。

山根低陷。

鼻梁弯斜。

鼻角有纹虽富多病。

此皆骨法，命中一生当有病患。

观色大略

凡察气色，当于平旦鸡鸣，未洗面时，于灯下观之，务在师传，今之所载者，乃大略耳，智者得之。

春 青旺，赤相，黑休，白囚，黄否。

夏 赤旺，黄相，青休，黑囚，白否。

秋 白旺，黑相，黄休，赤囚，青否。

冬 黑旺，青相，白休，黄囚，赤否。

旺、相者，吉；休、囚、否者，疾也。

察于未病

观其面之色黄者，一月有喜；紫，六十日有喜，又妨害官灾，美中不足；青，六十日有孝，或公讼，不宜远出。

眼下青，主十日内有虚惊；黑，百日内有不测灾疾；赤，主有非横；白，主凶有孝，防百日内灾忌。

印堂文痕低陷，骨格尖斜，平生多疾；黑气如烟雾者，将有疾至，须防暴卒。

准头与兰台黑者，一旬而亡。五穴黑色者，凶。

观孕妇面青色者，是男，三阳之下却要红润；红色者，是女，三阴之下却要黑色；若三阴三阳之下，黑白相间，产凶。好①孕未及其时而乳出者，为之乳哭，产凶。

凡人掌之色，青者必主忧惊，应在二、六、十月，亥、卯、未日。赤色主是非，应在正月、九月，寅、午、戌旬日。白色主孝，应四、八、十二月，巳、酉、丑旬日。黑色主破财，应在三、七、十一月，申、子、辰旬日。黄主财喜，应在三、六、十一月，辰、戌、丑、未旬日。若有青黑色，为游宫白虎，主疾厄凶灾。若黑气起于掌之四畔者，旬日凶，先须防疾。

察于已病

声轻者，气弱也；重浊者，痛也、风也；高喊者，热将狂也；哑者，肺之疾也；声急者，神惊也；声塞者，痰也；声战者，寒也；声噎者，气不顺也；喘者，气促也。喷嚏者，知其风。呵欠者，知其倦，阴阳相离也，又主风。要知常日所为何事，好吃何物，则知病之所来矣。若能听其音而察之，则吉凶可知矣。此所谓闻而知之也。

凡病人，先要问其常日好吃何物，所作何事，何日得病，如何起，初觉病身上如何，则知其病之源矣。此所谓问而知之也。

---

① 好：据文义，当作"妇"。

凡切脉，务在神气定息，忌酒后不可诊脉，备见后"脉诀"。此所谓切而知之也。

若气色清明而神不散者，吉；神昏气馁色青黑如烟雾者，凶；色依其时而见者，无恙；逆其时者，知有疾也。

青，病在肝。红，病在心。白，病在肺。黑，病在肾。黄，病在脾。若青又兼红者，是肝与心二脏之疾也。余皆仿此。面色青者，痛也；红者，热也；白者，寒也；黑者，肾气败也；黄者，脾气弱也。哭者，病在肝。汗者，主心。笑者，主脾而多涎。涕者，主肺有风。唾者，主肾有亏。肝喜酸，心喜苦，脾喜甘，肺喜辛，肾喜咸。

察色验病人生死法

面上紫赤，心绝，五日亡；面赤目陷，肝绝，三日亡；面黄，四肢肿，脾绝，九日亡；爪黑，筋绝，八日亡；面白，鼻入奇伦，肺绝，三日亡；齿如黄熟豆，骨绝，一日亡；面黑、耳黄、呻吟，肾绝，四日亡；口张、唇青、毛枯，脉绝，五日亡。

大凡病人足跌肿，身重，大小便不禁，目无转睛，皆死。

若病将愈者，面目皆黄，此生意也。

若面色黄而目青，其人伤酒，有风邪在胃也。

若疾将危者，服①胞陷，耳目口鼻，黑色入口。

面白目黑，妄语多及不语，久病两颊赤，口张直气，脚膝肿满，体肿溺出，面色青而变黑，面赤眼白，面青目黄，目无光而齿龈黑，尸臭而口不能合，出气不返，人中无痕兼嘴青，掇肩喘

---

① 服：据文义，当作"眼"。

而直视，唇青体冷，遗尿，背面食，发直如麻，循衣摸领，项筋舒展，掌内无文。手足爪甲青黑，是筋绝也。脊疼腰痛，此是骨绝。面黑目白者，命门败，唇焦而肿苍黑。

凡大病之人，有此者不治，已上皆望而知之也。

辨五中

中风，卒然僵仆倒地，口眼㖞斜，牙关紧急是也，其脉浮洪。

中气，因怒至气，面青，四肢厥冷，手指筋强，或口吐痰沫是也，其脉沉细。

中恶，身体冷，肚腹胀，口出沫，浑身皆青是也，其脉沉绝。

中暑，昏晕恶心，两手僵硬，有日①汗是也，其脉沉。

中湿，四肢麻痹，脚手软弱是也，其脉沉缓。

辨五晕

风晕，头目昏眩，恶心眼黑，如在空中是也，其脉弦数。

气晕，心腹胀满，呕吐酸水，眩晕长嘘是也，其脉沉微弱死。

痰晕，因痰堵塞胸中，痰响，即痰厥，面色浮是也，其脉沉伏。

---

① 日：据文义，当作“自”。

热晕，头旋眼黑，心中恍惚是也，其脉虚浮。

虚晕，耳鸣眼黑，四肢厥冷，表里俱虚是也，其脉微弱。

辨伤风伤寒

若脉浮紧涩而面惨色，头疼，身痛项强，恶寒发热，此是伤寒也，须宜发汗。若伤寒又感风者，手足微厥，脉浮。

若脉浮缓，面光不惨色，头目昏眩，自汗，鼻塞声重，恶风发热，是伤风也，亦宜汗解之。若伤风又感寒，手足微温，恶风发热，心烦，脉浮紧是也，宜汗解之。

忽因病后交接，脉短涩，手足厥冷，甲黑，唇青，眼花，小肠绞疼，阴微肿痛，名曰阴阳易。若平昔元气怯弱，交接精脱就死者，名曰脱阳。

其他之证以理详推，不能备录。

凡治人，先要看人之虚实，病在上者当吐，在下者当泻，在表者当汗。如北方人禀气厚实，多宜下。南方人禀气虚薄，多汗。务在临期，看得脉息停当，方可用汗、下、吐三法。

人之感疾有以时行之证者，有失其调养而得其病者，皆可治。亦有鬼神谴责之证，虽有神药，不可疗也。大概为人要存心地，多积阴功，虽有疾，不药而自瘳矣。

医者治病，先以病人岁数为定，次将得病日期为数随之，先以三因，后以九除，余三则吉，余六则重，余九则危。

医避传染法

　　凡医至人家看病，恐有瘟疫、劳瘵传染之疾，其法：凡人未至其病家，先须浣口洗手，望空祝白，方至其家。且要至诚，立不中门，坐不靠壁，卧不解衣，盖被不可近口。凡人饮食务要自己气吹过方吃，不可对日月星辰下小遗，忌起淫念，休起贪心，勿生嫉妒，专要方便心，此是阴骘邪气，先不敢近矣。凡接病家所谢之物，务要先举手，叩齿谢天，然后以左手接之。如出门回家，便地下拾一叶或草，撚做两段，分去两处，或至长流水边，浣口洗手，望天地太阳，默祝，厶①至厶家治厶病，回得何物，并无惹带，祸随水去。转身便行，不可回头，即无传染矣。

审脉大略

　　左手三部脉，候其外。故云：人迎穴紧盛，伤于寒。即关也。

　　右手三部脉，候其内。故云：气口穴紧盛，伤于食。即关也。

---

　　① 厶：古同"某"。

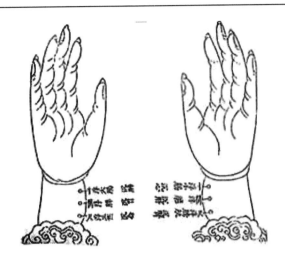

凡脉按之一呼一吸之间，当得四至者谓之平和。五至者亦安，六至者热，七至者热极，八至者谓之脱脉，九至者死。三至者寒，二至者冷败脉也，一至者死。

寸为上部，法天，主胸以上至头之疾。关为中部，法地，主膈至脐之疾。尺为下部，法人，主脐至足之疾。

关上为阳，故男子寸盛尺弱，反此者，男得女脉，为不足，病在内。

关下为阴，故女子尺盛寸弱，反此者，女得男脉，为太过，病在外。

七表脉三部主病

浮　轻手有，重手无。

　　寸，主头痛风热；

　　关，腹胀，胃虚呕吐；

　　尺，主大肠干涩。

　　三部俱浮，肺经伤风，鼻流清水。

芤　浮大无力。

　　寸，积血胸中；

关，大便去血，肠里生痛；

尺，大肠干涩，下焦热。

三部俱芤，主失血之病。

滑　指下来往，如循珠之状。

寸，主胸中气逆；

关，脾胃气盛不和；

尺，腰间气滞作痛。

三部俱滑，气血不和，脚①膈不快。

实　大而长。

寸，胸膈胀，头目热痛；

关，腹胀痛；

尺，小腹胀大，小便不利。

三部俱实，三焦积热，心烦咽痛。

弦　如按琴弦之状。

寸，胸中急痛；

关，寒在胃；

尺，小肠气痛。

三部俱弦，肝气盛，目疼。

紧　急而弦，即六数之脉。

寸，头疼，上焦热胀；

关，气滞心闷；

尺，小便遗沥，血淋。

三部俱紧数，心经有热，作渴心烦。

洪　浮而有力。

寸，胸热心烦；

---

① 脚：据文义，当作"胸"。

关，胸胀作渴，胃中有热；

尺，大小便不通。

三部俱洪，烦热如狂。

八里三部脉形病

微　极细而软欲绝，若有若无。

　　寸，恶寒，骨节疼痛；

　　关，胸满，呕吐蛕虫；

　　尺，泄泻下冷。

　　三部俱微，心寒，少气虚弱。

沉　重按而得。

　　寸，心下有寒，气胀；

　　关，胸冷，气胀吞酸；

　　尺，小腹寒痛，脚疼。

　　三部俱沉，腹中寒痛，手足逆冷。

缓　迟而似有似无。

　　寸，主恶寒；

　　关，不欲饮食，脾热；

　　尺，脚弱，下肿，小便。

　　三部俱缓，脾经有热。

涩　迟极而细，如刀刮竹之状。

　　寸，胃气不足，心惊；

　　关，中焦气滞不伸；

　　尺，下血，妇必崩，胎痛。

　　三部俱涩，男子伤精，女子崩病。

迟　一呼一吸，共来三至。

　　寸，心寒痛；

关，胃冷气滞；

尺，下焦寒冷。

三部俱迟，心寒，皮肤干燥，劳瘵。

伏　重楼①至骨乃得。

寸，胸有痰，气逆；

关，水气溏泄；

尺，小腹疼痛，寒疝。

三部俱伏，阳衰阴盛，气滞痰喘。

濡　迟而全无力。

寸，阳虚心寒；

关，脾气虚弱；

尺，脚弱风痹。

三部俱濡，骨蒸劳瘵。

弱　沉无力。

寸，阳虚自汗；

关，胃气虚，胃中有客热；

尺，气少无力，发热。

三部俱弱，阴阳气虚，潮热自汗，劳瘵病。

四时脉证

脾脉浮紧是伤食。肺脉浮紧是伤风。右三部浮紧是伤食。左三部浮紧是伤风。肺脉浮紧与脾脉紧者，是夹食伤寒。六脉浮紧，有毒。脉过关者是斑证，死。心脉浮散是中暑。脾脉弦紧是疟疾，肾脉浮紧是中湿。

---

① 楼：据文义，当作"按"。

汗吐下二脉

六脉浮紧当汗，心脉浮紧当吐，脾脉浮紧当下。

论寿脉

凡脉动五十一代者为高寿，四十五动为中寿，不足者夭也。

脉定生死（止应九十日）

脉如火焰，炎炎不定，是以精已夺，草枯时死。

脉如风飘乱叶，肝气虚，木叶落时死。

脉至长坚，如横木之状，胆气不足，禾熟时死。

脉至如弦缕，是胞精不足，病多言，霜落时死；不言，可活。

脉如涌①，浮鼓指下，出而不入，太阳气不足，少气，韭花开时死。

脉如悬珠，浮揣益夭，十二愈不足，水时死。②

脉如小刀，浮小急沉坚大，五脏郁结，寒热独并于肾，令人不得坐卧，立春时死。

脉如丸泥，按之动不可得，大肠不足，枣叶生时死。

脉如循毛，轻虚难可状，令人善恐，不欲坐卧，行立常听，是小肠不足，季秋时死。

脉如頹上，③ 按之无，肌气不足，五色先见黑白，累发死。

脉蔼蔼如车盖，名曰肠④结。

---

① 涌：此下，据《素问·大奇论》当有"泉"字。

② 此句，《素问·大奇论》作："脉至如悬雍。悬雍者，浮揣切之益大，是十二俞之予不足也，水凝而死。"

③ 上：据《素问·大奇论》当作"土"。

④ 肠：据《伤寒论》当作"阳"。

脉累累如循长竿，名曰阴结。

脉瞥瞥如羹上肥者，阳气微。

脉萦萦如蛛丝细者，阴气衰。

脉绵绵如泻漆之绝者，亡其血也。

十怪脉论伤寒之证

雀啄，连三五至而歇，再至者，如雀啄食之状。

屋漏，忽然不时一至，若屋漏雨点是也。

弹石，若击石子而跳起者是也。

解索，如解绳索之状。

鱼翔，若鱼水中游荡之状。

虾游，若虾之一跃是也。

偃刀，如循刀之啧啧也。

麻促，促如麻散乱之状。

转豆，若展转周旋之状。

釜沸，若沸汤之滚出之状。

凡有此者不治。

女脉大略

女子尺脉常盛，不宜太弱。若尺脉滑，按之不绝，孕也，为之喜脉。若尺脉沉细者，无孕也。欲产之脉，沉细而滑，夜半觉，应在来日午时生。若身体寒热，舌下青黑，反舌上冷，子死腹中也。若面赤青者，母活子死也。若面青舌青，沫出于口，母死子活也。若唇口俱青，沫出于口者，子母俱死也。

新产之脉，缓滑吉，沉重者吉，沉细跗①骨者吉。实大弦紧死，坚牢者死，寸口涩紧者死。余证之脉与男脉同，见前脉诀。

小儿脉形

男看左手，女看右手。

一风关易治

二气关病深

三命关死候

三关青是鸟兽惊，三关赤是水惊，三关黑是人惊。有此通度三关，脉候是极惊之候，必死。不过三关者，可治。

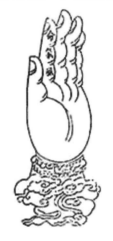

---

① 跗：据文义，当作"附"。

手指脉纹

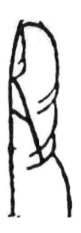

风关青如鱼刺，易治，是初惊候；黑色，难治。气关青如鱼刺，主疳，身热，易治。命关青如鱼刺，主虚，风邪传脾，难治。

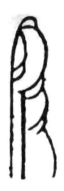

风关寿①黑色，如悬针者，主水惊。气关赤如悬针，主疳，兼肺藏积热。命关青黑，凡五色皆是死候。三关通度如悬针者，慢惊风，难治。

---

① 寿：疑为"青"之误。

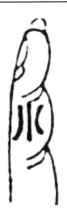

风关如水字，主惊风入肺，咳喇①，面赤。气关如水字，主膈上有涎，并痰积停滞。命关如水字，主惊风瘄极，不拘五色。三关通度者不治。

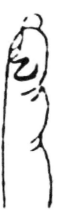

风关如乙字，主肝藏惊风，易治。气关如乙字，主惊风。命关如乙字，青黑色，主慢脾，难治。

---

① 喇：按文义，当作"嗽"。

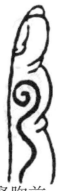

风关如曲虫，疳病，虫聚胸前，如横排算子，肚皮似吹起猪胞。气关如曲虫，主大肠秽积。命关如曲虫，主心藏传肝，难治。

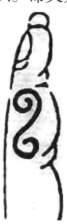

风关如环，主肝藏疳，有积聚。气关如环，主疳入胃，吐逆不治。命关如环，难治。

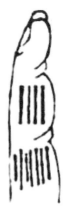

此纹若在风、气二关易治，若在命关通度者难治。

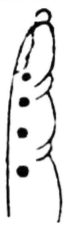

此纹在手上或在面上，或在左右脸边，此是死候。

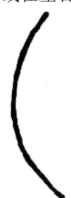

脉曲向里者，是气疳。

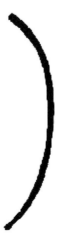

脉曲向外者，是风痼。

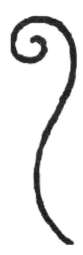

脉斜向右者，是伤寒，身热不食，无汗。

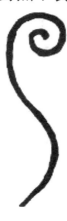

脉斜向左者，是伤风，身热不食，有汗。

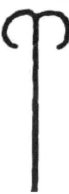

双勾脉者，是伤寒。

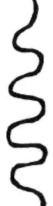

脉三曲如长虫，是伤硬物。

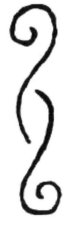

脉两曲如钩，是伤冷。

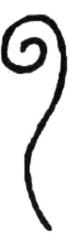

脉一头如环，有脚，是伤食。

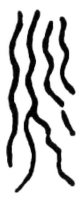

面上有此点子，并是再发之候。

头、面、肚上有此脉并青筋，并是食毒惊积，难疗。

脉如乱虫者，是疳，亦有蛔虫食积疳。治之必瘥。凡脉不足，细者，并是风气，但消疳，然后取虫，肥孩儿为效。

惊风搐握拳

握指于外

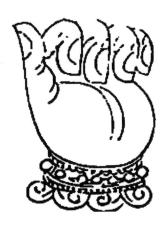

握指于内

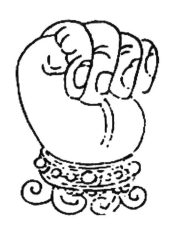

叉指

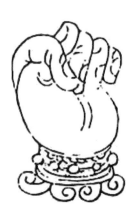

男子握拳于外为顺，于内为逆；女子握拳于内为顺，于外为逆。叉指者恶候也。

天医神位

传教治病：无微太素太白真人。

八大天ZZZ医：陶日远、许仙定、赵仲明、王彦、赖天灵、李流先、刘金胜、娄和使者。

天医功曹：成季等十二位尊神。

天医符使：姜安国等十位尊神。

治病天丁：温伯真等八位尊神。

历代传道一切神医。

已上诸神，各置神主于净室安奉，止用一水一灯，不香不楮，凡供止用果酒素茶，如能洁心奉之，自然生气满宅，不生诸疾，家道宁矣。

神光验证法

凡人之有疾，必当先设无微太素太白真人神位于病人室中，用灯一檠，净水一盂，先书一太白符于灯盏中，次以黄纸书祛邪符垫于灯盏下，用灯草四根注油点之，令病人自言平生之愆，得病之由，备细祝告，以求报应。

太白符

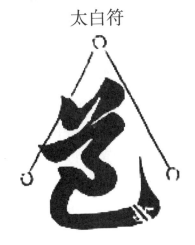

祛邪符

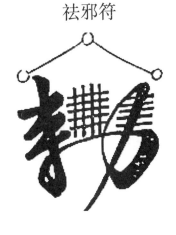

占病

灯青有冠，红病好，黄迁延，白人亡，黑有祟，黑白二气祟先为祸，青黑病主危险，黑黄土神不安，青黄白相间者吉。

灯红黄相对，病虽重，三日安。灯无烟高明者吉，病在五日安。灯易过，病即安。光莹圆洁净，病易安。尽烧过灯心者大吉，都烧尽者最吉。烧过止留一米长者，万事吉，灯花烧至尾者凶。得吉：灯烧截齐终吉；灯花如球病安，其人寿长。

灯黑烟大，此病不好。灯花成块，或降不吉。黑火不祥，有病凶，无病有官事。灯盏中烧如竹节者不吉；烧得白不吉；烧了一边，留下一边不吉；灯焰短，无光昏暗者不吉。忽见红光向下，频频点滴，名流泪灯，凶。灯昏闷，病者难安。灯一燧成轮不祥，二燧凶，三燧大凶。单黄主疫病，死红不吉。

灯花如松子不吉。灯烧半盏，大病必凶。边红边白，主有外孝可折。烧得灯头起来黑者，名曰坐床，不吉。灯烧过，止留下一茎灯草者，名曰扛丧，小病可救。灯烧两头，只留中间一截，凶。灯花颤动者，有邪祟；灯花如垂露而长者，不吉；灯花如粟谷者，凶；灯花涩壮大者，此劳瘵之证也。灯发后怪风忽灭，如一次一险，二次二险，若即灭，凶。无风，常若风摇者，凶。焰分作二炬者，不吉，占官大吉。灯灭速者，病易安，终不吉。明灯被鼠拖去，病因食起；残灯被鼠食，凶；鼠食了灯心，不吉。灯花爆者，不吉。

凡灯要花蕊红活，有焰而光明者吉。灯笑者大吉；灯如金色吉。灯花细细，完全脱下，万事吉。结花一更不落，来日有喜。天明不灭，五日内喜不绝。灯若两吹不灭者，来日有大喜。

凡占病，灯不宜结花，只宜淡净，脱花脱蕊者，若有病，多则一七好，少则三日安。

占孕

灯独花者，圆净者，向左者，主男；双花者，花多者，向右者，主女。灯花有变，阴阳未分。灯暗淡不明者，主枉死鬼，为祸凶。灯花颤动，决然有险。灯半心结花如绿豆，四面无者，主生贵子。但喜灯光圆明净定者，吉。

一法祷司命告斗验证

北斗居中天，为造化之枢机，作人身之主宰。凡人之生死悔吝，莫不属焉。昔孙真人飞神谒帝，遇九天玄元真君，授以默告捷要之法，专用司命奏达，文虽简略，厥功最捷。夫司命者，乃九天炊母元君天帝委之，以掌人间善恶，凡有祈叩，必遂感通，可谓至道不繁，真人悯世，以传后学。得之者，宜秘慎之。

凡告斗，先以黄纸珠①书斗罡符，垫于灯下，以清油一盏，灯心七茎，分作七处，夜静安于灶内，用米筛罩之，是为千眼灯，以米排成斗形，于灶上，用碗内书济世符覆之，以香灯茶果献于司命之前，祝叩而退，至旦起碗，视米以取报应，灯息油尽为度，勿论。

---

① 珠：按文义，当作"硃"。

斗罡符

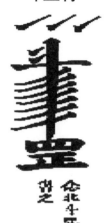

济世符

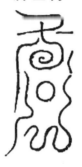

米布斗形

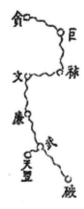

验米吉凶

贪：

失——病重，横亡及产鬼为祸，不利金命。

动——数尽天曹谴责，宜禳告斗府。

巨：

失——星限重，有怨恨，木石厄，冢讼墓注。

动——灾，亲人咒诅，水鬼，犯墓庙之祸。

禄：

失——血光鬼为祸。

动——家神为祸，时行灾，伏尸气。

文：

失——土神及邪妖为害。

动——星辰重，限逢刑克。

廉：

失——犯太岁神煞，血光劳病及落水鬼为祸。

动——土神为灾。

武：

失——山魈为祸；客死鬼、产亡鬼为祸。

动——运限灾，土木之祸，外祟。

破：

失——自缢鬼、枉死鬼为祸，有咒诅。

动——犯土煞、伏尸气，外祟。

天罡：

失——土神为祸，女鬼为害，伏尸气。

动——冢墓为灾，田土才①上为人怨恨，产鬼灾。

本命所属

贪：子生人。

巨：丑亥生人。

禄：寅戌生人。

文：卯酉生人。

廉：辰申生人。

武：巳未生人。

破：午生人。

凡本命星上米不动，病便安。失去，凶。黑，死。赤，火灾、官非。相聚者，时行之疾。米全失去者，大凶。米都动，合家有灾。米都不变动，大吉。米添，增禄延寿。米动不吉。

报应之后，宜告斗府解之。

治证方法

凡一百一十二部，计一千六百六十七条。

诸风部

治三十六种风，用马齿苋一石，水二石，煎令味尽，去滓，澄清，入黄蜡三两，熬成膏，每服酒调一匙，服之。

治诸风，五月五日午时，乾方割取苍耳叶，洗晒为末，炼蜜丸如梧桐子大，每服十丸，日三服。若身体有风处，皆作粟肌出，或如麻豆粒，此为风毒出也，可以针刺，黄汁出尽乃止。

---

① 才：通"财"。

治风冷失声，咽喉不利，以襄荷根二两，研绞取汁，酒一大盏相和令匀，不拘时，温服半盏。

若不得语者，针大椎旁一寸五分，又针其下，停针之。

暗风痫病涎作，晕闷欲倒，用芭蕉油饮之，得吐即安。

治诸风膈实，诸痫痰涎，津液壅塞，杂病亦可服，以瓜蒂一味，不拘多少，剉如麻豆大，炒令黄，为末，量病人新久虚实大小，或一钱或二钱，用末茶一钱，酸齑水一盏调下。须是病人膈夜不食晚饭，服药不吐，再用温齑水投之。

治白虎历节风，百骨节疼痛不可忍。用虎头骨一具，涂酥炙黄，捶碎，绢袋盛，以酒二斗浸五宿，随性暖饮之，妙。

一方　用虎胫骨涂酥炙，黑附子炮裂，去皮脐，各一两，为末①，每服二钱，温酒调下，不拘时。

一方　用松节、羌活、独活各等分，浸酒，煮过，每日早，空心一杯。

一方　松叶不拘多少，捣取汁一升，酒三升，浸七日，每服一合，日三次。

一方　用芍药二分，虎骨一两，炙为末，夹绢袋盛，酒三升，浸五日，每服二合，日三服。

中风部

《经》云：凡指麻者，三年内当有大风至。宜先服愈风汤、天麻丸各一料，此治未病之先也。（见《医家群类方书》。）

治中风仆倒欲死者，灸两足大趾下横文中，随年壮数。

若毒急不得行，内筋急者，灸内踝；外筋急者，灸外踝上三

---

① 末：原脱，据文义补。

十壮。若有肿痹虚，取白蔹二分，附子一分，捣，服半刀圭，每日可三服，用姜汤调下。

若眼上睛垂者，灸两目背后三壮。

若不识人者，灸季胁头各七壮，此胁，小肋屈头也。

若身体角弓反张，四肢不遂，烦乱欲死者，以清酒五升，鸡白屎一升，捣筛合和，扬之千遍饮之。大人服一升，日三；小者五合。妙。

治瘫患，用鱼鳔烧灰，每五钱，空心蜜水调服，三七次。

若中风狂走，欲斫刺人，欲自骂詈不息，称鬼语者，灸两口吻头赤肉际各一壮，又灸两肘屈中五壮，又灸背胛中间三壮，三日报灸三次。又可灸阴囊下缝三十壮。

若中风，心烦恍惚，腹中满痛，或时绝而复苏者，取灶心土五升，为细末，以冷水八升和之，取汁，尽服之。口已噤者，强开，以竹筒灌之，令得入便愈。

若头身无不痛，颠倒烦满欲死者，取头垢如豆大，酒服之。并囊贮大豆蒸熟，逐痛处熨之，作两囊，更换为佳。无豆可蒸，鼠壤土熨之。

若但腹中切痛，用盐四两炒干，候冷，用一二匙着口中，用热汤一盏咽下，以吐为好。如不吐，再服。

中风，不省人事，痰壅，用生白矾二钱，为末，生姜自然汁调，斡开口灌下，化痰，或吐即醒。

中风，昏昏若醉，痰涎壅盛，用猪牙皂角四根，肥实不蛀者，削去黑皮，白矾一两，同为细末，可服半钱，重者三字匕，温水调灌下，不大呕吐，只是微微稀涎令出，或一升二升，当时惺惺，次缓调治，不可太过，恐伤人命。

中风，面目相引偏僻，牙车紧急，舌不可转，用桂心，不拘多少，以酒煮取汁，用故布蘸，频搭病上，左喎搭右，右喎搭左，大效。

治头风，两太阳痛，用川芎、白芷、石膏为末，热茶调三钱。

治三十年中风不较者，松叶一斤，细切，以酒一斗，煮取三升，顿服取汗。

中风头面肿，杵杏仁如膏，傅之。

中风口喎，以巴豆七枚，去皮烂研，喎左涂右手心，喎右涂左手心。仍以暖水一盏，安向手心，须臾即正，洗去药，并频抽掣中指。

一方　用皂角五两，去皮为末，二年好醋调，右喎涂左，左喎涂右，干更傅之。

急中风，目瞑牙噤，无门下药者，用南星末、片脑等分，五月五日午时合，有患者只用一字，以中指点末，揩齿及大牙，左右三二十揩，其口自开。亦治小儿。

中风口噤不开，涎潮吐者，用皂角一根，去皮，涂猪脂，炙黄为末，每服一钱匕，不拘时，温酒服。如气实脉大，服二钱匕。如牙关不开，用白梅揩齿，口开灌药，以吐风涎为愈。

一方　灸颊车二穴，在耳下五分近前动脉陷中，五十壮。

中风舌强语涩，以雄黄另研，荆芥穗等分，为末，每服二钱，黑豆淋酒调下。

中风不语，用乌龟尿少许，点舌下，神妙。取尿法，以龟坐荷叶上，以猪鬃鼻内刺之。

一方　以醋煮瓜子，铺颈一周，以衣包之，一日夕乃解，差。

一方　煮黑豆汁，令如饴，含之。浓煮汁饮之，亦可。

一方　煮豉汁一盏，和好酒半盏，搅匀，分三服，一日服尽。

一方　浓煮苦竹叶汁，服之。

失音不能言，先灸天窗二穴七壮，在颈侧动脉曲颊后。

若不能言者，灸第二椎或第五椎上，五十壮。

若眼反口禁，腹中切痛者，灸阴囊下第一横文十四壮。

破伤风部

治破伤风，神效不可言。天麻、川乌（去皮），各三钱，草乌、生雄黄各一钱，为末，酒糊丸如梧桐子大，每服十丸，温酒送下，不拘时。

破伤风，搐搦，角弓反张，用蜈蚣一对，全蝎一对，并去毒，炒，为细末，如发时，每用一二字，吹入鼻内，立效。

一方　用草乌头不以多少，研为细末，每用一二次，温酒调服，出汗神效。

一方　用蝉蜕二钱，烧灰为末，温酒调服。

一方　用人耳中垢，不拘多少，纸上焙干为末，入熟艾中和匀，做成小艾炷七个或十个，灸患处，即愈。

一方　用斑猫①头、蝎梢尾、草乌尖、附子蒂，细研为末，量伤加减，热酒调服。

一方　用防风、天南星等分为末，每服二三匙，以童子小便调服，神效。

瘫痪部

治瘫痪风及诸风，手脚不遂，腰腿无力，用阿胶（驴皮熬

---

① 斑猫：即"斑蝥"。下同。

者），炙令微起，以水一升，煮香豆豉二合，去滓，入胶煮六七沸，胶烊化尽，顿服之，仍煮葱豉粥一升，任意服食，三四剂则止。

一方　用蚕沙五斗，好酒三升，洒拌，甑内蒸热，暖室中铺于油单上，令患人就所患一边厚盖覆，汗出为度，仍令头面不得壅覆。如未痊，再作。

一方　用大豆炒黑，烟未断及热投酒中，良久，取酒热饮。

治半身不遂失语，取蓖麻子油一斗，酒一斗，铜钵盛油，著酒中煮一日，令油酒热，服之。

寒　部

治体虚中寒，昏不知人，及脐腹冷痛，霍乱转筋，一切虚寒并皆治之。用干姜一两，炮附子一枚，去皮脐，㕮咀，每服三钱，水一盏半，煎至七分，去滓，食前温服。

中寒腹痛，用食盐一大把，多饮水送下，忽当吐，即愈。

一方　扱土作小坑，以水满坑中熟搅，取汁饮之，名地浆。

元脏虚冷，腹痛虚泻，生硫黄五两，青盐一两，细研，蒸饼为丸，如绿豆大，每服五丸，热酒空心送下，以食压之。

胃寒五脏风冷，心腹痛，吐青水，用胡椒研酒服之，亦宜汤服。若冷气，吞三七粒。

脾胃冷逆，霍乱腹痛，心脾痛，用良姜为末，米饮调三钱服。

一方　用生花椒，择去黑子并闭口者，以四十粒，浆水浸一宿，令口合，空心新汲水下。

治膈下冷气，或酒食饱满，常服用。青橘皮四两，汤浸一宿，去穰，入盐七钱，拌匀，炒焦为末，每服一钱半，茶末半钱，水一盏，煎七分，温服。如不用茶，沸汤点亦妙。

治冷病，灸心肺骨尖上三壮。

暑 部

三伏中暑，途中卒死者，就用途中热塘灰半升，安在脐中作窝，令人就窝中溺满，即苏，后搅地浆饮之，半碗即痊。

中暑死者，用水蓼浓煮汁三升，灌之。

中暑发昏，以新汲水滴入鼻孔，用扇搧之。重者，以地浆灌则醒，与冷水饮则死。

一方　屈草带溺脐中则活。

中暑毒，用大蒜三两瓣，细嚼，温汤送下，仍禁冷水，即愈。

一方　用小青叶，先以井水浸去泥，控干，入砂糖擂汁，急灌之。

中暑，热渴死，用路上热土、大蒜等分，烂研，水调，去粗①，饮之即活。

湿 部

诸湿腰疼，四肢肿满，及酒伤，胸胁刺痛，口干目黄，用甘遂一两，煮当归、陈皮各半两，为末，每服三钱，食前，酒调下。

治中湿，骨节疼痛，用白术一两，酒三盏，煎一盏，顿服。不能饮酒，以水代之。

---

① 粗：同"渣"。下同。

肠胃受湿，大便闭涩，用槟榔为末，每服二钱，以蜜汤点服，不拘时。

热湿气，用旱芹菜为末，面糊丸如梧桐子大，每服三四十丸，空心食前，温酒、盐汤下，能杀百虫。

一切风湿痹，四肢拘挛疼痛，用苍耳去刺，为末，三两，水一升半，煮取七合，去滓，呷服，不拘时。

闭结部

治肠胃热燥，大便闭结，用火麻子研烂，入水，去滓，空心食之。用明矾末安脐上，以水滴湿，大小便皆通。

大小便吼通，胀满欲死者，用葵子二升，水四升，煮一升，顿服。入猪脂如鸡子一丸，更佳。

治大便日久不通，拣两头尖老鼠粪，一岁一粒，用滚汤炮一碗，饮下立通。

一方　用水竹一节，新鲜者，一头留节，以好盐筑紧于内，一头以青绵布片塞紧，火烧过。止用盐为末，点入大小便门内，即通。小便以纸捻展盐引进。

一方　烧皂角细研，粥饮调下三钱，即通。

大肠风闭，壅热结涩，用黑牵牛微炒，捣末，一两，桃仁麸炒，去皮尖，半两，为末，炼蜜丸如梧桐子大，温水服二三十丸。

一方　用牵牛子，半生半熟，为末，每服二钱，姜汤调下。如未通，再以热茶调下，量虚实，无时候，加减服之。

一方　用皂角末炼蜜丸，内谷道中，或以葱白蘸药末，内肛门内。

一方　用萝苴①子一合擂，冷水调皂角灰末二三钱，服立通。以飞盐安脐中，切蒜瓣于上，灸蒜三壮，妙。

掩脐法　用连须葱一根，带泥伏②洗，淡豆豉二十二粒，盐一捻，生姜一块，如胡桃大，研烂，炒温，填脐内，以绢帛缚定，良久即通。

蜜导法　凡秘结虚羸之人，服药不得，欲通利者，宜用此法以导之。用土瓜根及大猪胆汁，皆可为导。用蜜四两，于铜器中，微火煎至稍凝，如饴状，搅之勿焦，乘热捻作挺子，如指许长，投于谷道中，以手按住，大便来时乃去之。

积热部

治积热结滞脏腑，大便闭结，心膈烦躁，用黄连去须，黄芩去芦，大黄煨，各一两，㕮咀，每服三钱，水一盏半，煎至七分，空心服。

风热结滞，或生疮疖，用荆芥四两，大黄一两，㕮咀，每服三钱，水一盏，煎至六分，空心服。

一方　乌椹乃桑之精英，采摘，微研，以布绞去滓，石器中熬成稀膏，量多少，入蜜，再熬成稠膏，盛磁器中，每抄一二匙，食后，夜卧，以沸汤点服。治金石发热及小肠等热，药性微凉，极妙。

时气热毒，心神烦燥，用蓝靛半大匙，以新汲水一盏调服。

热烦满不能食，用豨莶草生捣汁，服三四合。

发热口干，小便涩，用甘蔗去皮，嚼，咽汁。若口痛，捣取

---

① 萝苴：即"萝卜"。
② 伏：意为"弗"。

汁服。

五脏伏热烦满，皮肉如火，用寒水石为末，每服一钱，水调下，不拘时。

一方　用苍耳浓煎汤，服之妙。

伤寒部

治伤寒时气，温病头痛，壮热脉大，始得一二日，用小蒜捣汁，取三合顿服之。不效再作，便愈。

一方　伤寒其证数多，人不能别，初觉头痛发热，脉洪，起一二日，用葱白一虎口，豉一升，以水三升，煮取一升，顿服，取汗。不汗，更作，加葛根二两，升麻三两，水五升，煎取二升，分再服，必得汗。若又不汗，更加麻黄二两，又以葱汤研米三合，水一升煮之，少时下豉，后入葱白，再煎至二升，分服取汗，必痊。

若汗出不歇，已三四日，胸中恶，欲令吐者，用豉三升，水七升，煮取二升半，去滓，入蜜一两，又煮三沸，顿服，安卧，当得吐。不差，更服，取瘥。

若已六七日，热极，心下烦闷，狂言见鬼，欲走，用吴茱萸二升，水三升，煮取一升，去滓，适寒温服之，得汗便愈。

一方　鸡弹三枚，芒硝方寸匕，酒三合，搅匀服之。

热不解而下痢，因①笃欲死者，以大黄四两，甘草三两，阿胶二两，豆豉八合，赤石脂三两，㕮咀，以水一斗，煮取三升，分三服尽。更作，日夜两剂，愈。

一方　黄连、当归各二两，甘姜一两，赤石脂二两，为末，

---

①　因：据文义，当作"困"。

蜜丸如梧桐子大，每服二十丸，日三夜二，白汤下。

下部卒痛，如鸟啄之状，此狐惑之证也，用赤小豆、大豆各一升，合捣，两囊贮，蒸之令熟，更迭坐，即愈。

毒病，下部生疮者，烧盐以深导之，不过三次。

一方　桃仁十五枚，醋二盏，盐一勺，煮取一盏，服之。

一方　烧艾于管中，熏之，令烟入下部中，加雄黄少许，妙。

阴毒伤寒，四肢逆冷，宜熨之，以吴茱萸一升，酒和匀，湿绢袋二个，贮蒸令极热，熨脚心。候气通畅匀缓，即停熨，累验。

治暴伤寒，用茱萸煎汤，空心服。

一方　以鸡弹一枚，煮三五沸，出，以水浸之，去壳，外熟内溏则吞之，妙。

呕逆不下食，用半夏半两，汤浸洗七遍，去滑，生姜一两，同剉碎，以水一大盏，煎至六分，去滓，分二服，不拘时，温服。

发黄，心狂，烦躁，热闷，不认人者，取大栝蒌实一枚，黄热①者，以新汲水九合，浸淘取汁，下蜜半合，朴硝八分，令硝尽，分作二服，愈。

熟②甚发黄，身面悉黄，用山茵陈、山栀子各三分，秦艽、升麻各四钱，㕮咀，每服三钱，水五合，煎至二合，去滓，食后，温服。

治急伤寒气，用半夏同姜、酒煎服。

水渍法　治伤寒热躁，脉洪大，舌焦黑，鼻如烟煤，当以故

---

① 热：据文义，当为"熟"。
② 熟：据文义，当为"热"。

青布，新水浸之，叠数重搭于病人胸上，须臾蒸热，再以新水渍之，数次即妙。

时气流行，垂死破棺者，以苦参一两，㕮咀，酒二盏半，煮取一盏半，去滓，适寒温，尽服之。当闻苦寒，吐毒如溶胶，便愈。

治伤寒胸结、粪结，用蜜同盐熬成膏，纳粪门即通。

阴毒伤寒，口鼻冷者，用干姜、官桂各一分，为末，温酒一盏调服，当大熟①而差。凡阴阳二毒，不但初得便有，或一二日变作者，皆以此药治之。得此病者多死。

笃病新起，早劳及饮食过多，致复欲死者，烧鳖甲为末，白汤调服方寸匕。

断碣病，令人不相传染，密以艾灸病人床四角各一壮，勿令人知。

一方　以鲫鱼密顿病人卧下，勿令知人。

一方　炒豆豉、苍术，酒浸，常服。

一方　南向社中柏东向枝，取晒干，为末，米饮服方寸匕。但得南行，见社中柏，即收取之。

一方　熬豉，新米酒浸，常服之。

辟瘟病扑粉身方：用芎䓖、白芷、藁本三物，等分为末，入粳米粉和匀，以粉扑于身，大妙。

天行病，毒攻手足，痛不止者，作一坑，深三尺，可容足，烧令热，以酒灌坑中，着足踞坑上，以衣盖覆蒸之。

卒阴易病，男女瘟病瘥后，虽数十日，血脉未全，尚有热毒，与之交接者，病曰阴易，杀人甚于时行，宜急治之。令人身体重，小腹急，热上冲胸，头重不能举，眼中生䁾，膝胫拘急欲

---

① 熟：据文义，当为“热”。

死者，取妇人裈近阴上者，割取烧末，水调服方寸匕，日三服，小便即利，而阴头微肿者，此病当愈。得童女裈亦妙。若女病用男裈，同前法。人恶服者，取女人手足爪甲二十枚，又取女人中衣带一尺，俱烧灰，以酒或米饮调服。

伤寒差后，交接发动，困欲死者，眼不开，不能语，用栀子三十枚，水三盏，煎取一盏，服之。

脱阳证，其证因大吐泻后，四肢厥冷，元气不接，不省人事。或伤寒新差后，误行房事，其证小肠紧痛，外肾搐缩，面黑气喘，冷汗自出，亦是脱阳证，命在逡巡。以桂枝二两，好酒一碗，同煎，候温，分作三服，灌之。如无桂枝，只用连须葱白二十一根，细剉，就砂盆中细研，好酒五盏，煮至一盏，分三服，灌之，阳气即回。先用炒盐熨脐下气海之所，勿冷为妙。如无葱白，只用生姜二十一片亦可。

治交接劳复，取所交接妇人衣，覆男子身上一食久，活之。

一方　取蓼子一大把，水挪取汁，饮一升。干者浓煎，取汁服之。葱头捣，以醋和服，亦佳。

一方　雄鼠屎，两头尖者是，二七枚，蓝一把，水五升，煮取二升，尽服之，温覆取汗。

治一切脱阳证，用葱一握，切齐两头，以线扎成一束，用熨斗盛火于葱上，对脐熨之，葱烂再换，神效。

一方　用黑豆，不拘多少，炒熟，用好酒淋酒服，取汗，立效。

一方　用黑豆炒熟，置于盆内，令病人以被围坐于上，以好酒烹，薰之，汗出即安。

一方　刮青竹茹二升，以水三升，煮令五六沸，服之。此亦通治劳复。

一方　用凡石①一分，消②三分，研末，以大麦粥清方寸匕，三服，热毒随大小便出。

气　部

治气壅上，用赤小豆同通草煮，服之，当下气无限。

伏梁气结聚在心下不散，用树上不落干桃三两，为末，每服空心，温酒调二钱匕。

三焦气不顺，胸膈壅塞，头目昏眩，涕唾痰涎，精神不爽，用牵牛四两，半生半熟，不蛀皂角一两，酥炙为末，姜汁煮糊，丸如梧桐子大，每服三十丸，荆芥汤下，即愈。

心腹胀满，短气，用草豆蔻一两，去皮，为末，以木瓜生姜汤调下半钱。

治寒湿气痛，用蓖麻叶，火上烘熟，贴之，六日立效。

挫喉气不通，用冷水徐灌数口。

挫气腰疼，用江茶滴入香油数点，顿服。

心胁下虚，气胀满，用陈皮为末，白汤调下，或作丸服，气自消散。

一方　用紫苏子为末，随食服之，气亦散。

上气局息，用麻黄四两，去节、根，杏仁二十枚，去皮、尖，炒，同为末，温水调二钱匕。

膜内气及气块，用玄胡索为末，以猪胰一具，切作块子，炙熟，蘸末食之。

治因饮食气，遍身黄肿，气喘，心胸满闷，不思饮食，用皂

---

① 凡石：即"矾石"。

② 消：即"硝"。

角去皮、子，涂酥炙焦，为末，一钱匕，巴豆七枚，去油，以醋磨，治墨丸如麻子大，每服三丸，食后陈皮汤下，日三服，隔一日增一丸，以利为度。

疟　部

治一切疟疾，小蒜不拘多少，研极烂，取黄丹少许和，以聚为度，丸如鸡头实大，候干，每服一丸，新汲井花水，面东吞下。

治疟，诸药不效，此药不过二服。胡椒四十九粒，绿豆四十九粒，右二味，俱生研为细末，取无根水半茶盏调，露一夜，临发日，空心，搅匀，连渣冷服，不用煎。或远年，或二日三日，皆治之。

一方　用蚯蚓粪、百草霜，净水丸三丸，如梧桐子大，临发净水下。

一方　用锅底墨、黄丹等分，细研为末，每服二钱匕。于发日，空心米饮调下。不过两服，即愈。

一方　鼠妇虫子四枚，各以饴糖裹之为丸，水下即妙。

一方　常山三两，剉，以酒三盏，浸二三日，发日平旦服一盏，若呕即睡。临发又服半盏，便住。旧酒亦佳。

一方　未发前二时，以炭火于床下，令脊脚极暖，被覆过一时乃止，此治先寒后热者。

一方　常山、黄连各三两，酒十碗，隔宿浸之，晓以瓦器煮取六碗，每服一盏。临发时，连服三盏。热当吐，冷当利，服之无不安。

一方　知母、贝母、常山、槟榔各三钱，水二钟，煎至一钟，空心服。

一方　以桃仁百个，去皮尖，细研成膏，莫犯生水，入黄丹二钱同研，丸如梧桐子大，每服三丸，当发日，面北用温酒下。不饮酒，用井水下。五月五日合，不许妇人、鸡、犬见。

一方　鼠妇、豆豉各十四枚，合捣令细，为丸，未发时用白汤服二丸，欲发时服一丸。

一方　青蒿一握，以水二钟浸，绞汁，尽饮之。

一方　生长大牛膝一大虎口，以水六升，煮取二升，空心一服，欲发时一服。

一方　取蜘蛛一个，入芦管中，密塞之。男左女右，系于颈上，发过时解去，即验。

一方　多煮豉汤，饮数盏，令得大吐，便愈。

咒法　发日，执一石于水滨，一气咒云：智智圆圆，行路非难，捉取疟鬼，送与河官，急急如律令。咒毕，掷石于水，不得回顾。

一方　用乌梅四个，常山二钱，研细，酒调服，得吐，效。

夫疟疾连年不愈者，可用咒果法，谓桃、杏、枣、梨、栗是也。

咒曰：吾从东南来，路逢一池水。水里一条龙，九头十八尾。问伊食甚的，只吃疟疾鬼。

右念一遍，吹在果上，念七遍，吹七次在上。令病人于五更鸡犬不闻时，面东而立，食讫，于净室中安卧。忌食瓜果、荤肉、热物。此法十治八九，随处可以救人。

禳一切疟法　临发日，抱雄鸡一时，令患人作犬声，无不妙。

一法　以一大豆擘开，一边书"日"字，一边书"月"字，左手持"日"，右手持"月"，用水向日吞之，勿令人知。

一方　大开口，量上下唇，以绳量心头向下，绳头尽处灸百壮。又灸脊第三椎五十壮，发过时灸二十壮。

痢　部

治赤白痢，用甘草一尺，炙，擘破，以渍浆水蘸三二度，又以慢火炙之后用，生姜去皮，半两，二味以浆水一升半，煎取八合，服之立效。

治赤白痢，三个乌梅、五个枣、五片生姜、五寸草、五个粟壳，去节蒂，蜜制煎熬，服如扫。

治产后赤白痢，葱白一握，酒煎服。

一方　以宣连、青木香等分，捣为末，炼白蜜，为丸如梧桐子大，每服三十丸，空心米饮送下，日再服。若久冷人，即用煨熟大蒜作丸，婴儿用之亦效。

一方　以曲熬粟米粥，服方寸匕，日三四服，止。

一方　用生姜切如麻粒大，和好茶水煎一两碗，任意呷之，便差。若是热痢，即留姜皮；冷痢，去皮，妙。

赤痢热下久不止，用黄连为末，鸡弹白丸，如梧桐子大，每服二三十丸，空心米饮送下，即安。

白痢后，或赤如鹅鸭肝者，痛不可忍，用黄连、黄芩各一两，以水二升，煎取一升，分作三服，食前服。

气痢，里急后重，用宣连、干姜各为细末，每服，用黄连二钱，干姜半钱，令匀，酒调下。

血痢，用湿纸包盐，如胡桃大，火内烧，少时取出，分为三次，入粥饮内服之。

一方　用地锦草，不以多少，晒干，碾为细末，每服二钱，空心，米饮调下。

泻痢虚损，不问新久，盐、豉、紫蒜去皮，各等分，杵为膏，丸如梧桐子大，每服三丸至五丸，空心米饮汤下。

热痢不止，捣车前叶，绞汁一盏，入蜜一合，煎服。

禁口痢，用鲫鱼一尾，不去鳞腮，下作一窍，去肠，入白矾一块如栗大，烧灰存性，研为细末，每服二钱，食前米饮调下。又治肠风血痢。

疳痢，用薤白一握，生捣如泥，以粳米粉蜜调和，捍作饼，炙熟吃，不过三四度。

冷热痢，用甜菜绞汁，服之立愈。

暴痢，用蒜捣烂，两足下贴之。

久痢，用乌梅二十个，水一盏，煎六分，去滓，食前分为二服。或用梅叶煮浓汁服，亦好。

滑痢，用石榴一个，擘破，炭火簇烧，烟尽，急取出存性，以碗盖一宿出火毒，为末，用酸石榴一瓣、水一盏煎汤，调二钱服之。

脓痢，用白石脂为末，醋糊丸如小豆大，每服十丸，米饮送下，日三服。

五色痢，用刺猬①皮，烧灰为末，每服一钱，温酒调下。

恶毒痢，用白头翁草煎汤，服之立愈。

隔年痢，用木香半两，黄连（炒）、甘草（炙）各一两，粟壳半两，生姜汁炒，为末，入麝香少许，每服二钱，陈米饮调下。

水谷痢，用厚朴、黄连各三两，水三升，煎一升，空心服。

疟痢交作，用赤小豆花，不拘多少，同豆豉煮五味羹，任性食之。

一方　甘草五钱，粟壳五钱，去顶丝草，去粗皮，或煎服，

---

① 刺猬：即"刺猬"。

或为末，水调服。

痢后气满不能食，用赤小豆煮一顿，服之即愈。

积痢，见"恶疮部第一条"。

治诸般痢疾，用五倍子，新瓦焙干，碾为末，水丸如梧桐子大，每服三十丸。红痢，茶下；白痢，酒下。小儿二十丸。忌鱼腥等物。

呕　部

治干呕欲死者，以半夏，汤泡七次，一两二钱半，生姜一两，㕮咀，每服五钱，水一钟，煎至八分，去滓，食后，通口服。

一方　干呕，若手足厥冷，宜食生姜，此是呕方中圣药也。

一方　橘皮二两，汤浸去穰，到，以水一升，煎至五合，通口顿服。

一方　以鸡弹去白，吞中黄数枚，即愈也。

一方　取甘蔗汁温令热，服一升，日三服。

一方　用生姜自然汁服一升。

一方　饮新汲井花水数升，甚妙。

一方　以管安鼻孔内，各三寸许，吹皂荚末入鼻中，令嚏出即瘥。

治醋心，用吴茱萸一合，水三盏，煎至七分，去滓，顿服。纵浓，亦须强服。近有人心如蜇破，服此方，二十年后不发，其效如神。

一方　呕逆不能食，用诃子，去核，二两，炒为末，蜜丸如梧桐子，每服二十丸，空心，生姜汤送下。

一方　用槟榔四两，橘皮二两，为末，空心，用生蜜汤调服方寸匕，立效。

一法　灸两腕后两筋中一穴，名"间使"，各七壮。灸"心主"、"尺泽"亦佳。

咳逆部

治胃膈痞满，咳逆不止，柿蒂、丁香各一两，㕮咀，每服四钱，水一盏，姜五片，煎至七分，去滓，不拘时，热服。

一方　取生姜汁半合，蜜一匙，煎令熟，温服，三次立效。

一法　灸法，妇人屈乳头向下，尽处骨间是穴。男人乳小者，以一指为率正，男左女右，与乳相直间，陷中动脉处是穴，艾炷如小豆许，灸三壮。

泻　部

治水泻，用车前子炒，为末，每服一钱，空心米饮调下。

一方　用干姜末，粥饮调下一钱，空心服，立效。

一方　水泻，并妇人白带、白水，极效。用风化石灰一两，白茯苓去皮，三两，为细末，面糊为丸，如梧桐子大，每服二三十丸，米饮空心送下，妙。

治脾胃虚弱，不进饮食，泄泻。用破故纸炒，四两，肉豆蔻一两，生，为末。以大枣四十九枚，生姜四两，切，同煮，枣烂去姜，取枣肉研膏，和药为丸如梧桐子大，每服五十丸，盐汤送下。

治久病大肠滑泄，用五倍子五两，为末，面糊丸如梧桐子大，每服十五丸，米汤送下，日三服。

治白泻不止，用五味子二两，吴茱萸五钱，同炒香熟，为末，每服三钱，陈粟米饮汤，空心，临卧调服，七日痊愈。

一方　用生姜一块，煨艾叶一把，水煎热服。

治白泻，男子用向阴椿树根皮，女人用向阳椿树根皮，七寸长，做七节，好酒煎七分，夜间露过，日未出时服。

霍乱部

治霍乱，以小蒜一升，哎咀，以水三升，煮取一升，顿服之，立效。

一方　饮竹沥少许，瘥。

若泄利不止而转筋入腹欲死者，以生姜一两，搋破，以酒升半，煮三四沸，顿服之，瘥。

霍乱烦躁，卧不安稳，以葱白二十茎，大枣二十枚，水三升，煮取二升，顿服，即愈。

一方　烧乱发，如鸡弹大，盐汤三升，调服。不吐再服。

一方　已出鸡子壳，同樟木煎汤，食前，热服。

一方　厚朴不拘多少，生姜汁涂炙，为末，新米饮调下二钱，不拘时服。

一方　用百草霜，于铫内炒焦，细罗，酒一盏调服，或茶亦可。又治转筋。

霍乱吐止而泻未除者，用灶心土，不拘多少，研为末，令极细如粉，每服二钱，沸汤半盏，新汲水半盏，和匀，空心服，不过二服，神效。

治转筋，取故绵，以好醋浸，甑中蒸热，用绵裹病人脚，如冷更易，勿停。

一方　急将大蒜磨脚心，令遍热即愈。

霍乱，心腹胀痛，烦满气短，未得吐下者，以盐二盏，水五盏，煮取二盏，顿服，得吐即愈。

若转筋入肠中，如欲转者，取鸡白屎一匙，水半盏，煮二沸，顿服之。勿令人知之。

一方　以醋煮衣絮，令热，从转筋处裹之。

一方　烧藁荐索三撮，为末，酒调服，即安。

霍乱吐下后，大渴，多饮则杀人，以黄米五碗，水十碗，煮取三碗，澄清，稍稍饮之，莫食余物。

霍乱吐泻，或因饮冷，或胃寒，或失肌，或大怒，或乘舟车，冷热胃气，令人上吐下泻，遂成霍乱，头旋眼晕，手足转筋，四肢逆冷，用药迟缓，须臾不救者，用吴茱萸、木瓜、食盐各等分，炒焦，用磁瓶盛水三碗，煮令百沸至二碗，随病人意，冷热服之，药入即醒。如仓卒无药，用枯矾末，每服一钱，百沸汤调服。如无白矾，只用盐一撮，醋一盏同煎，温服。或盐梅，咸酸皆可，煮服。

先泻者，灸脐边一寸，男左女右十四壮，甚者三四十壮，名大肠募，洞者宜泻。

先吐者，灸心下一寸十四壮，又治下利不止、气促，灸五十壮，名巨阙，正心厌尖头下一寸是也。

先手足逆冷者，灸两足内踝上一尖骨，各七壮。不愈，又灸三阴交，在内踝尖上三寸是穴。

下利不止者，灸足大趾本节内侧白肉际，左右各七壮，名大都。

治转筋吐泻，用艾、木瓜煎汤，冷服，先用盐安舌上。

若烦闷凑满者，灸心厌下三寸七壮，名胃脘。

一方　以盐入脐中，却用艾于盐上，灸二七壮。

若绕脐痛急者，灸脐下三寸，三七壮，名关元。

霍乱先腹痛者，灸脐上十四壮，在心厌下四寸。足转筋者，灸涌泉二穴，在足心，蹶足取之，六七壮。又灸足大趾下约中一壮，神效。若腕者，灸手腕第①□横文对中指，七壮，名心主。

吐且下利者，灸两乳连黑外，近腹白肉际，各七壮，亦可二七壮。

若吐止而利不止者，灸脐下一寸，二七壮。

治霍乱起死灸法：以物横量人中，屈之，从心鸠尾飞量以下灸，先灸中央了，便横灸左右也。又灸脊，脊以物围，令正当心厌，又夹脊左右一寸，各七壮，是腹背各灸三处。

霍乱已死，上屋唤魂，以诸治皆至而犹不差，捧病人覆卧之，伸臂，对以绳度两肘尖，头依绳下，夹背脊大骨空中，去脊各一寸，灸之百壮。不治者，可灸肘，推已试数百人，皆灸毕即起坐，验。

搅肠沙部

治搅肠沙，腹痛不可忍者，呕吐泄泻，及中暑霍乱，心烦渴，不省人事，兼治急心痛。白蜜、马粪二味，不以多少，擂新水化下，去滓，顿服一碗，虽曰秽污，却有神效。

一方　用收蚕子的旧纸一幅，务要去蚕子洁净，烧灰为末，用热酒调服，立效。

一方　遇有母猪生儿时，必抛粪一堆，即取晒干为末。遇有此证，用热汤调服，神效。

一方　用马蔺根叶，细嚼咽之，立差。咽汁去租，亦可。俗呼马兰草。

汗法　病初发时，但觉得是沙证，取苎麻一络，搓紧，令一

---

① 第：此后，底本脱一字，疑为"一"。

人以手指点温茶水，置病人体上，一人以麻搓刮肌肉，自头至胸、腹、背、手足，皆令周遍，使邪毒自肌肉毛孔间发泄，病即愈。

焠法 用小纸撚蘸清油，点火照额上及两肩胸胁上，如觉有红点起，即于点上焠之，必暴有声，焠令周遍，即愈。心间不可焠，恐火气入心，反以为害。

针法 病轻者，用布针于两手背十指甲两角甲肉际之间各刺一针，及膝里委中穴，认青筋上刺数针，各令出血即安。重者于舌根下及脐小腹上，认青筋各刺二三，并令出血，即安。

一方 患痛之人，两臂腕中有筋，必致黑色，急敲磁器，务取锋尖者一块，即劈竹箸一只，微开露锋夹定，以线缚牢，就按于左腕中筋之上，却将尺或匙击之一下，必紫血即出。待食一碗饭间，若痛止，以手摩臂屈之，其血即止。若痛不止，却再于右腕中脉之上，如前法击之，即可。

治急肚痛，搅肠沙，用久干猪粪一块，如指头大，用砂仁二个，碾为末，白汤调服，妙。

咳嗽部

治久咳嗽上气，十年、二十年，诸药治不差者，用猪胰三具，枣百枚，酒三升，渍数日，日服二三合，加至四五合，服之立痊。

一方 用蝙蝠去翅足，烧令焦，研为末，食后，熟白汤调下。

一方 用紫菀去芦头、款冬花各一两，百部半两，三物捣罗为末，每服二钱，生姜三片，乌梅一个，同煎，汤调下，食后、临卧各一服。

　　一方　取好梨一颗，刺五十孔，每孔内以蜀椒一粒，面裹于热灰火中，煨令熟，出，停冷，去椒食之。

　　一方　取好梨去核，捣取汁一茶碗，着蜀椒四十粒，煎数沸，去滓，即内饧一两，消干，细细含咽，立效。

　　一方　用皂角（炙）、干姜、肉桂等分，捣末，炼蜜丸如梧桐大，每服三丸，日进三服，姜汤送下。

　　一方　用猪胰一具，薄切，以醋煮熟，食令尽，不过二具，立效。

　　久患咳哕，连咳四五十声，取生姜自然汁半合，蜜一匙，须令煎熟，温服，如此三服，立效。

　　咳嗽甚者，或有吐血，用桑白皮一斤，米泔浸三宿，净刮去黄皮，剉细，入糯米四两，焙干，一处捣为细末，每服半两，米饮调下。

　　咳嗽冷气结胀，用干姜为末，每服半钱，食后，热酒调下，兼治头旋目眩，立效。

　　治胸膈不利，咳嗽痰喘，用栝蒌实肥大者，割开，将子洗净，搥破，取仁焙干，半夏四十九个，汤洗七遍，搥破，焙干，同为末，用洗栝蒌熟水，并穰，同熬成膏，研，为丸如梧桐子大，每服二十丸，食后，姜汤送下。

　　咳嗽薰法　每旦取款冬花，如鸡弹许，蜜、井花润，内一升铛中。又用瓦碗钻一孔，孔内安一小竹筒，其筒稍长，碗铛相合及插筒处，皆面涂之，勿令漏气。铛①□着炭火少时，款冬花烟自从筒出，则口含竹筒取烟，咽之。如胸中稍闷，须举头，即将指头捻住筒头，勿令漏烟，及烟尽止。凡如此五日一为，佳。至六日则饱食羊肉馎饦一顿，永安。

---

　　① 铛：下缺一字，疑为"下"。

治咳嗽不止，用干浮萍捣为末，煎服。

一方　病嗽多日，烧款冬花三两，于无风处以竹筒吸其烟，满口则咽之，数日即愈。

治咳嗽，用罂粟花壳，去筋膜，用蜜拌，沙铫炒过，为末，每服二钱，用米汤调下。

一方　用猪肺一具，竹刀切成块，香油拌匀，炒熟，同白粥食之，立愈。

痰饮部

治胸膈痰饮，用乌梅三十枚，盐三指一撮，酒三升，煮取一升，去滓，顿服，当吐愈。

一方　用常山四两，甘草半两，水七升，煮取三升，内取一升半，入蜜半升，调匀服，不吐，更服，无蜜亦可。

治痰壅呕逆，心胸满闷，不下食，用厚朴去皮，一两，涂姜汁，炙令色黄，剉碎，研为末，不拘时，粥饮调下二钱匕，立效。

治风痰，用白僵蚕七个，直者，研为细末，以生姜自然汁一茶匙，和温水调服之。

一方　以萝蔔子研为细末，用温水调一茶匙，良久吐出涎沫，即愈。

一方　半夏不拘多少，酸浆水浸一宿，温汤洗五七次，去恶气，日中晒干，捣为末。浆水搜饼子，晒干，再为末。每五两，入片脑一钱，研匀，以浆水浓脚丸如芡实大，纱袋贮，通风处阴干。每服一丸，好茶或薄荷汤下。

治胸膈壅滞，去痰开胃。用半夏净洗，焙干，捣罗为末，以生姜自然汁和为饼子，用湿纸裹，于慢火中，煨令香。熟水两盏，用饼子一块，如弹丸大，入盐半钱，煎取一盏，温服。能去胸膈壅逆，大压痰，每及酒食所伤，其功极效。

治胸中有痰瘀癖气者，用白矾一两，水二升，煮取一升，入蜜一合，更煮少时，温服，须臾即吐。如未吐，再饮热滚水一盏，即便吐。

治顽痰不化，用石青一两，石绿半两，俱水飞为末，面糊丸如绿豆大，每服十丸，温汤下，有痰即吐去一二碗，不损人，神效。

冷痰恶心，用莘荶一两，为末，食前用清米饮调服一茶匙，立效。

喘急部

咳嗽，上气喘急，嗽血吐血，用好人参，不拘多少，捣为细末，每服三钱匕，鸡弹青①调之。五更初服，便睡，去枕仰卧。只一服愈。年深者，再服。忌腥、咸、鲊、酱、面等，并勿过醉饱，将息，佳。

治气噎，用川椒，以白生面为丸，醋汤吞十粒。

治上气鸣息，便欲绝者，捣韭菜，绞取汁饮一盏许，立愈。

肺气喘嗽，用马兜零二两，只用里面子，去其壳，酥半两，入碗内泮②匀，慢火炒干，甘草一两，炙，二味为末，每服一钱，水一盏，煎至六分，温呷。或以药末含咽津亦可。

一方　用猪蹄甲四十九个，净洗控干，每甲入半夏、白矾各一字，入罐子内，封闭，勿令透烟，火煅通红，去火，候冷，细

---

① 弹青：即"蛋清"。

② 泮：据文义，当作"拌"。

研，入麝香一钱匕，用糯米饮调下一钱，小儿半钱，妙。

治上气喘息，从大椎下第五节下、六节上空间灸一处，随年壮。又灸两乳下黑白肉际各百壮，即愈。亦治上气，灸额胸对乳一处，须随年壮也。

齁 部

治齁喘，取榆白皮，阴干后，焙，捣为末，每日朝夜用水五合，每服三钱，煎如胶，服之瘥。

一方　用枯矾一匕，临睡滚白水调服，三次即愈。

一方　用蓖麻子去壳，炒熟，拣甜者吃，多服见效。

一方　用半边莲草、雄黄各二钱，二味捣为泥，放铜器内，用碗覆之，待其青色，饭糊为丸如梧桐子大，每服九丸，空心盐汤送下。

脾胃部

治脾胃虚弱，全不进食，以破故纸，炒，四两，肉豆蔻二两，生用，为末，以大肥枣肉四十九枚，生姜四两，切，同煮，枣烂去姜，取枣肉，研膏，入药为丸如梧桐子大，每服五十丸，空心盐汤送下。

脾胃气弱，水谷不得下，遂成不复受食，火麻子三两，黑豆炒黄香，共研为末，食前，滚汤调下二方寸匕，日四五服，即愈。

食鱼脍及生肉，停胸膈中不消化，吐之不出，而成癥者，朴硝如半鸡弹许，大黄一两，㕮咀，以酒二升，煮取一升，去滓，尽服之，立消。若无朴硝，芒硝代之。

饱食便卧，得谷劳病，令人四肢烦重，嘿嘿欲卧，食毕辄甚者，以大麦芽一升，川椒一两，并焙，干姜三两，同捣为末，服方寸匕，米饮调，日三四服。

脾胃气冷，不能下食，虚弱无力，鹘突羹。鲫鱼半斤，细切，起作鲙，投沸豉汁内，用胡椒、干姜、莳萝、橘皮等末，空腹食之妙。

脾胃虚冷不食，日久羸弱成瘵者，温州白干姜一物，浆水煮透心润湿，取出焙干，捣末，陈仓米煮粥饮，丸如梧桐子大，一服五十丸，汤使任用，其效如神。

食生冷杂物，寒时衣薄当风，夜食便卧，不即消化，心腹烦痛胀急，或连日不化者，烧地令热，即铺薄荐或草席卧之，以被覆盖，取汗立愈。

饮食过饱，烦闷但卧，腹胀，炒面令微香，白滚汤调方寸匕，大麦、生面亦佳，无面以糜亦可。

治痞癖，用僵蚕为末，以白马尿调服即消。

一方　用大黄、芒硝，以大蒜共捣成膏，贴硬处妙。

翻胃部

治一切翻胃，不问新久、冷热二证，并效如神。虎脂半斤，切如豆大，用清油一斤，瓦瓶浸虎脂一月，厚绵筋纸封口，勿令气泄，每用清油一两，入无灰好酒一大盏，调匀，不时温服，病日减，服尽此油，可全愈。其虎脂再添油，再浸，再可活二人，神效。如若一时无取虎脂处，只用珠子硫黄细研半两，水银二钱半，入硫黄末，研至无水银星，再研，如黑煤色。每服三钱，生姜四两，取自然汁，入好浓酒一盏，烫热调药，空心热服。厚衾盖覆，当自足趾间汗出，遍身皆汗透，吐当立止，不止再服。但此药轻浮难调，须先滴酒少许，以指缓缓研之，旋添酒调，不尔，骤用酒调，则药尽浮酒面，不可啜矣。

一方　捣粟米作粉，水丸如梧桐子大七枚，烂煮，内醋中，细嚼咽之，得下便好。

一方　饮驴小水极验，日服三合，晡时再服二合，人定时食粥，吐即便定。此药稍有毒，服时不可过多。

一方　用黑鲤鱼切作片，将瓦上焙干，研为末，用白米煮粥三两沸，入童子小便，加鱼末同煮粥熟，服之。如不痊，再依前煮粥服，二三次即愈。

一方　用灶心土十余年者，为细末，米饮汤调下二三钱，立效。

一方　用五灵脂五钱，生辰砂一钱，丁香一两，不见火，同捣为细末，入黄狗胆、粽子尖为丸，如芡实大，姜汤、米饮任下，每服一丸，三十年病服三两丸见效。

治翻胃吐呕逆，药食俱不下，结肠三五日至六七八日，大便不通，用白水牛喉管一条，去两头节并筋膜脂肉，用米醋①□大盏浸，频番②令匀，微火炙干，再蘸再炙，醋尽为度，存性不得见日，碾为细末，每服一钱，食前，用陈米饮调下。轻者一服见效。

治翻胃及脾间诸疾，腹痛泄泻，用火枕草不以多少，焙为细末，蜜煮糊为丸如梧桐子大，每服五十丸，白汤送下，不拘时服。

一方　用干猪肝两三副，为末，酒调服。

一方　用田螺壳、黄蚬壳二件，不以多少，久在泥土中，多

---

① 醋：后缺一字，疑为"一"。
② 番：即"翻"。

年陈者尤佳，各处烧成白灰。用白梅肉四两，田螺壳灰二两，黄蚬壳灰一两，同搜拌匀作丸，用砂盒子盛盖了，泥间缝发顶，火煅令焦黑，存性，取出碾细，每服二钱，用人参宿砂汤调下，陈米饮亦可。

治胃寒，用大附子一个，去盖，中剜一井，用生姜汁浸满井，以砖一块，置附子于砖中，四边用炭火炙干黄，又用姜汁于井三次，干黄为度，研末，同新粟米煮粥服之，作五服，神效。

治一时食噎，取蜜少许，含之立效。

治噎食，以陈皮一两，汤浸，去穰，焙干为末，水一大钟，煎至半钟，热服立痊。

一方　用碓嘴上细糠，蜜丸如弹子大，每服一丸，噙化，津液咽下即安。

一方　用荜澄茄、白豆蔻等分，为末，每服干舔吃。

一方　用白面二斤半，蒸作大馒头一个，顶上开口，取空，将皂矾装满，用新瓦盐泥封固，掘土窑，以文武火烧十昼夜，候红色取出，研为细末，枣肉为丸，如梧桐子大，每服二十丸，空心，酒、水任下，忌酒色荤腥。

一法　灸膻中一穴，在玉堂下一寸六分，横直两乳间陷中，仰卧取之，灸七七壮，主气噎膈、气呕吐等证最效，更灸中脘、通关穴，尤妙。

一方　取古冢内罐瓮中水，但得一饮即愈，极有神效。

一方　用蛇吞蝦蟆入腹者，令人于蛇口中，挤出蝦蟆，黄泥固济，烧灰，为末，米饮调服。同蛇用之，可治劳嗽。

一方　鹏鸟雏一对，未生毛者，以瓦二片置雏于内，黄泥固济，烧为末，研细，每用一匙，好酒调服。鹏鸟即倬鹊。

延寿神方卷之一终

延寿神方卷之二

丹郁真人涵虚子臞仙编

头疼部

治一切头风，用猪牙皂角炮、玄胡索各一钱，青黛半钱，为末，滴水丸如梧桐子大，捏作饼子，晒干。每服一饼，新水化开，男左女右，仰面，以芦筒鼻内灌之。口咬铜钱一十五文，其涎便出，即差。更不再发，亦治痰疾，妙。

一方　用片脑一钱，放纸上，作卷儿，烧烟熏鼻中，吐出痰涎，即瘥。

治忽然头疼，用马牙硝为末，酥合，安鼻上。

一方　川芎、细辛、白芷为末，服三钱，食后，热茶调下。

一方　天麻、防风、川芎等分，为末，每服二钱，温酒食后调下，以豆豉汤洗头，避风即愈。

治痰厥头疼，半夏、天南星、白附子等分，为末，生姜自然汁浸，蒸饼为丸如绿豆大，每服四十丸，食后，姜汤下。

一方　先用滚汤一盏，入冷水一盏，名生熟汤，食盐三合，入口内，以此汤送盐下，须臾吐，便以手探出。未尽，更服盐二合，生熟汤二盏，再吐即安。

治头疼欲死者，以硝石为末，吹入鼻内即愈。

治偏头疼，以雄黄、细辛等分，研为末，每服一字，左边疼吹右鼻内，右边疼吹左鼻内。

一方　用生萝卜汁一蚬壳，仰卧注鼻内，右疼注右，左疼注左，左右疼俱注，神效。

治偏正头疼，川芎二两，生用，香附子去毛，四两，为末，每服一钱，好酒调下，常服。

治偏风及一切风，新嫩叶枝，剉，一大升，以水十盏，煎取二大盏，夏月以井水沉之，恐作酸坏，每日空心服一盏，终身不患。

治偏风牵口喝斜，取新硬石灰一合，以醋调炒如泥，于唇不患处涂之，立便牵正。

治脑痛及风吹项背，头目昏眩，以白芷择大块白色者，先以棕刷刷净，用腊糟糟三日，却用水洗，日干为末，炼蜜丸如弹子大，每服一丸，食后，细嚼，用荆芥汤或茶清咽下。

治男子妇人风虚气虚一切头痛，用茵陈五两，麻黄，石膏煅存性，各二两，为末，每服一钱，食后，腊茶清调下，少卧霎时。

眩晕部

治风晕，体虚着风，僵仆，昏不知人者，用蝉壳为末，米饮调下一钱匕即苏。

一方　用九月九日采菊花，晒干，糯米一斗，蒸熟，菊花五两，拌匀，多用面曲酝酒如常法，候熟，每服一小盏，立效。

治气晕，因气所触，心腹胀满，呕吐酸水，头目昏眩，用天台乌药、川芎等分为末，每服二钱，食后，茶清调下，或葱汤调服。

治痰晕，胸满膈闷，痰涎眩晕，用橘皮去穰，半夏汤泡，各等分，为末，每服□钱，用姜汁调入，沸汤点服。

治热晕，头目昏眩，口干舌苦，用大黄、荆芥穗、防风各等分，㕮咀，每服三钱，水煎，去滓，食前温服，以利为度，立愈。

治寒晕，一时为寒所中，不能言，眩晕欲倒，可用干姜一两，附子一枚，生，去皮脐，细切，每服三钱，水一盏半，煎至七分，去滓，食前温服。

治湿晕，因冒雨，眩晕呕逆，头重不食，用川芎，半夏，汤泡洗七次，白术，各一钱，甘草半钱，炙，水一盏，姜七片，煎服，不拘时。

治感寒湿，头目眩晕，用白术、川芎、附子各一钱，官桂、甘草各五分，水盏半，姜七片，煎七分，去滓，温服。

治一切失血过多，眩晕不苏，用川芎、当归，酒浸，等分，㕮咀，每服四钱，水一盏，煎七分，不拘时温服。

眼　　部

五行所属

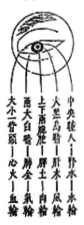

水轮

在内属肾，外应瞳人，名为水轮。本经虚损，疾见于眼，有伤则昏暗，久则失视空心，宜温药补之，食后用凉药清之，青盐、山药之类，与之妙。羞明见青色者，肾家虚。

风轮

在内属肝，外应乌睛，名为风轮。肺内相克，乃生翳膜，用大黄、黄连与之。如黑暗黄色，因酒伤气。赤黄色者，肝家久受风热之故。

肉轮

在内属脾，外应两睑，上下两胞，名为肉轮。脾经受热，见疾则肿，用栀子、淡竹叶、沙糖与之。如眼胞赤肿，肝脾有热。两睑风粟涩痒者，热生风也。

气轮

在内属肺，外应白睛、两睑，名为气轮。乃肺经受热，克于肝经，渐成翳膜，用桑白皮之属。及白仁生疮，风涎壅盛，白仁肿，因食毒热之物故也。

血轮

在内属心，外应两眦，名为血轮。五脏壅热，则患疾见于两眦头赤涩者是，用栀子仁、大黄、连翘、灯心、苦竹叶等治之。血灌瞳人，肾脏虚热，若白仁黄色，热酒伤于脾也。气顺则光明，风冷则泪出，虚烦则昏暗，劳役则赤色。

治目中泪出，刺痛不得开，以盐如豆许，内目中，习习去盐，以冷水洗目，妙。

治肝虚目睛疼，泪不止，筋脉痛，及羞明怕日，用夏枯草半两，香附子一两，为末，每服一钱，腊茶调下，不拘时，立效。

治眼痒赤涩，用犬胆汁注目中，妙。

治眼睛无故突出一二寸者，以新汲水灌渍睛中，数次易水，其睛自入。

治眼昏不见物，冷泪浸淫不止，及青盲，天行目暗，取覆盆子，日干，捣烂，薄绢裹之，取男儿饮乳汁浸之，如人行八九里路久，即仰卧，用乳汁点目中，不过三四日，视物如少年。忌酒、油、面。

一方　胡麻一石，蒸三十遍，为末，酒调服，每日一升。

一方　用槐子，入牛胆内渍，阴干百日，食后，津液咽下一粒，十日身轻目明。

治虚劳眼昏，采三月蔓菁花，阴干为末，以井花水，每日空心调下二钱匕，久服长生，可读夜书。

目盲，用猪胆一枚，以铜器微火煎之，丸如黍米大，内一粒眼中，食顷，妙。

治眼筑损努肉①出，用杏仁七枚，去皮，细嚼，吐于掌中，勿令冷，即以绵裹箸头，蘸点努肉上，不过三五度，即差。

治火眼，用艾烧烟起，以碗盖之，候烟上碗成煤，刮下，用温水调化，洗之即差。更入黄连水，甚妙。

一方　用川山甲一片，为末，铺纸上，撚绳烧烟熏之，极妙。②

一方　用乌饭叶尖，同鸡弹清捣烂，绢帛滤过，点，妙。

---

① 努肉：即"胬肉"。下同。

② 此条，《医方类聚》作"治火眼，用川楝子一片，为末，铺纸上，捻绳烧烟熏之，妙。"

洗眼，空心，用盐，以指擦齿，少时，吐水中，洗眼，夜看小字，极妙。

治眼赤肿痛，用硝石细研，临卧，以铜箸蘸点目眦中，至明日以盐水洗之，妙。

治目中障，瘀血，有患暴赤，目痛肿，数日不能开者，用生姜一块，洗净去皮，古青铜钱刮取姜汁，就钱边上点之，初甚苦，热泪篾面，始终无损，一点遂愈。

治目中一切浮翳，乌贼鱼骨研细，和蜜点之，又治眼中泪。

治卒患赤目努肉，坐卧痛者，用石胡荽，又名鹅不食草，熟挪内鼻中妙。亦治目中翳膜。

治害眼生翳，用五倍子煎汤，以厚纸中剪一大孔如眼，覆汤盏上，以眼就孔，令汤气蒸眼，冷则再热，蒸数遍妙。

治眼有翳，取芒硝一两，置铜器中，急火上炼，放冷后，研极细，临卧，点眼角中，差。

一方　枸杞子捣汁洗之，日五七次，妙。

治眼翳盲及努肉，用矾石最白者，内一黍米大，于翳上及努肉上，即令泪出，以帛拭之，令恶泪出尽，日点一次，其疾日减，妙。

治翳膜重者，用猪胆白皮，日干，搓作小绳如钗股大，烧灰为末，以灰点翳上，不过三五度，即安。

治雀盲黄昏不见物者，以青羊肝，煮熟，切片，淡醋食之，极妙。

一方　用新生白术未开眼者，取乳汁点之，日三次，半月，其目自明。

一方　用珍珠四分，白蜜二合，鲤鱼胆一枚，同煎三两沸，以绵裹杖，少少点之，半月见效。

一方　用苍术二两，为末，取猪肝，或羊肝一子叶，以竹刀批开，掺末于内，线扎定，用米泔水一碗，煮熟，先熏后吃，立效。

一法　灸大指指甲后一寸内廉，横文头白肉际，各一壮，注如小麦，大妙。

治暴害眼，取早朝露水，用磁器收，或桑叶盛之，仰卧，注入眼内，即差。

治赤眼，用地钱草，研水点之，立愈。

一方　黄连，驴奶浸汁点，妙。

治风赤眼，用赤前草，不拘多少，洗净，擂烂，涂眼上，妙。

一方　用生鸡弹一个，打破，倾清于磁器内，去黄，以黄连、白芷、焰硝三味，各等分，入于壳内，仍以清浸药一宿，用铜钱蘸点。七日后，再将前药，取于小磁器内盛之，勿令近火，候干，碾为细末，点诸般眼皆可。凡物入眼不止①，以清水磨好墨，同前药点之。

一方　用羊胆七个，割破，倾汁于磁器内，入蜂蜜调匀，蒸九次为度，点之妙。

治风泪眼，用桑树腊月不落叶，煎汤洗之妙。

治眼目昏花，用晚蚕沙不拘多少，煎汤，澄清，再温，蘸洗，立愈。

治暴赤火眼，用白矾一钱，滚水泡溶，将粉草二寸许，搥碎，一头于矾水中，搅令黄为度，用绢帛蘸水于眼上，极妙。

治火眼烂眼，风湿痒痛之疾，用地龙粪一块，如弹子大，蜜陀僧研末半钱，以沙糖和作饼子，贴于眼角尾穴边，妙。

治烂弦风湿眼，用田螺十个，以水养数日，去尽沙泥，候厴

---

① 不止：此前疑脱"流泪"二字。

开，以铜青一豆大，入在内，即化成水，倾出，以鹅毛蘸水，刷眼弦上数次，立愈。

一方　用五倍子为末，汤泡洗之，妙。

治眼眉边生毒者，取独生菖蒲根，同盐研烂，傅之妙。

治拳毛倒睫眼，用石燕子一雌一雄，圆大者为雌，长小者为雄，磨水，点搽眼内，先以镊子摘去目睫，次用药搽点，当用黄连水洗，立愈。

一方　用无名异不以多少，为末，铺在纸上，撚紧，灯上点着，吹灭，于眼上熏五七次。

治天丝入眼，用鸡窝草烧灰，淋清洗之妙。

凡洗眼，用新软羊毫笔洗，查头不可尖。以手翻眼，蘸药洗之。

禁眯眼，令人自用手两指，擘开所患眼，垂空咒之曰：匹匹匹匹，屋舍狭窄，不容宿客，即出也。

耳　部

治耳聋，以地龙入盐，贮在葱尾内，取水，滴入耳中，妙。

若因肾虚所致，十年不愈者，取全蝎至小者四十九枚，生姜如蝎大四十九片，二物铜器内炒至生姜干，为末，并一服，初夜温酒调下，至三更，尽量饮酒，至醉不妨，次日见效。

治耳聋，用细辛为末，溶蜡为丸，绵裹塞耳，即通。

治耳卒痛，及三十年聋不愈，取鼠胆汁滴入耳内，不过三次愈。又云：侧卧沥一胆尽，须臾汁从下耳出，初出益聋，半日顷乃妙。

一方　用巴豆十四粒，捣鹅脂半两，火溶，入巴豆内和，丸如小豆，绵裹，内耳中。

一方　以盐七升，甑蒸使热，以耳枕盐上蒸熨，冷复易之。亦疗耳卒疼痛。

一方　栝蒌根，削，令可入耳，以腊猪脂煎一二沸，出，塞耳，日作三七次，立愈。

治耳鸣无昼夜，听如流水声，及痒者，用乌头烧灰，菖蒲，各等分，为末，绵裹塞耳中，二次，妙。

一方　用生乌头乘湿削如枣核大，塞耳中，昼夜易之，三日愈。

一方　用生地黄如枣核大，湿纸裹煨过，塞耳，数易之，以止为度。

治百虫入耳，以好酒灌之，行动自出。

一方　捣韭菜汁灌耳中，妙。

一法　闭气，令人以芦管吹无虫一耳。

一方　以鸡冠血滴耳内即出。

一方　秦椒末一钱，醋半盏，浸良久，少少灌耳，虫自出，极妙。

一方　以酱汁灌耳中，即出。又，击铜器于耳旁。

治蜈蚣入耳，以树叶裹盐，煨令热，以掩耳，冷复易，立出，立效。

治蚁入耳，炙猪脂香物安耳孔边，即自出。

治蜓蚰入耳，以牛酪灌满耳，即出。若入腹中，空心食好酪一二升，即化为黄水而出。不尽更服，神妙。

一方　取蚯蚓内葱管中，候化为水，滴耳中，蜓蚰亦化为水，妙。

一方　以麻油作煎饼，枕卧，须臾自出。

一方　用小蒜汁滴耳中，妙。

治百节蜓蚰入耳，以醋注之，起行即出。

治水入耳，以薄荷汁滴入耳，立效。

治耳痛，有汗出，熬杏仁令赤黑，捣如膏，绵裹塞耳目，三次即痊。

治耳肿，出浓水①，用矾石烧末，以笔管吹耳内，日三四次，或绵裹塞耳，立效。

一方　以桃叶塞耳中，立出。

治耳中有物不可出，以麻绳剪令头散，蘸好胶，着耳中物上，粘之相着，徐徐引出。

治底耳，用桑磦硝②一个，慢火炙八分熟，存性，入射香一字，为末，每用半字掺耳内，如有脓，先用绵杖子撚去脓，掺药于内，妙。

一方　入虎耳草捣汁滴耳中，妙。

一方　用五倍子一个，分两边，一半烧，一半生，同为末，如有脓水，干掺于耳内。如干，用香油调搽。

一方　用枯矾为末掺于耳中。

治冻耳，用橄榄核烧灰，清油调傅之，妙。雀脑亦可。

一方　用油木梳炙热，烙于患处，以鹿脑髓敷之，妙。

治耳作脓，用巴豆一粒，蜡裹，针刺令通透，塞耳中。妙。

一方　用甘遂如枣核大，绵裹塞耳中，再以甘草于口中徐嚼，妙。

一方　用楼子葱尖插耳内，妙。

---

① 浓水：即"脓水"。

② 桑磦硝：即"桑螵蛸"。下同。

鼻　部

治鼻中生息肉流出，以胡荽揉烂，塞鼻中一夕，自然落出，立愈。

治鼻内窒塞不通，不得喘息，用菖蒲、皂荚各等分，为细末，每服一钱，绵裹，塞鼻中，仰卧少时，妙。

治鼻内出血不止，用葱管内白膜，不拘多少，捣碎，取汁一匙，再用陈酒一匙，搅匀，滴鼻内二三次，立止。

一方　用驴屎烧灰，吹鼻内，妙。

治鼻痔，用雄黄、白矾、细辛、瓜蒂等分，为末，搐入鼻中。

一方　用白矾烧为末，胭脂和，绵裹塞鼻中数日，肉随药落，即瘥。

治鼻塞，烧路傍草鞋灰，吹入鼻中，数日立通。

治酒皶鼻赤，用橘子核，炒为末，每服一钱匕，研胡桃肉一个，同以酒调服。

治鼻内外皶瘤，脓血出，用蜂房，炙，为末，酒调方寸匕，日七服，妙。

舌　部

治舌上忽出血如簪孔者，用香茹一握，浓煎汁服之，亦治心烦，去热。

治舌肿，用百草霜，为末，好酒调傅，立效。

一方　用乱发烧灰，用水调方寸匕，服之立愈。

治重舌，用锈锁烧红，打下锈为末，水调一钱，噙服。

一方　用蒲黄少许擦舌上，即消。

治舌忽胀出口外，用雄鸡冠上刺血，磁盏盛，浸舌，就咽即缩，神效。

口齿部

治口疮，用铜绿一钱，射香少许，为末，干掺疮上。

治蕴毒上攻，口舌生疮，用细辛去根土，黄连各等分，为末，先以布帛蘸水，揩净患处，掺药其上，涎出即愈。

治满口生疮，用干姜共黄连，口中细嚼。

治唇上生疮，连年不瘥者，以八月蓝叶一斤，捣取汁，洗过三日，瘥。

治口嗅，用象牙烧灰存性，擦牙最妙。

治牙疼，用巴豆一粒，煨至黄熟，去壳，用蒜一瓣，切片，一头作盖，剜去心中，可安巴豆在内，以盖合之。用绵裹，随患处左右，塞耳中妙。用经霜丝瓜蒂烧灰，擦患处亦可。

治牙疼，鹤虱、细辛、白芷、甘松等分，为末，少许擦牙，或煎汤漱亦可。

一方　用梨芦末擦于牙缝中，勿咽汁，神效。

一方　用巴豆七个，去油，枣七枚，射香五分，三味共为末，如缩砂大，阴干，牙疼嚼化，吐痰，立妙。

治牙痈，此证生在牙床上，颈亦肿，一证如黄鳅状，不能饮食，用针针去血，即妙。

治口臭，用白矾、射香相和，擦牙。

治风虫牙疼，痛不可忍，用汉椒为末，以巴豆一粒研成膏，饭丸如蛀孔大，绵裹，安于蛀孔内，立愈。

治风牙疼，用天茄子煎汤洗颊，其风自散。

治虫牙疼，其效如神，用蛇泡叶搥烂取汁，令人仰卧，滴汁于两目内，须臾间，令明目人用针鼻，于眼眶四边，轻手刮出虫，用白盏盛水，放虫于内，即聚成块，取二次，虫尽痛愈。其药名各处不同，其藤叶皆有刺，如野蔷薇科样，结子七八月熟，其子红色可食，有二种，一种大叶，最好。其方世人多不传，今特传之。

治牙疼欲落，烧牛膝根灰，内牙间，妙。

一方　用①■药末，内于牙孔中，神效。

咽喉部

治咽喉诸证，用好雄黄，不拘多少，枯矾、朴硝，各等分为末，盐霜梅肉同研，如茨实大，每服一丸，嚼化妙。

咽喉闭塞，用盐梅肉并硼砂同研烂，嚼化。

一方　用大黄一两，僵蚕半两，微炒，碾为末，蜜丸如弹子大，口嚼化妙。

一方　用巴豆去壳，不拘多少，以皮纸裹，搥破，压令油渗纸上，去豆收纸。遇有患者，以纸作捻，用火点着，有焰起吹灭，带火刺喉内肿处。病势重者再刺之，有痰出或血出，即愈。如口禁不开，以此药一团安瓶中，烧熏两鼻孔内，喷涕即便口开。

一方　用鹅项草花，白芷根上皮，花椒树根皮，洗净，阴干为末，将疮口刺破，用芦管吹疮口上，自效。

一方　用蛇蜕一条，无问大小，用磁器内烧过存性，研末，将芦管吹入喉内少许，不过三次，其喉自开，最妙。

---

① 用：此下原书即为墨丁。

一方　用新烧结实城砖一个，洗净烧红，将皮硝五斤，都着热砖上，食尽，次将砖浸于粪坑着底，一百日取出，用水洗净五七遍，揾干，用纸包，再着两砖支起，放在床下，候三四日，硝卤走出，用鹅翎扫下，放入磁罐内，不要见风，每服一钱。若重毒者，服二钱，井花水调，空心服。

喉痹，牙关紧强不开，用青鱼胆一个，取汁滴鼻中，须臾，吐痰即愈，不吐再滴，神效。

一方　用皂角、草乌俱烧存性为末，入射香少许，擦牙关，用些小搐鼻中，其口自开。

急喉痹，逡巡不救，用皂角去皮子半两，生，为末，用箸头点肿处少许，更以醋调，厚傅项下，须臾毒破血出，即愈。

一方　用朴硝一两，徐徐含咽其汁，立痊。

喉痹，壅塞不通者，用红花捣绞，取汁一升，服之，以瘥为度。

一方　用海磦硝①、银朱各等分研匀，吹入喉咙。

三焦大热，咽喉肿塞，口舌生疮，用蒲黄一两，盆硝八两，青黛一两半，以生薄荷汁一升浸药，用瓷罐盛贮，慢火熬令干，研为末，每用一钱，嚼化出涎，吞之无妨。如喉痹，用竹筒内药吹之，立效。

缠喉风，气不通，白僵蚕直者，炒去丝嘴，枯白矾各等分，为末，每服三钱，生姜蜜水一钟调下，不拘时服。

缠喉风，咽喉堵塞，水浆不下，尖草乌二钱，淮乌二钱，川芎四钱，射香二分，为末，每服一字多，冷水一点调下，忌热汤一时。

咽喉闭塞肿痛，并双单乳鹅，用好鸭嘴胆矾盛于青鱼胆内，

---

① 海磦硝：即"海螵蛸"。下同。

阴干为末，吹入喉中。

咽喉肿痛，用山豆根洗净，新汲水浸少时，每用一块，入口中噙之，咽下苦汁，其痛即止。如不愈，更作一二块，妙。

一方　用射干一片含，咽汁下，妙。

风热闭塞咽喉，遍身浮肿，以牛旁子①一合，半生半熟，捣为末，热酒调下一钱，妙。

喉闭重舌，真铜青不以多少，用好米醋浸，擂烂，以鸡毛蘸入喉中，涎出即愈。

咽痛，风痰壅塞，气不得出入，喉内痰响欲死者，用马兰草白根一大握，洗净，米醋半盏，研烂，绞汁灌下，吐出风痰即瘥。

喉痹，不能言语，气不得出，命在须臾，用胆矾一豆许，为末，鹅翎傅入喉内即愈。如无胆矾，急拔去顶心发，极妙。

治诸喉痹针法：针少商出血，立愈，在两手大指内侧如韭叶，三棱针针之。

一法　针合谷二穴，在虎口，针五分，尺泽二穴，在臂中横文，出血，妙。

一法　将患人两耳上下撮中，耳尖对耳门，于尖处针出血，最妙。

哑　部

治患乍哑，用杏仁三分，去皮，煎熬，别研，桂一分，和捣如泥，每用如杏核大，绵裹含，徐徐咽之，日五夜三服，最妙。

无故喉咽声音不出者，名为失音。用橘皮五两，水三盏，煮

---

① 牛旁子：即"牛蒡子"。下同。

取一盏，去滓，顿服，其声自出，妙。

一方　用桂心为末，频放舌下，渐渐咽汁，妙。

一方　用皂荚一梃，去皮子，萝葡①三枚，切片，水二盏，煎一盏，服之，不过三四服，其声即出。

胸痹部

治心中坚痞忽痛，肌中苦痹，不得俯仰，胸皮不可手近，咳嗽烦闷自汗出，或微引背膂者，以枳实不拘多少，炒为末，熟汤服方寸匕，日三服，夜一服。

一方　以栝蒌实一枚，切韭白半展，用酒七钟，煮取二钟，分服，加半夏亦可。

一方　枳实、肉桂等分为末，橘皮煎汤调服。

一方　用枳实四枚，橘皮、生姜各半两，水四钟，煮取二钟，分服妙。

心痛部

治一切心痛，用生地黄一味，不拘多少，捣绞取汁，溲面作馎饦，冷汤淘食，良久，当利出虫，妙。

一方　草果、玄胡索、乳香、没药、五灵脂各等分，为末，每服二钱，温酒调下。

治心气疼，用大蜘蛛一个，生姜一大块，将姜挖空，用蜘蛛入内，外用湿纸包果②，火灰内煨熟，透干取出，再用炭火煅

---

① 萝葡：即"萝卜"。下同。

② 果：通"裹"。

过，为末，热酒空心调服，立效。

治虫咬心疼，用带根葱捣烂，用搽面粉和为丸，如黄豆大，黄丹为衣，每服五丸，温酒送下，食后虫必死。

一方　桃白皮煮汁，宜空腹服之，立愈。

一方　生香油半合，温服，妙。

一方　令病人当户坐，若男病，妇人与水一杯饮之；若女病，男子与水一杯饮之，用新汲水尤佳。又以蜜一分，水二分，饮之亦妙。

一方　煮三沸汤一升，入盐一合，搅匀饮之，无汤水亦可。

一方　以醋一杯，生鸡弹一枚，打入醋内，搅匀饮之。

一方　吴茱萸二升，生姜四两，豆豉一升，酒六升，煮取三升半，分作三服。

一方　用胡椒四十九粒，乳香一钱，为末，男用生姜汤调下，女用当归酒调下。

一方　用瓜蒌一个，切碎，以新瓦焙干存性，为末，酒调方寸匕。

治手足厥冷，腹疼，用温水拍膝腕紫黑，点针刺出血，妙。

一方　用乌骨鸡粪，瓦上焙干，为末，每服三五钱，酒调服，立愈。

一方　用毡袜后跟一对，男用女者，女用男者，烧灰，酒调服，妙。

一方　用胡椒五分，没药三钱，为末，每服三钱，白汤调服，立效。

一方　用川椒四两，炒，以酒一碗淬之，去椒，饮酒妙。

治心疼恶气所中者，用白艾三升，以水三升，煮取一升，去滓服之，当吐出虫物，立瘥。

若痛连腹脐，用盐如鸡弹大，青布裹，烧赤，以酒调服，当吐出恶物，即安。

一法　灸手中指端三壮。

心疼，四十年不愈者，以黍米淘汁，不拘多少，温服。

心气疼、急心疼，用胡桃一个，去皮壳，枣子一枚，去心，以胡桃肉放入枣内，以纸裹之，用火煨过，生姜汤一钟，细嚼咽下，立效。

一方　用槟榔，哎咀，酒煎服，甚妙。为末，白汤调服。

一方　用枯白矾不拘多少，为末，炼蜜为丸，如芡实大，每服一丸，细嚼，空心用淡姜汤下，如食后，白汤送下，立愈。

一方　用猪心一个，洗净，入胡椒每岁一粒，盐酒煮熟服之，即止，以湿纸裹，烧熟食之，亦妙。

一方　取锅底墨，以童子热小便调下三钱，即愈。

一方　用灶心土为末，滚汤调服方寸匕，或酒调，妙。

一方　用当归为末，酒调服，立效。

心痛不可忍，十年五年不瘥者，以小蒜，好醋煮，顿服取饱，不用着盐，神效。

治九种心痛，用雄黄二钱，芫花醋浸，春二、夏一、秋三、冬五日取出，炒黄为末，每服一钱，量人虚实，米醋汤调下，微利一二行，神效。

一方　用桂心一分，为末，以酒一大盏，煎至半盏，热服立愈。

一方　取鳗鲡鱼淡炙令熟，与患人食一二枚，饱食永瘥。

一方　以驴屎绞汁三五钟，热服，立愈。

一方　取向东桃枝一把，细切，以酒一碗，煎至半碗，服之立效。

一法　闭气忍数十遍，以手大指按心下宛宛中，及取灶心热灰筛净，以布袋贮之，乘热熨痛上，冷即易之。

一方　用桃仁七枚，去皮尖，研烂，以水一杯调服之。

一法　画地作五行字，撮中央土，以水一盏，调匀饮之，即愈。

腹痛部

治卒腹痛，用食盐一大把，多饮水送下，有痰即吐，无痰，其痛即止。

周颠仙治腹痛，细嚼石菖蒲，饮凉水送下，妙。

一方　掘地上作一小坑，以水满坑中，熟绞取汁饮之，立效。

一方　令人骑其腹，溺脐中。

治小腹疼青黑，用苦参一两，醋一钟半，煎服。

一法　针手足十指头出血，灸脐中七七壮，妙。

一方　见"恶疮部"第一条。

心腹俱痛部

治心腹俱胀疼痛，气短欲死，或已绝者，取栀子十四枚，豉五合，以水二盏，先煮豉，取一盏半，绞去渣，入栀子再煎，取一盏，去渣，服半盏，不愈，尽服之。

一方　洗小衣，饮其汁，一二盏即愈。

心腹胀满，痛闷不安，未经吐下，欲死者，以盐五合，水一盏，煎令盐消，顿服，得吐，不①即痊。不吐，更服。

一方　以布裹花椒，薄铺痛处，以火熨之，令椒汗出，极

① 不：疑为衍文。

妙。

心脾痛，以高良姜剉炒，为末，用米饮汤调下一钱匕，立效。

一方　见"恶疮部"第一条。

心腹烦满部

治卒心腹烦满，疼痛欲死者，以热汤浸手足妙，冷再换。

一方　用薏苡仁根捣取浓汁，服三二盏。

心腹烦闷气胀，饮食不得，因食不调，冷热相搏，致令胀满，以厚朴蘸姜汁炙令焦黑，为末，用陈米饮调下二钱匕，日三服，甚妙。

腹胀不能服药，煨生姜，绵裹内下部，冷即换之。

卒烦满呕逆，灸乳下一寸七壮，即愈。

一法　灸两手大拇指内边，爪后第一纹头，各一壮，又灸两手中指爪下一壮，即愈。

胁　部

治胁痛如打，用大豆一升，炒令焦，以酒二升，煮之令沸熟，取酒饮醉，妙。

一方　取地肤子，干为末，酒调服方寸匕，日五六次。

一法　以绳横两乳中间，屈绳，从乳横过痛胁下，灸绳尽处三十壮。

治腋下胡臭，胡者，谓胡人之臭，俗称狐臭，谬矣。

一方　正旦以小便洗腋下，即不臭。

一方　以灶心土和泥，傅之妙。

一方　用花蜘蛛二个，捣烂，用好酒调服，又用男女小便温洗手，胁下摸七次，妙。

一方　用胭脂安于胁下，候胭脂黑色，用小艾炷灸之，妙。

一方　用枯白矾为末，频擦腋下。

腰部（附背）

治一切腰疼，用蔺茴子为末，酒服方寸匕，日五六服。

一方　用生姜自然汁溶化牛皮胶二三钱，贴傅疼处，以纸盖之，其疼即止。

肾虚腰疼，用鹿角，长六寸，烧为末，酒服方寸匕，鹿茸尤佳。

一方　用杜仲一斤，切，酒二斗，渍十日，服三合。

一方　用破故纸为末，温酒下三钱匕。

一方　取鳖甲一枚，炙酥，为末，酒服方寸匕，日三服。

闪挫腰疼，用大黄半两，生姜半两，同切，如小豆大，炒令黄色，投水两碗，五更初服之，利下恶血，其痛即止。

一方　用枳实、官桂等分为末，以橘皮汤下方寸匕，日三服，妙。

气滞腰疼，用连壳砂仁，不以多少，为末，空心温酒调服，最妙。

反腰有血痛者，以杜仲三升，为末，以醋和涂痛上，干后涂之，妙。

一法　灸足踵白肉际三壮。

一法　去穷骨上一寸，灸七壮，其左右一寸，又灸七壮。

一法　灸腰眼七壮。

腰痛不得俯仰正立，以小竹度其人足下，上至脐为度，以竹向后，当脊中比之，灸竹头尽处，随年壮灸之，灸毕，藏其竹，勿令人得。

治风背痛，用杜仲一斤，细切，酒三升，浸十日，取酒饮之，日服三合。

腿部（附膝）

治一切风湿，腿膝无力，用胡芦巴酒浸一宿，焙干，破故纸炒香，各四两，为末，以大木瓜一枚，切顶去瓤，置药在内，以满为度，复以顶盖，用竹签签定，蒸熟，烂研，同余末和丸，如梧桐子大，每服五十丸，空心温酒送下。

治卒患两腿疼痛，用杜仲一两，去皮，灸黄，水二盏，煎一盏，去渣，以羊肾一对，去膜，细切，入药煮，加薤白十茎，盐、醋、椒、姜和，空腹食之妙。

肾肿虚冷，腰腿重痛，用杜仲一斤，炒，生姜十两，炒，破故纸一斤，为末，胡桃肉一百二十个，浸，去皮，研成膏，少入蜜炼熟为丸，如梧桐子大，每服五十丸，盐汤、姜汤任下，常服壮筋补虚，妙。

无故腰腿疼痛难忍者，用甜瓜子三两，酒浸十日，曝干为末，每服三钱，空心温酒调下，日三服。

脚膝筋急疼痛，用酒煮木瓜，烂研，傅痛处，冷即易之，一宿三五度，热傅之妙。

一方　用大何首乌，有花纹者，牛膝各一斤，㕮咀，以好酒一升，浸七宿，晒干，于木臼内捣为末，蜜丸如梧桐子，每日空心食前，温酒送下三五十丸。

一方　用牛膝叶一斤，细切，以米三升，入豆豉汁相和煮粥，加盐酱和之，空心食妙。

足部（附脚气）

治脚一切疼痛，用何首乌为末，姜汁调成膏，傅痛处，以帛裹之，再炙鞋底熨之妙。

脚指肿烂如火烧疮，用皂矾飞过为末，先以盐汤洗疮，拭干，傅之妙。

若脚筋急痛，用生姜半斤，捣如泥，傅痛处。

若远行脚打成泡，用水调生面糊傅之，过辰即干，不可挑破，妙。

脚指缝烂疮，取鹅掌黄皮，焙干，烧灰存性，为末，掺之。

脚桠烂湿，用黄丹炒过傅之。

一方　用蚌粉掺之。

一方　用枯矾研细掺之。

一方　以干茶叶细嚼傅之。

一方　取荆芥叶捣烂傅之。

脚痛成疮，用水蓼煮汤须淋，疮干自安。

冻跟，五月五日以姜、葱、艾揩一时，更不再发。

一方　用猪脑髓，着热酒中洗之，妙。

一方　取茄根并枯茎叶，煎洗之妙。

一方　用热醋汤研藕，傅之。

一方　用五倍子煎汤洗之。

孤拐疼，用甘遂为末，不拘多少，水调傅肿处，再煎甘草汤一盏，空心服之。

鸡眼疼，用芒硝不拘多少，煎汤，候温淋洗，次以皂矾于铁上，火焙，候化成汁，待冷为末，少许掺于患处。

一方　用荸荠苗捣烂贴之。

脚行路疼痛发风肿，用樟木皮碾碎，炒热，紧裹于肿痛处。

脚底疼，用砖烧红，上面铺稻草，将醋淋上，热气奔起，以脚底就砖上蒸之，忍疼半时即愈。

脚底破碗风及竹木触破，用灯上烧热油滴上，妙。

脚疼肿痛，以大戟煎水，热淋洗，日二次，三日安。

风毒脚气，骨髓疼痛，用芍药二分，虎骨一两，炙为末，夹绢袋贮，酒三升，渍五日，每服二合，日三服。

卒风毒肿，气急疼痛，以柳白皮一斤，刮，以酒煮令热，以帛裹熨肿上。如冷，再煮易之，妙。

脚气冲心，用白矾二两，以水一斗五升，煎三五沸，浸洗脚，立瘥。

脚气赤肿，行步作疼，用金银花为末，酒调服之。洗药用金银花、猫眼草、露蜂房熨之，使内外攻其所毒。若不洗，止服金银花一味亦可。

脚气从足至膝胫肿满连骨疼者，用蓖麻子叶，切，蒸，薄裹，日二三易即消。

一方　用威灵仙为末，空心，酒调下，以利为度。

筋脉拘挛，久风湿痹，下气，用薏苡仁半升，为末，每服水二碗，煮两匙，作粥，空服①食之妙。能除骨中邪气，利肠胃，消水肿，久服轻身益气。

腰脚痹，经急，行履不稳，用草薢二两，杜仲一两，为末，每日温酒服三钱，增至五七。忌牛肉。

寒湿气脚不能动止者，用好醋炒麦麸，装入布袋，乘热蒸于患处，冷即易之，妙。

---

①　空服：据文义，当作"空腹"。

健忘部

治心孔昏塞，多忘喜误，七月七日取蜘蛛网着领中，勿令人知，则永不忘也。

一方　丁酉日，蜜①自至市，买远志，为细末，白汤调下，勿令人知，妙。

一法　丙午日，取鳖甲着衣带上，妙。

一方　取牛、马、猪、鸡心，干之，为末，向日酒服方寸匕，日三服，问一知十。

一方　商陆花阴干一百日，捣末，临晚水服方寸匕，夜卧思念所欲知事，即于眠中醒悟。

一方　用石菖蒲三分，茯神、人参各五分，远志七分，为末，白汤调服方寸匕，日三夜一，五日则知神，妙。

一法　戊子日，取东引桃枝三寸，枕之。

一方　用远志、菖蒲煎汤，常服。

心神不定，事多健忘，心火不降，肾水不升，用茯神二两，去皮，沉香，半两，为末，炼蜜为丸，如小豆大，每服三十丸，食后，人参汤下。

怔忡部

治虚人夜不得睡，梦中惊魇，自汗怔悸，用灵砂二钱，研，人参半钱，酸枣仁一钱，为末，枣肉为丸，临卧时枣汤送下五七丸。

----

① 蜜：据文义，当作"密"。

虚证停饮怔忡，用军姜、生白术、茯苓、半夏麯，各半两，肉桂，甘草，炙，各一分，㕮咀，每服三钱，水一盏，姜三片，枣一枚，煎七分，不拘时温服。

因事惊心，神不守舍，以致事多健忘，或痰迷心窍，妄语如有所见。用天南星一斤，先用炭火三十斤，烧一地坑，通红，去炭，以酒五升，倾坑内。候渗酒尽，下南星在坑内，以盆覆坑，周围用灰拥定，勿令漏气，次日取出为末，却入研朱砂二两，琥珀一两，用姜汁搅面糊为丸，如梧桐子大，每服三十丸，加至五十丸。煎石菖蒲人参汤，食后送下。

惊忧喜笑部

治忧惧成疾。用人参，半夏，洗七次，五两，肉桂，甘草，炙，各五钱，玄胡索，炒，一两，乳香三钱，㕮咀，每服五钱，姜三片，煎七分，食后服。

治笑死。凡口有微气，心下温者，用沧盐成块者二两，火烧令通赤，候冷，研细，以河水一大碗，同炒至三五沸，放温，分三次服之，后以鹅翎探于喉中，吐去热痰三五升，后服黄连解毒汤三二服，则笑自定，人可活矣。

若笑脱下颏，用线缠棉球二个，塞于左右牙床，后用手托上，妙。

惊死，凡心下温者，刺手少阳之源即是。兑骨穴也，乃是安心之源，在手掌后兑骨之端陷中，是穴用长针，口中温暖方刺入三分，徐徐出针，以手扪其穴，其人复苏也。

暴惊欲死者，针下膁二穴，在三里下二寸，针入五分。

忧死无气，手足冷，心腹口鼻温，目中神彩不转，口中无涎，舌卵不缩，可刺合骨①穴，针入三分，徐徐出针，以手扪其穴，人复活也。

悲哭欲死，四肢冷而身口温者，可针人中穴三分，徐徐出之，灸百会穴三壮，可活也。

一法　针神道一穴，在背第五椎，针入三分或灸五壮，立效。

喜死，四肢冷，气绝，色不变者，刺阳池穴，用口温针，勿冷，针入三分，徐徐出针，以手扪其穴，即复苏也。

喜笑欲死者，针列缺二穴，在手大指后臂上三寸，及大陵二穴，在掌后横纹中，针三分，立效。

癫痫部

治狂邪发作无时，披头大叫，欲杀人，不避水火，用苦参为末，蜜丸如梧桐子大，每服十丸，用薄荷煎汤送下。

一法　令患人着地卧，以冷水淋其面，未愈，再淋之。

一方　烧虾蟆捣末，酒调服方寸匕，日三服，妙。

一方　用已生蚕纸烧灰，酒水任下，妙。

治猪羊痫，用水银、黑铅、辰砂、乳香各一两三钱，先将铅化开，入水银，用柳木槌研，次下辰砂研细，下乳香研匀，丸如鸡头肉大，置净水碗内，每服二丸，午前半饥饱时，井水送下，良久，吃白粥一碗，三四服可愈。

治诸痫风，用威灵仙稍多，防风、荆芥、防己、麻黄、杏仁、细辛、川芎、白芷等分，哎咀，姜三片，酒盏半，煎七分，发时热服，后用黄荆条火炙，取两头津水和腊酒吞金箔镇心丸，

---

① 合骨：即"合谷"。下同。

忌热风毒物，不问男女年久者皆可效。

惊痫，精神恍惚，语言错谬，歌笑无度，用猪肉一斤及五脏，豉汁中煮作五味羹，或炙食，兼治五脏积冷、虫毒寒热。

女子感邪交通，用雄黄一两，以松脂二两溶，和虎爪搅，为丸如弹子大，焚之，用焙笼令女坐于上，以被盖之，止留头耳，不过三丸，其邪自断。

心惊邪热狂语，精神不爽，用脑子牛黄，研细，朱砂各二钱半，大黄，生，一两，为末，每服三钱，生姜蜜汤调下，立效。

一法　灸阴茎上宛宛中三壮，得小便通即愈。或囊下缝七壮，亦愈。

一法　灸两乳头三壮，又灸足大趾本聚毛中七壮，灸足小趾本节七壮。

狂言鬼语，针足大踇趾爪甲下，入少许，即止。

卒中邪鬼，恍惚振禁者，灸人中及两手足大指爪甲本节，令艾丸在寅上，各七壮至四十壮，愈。

一法　灸天柱二穴，在颈后侧两边发际，大筋外廉陷中，针五分，灸七壮。

一法　灸神门二穴，在两手小指后掌横文下五分，动脉针三分，灸五壮。

凡狂疾，药不效者，以苦参蜜丸芡实大，服十丸，薄荷汤下，立效。

消渴部

治诸虚不足，胸中烦悸，时常消渴，或先渴而后发疮，或痈疽而后渴者，并用黄芪去芦，蜜炙，六两，甘草，炙，一两，㕮咀，每服三钱，水一盏半，枣一枚，煎至七分，不拘时温服。

膈消，上焦燥渴不欲食，用人参半两，石膏一两二钱，知母去须，七钱，㕮咀，每服一两，水二盏，粳米一撮，煎至七分，去滓，通口服。一方加黄芩、杏仁。

治消渴，以生栝蒌三十斤，用水一石，煮取一斗半，去滓，以牛脂五合，煎取水尽，以热酒先食，服如鸡子大，日二服，即妙。

消渴小便多，用栝蒌薄切，炙，取五两，水五升，煮取四升，随意饮之。

消渴引饮无度，或令食韭苗，其渴遂止，日吃三五两，或炒，或作羹，不许入盐，极效。但吃得十斤即佳，过清明勿食，入酱不妨。

一方　用浮萍草捣汁服之，妙。

一方　烧竹沥服之，妙。

一法　令病人竖其两手，剪去中指甲，于上各灸一炷如大豆，令两人发火，仍令两人吹去各指尖上艾焙，其火必爆。再用艾焙两个，于两脚面上二处大冲脉上，依前法，两人灸吹，亦爆高五六十。四个艾焙有四个小孔处，此其验也。其人立饮食，黄色遽退，更先灸百会穴一焙，如前法吹之，万不失一。

水肿部

治水肿，取鲤鱼一尾，大者，去头尾骨，惟取肉，以水二升，赤小豆一大升，和鱼肉煮取一升，以生布绞去渣，顿服尽。如服不尽，分为二服，令暖。服讫，当下利，利尽则痊。

十种水病，用蝼蛄五个，干为末，食前，白汤调下半钱匕至一钱，小便通，效。

治水虫，韭菜子、萝蔔子、紫苏子、洛时母子四味，入猪肚内煮熟，取出药，食之立效。

一方　取青雄鸭，以水五升煮，取汁饮一升，稍稍饮令尽，厚衣覆之取汗。

水肿，坐卧不得，头面身体悉肿，取东引花桑枝烧灰，淋汁，煮赤豆，空心食令饱，饥即食，不得吃饭。

水肿从脚起，入腹则杀人者，用赤小豆一斗，水煮极烂，取汁四五升，温浸膝下。若已入腹，但服小豆，勿杂用饮食。

水病肚胀，四肢肿者，用黄瓜一个，破作两片，不出子，以醋煮一半，水煮一半，俱烂，空心顿服，须臾水下。

水肿满，身面如浮水，以甘遂一分，为末，猪肾一枚，分为上窍，入甘遂末于中，湿纸裹煨令熟，一一食至四五，当觉服①胁鸣，小便利。

肿满身面皆大，用大鲤鱼一个，好酒三碗，煮之令酒干尽，乃食之，忌用醋、盐、豆豉，不过两服即安。

若但是肿者，剉葱一大把令烂，以傅肿上，日三四次换之，极妙。

一方　商陆根二两，水三钟，浸三宿，空心服半盏至一盏，日服。或是虚风、冷气、水饮等证，皆可服之。

一方　用生猪肝一具，薄切，以滚醋淋之，顿食愈。

一方　煮豆豉汁饮之，以渣傅脚。

治身体暴肿满，榆皮，不拘多少，为末，和米作粥食之，小便利即安。

气促浮肿，小便涩，用杏仁一两，去皮尖，熬研，和米煮粥，极熟，空心食一钟，妙。

---

① 服：按文义，疑作"腹"。

一法　灸足内踝下白肉际三壮，妙。

水肿腹大，用葶苈一两，杏仁二十枚，并炒黄色，为末，分作十服，白汤调下，小便利即瘥。

一方　小豆一升，白鸡一只，以水五碗，煮熟，食肉饮汁，稍稍令尽。

一方　用白茅根一大把，小豆三盏，水三碗，煮干，去茅根，食豆，水随小便下。

治水气，用商陆根白者，去皮，切如小豆大，一大盏，以水三升煮取一碗，却入粟米一大盏，煮成粥，空心服，以利为度，不可杂食。

身体肿满，气急不得息者，用郁李仁一大合，为末，和面溲作饼子，煮熟食之，候大便利，其气即瘥。

水肿小便涩，用黄牛尿饮一升，日至夜小便利，愈。勿食盐。

一方　用续随子一两，去壳，研，以纸裹出油，研为末，分作七服。男子温酒下，妇人荆芥汤下，三服，得利即止，忌食盐一百日，瘥。

一方　用牵牛子二两，微炒为末，乌牛尿浸一宿平，且入葱白一握，煎十余沸，滤过，分作三服，空心服。

水气，腹满浮肿，小便涩少，用白鸭一只，去毛肠，洗净，以馈饭半碗，和姜、椒、酿，甲①腹中缝定，如法蒸熟，食之最妙。

---

① 甲：据文义，疑为"鸭"。

鼓胀部

治老人中寒下虚，心腹膨胀，不喜饮食，脉来浮迟而弱，此名寒胀。用附子炮去皮脐，厚朴姜汁制炒，各等分，㕮咀，每服四钱，水二盏，姜七片，枣二枚，煎八分，去滓温服，不拘时。少加木香尤妙。

大人小儿过食杂果伤脾，令人腹胀满气急，以肉桂一两，射香另研一钱，为末，丸如绿豆大，大人服十五丸，小儿七丸，食前白汤下。

胀满腹大，四肢枯瘦，小便涩浊，以甜葶苈微炒，荠菜根等分，为末，炼蜜丸如弹子大，每服一丸，细嚼，陈皮汤下，只三丸，小便清数，丸当依旧。

一方　以赤小豆、樟柳根等分，用猪肚子一个，装前二味在内，用篾封口，于瓦罐内煮烂，取去前药，热吃五七个，立效。

治肿胀，丹房奇术，不能服药自去水，以真水银粉二钱，巴豆肉研去油四两，生硫黄一钱，同研成饼，先以新绵一片铺脐上，次以药饼当脐掩之，外用帛缚，如人行三五里，自然泻下恶水，待之三五度，除去药，以温粥补之，久患者隔日取水，一饼可救二三十人，神效。

心腹胀，用芜菁子一合，水一升，和研取汁一盏，顿服，少顷，得利或吐，腹中自觉①，或得汗愈。

腹内气胀满者，用梽椰②为末，每服二钱，水煎，食后服。

小腹膨满，用秦丸③三两，水二升，煎一升，分三服，不拘

---

① 觉：据文义，疑为"宽"。
② 梽椰：疑为"槟榔"。
③ 秦丸：疑为"秦艽"。

时。

水肿气鼓，用商陆根熬粥，不拘时服。忌赤者，杀人。

腹内气胀满，喘息不得卧者，用葶苈一升，炒紫色，酒浸七日，研烂，每服三匙，温酒无时调服，大效。

鼓胀，身干黑瘦，多渴烦闷，用马鞭草细剉，晒干，勿见火，以酒或水同煮至味出，去粗，温服，不拘时。以六月中旬雷鸣时采有效。

鼓胀心腹痞满，用大黄、桃仁、鸡屎干者，等分为末，每服一钱，生姜汤调下，食后临卧服。

鼓胀气满，用苦丁香为末，枣肉丸如梧桐子大，每服三十丸，空心枣汤下，三服即愈。

水胀腹满，用蓖麻子细研水服，壮人五粒。

腹满不能食，用独蒜煨熟去皮，绵裹，内谷道中，冷即易。

关膈胀满，大小便不通，亦用独蒜如前法，气即通。

身体肿满，气急卧不得者，用郁李仁一合，捣末，和面作饼，食之大便即通，便安。

一方　见“恶疮部”第一条，妙。

虫毒部

一方　见“瘴气部”第四条，极有神效。

治中虫，心腹切痛，如有物啮，或吐下血，不即治之，食人五脏即死矣。

欲知虫之是否，当令病人唾水中，沉者是，浮者非也。

欲知虫毒人姓名，取败鼓皮烧末，少许水调服之，须臾，病人自呼虫主姓名，则病愈矣。又以蘘荷叶置病人卧席下，其人即呼虫主姓名。

一方　用醋、盐一盏，和服，得吐即愈。

一方　取蚯蚓十四枚，以醋三盏浸之，候蚯死，但服其汁，已死者皆活。

一方　取猪肝一具，蜜一升，共煎之令熟，分为二十服，妙。

一方　以猪胆汁沥肛门内，又以绵深导入塞之。

一方　取青木香为末，水服方寸匕，随吐则出，神效。此物苗似葛蔓绿紫，生子似橘，名马兜零。

凡喂呵中虫，宜服甘草汁，当吐痰出，可平生预服。若防虫毒者，宜热炙煮，服即内消不令吐，神效。

若中虫下血如鸡肝，出石余，四藏悉坏，唯心未毁，或鼻破待死者，用桔梗为末，酒服一匕，日一二服，妙。

若因食中虫及毒，用甘草炙，每含咽汁，以利为度，妙。

一方　用桑白皮汁一合服之，须臾吐利虫出。

一方　以白鸽毛、粪烧灰，饮和服之。

中虫毒吐血或下血皆如烂肝，以茜草根、蘘荷根各三两，㕮咀，水四升，煮取二升，去滓，通口顿服即愈。又自当呼虫主姓名。

中虫蕈毒，用头垢一丸，米饮或酒化下，以吐为度。

一方　用巴豆一枚，去心皮，熬，豆豉三粒，锅底墨方寸匕，合捣为三丸，水服一丸，其毒当下。不下，更服一丸，当下毒。又不可者，更服一丸，即下。

一方　用雄黄、朱砂、藜芦各一两，捣为细末，每服一刀圭，以井花水调服，当吐下虫出。

中虫欲死者，取藜叶一把，熟捣，以酒一杯，和绞服之，不过二服，立瘥。

一方　取皂荚一定尺二者，搥碎，好醋一升，煎如饴，去滓，傅之痛处即安。

一方　用马齿苋捣汁，饮一升，渣傅疮上，日四五遍。

痞积部（附积聚）

治痞证。用信三钱，五倍子炒干三钱，马牙硝二两，为末，面调成膏，摊于痞上，用青绢洗湿，盖药上，用熨斗熨之，如干再以水湿，再熨三五次，候十分干燥为度，立效。

治癥痕。用吴茱萸三升，捣碎，以酒和煮令熟，布裹熨癥上，冷易之，癥当移去，频熨即消。亦用酒煮牛膝，常服极妙。

食鱼脍及生肉，住胸膈不化，乃成癥痕，捣马鞭草汁，饮之一升即消，生姜水亦可。

心腹寒冷，食饮积聚结癖。用椒目二两，巴豆一两，去皮心，熬、捣，以枣膏丸，如麻子大，每服二丸，姜汤下，痛止。

伏梁气在心下，结聚不散，用桃奴二两为末，空心温酒调服二钱匕。

一方　多取商陆根，捣，蒸之，以新布遮腹上，将药铺着布上，冷易之，昼夜勿息。

痞气病腹中作块。用雄黄、明矾各二两，研细，先将二两水糊和成膏，纸摊，贴于患上，即效。如不效，再将二两调贴，须看贴药之后，大便如白脓之状，乃见愈矣。

鳖癥伏在心下，手揣见头足，时时转动。用白雌鸡一只，不要喂食一宿，天明，猪脂煎饭喂之，出其屎，无问多少，于铜器中，以溺和之，火上熬干为末，白汤调服方寸匕，日四五服，须消尽乃止。常喂鸡取屎，好了杀鸡单食之。

心下有物大如杯，不得卧者，以葶苈，熬，大黄、泽泻各一两，为末，蜜和千杵，丸如梧桐子大，空心，醋汤服二丸，日三服，立愈。

膜外气及气块，用玄胡索，不拘多少，为末，猪胰一具，切块炙熟，蘸药末食之。

食鱼肉等物，成癥结在腹，并诸毒气。用狗粪三盏，烧存性，为末，绵裹，酒五钟，浸二宿，取清酒，分十服，日二服，已后，日三服，服尽，所食癥结即出矣。

一方　以巴豆一枚，去心皮熬之，椒目十四个，豉十六粒，合捣为丸，如麻子大，白汤服二丸，当吐利。如吐不尽，更服二丸，得吐利尽即瘥。

久积冷，不下食，呕吐不止，冷在胃中。以半夏五两，汤泡搥碎，白面一两，以水搜作棋子大，水煮令熟为度，晒干为末，每服二钱，用生姜醋汤调服，不拘时。

食鱼肉，腹中胀满，渐成癥瘕，痛闷不止，饮食少进，日渐羸瘦。取水中石子数十枚，火烧赤，投五升水中七遍，即热饮之，如此三五度，利出癥瘕妙。

胸膈痞闷，肚腹胀满。用木香、沉香、乳香各半钱，为末，已①巴豆去皮油二钱，枣二个，去皮捣成膏，和药收之，每服一丸，如绿豆大，凉水送下。如欲利三行，先吃凉水三口，然后服药，如欲五六行，依数先饮水。

腹胀积聚癥瘕，用葶苈一升，炒，黄酒五升，浸七日，服三合，立效。

小腹坚大如盘，胸中满，能食而不消。用曲末方寸匕，日服三次，神效。治痞，用水中长蕨菜，淡煮吃，三日，即打下恶物，仍要忌盐一月方安。

一方　用三春柳煎汤，露一宿，至五更，饮数盏，痞自消，

---

① 已：据文义，当为“以”。

极妙。

一法　灸后脊中离四指，癖在左灸右，在右灸左，其穴与脐平。

鳖瘕，用白马尿温饮之，即消。

一方　用白马尿一升，鸡子白三枚，煎二合，空腹顿服，不拘时，即当吐出小鳖。

蛇瘕，凡蛇精乃液抛沾菜上，人误食之，腹内成蛇，或食蛇肉，亦作蛇瘕。其人常饥，食之即吐。用赤头蜈蚣一条，为末，分服，酒调下。

蛟龙瘕，用寒食饭三升，每服五合，日三服，遂吐出蛟龙，有头尾。

血　部

治劳怯虚损证，及吐血不止，危笃，医所不治者，用黑雄狗一只，宰取血，用碗接，热服，每服一碗，不过两次，血止不吐。如恶心，以生姜徐嚼止之，极有神效。

若饮酒过度，酒毒蕴热积胸，以致吐血衄血；天暑地热，上焦积热，忽然吐衄，脉滑数，垂死者，用葛花二两，无花，以根代之，黄连四两，为末，用大黄末熬膏子，丸如梧桐子大，每服一百丸，温水下，或调和二药服之，尤妙。

若酒色太过，劳损于内，或心肺脉破，致血妄行，其血溅如涌泉，口鼻俱出，须臾不救者，用侧柏叶一两，蒸干，人参一两，为末，每服三钱，入飞罗面三钱，新汲水调如稠糊，啜服，血如溁水，不过三度，妙。

一方　用荆芥一握，烧令过，盖于地上出火毒，细研，用橘皮汤调下三钱，不过二服。

一方　用锅底墨细研，白汤调下二钱，连进二三服，妙。

若心热吐血不止，用生葛根汁半大盏，顿服立止。

若无故衄血不止，用湿纸塞两耳，衄当立止。仍用白茅花煎汤，顿服一碗，妙。

若吐血及鼻衄，用船底青苔如鸡弹大，水一盏，煎服。

一方　用白芨，不以多少为末，井水调，厚傅额上及眼眶，至鼻柱上傅遍，用纸片贴之，仍用旧帛缚定，以断血路，极妙。用米饮空心调服，尤佳。

一方　用滑石一两，甘草三钱，为末，新汲水调下五钱，妙。

一方　取白垩土，今画家用者是，研为末，用新汲水调下二钱，妙。

一方　用头发烧灰，吹入鼻中，立效。水调服方寸匕，亦妙。

一方　用大蒜一枚，去皮，细研如泥，摊一饼子如钱大，厚一豆许，左鼻出血贴左脚心，右鼻血出贴右脚心，两边俱出即贴两脚心。血止，以温水洗脚心。

治咯吐血，用马粪，不拘多少，炒焦黑色，每服细末二三钱，好酒调下，三四服立效。

一方　用蒲黄微炒，为细末，用藕汁一碗，调三钱，服三五次，妙。

治鼻出红汗，用水胶溶化，喜红绢一小块，调胶在上，贴于眉心内，一时便瘥。

若鼻出血不止，用枝子①烧灰存性为末，以竹筒吹鼻内，下血不止者，水调服妙。

---

① 枝子：即"栀子"。

一方　用好京墨磨浓，葱头蘸墨塞鼻内，即止。

若下血二十年者，取地榆、鼠尾草各三两，水二升，煮去半，顿服。

若远年近日肠风，下血不止，用枳壳烧存性，羊胫炭为末，和匀，每服三钱，浓米饮调下，五更初一服，天明一服，当日见效。

若暴下血，以大蒜五六枚，去皮，量多少，入豆豉捣为膏，可丸如梧桐子大，每服五六十丸，米饮送下妙。

脓毒下血，以苦楝子炒令黄，为末，蜜丸如梧桐子大，每服十丸至二十丸，空心米饮下。

若小便下血不止，研酸浆草绞自然汁服之。

一方　用发烧灰，每用二钱，以米醋二合，汤十合，空心食前调服。

一方　用龙胆草一握，以水五升，煮取二升半，分为五服，立愈。

金疮部

治金疮止血速瘥。炒石灰和鸡弹白，丸如弹子大，炭火煅赤，捣末傅疮上，妙。

一方　用牛膝捣傅疮上，立瘥。

一方　用白芍药为末，傅上即止。

一方　用旱莲子草捣烂，傅于患处妙。

刀斧伤，用石灰细研，贴上，包，定痛止血，妙。

一方　用晚蚕蛾烧灰为末，贴上立愈。

一方　用黄丹炒过，寒水石煅，同研为末，干贴患处。

治箭簇入骨不可拔取，用巴豆微熬，与蜣蜋①同研，涂伤处，须臾痛定微痒，忍之，待极痒不可忍，便撼动箭簇即拔之，立瘥。

治刀伤，用黄丹、白矾为末，涂三次。

治金刀所伤，一切臁疮，及良马断梁等疮。用冬月黑牛胆一个，装新石灰四两，白矾一两，阴二十七日，以干取出，再用黄丹一两，另炒紫色，研为末，与灰矾合匀，随证用之，神效。

禁金疮刀箭所伤，咒曰："今日不祥，正被某伤，一禁不疼，二禁不痛，三禁不作脓不作血。急急如律令。奉勅摄。"

上每念一遍，以右手收一遍，收在手中，如此七遍，则放手吹去，望太阳取气一口，吹在所伤处。如阴晦夜间，望北斗取气亦可。所伤之人，忌动风之物，食之则疮必发。

一方　默想东方日出始，取气一口，日出一半，取气一口，日大圆满，取气一口，吹在所伤之处，如此三次，此止。用法之人，并无所忌，所伤之人，依此禁忌。大吉。

延寿神方卷之二终

---

① 蜣蜋：即"蜣螂"。

延寿神方卷之三

救生符法

扁鹊灵符

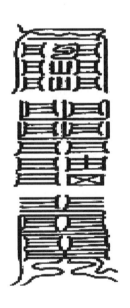

此符治卒中恶、飞尸入腹，痛急，口噤欲死者，丹书水中，及书纸作符三丸，与吞之。不愈复作，令满三。毕，以书心下及腹，六书之，无不愈。

长桑公子秘符

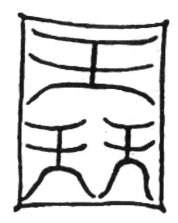

此符治感忤伤心，不得气息，以丹书白纸写此符二通，置三杯盐汤中，按次从左始，尽服三符，愈。

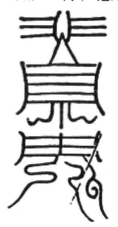

此符治卒腹痛腹胀，气欲绝者，如飞尸状，以丹书此符于病人腹上，大书之，令满长竟腹益佳。亦可服符。

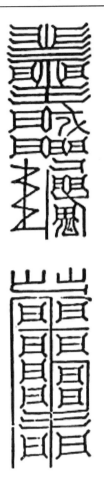

　　此二符治卒逢恶客鬼，刺心痛，气欲绝。方以白纸丹书之，先服上符，须臾不止，复服下符。不止，更从上起。病已死而心下温才动者，服符皆治。口噤不可开者，当折齿内符。符入口而已，不必入腹。亦可折葱叶内符中，内鼻极深入，当复以水推送之，摇通，复推之，即活。此符神验。

断除尸瘵部

　　真人曰：下元生人，动有灾咎，末世凡俗，相续死根，惟尸瘵之为祸，实九虫之传染，亦由凡夫劳心损力，伤气淫精，真既耗于本元，邪始传于病气，故玄元悯俗，有法救治。然疾势多端，染习各异，屋与食亦能渐染，衣与气易以牵缠，须凭斩绝死根，庶可复还生气，故以此法传于人间。

治屋传法

真人曰：废宅空房，人跡罕到，年深日远，病气犹存。盖其屋空，室塞不通，阴凼郁结，邪气不散，患毒常存。凡启户开门，先入者受其毒，体衰者被其祸。初染之际，毛发森然，脊膂寒耸，此其验也。其病伏于灵府，客于泥丸，散于四肢。及其久也，其病始发，发则咳嗽咯血，骨肉干枯，寒热交蒸，梦魂颠倒，此屋传之证也。凡断屋传，须住交染，一月之后，便当俦求天医，作急治之，则十愈八九。不然则渐染既久，病势愈深，玄死无日，虽有神力，亦无及也。

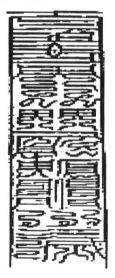

上用新砖一片，对日，生珠①，面东，握北帝诀，采日气，

---

① 珠：即"硃"。

书之。甲丁日午时埋中庭，深入三尺六寸。临埋时，法师步斗仗剑，噀水，化身为天罡。

咒曰：

叱咄鬼痊，速出中庭，罡火万丈，掣电流铃，烧散鬼气，斩伐①精，传尸痊鬼，闻符急走，入地万丈，化作微尘，一如律令。

镇病人室内符

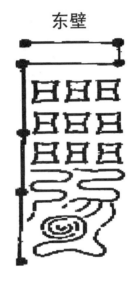

东壁

---

① 伐：此下疑脱一"妖"字。

西壁

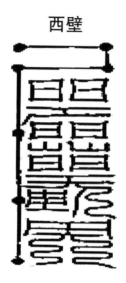

南壁

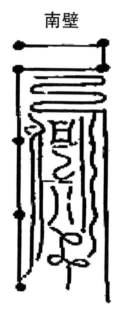

北壁

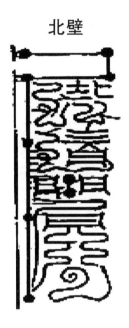

东北壁

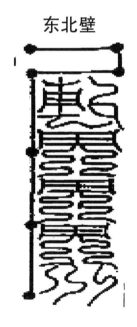

东南壁

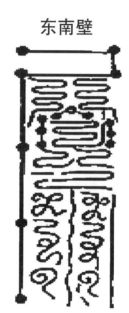

西南壁

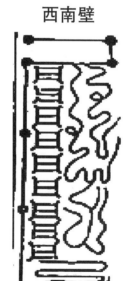

西北壁

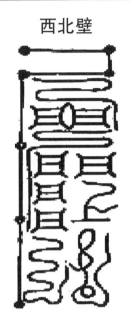

上用梓柏简，朱书，铁钉八方，次以三元杀鬼符，熏荡邪气，然后安静。书符之法：变神布斗，旋身入斗，引气书之。钉符。

咒曰：

天有真气，斗府威光，碎魔伏神，驱逐不祥。天丁前列，电火飞扬。金戈铁骑，遍布穹苍。收捕妖疠，断疰除殃。汝是飞疰之鬼，传尸之殃，闻吾神咒，急走他方；见吾神符，急走四方。速去速去，汝若不去，押赴魁罡，一如律令。

治衣传法

真人曰：夫衣传者，生人与患者同卧，或因衣服，所以熏染成疾。盖患者既死，以衣裳、帏帐、卧具、器皿，熏蒸秽气，虫寓其间，吝啬之家，或留为用，贫下之家，难以更易，因而稔成其祸，岂不哀哉！其余受病之时，夜卧不宁，精神颠倒，遗精梦泄，盗汗寒热。凡邪气客于皮毛，经一月不治，则入于骨骼；两月不治，则邪气已入于脏腑矣。邪气之集灵府也，一月不治，则散于四肢；二月入骨髓，邪气之缠魂神也；经三月则病已成，邪气入脏腑也。经一月则病已见，以此观之，在急治之为上。今大法中，虽有法治之，尤恐不早用之，而难以治效也。凡治衣传之法，用符熏之；治衣服，随符卷去长流水中，勿顾也。病之未成，则服"三光气"符，一月而后可安。苟病经三两月，恐难起。此病凡二月以后，须用"问劳符"治之。

治衣传符

用此符熏后，仍书一道佩带于衣内。

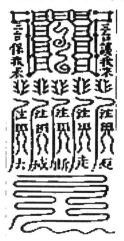

咒曰：

天符有命，令入斗中，鬼神惊怖，荡灭妖凶，青龙扶左，白虎右雄，前导朱雀，玄武后从，传痊飞尸，灭迹除踪。敢违不去，罡火飞锋，入地万丈，辟身火镕，一如律令。

右符握斗诀，望月建，迎罡诵斗名三十六遍，灌笔书符熏烟，即得平安。次又以符随器物，入长流水，弃之，勿返顾而回。

治食传法

真人曰：夫食传之治法，因与病人饮食、汤药，余残之物，误而食之，则传其病气于心腹，亦能成病。大抵食传犹可治。惟传屋、传衣，则邪气中人也深，则人受之亦重，不易为力也。食传者，病人未死，盖其病气传之未全，为可治也。苟法不早，久亦难治，稔为大病，不可不知。法用符三十六道，作一沓，成烟，令病者吸烟，须强令吞之，符尽、烟尽为度。初熏时颇难，良久颇便。但觉咽喉痰生，当咳而吐之。痤多咳唾如稠涎，尤佳。凡受邪气浅，则痰少不多；受邪气深，则必大呕吐，痰涎盈溢，则病必愈。既去邪，不必再熏，惟服"三光符"，以补劳复元气，一月切忌酒色喜怒，可保平安矣。

治食传符

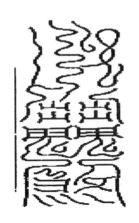

上法，斗诀迎罡气，黄纸朱书三十六道，作一沓熏之。

咒曰：

谨勅魂精，台光爽灵，三田安静，尸魂逃形。三彭遁散，九气齐并，符罡急杀，劳痤无侵。飞痤速去，鬼痤化尘，穿肤入腹，扫尽妖氛。真气守尸，正气长存。一如律令。

治传尸总法

真人曰：治传尸瘵，不可不知其详也。九虫之中，而六虫传其六代，三虫不传，胃虫、回虫、寸白虫也。或五脏肿毒而生，或亲眷习染而传。六虫大率约一旬之中，遍行四穴，周而复始。三日一食，食约五日一退。方其作苦，百体有痛，虫之食也。退则还穴醉睡，一醉五日，其病作静也。俟其退醉之际，乃可投符用药。不然，蛊熟于符药之力，难治也。一蛊在身，占一十二穴，六蛊共七十二穴，一月之中，上十日从心至头，游四穴；中十日从心至脐，游四穴；下十日从脐至足，游四穴。若投药下符，可以审此。故《经》曰：六十日内治者，十得八九，百八十日内治者，十得三四，过此以往，未知生全。今具六代所传图像于后。

传尸虫形

虫有九种，除胃、蛔、寸三虫不传，今止图六虫之形。

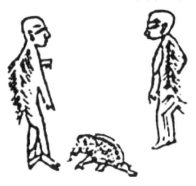

第一代谓如受病后，顿觉非常。其虫如婴儿，背有长毛，或如鬼形，或如蝦蟆。令魂颠倒，神魄飞扬，精神离散，饮食减少，百体疼痛，如此等候。遇丙丁日食起醉睡，心俞四穴。

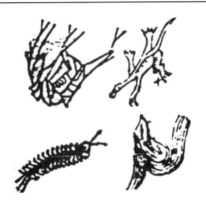

第二代虫如乱发，长三寸许，又似空宫，或似蜈蚣，或如虾状，令人神色如醉，夜梦对亡人食，心腹满闷，日益羸昏，盗汗发热，如此等候。其虫庚辛日食起醉睡，肺俞四穴。

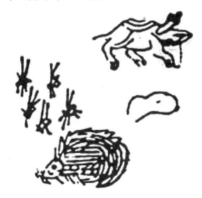

第三代虫如蝼蚁蚊子，或如辟血，片如鳖，又如刺猬，令人三焦多昏，日常思睡，呕逆苦汁，或清水粘涎，口鼻生疮，唇黑面青，精神恍惚，气噎声干，汗出如油，目昏多泪。其虫庚寅日食起醉睡，厥阴四穴。

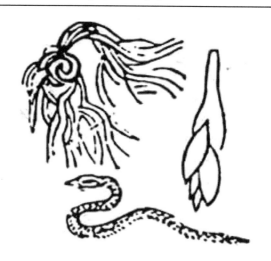

第四代虫如乱丝，或如猪肝，或如蛇，令人肠中疢癖如块，寒热交杂，肚大筋青，其嗽微鸣不能已，或上气，或梦，或乱思，食皆非常味，如此等候。虫遇戊巳日食起醉睡，脾俞四穴。

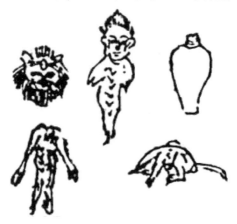

第五代虫如鼠，如瓶儿状，表里背面，或有手无足，或有足无头，人①如精血片，无形壮。此虫入肺，迳归肾，得血而变，病势羸怠，四肢解散，日不能堪，或面红润如平时者，如此等。虫壬癸日食起醉睡，肝俞四穴。

_____

① 人：据文义，疑为"或"。

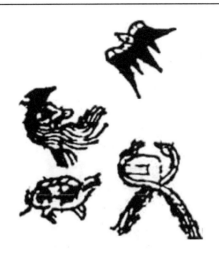

　　第六代虫如马尾，有两条，云是雌雄，人如鳖，如烂而或长或短，或如飞蝠有周足全者，千里传痊，所谓飞尸也。不可以常法治之，当审而行之。

　　紫庭符

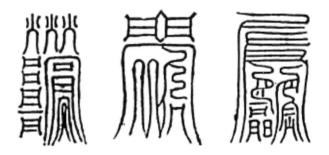

问荣符

煞文罡法书之，吞服后一食顷，然后用乳香熏毫。凡虫指出毛，青黑难治，黑者不治，白者可治，方寸纸书。如白，凡劳嗽唾臭痰，药所不治，将死者，取吞蝦蟆蛇一条，同蝦蟆死之，用黄泥固济，候干，烧烟尽成灰，取出一物，为末，用好酒调下，不过三服即愈。

虚损部

治诸虚百损，用生枸杞子五升，好酒二斗，研碎，浸七日，漉去滓，饮之，初，三合为始，后即任饮之。

一方 用白柘东南行根一尺，刮去粗皮，取中间皮烧为末，亦可细切捣之，以酒调服方寸匕，厚伏取汗，日三服。无酒，以浆水服之。白柘是柘无刺者。

解结提金散

专治男子、妇人五劳七伤，久年咳嗽，诸药不效。此药不过三五服，神效。

柴胡二两，去芦　川芎五钱　甘草五钱　陈皮五钱，去白　人参一两五钱　桔梗五钱　乳香一两　没药五钱　粟壳十两，去顶丝，水炮，晒干，蜜炒黄色。

上九味，为细末，每服三钱，用乌梅三个同煎，用水一大盏，煎至七分，去乌梅，连渣温服，或临卧，或空心，一日一服，神效。

牛髓膏

治一切虚损咳嗽，五劳七伤，体弱之人皆可服之，妙。

人参二两　牛髓四两　桃仁二两，去皮尖，另研　杏仁二两，去皮尖，另研　山药二两　蜂蜜八两　核桃肉二两，去皮，另研

上为细末，用文武火，铁锅内先将牛髓溶化，次入蜜，去滓，滤净后，下前项末药，用竹片为匙，不住手搅，以黄色为度。候冷，磁器盛之。每服二钱，空心，细嚼，盐汤下，或滚汤亦可。

治虚损弱劳倦，连时不得眠者，暮以新布火炙，以熨目，并蒸黑豆囊贮作枕，更换枕之，冷更换热，终夜常枕热豆，即立愈也。

治肺劳，用天门冬去皮心，入蜜煮，食后服之。若曝入蜜丸，酒服之尤佳。亦用洗面，甚妙。

一方　雀卵白和天雄末、兔丝子末为丸，空心，酒下五丸，主男子阴痿不起、女子带下、便溺不利，除疝瘕，决痈肿，续五脏气。

一方　白龙骨、远志等分，为末，炼蜜为丸，如梧桐子大，空心，冷水下三十丸。

治五劳七伤、阳气衰弱、腰脚无力，用羊肾一对，去脂膜，

细切，肉苁蓉一两，酒浸一宿，刮去皱皮，细切，相和作羹，葱白、盐、五味等如常法调和，空心食之。

一方　用兔丝子二两，酒浸十日，水淘，待干为末，更入杜仲一两，蜜炙，捣，用薯蓣末一两，酒煮糊，为丸，如梧桐子大。每服五十丸，空心温酒下。

一方　用仙灵皮一斤，酒一斗，浸经三日，饮之佳。

一方　用鹿角胶炙，捣为末，以酒服方寸匕，日三服。

治脱阳，用葱白数茎，炒令热，熨脐下，次用附子一个，重一两许，剉作八片，白术半两，干姜半两，木香一钱。

上四味，为㕮咀，水二碗，煎八分，去滓，冷灌，次又一服，如无前药，只用桂枝二两，好酒二升，煎至一升，便温，分作二服，灌之。如无桂枝，只用连须葱白二十一茎，细切，就砂盆内研细，用好酒五升，煮至二升，分作三服，灌之，阳气即回，先用炒盐熨脐下气海，勿令气冷为妙。如无葱白，用生姜二十一片亦可。

劳瘵部

治气不升降，上冲心胸，旁攻两胁，或瘕块涌起，或挛引腰脊，以鸡子白顿吞之，闭口，内喉中摇顿，令人立愈，极妙。

一方　用雄黄一两，大蒜一两，相和，丸如弹子大，入热酒化服之，立瘥。未瘥再作。

一方　用干姜、肉桂等分，盐三指撮，炒令青，同为末，水调服，立效。

一方　乌柏根剉二升，煮令浓，去滓，煎汁，凡五升，入水一盏，服半盏至一盏，妙。

治骨蒸肌热、一切虚劳烦躁并皆治之。地骨皮、防风各一两，甘草二钱半，为㕮咀，每服五钱，水一盏，姜三片，竹叶七皮，煎服。又方，入人参半两，鸡苏叶一两，倍加甘草。

一方　用胡黄连、柴胡、前胡、乌梅各三钱，为㕮咀，每服八钱，入童子小便二盏，猪胆一个，猪骨髓一条，韭白半钱，煎服。

治骨蒸，用石膏为末，每服方寸匕，温水调服。

治传尸劳灭门者，以桃仁五十枚，研破，以水三碗，煮取二碗，一服令尽，当吐。吐不尽，三两日更作。不吐，非传尸劳。

治五劳七伤，吐脓血，咳嗽，用乌鸦一个，瓜蒌穰一个，白矾少许，以二味入乌鸦肚中煮熟，作四服食之，立效。

一方　桃仁一两，去皮尖，杵碎，以水一碗半煮汁，着米煮粥，空心食之。

治劳瘵新差，未满月者，小儿溺饮之除根，极效。

治男子妇人劳怯、虚损、吐血诸证，服黑狗血，极有神效。方见"血部"。

一法　灸乳后三寸十四壮，男左女右，不止，更加壮数。又灸心下三寸六十壮，又灸乳下□寸①随病左右，多其壮数，即安。

疸　部

治黄肿，身体四肢微肿，胸满不得汗，汗出如黄蘗汁，由大汗出，因水所致。猪脂一斤，滚令熟，尽服之，三日当下，以则稍愈。

一方　取小麦苗，杵绞取汁，饮六七合，昼夜饮之，三四日

① 寸：此前底本缺一字，据《圣济总录》，疑为"一"。

愈。

一方　用白颈地龙，一岁一条，生姜四两，砂糖四两，量岁加减，俱研碎细，苧布绞汁，先服下，随将布内渣遍身擦，觉热，被盖出汗，立效。

一方　用苦瓜穰如大枣许，以童子小便二合，浸之三两食顷，取苦瓜穰二片，分内两鼻中，病人深吸气，及黄水出。

一方　用生螺蛳，带壳擂烂，入好酒，滤过服之，日三服，用九日，效。

一方　烧乱发灰，为末，滚白汤调一钱匕，日三服。

一方　柳枝不以多少，水五碗，煮取浓汁半碗，尽服。

一方　用生茅根一把，细切，以猪肉一斤，合作羹，尽食之，立愈。

一方　用柞树皮烧灰，米汤调服方寸匕，日三服。

一方　用东引桃根细如箸如钗者一握，以水一大升，煎取一小升，适温，空腹顿服。后三五日，其黄渐渐如薄云，惟眼黄后羞，百日平复。身黄散后，可时饮一盏清酒，则眼中黄易散，不饮则散迟。忌食热面、猪、鱼等肉。

治谷疸头旋，心怫郁不于而发黄，由失肌①大食，胃气冲熏所致。茵陈四两，水一斗，煮取六升，去滓，内大黄二两，栀子七枚，煮取二升，分三服，溺去黄汁，羞。

治酒疸，心懊痛，足胫满，小便黄，饮酒发赤斑黄黑，由大醉当风，入水所致。黄芪二两，木兰一两，细研为末，酒服方寸匕，日三服，立效。

治女劳疸，身目皆黄，发热，恶寒，小腹满急，小便难。由大劳大热，交接以后，入水所致。用矾石、硝石等分为末，以大

---

① 肌：按文义，疑为"饥"。

麦粥饮服方寸匕，日三分，小汗出，小便当去汁也。

淋　部

治石淋，用车前子二升，以绢囊盛，水八升，煮取三升，食前尽服之，须臾石下。

治丐淋，用冬葵子煎汤服之，妙。

一方　用缸底青苔如鸭卵大一块，以水煮服，妙。

一方　用苎麻根两茎，打碎，以水一碗半，煎取半碗，服之立效。

一方　用生地黄、木通、甘草各等分，㕮咀，每服三钱，水一盏，竹叶少许，煎六分，去滓，温服。

一方　甘草炙，三两，瞿麦种一两，山栀子炒，半两，㕮咀，每服五钱，水一盏，生姜三片，葱白三茎，灯心三十茎，煎至七分，去滓，温服。

治心经蕴热，小便赤少，及五淋涩痛，用木通、黄芩各一两，生地黄一两，为末，炼蜜为丸如梧桐子，每服五十丸，木通煎汤，空心送下。

治小便尿血，用发烧灰，每服二钱，米醋二合，汤一盏，调服，立效。

治小便不通，葵子，茯苓去皮，各等分，㕮咀，每服四钱，水二盏，煎至一盏，去滓，服之立愈。

治下焦真气虚弱，小便频多，日夜无度，莲实去皮，不以多少，以酒浸三宿，用猪肚一个，却将酒浸莲实，入肚内，用水煮熟，取出，将莲实于火上焙干，为末，醋糊丸如鸡头大，每服五十丸，温酒送下。

治膀胱有热，小便不通，用朴硝不以多少，为末，每服二钱，用茴香汤调下。

一方　用土狗儿一个，烧灰为末，用好酒调服，立妙。生研，酒调服亦可。

赤白浊部

治思虑太过，心肾虚损，真阳不固，溺有余沥，小便白浊，梦寐频泄，兔丝子五两，白茯苓三两，石莲肉二两，为末，酒糊丸如梧桐子大，每服三十丸，空心，盐汤送下。

一方　用益智仁、川萆薢、石菖蒲、乌药各等分，咬咀，每服四钱，水一盏半，入盐一撮，煎七分，食前温服。

一方　加茯苓、甘草。

一方　用厚朴，姜汁制，为细末，二两。羊胫炭煅过，研如粉，一两。二味，煮面糊为丸，如梧桐子大，每服一百丸，空心，米饮汤送下。

一方　雪白盐入磁瓶内按实，以瓦盖定，黄泥封，火煅一日，取出，顿阴地上一夜，牢封固收贮。白茯苓、山药（炒），各一两，为末，入盐二两，研匀，用枣肉和蜜，丸如梧桐子大，每服三十丸，空心，用枣汤送下。

治下焦阴虚，脚膝无力，阴汗阴痿，足热不能履地，不渴，小便闭，用肉桂去皮，三钱，知母四两，酒浸，焙，黄柏六两，酒洗，焙，为末，熟水丸如鸡头实大，每服一百丸，加至二百丸，百沸汤送下，空心服。

遗精部

治虚劳肾损，梦中遗精，白浊滑泄，盗汗等证。用龙骨一两，生牡砺①火煅，二两，鹿角霜二两，为细末，酒糊丸如梧桐子大，每服四五十丸，空心，盐汤送下。

一方　用桑螵蛸炙焦，白龙骨等分，为末，每服二钱匕，日空心盐汤调下。

一方　用韭子二两，炒为末，食前用酒下，每服一豆许，多则大热。

一方　用白龙骨、远志等分为末，炼蜜为丸，如梧桐子大，临睡，冷水下三十丸。

一方　用未连晚蚕蛾干为末，每服三钱，空心温酒调服，立愈。

一方　用车前子捣绞汁二合服，甚效。

一方　用莲子心一撮，辰砂一分，为末，每服二钱，空心白汤调下。

遗尿部

治心肾俱虚，神志不守，小便淋沥不禁。赤茯苓、白茯苓各等分为末，以新汲水挪洗，澄去新沫，控干，别取地黄汁与好酒，同于银、石器内，熬成膏，搜和丸如弹子大，空心，嚼一丸，盐汤化下。

治遗尿失禁，用鸡髀胵一具，并肠洗净，为灰，男用雌，女用雄，研为末，每服二钱，空心，酒饮调下。

治尿床，用羊肚盛水半满，系两头熟煮，取水服之。

一方　以益智仁四十九个，搥碎，入盐少许，用水二中②，

---

① 牡砺：即"牡蛎"。
② 中：即"钟"。后同。

煎一中，去滓，空心服。或为末，米饮调服，酒煎服亦可。

一方　用萆薢为末，空心，盐汤调服三钱，立效。

治遗尿，用乌药为末，每服二钱，米汤调下，日二服。

一方　用蔷薇根细切，好酒调服。

一方　用白纸一张，铺于所睡席下，待遗于上，日干，烧存性为末，酒调服，立效。

一方　用燕窠中草，烧黑，为末，水调方寸匕服。

一方　用桑螵硝炙焦，白龙骨等分，为末，每服二钱匕，空心，盐汤调下。

治下元虚寒遗尿者，灸中极一穴，在脐下四寸，及关元一穴，在脐下三寸，灸七壮，立效。

下部（附痔疮）

治小肠气，用代赭石一两，米醋一升，以火烧石通红，淬入醋中，以淬醋尽为度，为末，用汤调下一钱。

一方　用桃仁炒熟，研酒服。

治阴蚀欲死，虾蟆、兔屎等分，为末，掺疮上。

治女子阴疮，末硫磺傅上，佳。又炒杏仁，捣烂涂之。

若苦痒，搔之痛闷，取猪肝炙热，内阴中，当有虫出着肝。

一方　煮大苏根汁，服之。

若外肾偏疼，皂角和皮为末，水调傅之，良。

若阴下湿痒，吴茱萸一升，水三升，煮三沸，去滓，洗之。

若股内阴下常湿臭，或作疮者，但以胡粉搽之，即妙。

若阴头生疮，以蜜炙甘草末涂之，煮黄柏水洗亦可。

一方　用鳖甲一枚烧为末，以鸡子白和，傅之良。

一方　用灶心土为末，以鸡子黄和傅之。蛇床子末和鸡子黄傅之，亦可。

若阴囊下湿痒皮剥，用乌梅十四枚，钱四十文，盐二指撮，醋一升，于铜器内，总渍九日，日洗之。又煮槐皮、黄蘖汁并，妙。

若阴痒汗出，嚼生大豆黄涂之，亦疗尿灰疮。

若阴头生痛，乌贼鱼骨末傅之，妙。

治疝气肿坠疼痛，用猪胰一个，去尿不洗，用小茴香、大茴香打碎，各等分，填半满，入青盐一块于中缚定，用好酒煮熟，先食猪胰，以酒下之。将二茴香曝干或焙干，研为细末，酒糊为丸，如梧桐子大。每服五六十丸，空心，温酒或盐汤下亦可。

治卵颓，熟捣桃仁傅之。亦疗妇人阴肿，燥即换之。

治肾大如升斗，用茴香、青皮、荔枝核搥碎，等分，炒为末，空心，酒调下二钱服之，妙。

一方　用荆芥穗，新瓦上焙干，为末，每服二钱，热酒调下即消。

一方　用雄猪肾一个，去膜，用玄胡索半两，黑牵牛半两，入猪肾内，湿纸裹，煨香熟，不要焦，空心盐汤，量多少嚼下，必泻恶物，仍须忌口。

治大阴或偏坠大小，干痛欲死者，用木鳖子一个，取肉，淡醋磨，芙蓉叶末，黄柏末，将木鳖醋调二药末，傅核子上，其痛随手而止，妙。

治阴疮，用田螺壳自死者，烧存性，为末，入腻粉、麻油调搽，极妙。

一方　用人家染了青麻布片，烧为灰，研细，以灰清淋洗，挹干，搽之数次，即生皮，绝妙，须忌口。

治下部一切诸疾，肿痛缩小，用川楝子净肉一斤，四两，麸一合，斑猫四十九个，同炒黄色，去麸及斑猫不用；四两，麸一合，巴豆四十九个，同炒黄色，去麸及巴豆；四两，麸一合，巴豆①一两，同炒黄色，去麸及巴戟；四两，盐一合，茴香一两，同炒黄色，去盐、茴香；又同木香、破故纸一两，炒香为度，为细末，酒糊丸如梧桐子大，每服五十丸，盐汤下，甚者日三，空心食前下，极妙。

治男子不忌妇人月事行房，阴物溃烂，用室女血衲瓦上煅过存性，为末，麻油调付②，愈。

治男子阴卒肿痛，灸足大趾第二节下横文理正中尖五十壮，佳。又灸足大趾三壮。

一法　但灸其上，又灸茎上，又灸白小腹脉上，及灸脚大趾三，中灸其上，又灸小趾头，随溃左右着灸。

治小肠气及偏坠，灸大敦二穴，在足内踝上三寸，灸七壮，亦分左右。

治瘑癀，用牵丝过路大黑蜘蛛一个，研烂，用热酒调匀服之，随病左右侧卧，如不退，再用一个，即效。

坤道部

治经候不调，用鼠粪烧灰为末，每服一钱，食前，热酒调下，立效。

一方　用香附子烧黄为末，每服一钱，醋少许，入陈米汤中，空心调下。

一方　用阿胶，不拘多少，炒成珠，调酒一钱服，妙。

治妇人胎前疟疾，用夜明沙二钱，为末，空心茶调服。

---

① 巴豆：据文义，当作"巴戟"。
② 调付：即"调傅"。

治妇人五心发热，用水仙花、荷叶、赤芍药等分为末，白汤下二钱。

若月水滞涩，结成瘕块，肋胀欲死，用马鞭草根苗五斤，剉细，水五斗，煎至一斗，去柤，别于净器中熬成膏，每服食前，温酒调服半匙。

若月候伤过及崩中，用小蓟根捣取汁半升服之。

一方　用槐角烧灰为末，每服一匕，用酒调，不问年月远近，皆可治。

一方　用干莲房烧灰存性为末，每服二钱，酒调下。

治一切赤白带下，用白芷一两，海䑽硝二个，胎发一个，各烧灰为末，每服二钱，空心酒调下。

一方　用好酒同艾叶，不以多少，同煮鸡子熟，空心只服鸡子，立效。

一方　用益母草，花开时采，捣为末，每服二钱，食前温酒调下。

一方　白芍药三两，干姜五钱，细剉，炒令黄，为末，空心米饮调下。

治怯弱虚损，血气衰少，怠墮①嗜卧，饮食不进，精神不足，用熟地黄、当归各四两，为末，蜜丸如梧桐子大，每服五十丸，米饮汤空心送下。

治肚腹血气刺痛，用荔枝核烧灰存性，五钱，香附子炒，去毛，一两，为末，服二钱，食前用米饮调下，盐汤亦可。

治胎前产后一切血气不调，脐腹疼痛，用玄胡索另研，乱发烧灰为末，各一字，和匀，作二服。不拘时，米饮调下，酒亦可，甚效。

---

① 墮，通"惰"。

治血气不行，上气冲心，变作干血气，用丝瓜儿烧存性，为细末，每用一个，以乱丝烧灰，和温酒空心调下，立效。

治崩下不止，用荆芥穗，以新灯盏多着灯心，好清油点灯，就上烧荆芥焦色，为末，每服三钱，童子小便调下，立效。

血崩用槐花一两，棕毛烧灰五钱为末，水二盏，盐少许，煎至七分，去滓，食前温服。

治室女血崩，不以冷热，用荆芥穗、莲房壳，烧灰存性，等分为末，每服二钱，食前米饮汤调下。

一方　管仲炒为末，三钱，或酒或醋调服。

治血山崩，用黄芩一味，为末，每服三钱，烧秤锤淬酒调下。年少者用鼠尾黄芩，年老者用空肠黄芩。

治胎动腹疼，紫苏、陈艾、葱、砂仁为末，酒煎服。

治妊娠偶因所触，或堕高伤打，致胎动不安，腹中疼痛不可忍者，用缩砂，不许①多少，熨斗内盛，慢火炒，令热透，去皮，研为细末，每服二钱，热酒调下，须臾觉腹中胎动即安，神效。

治产难，用清油四两，熬熟候冷，令产妇服之，后饮酒一呷，如不会饮酒，吃冷清粥一口，即下。

一方　用水吞槐子七枚，即出。一法，取槐树东枝，令孕妇手把，即易产。

一方　用黄葵子，炒，七十粒，研烂，酒调服，即下。或为末，井花水调二钱匕服。如无子，以根细切，浓煎汁，冷服立效。

一方　飞鼯皮，令孕妇抱之，随落。妇人有孕者，不可令见之。

---

① 不许：据文义，当作"不拘"。

一方　用蓖麻子二枚，两手各把一枚，须臾立下。

一方　用弓弦烧灰，酒调服二钱，立效。

治胎死腹中不下者，用肉桂为末，三钱，射香半钱，另研，和匀，作一服，酒一盏，童便半盏，盪热调服，须臾，死胎如人以手推下。

生产五七日不下，及矮小女子交骨不开者，取自死龟壳或占卜废壳酥炙或醋炙，取妇人生男女多者头发，烧存性为末，以当归、川芎同煎服。

产后诸风，用黑豆炒黑，烟未尽及热投酒中，良久取酒热饮之，立效。

产下三五日，用圆麻石六七团，早起用粗谷糠火煨红，或日晚，或人睡静时，用瓦盆盛好醋一瓶，草席四围帐密，产妇立于内，以红石团放于醋内，取气蒸上汗则流，但放石逐一团，多放则气大难禁，如此四五日蒸一次，则产妇诸风不染，颜色亦无痿黄。今岭南不问贫富，产妇皆用此法，止产一月之内可用。

产后急饮新汲水数口，恶露或胞衣即下，永无血晕之虞。世人但以产后怕生水为言，惑矣。初产后不可不服，既定一两日却忌生水也。

治产后心胀疼，用铁秤锤烧红淬酒服。

产后血不止，用百草霜调酒服。

产后血晕，用松烟墨二钱，以火煅红，窨灭，研为末，作一服，温酒调下，无时。

风癣瘾疹，身痒不止，用苍耳花、叶子等分为末，豆淋酒调服二钱匕。

血风攻脑，头旋闷绝，忽死忽倒地不知人事者，用苍耳草取其嫩心，不限多少，阴干为末，以常酒调服一大盏即愈，甚妙。

无故尿血，用燕窠中草，烧灰为末，酒调服半钱。亦治男子。

治无乳，用栝蒌根烧灰末，饮服方寸匕。

一方　用栝蒌根为末，以井花水调服。

一方　用精猪肉或猪蹄煮清汁，和羹味，调益元散五七钱，食后，连服三五服，更用木梳梳乳周回，其汁自下。

一方　用三棱三个，水二碗，煎一碗，洗奶取汁，极效。

一方　用莴苣菜煎汤饮之，妙。用冬葵子煎汤服，妙。

一法　针肩井二穴，立效。

治妇人阴中肿疼，用葱白、乳香捣和贴。

生阴疮，用鲫鱼胆涂。

吹乳，用男子梳上百齿霜取下，饭丸如梧桐子大，酒下二丸，立效。

一方　用皂角烧灰，蛤粉共调酒服，妙。

治吹乳，用芭蕉叶捣烂傅贴。

一方　用白丁香半两，为末，每服一钱匕，温酒调下。

治胞转，用发灰二钱，滑石末一钱，桃白皮煎汤调下，日进二服，立效。

一方　用滑石末，葱汤调下二钱，神效。

治逆生横生，用锅底墨、白芷各等分，为末，每服二钱。童子小便、好醋各少许，浸入沸汤调服。末下再服。

一方　用清油、蜜共半盏，搅匀，入沸汤半盏化开，盪热服，立效。

治难产二三日不分免①，用蜜、香油各四两，银器内熬，入好酒一升，分作三服，服之立效。

---

① 分免：即"分娩"。

稳婆推儿横逆手法

逆产，儿先露足，急令产妇仰卧，不得用力，不得惊恐，令守生之人微微以针刺儿足，令缩。因儿足缩向何边，却以手推儿下截向上，儿身既转，续以手推儿肩向下，须见儿头，然后坐草，用正产护生法，则自然易产。以下护生仿此法。

横产，儿先露手，须当一依逆产手法推儿护生。

偏产，儿头已转向下，但头不正，不能降生，但令守生之人以手推正其头，令端正向产户，或儿头顶住谷道，须令一妇人，用绵裹手，灸热，于谷道后及尾闾，推按向前，使儿头正，却用正产法护生。

碍产，儿头虽正，已向产户，而久不下者何也？或因儿已出，胞身转为脐带缚住儿肩，若有此证，须用手取脱脐带，却坐草护生。

正产，谓儿将生，破水已下，儿身转已，见头向下，虽服催生药，亦有不即下者，当令一有力妇人抱定产妇，别令一妇人以手自胸徐徐按下，使儿逼近产户，却用清油火上温暖，入少滑石末，用鸡翎蘸油润产户内，涂令周遍，却令产妇开胯，用力送下，守生之人捧接取儿，此良法也。

婴孺部

治急慢惊风，以硃砂、轻粉各一橡斗，僵蚕、全蝎各七个，二味微炒燥，取出待冷，同砂粉研为细末，却以乳母汁调抹儿口内，立效。

一方　用青礞石磨水服。

治急慢惊风，痰潮壅滞，塞于咽间，命在须臾者，以青礞石一两，入锅内，同熔硝一两，用白炭火煅令通红，须消尽为灰，候药冷如金色，取出，研为细末，每服一钱。急惊风痰发热者，薄荷自然汁入蜜调服。慢惊脾虚者，以青州白丸子，再研，煎稀糊，入熟蜜，调下神效。（白丸子见《局方》）

治胎痫惊风，用全蝎头尾全者，以生薄荷叶裹之，以线扎定，火上炙燥为末，入射香、硃砂少许，麦门冬汤下，立效。

治走马疳，用壮枣一枚，去核，入鸭嘴胆凡①一片在内，纸裹火煅通红，出火毒，研细，傅牙左右。

一方　用天南星一大个，当脐下作一窍，入雄黄一块在内，以面裹烧，使雄黄作汁，以盂子合定，地上出火毒，去面，研为末，入射香少许，贴患处。

治走马牙疳，用黄柏皮、红枣包信火中烧，细研为末，贴牙上立效。

一方　用陈酱茄儿烧灰为末，入麝香、轻粉少许贴患处，立效。

一方　用黑猫儿头一个，烧灰为末，酒调服妙。

治牙疳，用白矾装于五倍子内，合烧过，为末贴之。

治小儿多喘嗽，用石膏火内飞过，为末，蜜调服，妙。

治疳痢痔疾，用益母草叶煮粥食之，取汁饮之亦可。

治疳痢，用地榆以水煮汁，如饴糖服之，立效。

治耳边、鼻下赤烂湿痒，名曰"蚀疳疮"，用黄丹煅赤，绿豆粉飞过，白矾各一钱，为末，干傅疮上，唾调亦可。

治耳后月蚀疮，黄连末傅之妙。或用胡粉涂之。

治鼻下赤，名曰䗪，亦名"赤鼻"，以米泔洗，傅黄连末，日三四度。

---

① 胆凡：即"胆矾"。

治舌下生舌，名曰"重舌"。用针刺去恶血，即愈。

一方　用竹沥渍黄柏，无时点舌上，有用真蒲黄涂之，亦可。

一方　用马牙硝涂舌下，日三度，或用灶心土涂之。

治白屑满舌，状如鹅口，用发缠指头蘸井花水拭舌上。如不脱，浓煮粟米汁，以绵缠箸头拭之，却用煅过黄丹掺之，立效。

一方　细研马牙硝于舌上，掺大豆许，日三度，妙。

一方　用硃砂细研，白矾等分，为末，使乱发缠指，揩舌上令净，傅之。

治心有客热，满口生疮，用天南星末，醋调贴脚心，又用吴茱萸末，米醋调涂亦可。

一方　用黄连去须，为末，蜜水调服，立效。

治初生舌下有膜，如石榴子，连于舌根下，以致令儿言语不发，可摘断之。微有血，无害。如不止，烧发灰掺之，立效。

治脐疮不干，用白矾、白龙骨各煅研，等分为末，每用少许傅之。又用绵子烧灰亦可。

一方　用灶心土傅之，妙。

一方　用黄柏皮捣末傅之，妙。

治脐风，用公驴前膊十字毛剪下，烧灰存性为末，以酒或乳调服，立效。

一方　用猢孙粪烧灰为末，乳调服，立效。

治脐风疮，用当归末傅之，妙。

治撮口，用白僵蚕末，蜜调，涂口唇内，即愈。

一方　用牛黄一钱，研竹沥一合，调匀，滴入口中。

治齁，用一二月童子小便一钟，服之立效。

治小儿吐泻，用硫磺、滑石为末，一钱，酒调下。

治泄泻不止，用肉豆蔻一个，开一窍，入乳香少许，面裹煨熟，去面，研为末，作一服，陈米饮调下，或单用豆蔻煨，纸裹，去油，为末，和面，作榾柮服之，亦妙。

治因泻痢后肛门不收，用赤石脂、灶心土各等分为末，每用半钱，傅肠头上，频用妙。

一方　用槐花为末，米饮调下，立效。

治黄烂疮，烧艾叶灰，傅上即愈。

忽面目皮肉皆黄，用生栝蒌根捣取汁二合，入蜜一大匙，服之立效。

治底耳，用硫黄末掺耳中，日一次，夜一次，立效。

治头疮，用兔丝子汤洗。

治夜蹄①，用蝉蜕二七枚，全者，去大脚，朱砂一字，同为末，蜜丸，令儿吮之。

一方　用灯花三两颗，研为末，灯心煎汤，调抹口中，以乳汁送下，日三服。

一方　用灯心烧灰涂乳上，与吃。

一法　用鸡窠中草安母席下，勿令母知道。

一法　用火柴头一个，长四五寸，削平一面，砵砂写云：拨火杖杖杖杖，差来作神将，捉住夜蹄儿，打杀不要放，急急如律令。（放于床下）

一法　于儿脐下砵笔书"田"字一个，即瘥。

治疳眼，灸合谷二穴各一壮，艾炷如小麦大，在手大指次指两骨间陷中者。

治客忤，心腹绞痛，胀满，气冲心胸，以水渍粳米，取汁一二升饮之。口以噤者，以物强发之，兼灸鼻下人中穴三十壮，令切鼻柱下也。

---

①　夜蹄：即"夜啼"。下同。

一方　捣墨水和服一钱匕。

一方　以铜器或瓦器贮热汤着腹上。如冷，解去衣，令汤器着肉。大冷者，多换热汤，取愈则止。

一方　以重衣盖腹上，铜器着衣上。少少用茅草于器中烧之，草尽加之，勿令多也，取愈乃止。

一方　捣生菖蒲根汁，含之，立痊。

卒忤停尸不能言者，用桔梗二根，烧为末，滚汤调服。

一法　以绳横量其人口，量其脐去四面各一处，灸各三壮，令四火俱发，瘥。

一法　横量口中，折之，令上头着心下，灸下头五壮。

中恶短气欲死者，灸足两母趾上甲后聚毛中各十四壮，即愈。未愈又灸十四壮。

豆疹①部

夫小儿在胎之时，乃母五脏所养成形也。其母不畏禁忌，恣意所欲，加添滋味，好啖辛酸，或食毒物，其气搏于胞胎之中，所以小儿在胎胞之时，受得此毒，名曰"三秽液毒"。今疮疹者，是三秽液毒所出也。

一者，五脏六腑秽液之毒，发为水疱疮。

二者，皮膜筋肉秽液之毒，发为脓水疱疮。

三者，气血骨髓秽液之毒，发为血水疱疮。

三毒既出，发为疹豆疮也。子母当须慎口，即不可食葱、韭、薤、蒜、酒、醋、盐、酱、獐、兔、鸡、犬、河海虫鱼等物。世俗未晓，将为发举，往往不顾其后，误伤者多矣。

---

① 豆疹：据文义，当作"痘疹"。下同。

凡出豆疹，房内常烧乳香。若无，荔枝壳可辟不祥之气，以招生气，吉。

疹豆轻重

轻者，作三次出，大小不一等，头面稀少，眼中无根，窠红，肥满光泽。

重者，一齐并出，如蚕种，灰白色，稠密，泻渴，身温腹胀，头温足冷。

轻变重，犯房室，不忌口，先曾泻，饮冷水，饵凉药，见产母孝子生人，闻诸香诸臭，已上皆忌，因犯之故也。

重变轻，避风寒，常和暖，大便稠。

治豆疹将出，欲令速出，用胡荽二三两，切细，以酒二盏，煎沸，沃胡荽，便以物合定，勿令泄气，候冷，出柤，微微从项以下喷一身令遍，除面不喷，柤用袋盛柱①帐中，余药乳母服之。

治发斑，散恶毒气，用生葵菜叶绞汁，少少与服。

治身热欲作疹豆，用白芍药、升麻、干葛各六分，甘草三分，水半盏，煎服，不拘时。

治天行豆疹，但觉即用赤小豆、黑豆、绿豆各一升，甘草五钱，水煮，食熟豆，饮汁，七日不发。吞红花子数粒亦可。

治斑疮豆疮，心躁，眠卧不安，用升麻一味，不计多少，细剉，用水一盏煎，去滓取汁，用绵拭之洗疮上。

治豆疮才愈，毒气尚未全散，疮甲虽落，其瘢犹暗，或陷或突，用此药涂之。韶粉一两，轻粉一字，二味研和，炼猪油成膏，涂之。

---

① 柱：据文义，当作"贮"。

治疮疱将出，以牛蒡子炒令熟，为末，每服一钱，入荆芥穗二个，水一盏煎服，如疮疹已出，更服亦可。

治疮毒及风疹在皮肤不出者，生取景天苗叶五两，和盐三两，同研绞取汁，以热手摩涂之，日再。但是热毒丹疮皆可如此用，立效。

治出豆疹不快，两目昏翳，水煎蝉蜕服之，妙。

治豆疮牙龈生疳蚀疮，用雄黄一钱，铜碌①二钱，二味为末，量疮大小，干掺于上。

因豆疮身体肢②□有疳蚀疮，脓水不绝，生鹅③蚕茧，不以多少，用生白矾搥碎，入茧内，令满，以火烧，令白矾汁尽，取研细，干贴疳疮口内。

治斑疮、豌豆疮，用大豆熟煮，取汁服之，妙。

治疮疹抓搔成脓血，用盖屋烂草或墙草，不以多少，晒干，用末干傅。如疮多，用三五升摊席上，令儿坐卧即干。

治豆疮愈后，疮甲不落或突陷，用白蜜，不以多少，涂于疮上，其甲易落，又不臭秽。

治疹豆斑疮出不利，并黑陷，倒靥嵌下，腹胀危笃欲死者，用人、猫、猪、狗四粪治之，虽是秽物，其他药皆不可治，莫非此物见效之速，可以返生也。人用无疾九岁以下童子者，其猪、猫、狗皆用未破阳雄者。先于重九各置于静处，饲之以饭，勿令杂食，过十数日，换尽肠中宿垢，方可收其粪，阴干至腊八日未出时，盛在销银锅内，用火煅，令焰尽，白色为度，研末，每服一字，冷蜜水调下一服，妙。

一方　用四般牙烧灰，切用亦同。亦治一切恶疮，立效。

---

① 铜碌：即"铜绿"。

② 肢：此后底本缺一字，据《古今医鉴》卷十四痘疹，疑为"节"。

③ 鹅：即"蛾"。

治疮疹黑陷，用威灵仙一钱，炒为末，脑子一分，温水调服，取下疮甲为效。

一方　用人牙烧灰为末，蜜汤调服。

一方　入射香少许，温酒调下，二三服效。

一方　用胡桃一个，烧灰存性。干胭脂三钱，为末，以胡荽煎酒调下一钱，立效。

一方　用小猪儿尾尖取血三五点，研入脑子少许，食后新水调下。

治出疮疹，眼内有云翳，用轻粉、黄丹等分，以竹筒吹入耳内，左眼有翳吹右耳，右眼吹左耳即通。

治豆眼，用谷精草为末，以白柿或猪肝或饴糖蘸吃。

一方　用黄柏末、甘草末、绿豆粉、红花末，生清油调傅眼四边，立效。

一方　眼中有豆，肿痛者，取田鸡胆滴入目中。

一方　眼中有豆疹，用兔屎焙干，为末，茶清调下，安后方才可止药，多服即愈。

治豆疹生在眼内，用黑狗耳刺血，滴入眼内，疮自散。

治斑疮入眼，用猪悬蹄甲二两，销银锅内盐泥固济，烧焦为末，蝉蜕去土一两，羚羊角镑细末，一分，研匀，每用一字，百日外儿服半钱，三岁服一二钱，新水或温水调下，日三四服，夜一二服。一年已外则难治。

一方　用米砂、脑子、水银、射香等分为末，以水银调，滴耳中。

溺水部

治溺水死者，其证气绝身冷，手足强直，心头暖温者，可救，冷者不可活矣。盖腹中元气为水所并，上下关格，气不能通。急于避风处，屈病人两脚，置生人肩上，更迭令有力之人背负病人，复以手执两脚，令头垂下，徐徐行动，令二人更迭炙手摩病人腹胁，使水从口中出，将尽，急将病人仰卧暖处，用纸堆塞鼻孔，用绵裹包头面、身体、手足令周遍，次用二寸长小竹管三茎，插入病人口中及两耳，仍用绵衣塞口取四围，却令壮年男子数人，更迭口噙竹管呵吐生气，令暖气入腹，与病人元气交接，半日久，候气透，则自然活矣。尤须尖削小竹管纳谷道中，令人更迭以热手按腹，令水从大小便出。若天寒，多用绵絮于甑中蒸热，包裹病人，从头至胸腹及脚，冷则易之，令暖气内外透彻，即活。此法活人甚多，真能起死回生也。

卒死无脉，无他形候，阴阳俱竭故也。治之方法，用牛一只，于鼻上舐二百息，必瘥，如牛不肯舐，着盐水涂面上即舐之。

冬月落水，微有气者，用大器炒灰慰①心上，候暖气通，温粥稍稍吞下，即活。若便持火灸，即死。

一法　急于人中穴及两脚大母趾离甲一韭叶许，各灸三五壮即活。

一法　急解溺者衣带，用艾灸脐中活。

一方　急将牛一头，令溺者以肚横压在牛背上，两边令人扶策，徐徐牵牛而行，出尽其水，醒即以苏合香丸灌之，或若生姜擦其齿。若无牛，以活人于长板凳上仰卧，却安溺人身上，听其水出即活。凡溺一宿者，尚可救。

一方　以屈死人两脚着生人肩上，以溺人背搭走，吐水出尽，即活。

---

① 慰：通"熨"。

一方　用绵裹皂角内入谷道，须臾出水即活。或醋半盏灌鼻中，尤妙。

一方　到①悬，解去衣，去脐中垢，令两人以管吹其耳中，水出尽即活。

冻死部

治冻死僵直微有气者，用热锅炒柴灰，令暖，以囊盛熨心上，冷即换之，仍以温酒粥清稍与之。若不先温其心，便将火烘，则冷气与火争，必死也。

一方　用毡及藁荐卷之，以索系定，放平稳处，令二人如捍毡法轻轻衮转，候手足温和即活。

自缢部

治缢死者，自朝至暮，虽已冷，尚可活。心下微温者，虽一日已上，可救。抱起死者，使绳宽解下，切不可割断绳，却与之微微撚正喉咙，放倒卧，用被盖，急用二竹管吹其两耳，一人急扯其发不放手，就用双脚踏其两肩，一人摩其胸及屈伸其手足摩将之。人如活，即以温粥饮灌之，即苏。

一方　就以所缢绳烧三指撮，白汤调服之。

一方　未解下，先用膝头或手厚裹衣物紧塞谷道，抱起解下，揉其项痕，捻正喉，搐鼻及吹两耳，待其气回，方可放手。若泄气，则不可救矣。

一方　依前法解下，用皂角、细辛搐鼻。

---

①　到：通"倒"。

一法　即于鼻下人中穴针灸，遂活。

堕①马落车部

治堕马落车伤损，血涌腹满。用大豆五升，以水一斗，煮取二升，去豆，一服令尽。重者不三服。

若折伤，筋骨疼痛，用玄胡索为末，黑豆淋酒调二钱服，立效。

一方　用稻秆烧灰，以新熟酒连糟入盐和合，淋煎灰汁，以淋痛处，立愈。

若堕马积血心腹，唾血无数，用干荷花并干藕为末，酒调方寸匕，日三服。

屋壁压伤部

治墙壁所伤，及从高坠下，瘀血入里，腹痛胀满，叫呼不欲死者，用大黄一两，酒蒸，杏仁二十枚，去皮尖，研，同为末，用酒一碗，煎六分，去滓，鸡鸣时空心服之，次日取下瘀血即好。未下再作。

打仆伤损部（附接骨）

治打仆伤损，遍身损痛，瘀血入腹，痛疼胀满，用芭蕉根、生姜等分，擂烂，入香油半盏，瓦铫内炒黄，入酒热服，以粗贴

---

① 堕：原作"随"，据目录改。下同。

痛损处，速饮数碗，安退。

一方　用半两古文钱，炭火淬七次，研细，温水淘洗三次，加没药、乳香，与古文钱等分，一处再研，入射香少许，每服一次，淡姜汤调服，不拘时候。

一方　用赤葛根新者，赤皮葱白二味等分，先将赤葛捣烂，次下葱白研烂，入米醋少许，火上炒赤色，令温调和，敷患处为妙。

一方　半两钱七个，用桑柴火烧钱令红，好醋内淬之，取钱上碎末，再用真珠末一分，乳香、没药少许，研碎，用好酒调服，立效。

治擨扑骨损，用绿豆粉于新铁铫内，慢火炒令真紫色，新汲井花水调成稀膏，厚傅损处令遍，以白纸杉木板缚定，其效如神。

治擨磕作孔出血者，用通红炭火吹去灰，带火乳钵内，入盐一撮，急研成细末，塞疮口中令满，以绢带子紧缚定，不可宽，血当立止，痛定，不可作脓，亦无水出，极妙。

一方　用久年破船成块石灰，研细傅之。

一方　取葱新摘者，入糖灰火内煨之，乘热剥皮，取其涎，置伤处，仍多煨取，续续易换熟者。须用热葱连涎缠裹即不痛，立效。

被打，瘀血在骨节及胁外不去，以铁一斤，酒三升，煮取一升，服之妙。

被打伤，眼目青肿，用肥猪肉一片，铺上青处，明早消。

接骨法：

用鸡一个，打死，扯去两翅并尾，捣烂如膏，摊在损处，不过半月，骨节如初，仍服烧麻灰、黄蜡各二钱，好酒一碗调下。

接骨跌闪疼痛，用生葱一把，捣烂，锅内炒熟，热热的摊在肿痛处，用绢包拴即可。

杖疮部

治杖疮，用赤小豆细嚼，敷于患处，妙。

一方　用豆腐敷于患处，妙。

一方　用豆粉敷于患处，妙。

闪挫部

治闪挫，用骨碎补为末，煮黄米粥，和敷患处，妙。

一方　用炒麦麸和醋蒸，包患处，妙。

一方　用杜牛膝捣罨，甚妙。孕妇不可服。

一方　用生姜葱白烂捣，和面炒热，罨之。

治筋断骨折，痛不可忍，用鹏砂一钱半，水粉、当归各一钱，为末，每服二钱，煎苏木汤调服，仍时时饮苏木汤，立效。亦可治飞禽走兽骨折。

凡脑骨伤损，轻手搿平，用药傅贴，绢片包裹，不可见风着水，恐成破伤风，难治。在发内损者，须剪去发，傅之。若伤损太阳穴，即不治。

凡肩胛骨出，用交椅圈住胁，仍以软衣被盛槔，使人捉定，两人扯伸却坠下手腕，又令曲着手腕，绢片傅之，立效。

凡金井骨在胁之下有损，不可夹缚，只是捺平，令如旧，用药傅之，两胁骨亦然。

凡胯骨从臂①上出者，可用三两人抱住腿扯伸，用脚捺入。

---

① 臂：疑为"髀"之误。

若从裆出，难治。

凡手骨出者，若左出，向右边扯，右边出者，向左边扯入，立验。

凡手脚骨皆有两胫，若一胫断可治，两胫俱断，难治。

凡伤损重者，大概要扯伸捺或取开捺正，然后傅贴，填涂其药，扯伸夹缚，务要相对本骨损处。

凡捺正，要时时转动，使气血和活。

凡伤重，必用药水泡洗，然后涂药。

凡夹缚，夏三两日，冬四五日，解开，用熟药水泡，洗去旧药，切不可惊动损处，仍付药夹缚。

凡损一日，尚可整理，久则不能治。

凡闪挫者，扯正用药敷贴后，当服乳香、没药、当归、熟地黄四味为末，好酒不时调服。

竹木刺签部

治竹木刺入肉，嚼烂地黄罨之即出。

一方　以蛴螬研烂，傅之刺上，立出。

一方　烂捣白茅根，敷之立出。

一方　烂嚼牛膝根，罨之即出。

一方　用白梅细嚼敷之妙。

一方　用黑豆研烂，水调涂之，妙。

骨鲠部

治诸骨鲠，用不疰皂角一片，搥碎，作四截，铫内炒令焦黑，酸米醋一盏浇之，用碗覆一茶久，取出放温，漱咽下，立效。

一方　用白金凤花子、水岸边淘出柳根赤须，研烂，水下，立效。

一方　用净瓶芭蕉洗去土，割一小指头，薄绵裹，用针线穿芭蕉扎缚令紧，留线一尺长，令患人全吞芭蕉，良久，牵线引骨而出，未出再引。

一方　用覆盆子根，取净洗，酽醋瓦罐煎浓汁，用纸盖罐口，留一孔，令患人开口置孔，熏一二时久，骨自下。

一方　用金樱根，米醋煎数沸，去租服，不可沾牙。

一方　用饴糖再熬化，丸如鸡子黄大，微嚼猛咽，吞之不下，再作大丸吞，妙。

一方　用野苎麻根，取汁灌亦可。

一法　以鱼骨安于头上，立愈。

一法　仍取所余骨，左右手反复掷背后，立出。

一法　解衣带，眼看下部，不下即出。

一方　取鲤鱼鳞皮烧灰作末，以水调服则出，不出再作，立效。

一方　用山栗红果树，独根向下者，与玉簪花根，皆捣自然汁，用匙或竹筒盛汁，放入口内，不可着牙，着牙皆化。

一法　急无药处，用新汲水一钟，咒曰：吾顺东流岂毒业。一气念七遍，急急如律令，捭望日月灯光，收气吹入水中，令患人大吃三口水，须臾即下。

一方　用金凤花根，醋浓煎汤，以竹管灌入喉中，或用共米醋研，灌入鼻中，不可犯齿。

一法　用鸭肫子衣，火炙干为末，些小面糊为丸，水吞下即愈。

治大人小儿一切骨鲠或竹木签刺喉中不下，于腊月中取鳜鱼胆悬北檐下，令干。每鱼鲠，即取一皂子许，以酒煎化，温温呷之。若得逆，便吐骨，即随顽涎出。若未吐，再吃温酒，但以吐为妙。酒即随性量力也。若未出，更煎一小块，无不出者。此药但是鲠物在脏腑中日久，痛黄瘦甚者，服之皆出。若卒求鳜鱼不得，蠡鱼、鲩鱼、鲫鱼俱可。腊月取之，甚佳。

一方　用象牙为末，水调一钱服。亦治鱼刺。

一方　用玄参浓磨酒服之。

治鱼骨鲠，用水獭爪，项下爬之，如得獭肚生咽，最佳。

一方　用鸬鹚骨为末，汤调服之，得吞其嗉，最效。

误吞诸物部

治误吞钱，用慈菇捣半烂吞之，移时，其钱即化。一用浓煎艾汁亦可，冬葵根煮汁亦可。

治误吞金银钗环，以水银半两服之，再服即出。

一方　取艾蒿一把，细剉，用水五升，煮取一升，顿服，便下，立效。

一方　取饴糖一斤，渐渐尽食之，环及钗即出。

一方　小儿误吞针，用磁石如枣核大，磨令光，钻作窍，丝穿令含，针自出，愈。

治误吞针及箭、金、针、钱、铁等物，多食肥羊脂、肥肉诸般，肥肉等自裹之，必得出。

一方　烧火炭末，服方寸匕，即出。又服蜜三升，即出。

误吞环，烧鹅翎数根，末，白汤调下，妙。

误吞头发，绕喉不出，取自己头发，烧灰为末，白汤调服方寸匕。

误吞竹木，入喉咽不出，烧故锯令红，浸酒中及热饮，立效。

误吞马蝗①腹痛，用田中泥为丸，水吞下，其虫必随吐泻出，立效。

毒虫所伤部

治竹中青蜂螫人，捣地榆根，绞取汁饮，兼渍疮，亦治蛇螫。

一方　捣小蒜饮汁，以滓敷疮上，亦治蛇螫。

治蜂蜇人，用楮树浆或桑树白汁涂之，并又治蜈蚣蝎螫，亦用热酒洗之。亦用清油洗之、人尿洗之。亦用薄荷叶捣烂贴之。亦用苎麻叶捣烂贴之，亦用天茄叶擦之，亦用屋中雷檐下土擦之，亦刮齿垢涂之。又破蜘蛛涂之，又煮蜂房涂之，又烧牛角灰醋和调涂之，又嚼青蒿敷之。已上皆可救痛。

治蝎螫人，用温汤浸之，或冷水浸之，痛即止，如水温，再换，立效。

一方　以矾石一两，醋半升煎之。投矾末于醋中浸螫处，立效。

一方　用半夏以酒研涂之，立效。

治毒蛇螫人，急掘地坑以埋疮处，坚筑其上，毒即入土中，须臾痛止，乃出。

一方　取猪耳内垢，傅疮上，牛耳垢亦妙。

一方　嚼盐唾其疮上，讫，灸三壮，复嚼盐唾疮上，妙。

一方　用五叶草一味，捣擂汁，调酒服之，相贴于疮上，极效。其草白梗无毛，顶上五叶相攒生，三月间开黄花，有藤，每

---

① 马蝗：即"蚂蝗"。下同。

节生根，旺者高五六寸。又有二种相似，一种三叶，一种五叶，梗上有毛，开红花，不是。

一方　用奶浆草一味，似攀枝花，掐断梗，上有白浆，治法同前。亦用滴滴金、鸡屎藤二味，同盐泥，治法同前。亦用贝母为末，酒调，令患人尽量饮之。如已死，急灌之，顷刻自伤处为水流出，水尽为度。以贝母渣塞疮口即愈。亦用独头蒜、酸浆草捣般①，傅所咬处。亦用雄黄，不以多少，取莴根汁和，作饼大，阴干为末，每用少许，贴疮口，立效。或用酽醋调涂亦可。亦用大小蒜各一升，合捣，热汤淋，取汁灌疮中。亦用独蒜切片贴伤处，灸二七壮。亦用樱桃叶绞汁服，粗傅伤处。亦用苦荬菜，捣烂付伤处。亦用马兰草，捣付伤处。亦用好醋一二碗服，令毒气不随血走，或饮清油一二盏亦可。

治蛇入人窍中，急以手捻定，用刀割破，以辛悚物置破尾上，用绵系之自出，不可拔。

治蛇缠人身不解，以热汤淋即解，亦可令就尿淋之。

治蛇骨刺人，烧死鼠，捣末，傅之疮上，至妙。

辟蛇法　辟蛇之药虽多，唯以武都雄黄为上。带成块称五两入山，则诸蛇毒莫敢犯。若人中者，急用酒磨，以傅，兼服之。如无酒，冷水亦可。仍又带之。

一法　中蛇毒，勿渡水，渡水则痛甚。初螫亦当先存想：大蜈蚣在前，己随后渡。若乘船渡，不作此法则杀人，依此立效。

治蜈蚣咬，割鸡冠血涂之。

一方　用盐封疮上，即愈。

一方　嚼大蒜或小蒜，或桑树白汁涂之，亦以麻鞋底土揩之，妙。

---

① 般：通“拌”。

一方　用雄黄生姜汁调涂。

一方　凡被伤，急以手指于地上干处画王字，内撮土，掺在咬处即愈。

一方　用耳垢少许，涂咬处，疼即止。

一方　用鸡粪涂之，煮桑根汁涂之，亦可。

一方　用笔管一个，合在伤处，用纸点灯火，烧着吹灭，将烟入笔内，用烟熏伤处，立止。

治蜘蛛咬，遍身生丝，用羊乳一盏饮之，亦妙。

一方　以葱一根，去尖头，作孔，将蚯蚓入葱中，紧捏两头，勿泄气，频摇动，即化为水，点咬处，妙。

治蚯蚓咬，其形如大风，眉须皆落，以石灰水浸身，妙。

一方　浓煎盐汤，浸身数遍，更饮盐汤一钟，妙。

一方　以鸡屎傅之，立效。

一方　以鸭血涂之，甚妙。

一方　捣豆豉涂之，又用醋和粉涂之，妙。

治蠼螋虫溺人影，亦随所着作疮，又以鸡肠草汁傅之，极妙。

一方　以燕窠中土、猪脂、醋和傅之，妙。

一方　用早茶，并蜡茶，为末，油调傅之，妙。

一方　用楝树枝皮烧灰，和猪膏傅之，妙。

一方　烧鹿角末，以醋调涂之，妙。

治蝼蝈咬人，用石灰、醋和涂之妙。

治蚕咬人，用射香纸研，蜜和涂之，妙。

治恶虫咬人，用紫草浸油涂之。又用酥和盐涂之，妙。

治鼠咬毒，用沙糖调水，冷服立效。

一方　用猫粪搽咬处，甚妙。

一方　用猫头一枚，全烧灰为末，每服三茶匙，用温酒下，清油调搽患处，妙。

治蜈蚣伤，用皂角一小片，钻孔着在咬处，用艾灸三五度，立效。

治鼠咬，用猫粪涂之，立愈。

一方　将鸡倒充口水傅之。又用蜘蛛虫吸气，亦妙。将本虫救一命，放在水上复活。

治蝎伤，先以针刺螫出血，冷水渍螫处，稍温即易之。有难渍处，以旧青布浸冷水，频频塌①之。

一方　用妇人木梳油垢，取成一堆，灯上烧油，滴患处，立效。

治蜂伤，急用陈酱傅之，立愈。

治鼠咬，用猫儿须一根，烧灰傅之。

恶兽所伤部

治熊、虎所伤，烧青布熏之疮口，即毒气出，仍煮葛根令浓，洗疮，捣干葛末以煮葛根汁，服方寸匕，日五夜一，服之即瘥。

一方　嚼粟米涂之，立效。及煮生铁令有味，洗疮上。

一方　用砂糖水调涂，仍服砂糖水一两碗，甚妙。

治虎伤人，但饮酒，常令大醉，当吐毛。又方，服清油一碗，仍用油洗疮口，神妙。

治马嚼人作疮，有毒，肿热疼痛，割鸡冠血沥着疮口三下。若儿马用雌鸡，骒马②用雄鸡。

---

① 塌：据文义，当作"搨"。
② 骒马：母马。

一法　灸疮及肿上，妙。

若疮久不妙者，用马鞭稍长二寸，鼠屎二七枚，烧灰为末，油和傅之，妙。

剥马被骨刺伤，中毒欲死，取剥马腹中粪及马尿洗之，以粪傅之，绞粪汁饮之，大效。若毒入心，用马齿苋汤食之，甚妙。

治驴涎马汗毒所伤，用白矾飞过，黄丹炒令紫色，等分相和，合调贴患处，立效。

若人体上先有疮而乘马，马汗及马毛入疮中，或但为马气所蒸，皆致肿痛烦热，入腹则杀人，取马鞭皮烧为末，油和傅之，妙。

治马汗入疮肿痛，以生乌头末傅疮上，良久有黄水。

治恶犬咬，先哑去恶血，灸疮中十壮，明日以去，灸一壮，满百壮乃止，忌酒。

一方　仍杀所咬犬，取脑傅之，后不复发。

一方　矾石末内疮中裹之，止疮不坏，速愈，神效。

一方　捣生姜汁饮之，即瘥。

治风犬①咬，用胡桃半个，去肉，大粪填满，乌臼叶盖，却沓在伤处，大艾丸灸胡桃壳十四壮，即愈。能断大肉及蚕蛹，终身不发。若犯之再发，不救。乌臼如无叶，用根上皮亦可，其妙如神。

治狂犬咬，取桃白皮一握，水三盏，煎取一盏，温服，妙。

一方　用生杏仁捣烂傅之，立效。

凡犬咬，取灶心中热灰似粉，傅疮上，甚妙。

一方　以头垢少少内疮中，以热牛屎涂之，佳。

一方　捣韭菜汁傅之，又饮汁一盏，日三服，疮乃痊。

---

① 风犬：即"疯犬"。下同。

一方　用干姜末常服，并入疮中，瘥。

一方　以蜡，不拘多少，用火炙溶，以灌疮中，疮瘥。

一方　用砖上青台①和牛屎贴伤处，立妙。

一方　用蓖麻子五十个，去壳，研烂，贴伤处，妙。

灸法　熟艾，川山甲细剉，黄土炒，斑猫不拘多少，为细末，入熟艾，捣和合匀，每一齿伤处，用乌桕叶贴疮口，灸一四壮。如无乌桕叶，用干人粪薄薄贴之灸。艾炷放小，可如小箸嘴大，兼治瘰疬，灸之大效。

治狐尿溺人，破鸡一只，去肠，用鸡肉搨之，即瘥。

一方　以桑灰热汤淋汁洗，冷复易，即愈。

一方　以黄蜡火上溶热，滴疮中，又烧蜡烟熏之，令汗出即愈。

治猫咬伤人，常有隔窗放尿，被猫咬其阴头，其人将死。用老鼠粪烧灰，麻油调傅，立效。岂非物类相感而可以相制乎？

治狼舐，用干姜为末，掺疮上，立效。

治风狗咬伤，用斑猫七个，去翅足，同糯米瓦上焙干，去米，研为末，酒调服，溺出小狗，立效。

药毒部

治诸毒，凡饮馔中毒，不知是何毒，只急用甘草荠苨煎汤，服入口便活。

服药失度，心中苦烦，饮生葛根汁，大良。无生者，干葛为末，水调服五合，亦可煮服之。

误中砒霜毒，黑铅四两，磨水一碗，灌服，即解其毒。如无

---

① 青台：即"青苔"。下同。

黑铅，只用单方青盐两握，研细，以井花水调一碗，灌服，如无青盐，只用麻油二升许，灌服，其毒即解。

一方 掘地坑，入大粪汁，绞池光浆，澄清一碗，冷饮。

解诸药毒，用石菖蒲、白矾等分，为细末，新汲水调服。二服立效。

一方 用白扁豆，生，晒干为末，新汲水调服二钱，未效，再作一服。

一方 用生甘草、黑豆、淡竹叶煮汁，冷服之。

中菰菌毒兼河豚毒，用陈壁土汤泡，澄清冷饮之。煎芦根汤饮之，嚼橄榄三四枚解之。又掘地坑，用水搅汁冷饮之，立效。

中椒毒，凡椒闭口者杀人，不可服。用大蒜擂水冷饮之。葵汁、豉汁、煮桑根汁皆可。只饮冷水亦可。

服药过剂，烦闷及中毒，刮东壁土少少，以水一二升和，饮之立效。

一方 于屋雷下作坑，方二尺，深三尺，以水七盏灌坑中，以物扬之，令沫出，取一盏饮之。未解更作。

一方 捣取蓝汁，服数盏。无蓝，只洗青绢取汁亦可。

一方 吞鸡子黄数枚即愈。不差，更作。

治服石药过剂者，白鸭屎末和水调之，妙。

一方 用大黄三两，芒硝二两，生地黄汁五盏，煮取三盏，分三服，得不①便愈。

服药吐不止者，饮新汲水一盏即止。

药中有巴豆，下利不止，用干姜、黄连为末，服方寸匕。

一方 煮豆汁一盏，服之妙。

治食野葛已死，以物开口，取鸡子三枚吞之，须臾吐野葛

---

① 不：疑衍。

出，极妙。

一方　用猪脂一盏饮之，妙。

一方　用甘草汁饮之，妙。

一方　取活鸭，就口断鸭头，以血滴口中，入咽则活。若口不开者，取大竹筒通节，以头注其胁，取冷□，筒中数易水，须臾就开，则可得下药。若人多者，两胁及脐中各与筒，甚佳。

中诸毒药及野葛已死，用新小便和人屎，绞汁一升，顿服，入腹即活。解诸药毒，无过屎汁，佳。

中酖毒已死者，以豆粉三合，水三盏，和饮之。口噤以管强开，灌之，立效。

中射罔毒，捣蓝汁、大豆、猪犬血，开解之，立效。

中狼毒毒，用蓝汁解之。

中狼葵毒，用葵根解之。

中藜芦毒，用雄黄、葱汁，并可解之。

中踯躅毒，用栀子解之。

中巴豆毒，用黄连、小豆、藿汁、大豆汁，并可解之，甘草汤亦解之。

中雄黄毒，用防己汁解之。

中矾石毒，用大豆汁解之。

中芫花毒，用防风、甘草、桂解之。

中半夏毒，用生姜自然汁，干姜亦可。

中附子、乌头毒，用大豆汁，远志汁亦可解之，甘草煎汤解之，极妙。

中杏仁毒，捣蓝汁解之。

解一切众药毒，用甘草煎浓汁，多饮汁，并多食葱中涕，并佳。

一方　用蓝青、蓝子，亦当解诸毒，常预畜之。

治腹内诸毒,用都淋藤二两,长三寸,并细剉,酒三盏合,安在罐中,蜜封,以糠火烧四边,令沸,待冷出,温服。常令有酒色,亦无所忌,大效。

一方 先取甘草一寸,炙之后熟嚼吞之,若食着毒药即吐,便见得药,依前疗。常以囊贮甘草十片以自防,立效。

治一切毒,以胆矾为末,糯米糊丸如鸡头实大,以硃砂为衣,常以硃砂养之,冷水化下一丸,立效。

解毒药,用露蜂房、甘草等分,用麸炒令黄色,去麸为末,水二碗,煎至八分,令温,临卧顿服,明日取下恶物,极妙。

治食菜中毒,取鸡屎烧灰为末,服方寸匕,不解,更服。又煮葛根汁饮之,立效。

治莨菪毒,煮甘草汁、蓝青汁,饮之,妙。

治苦瓠毒,煮黍穰令浓,饮汁数盏,妙。

溪毒部

治中水毒,取水萍草晒干,以酒调服方寸匕,瘥,止。中水病,手足指冷即是。若暖,非。其冷或一寸极,或竟指末。过肘、膝一寸,浅,至于肘、膝,为剧。

一方 取梅若桃叶,捣绞汁,三盏许,以少水解为饮。小儿不能饮汁,傅乳头与之妙。

一方 捣蓝青汁,以水少许和,涂之头面身体,令匝。如无蓝叶,可用靛青,亦佳。

一方 密取蓼叶一把,捣汁饮一二合,又以涂身令周匝,取愈。

治中射工水弩毒,用白鸡屎白者二枚,以小饴和调,涂疮上立效。

一方　用鼠妇虫、豆豉七合，巴豆三枚，去皮心，合猪脂，和匀，调涂之，立效。

一法　急用绕遍去此疮边一寸，辄灸一处百壮，疮百壮，其毒即出。

一方　用蒜捣作饼搨疮上，灸蒜上千壮，三壮一换，妙。

治中沙虱毒，用大蒜十片，着热灰中温令热，断蒜，及热着疮上尽十片，复以艾灸疮上七壮，甚妙。

一方　用斑猫二枚，炒一枚，末，服之。烧一枚，令绝烟，末，以傅疮中，瘥。又以射罔傅之，佳。

中食毒部

治食马肝中毒，取牝鼠屎二七枚，两头尖者，水和饮之。未解者，更作一服，妙。

食六畜鸟兽毒，用幞头头巾垢一钱匕，又饮豉汁数盏，立效。

肉有箭毒，捣韭汁，服一三盏，各连取，以少水和之，蓝汁亦可服，立效。

食自死六畜诸肉中毒，用黄柏末服方寸匕。未解者，再服，极妙。

食牛肉中毒，煮甘草汁，饮一二盏，亦妙。

食竹鸡、竹雉中半夏毒，用生姜捣汁，折齿而灌之，活。

治食郁肉，谓在密器中缩者，及漏脯，茅屋汁沾脯为漏，此并有毒，烧人屎末，酒服方寸匕，又煎大豆汁一沸，饮汁数盏，解诸毒，立效。

治食黍米中藏脯中毒，此是郁脯，煮大豆一沸，饮汁数盏即解，并解诸内漏毒。

治食鱼中毒，浓煮橘皮饮汁，冬瓜汁亦可。

治饮食不知中何毒，用甘草、荠苨煮汁，解之。

治食菌遇毒，绞人屎汁，饮一盏即活。服诸吐利丸亦佳。又掘地作浆水，服二盏，甚妙。

治食蟹中①，用紫苏煮汁，饮之三盏。以苏汁饮之，又治蟹未经霜，多毒者。

一方　以生藕汁，或煮干蒜汁，或冬瓜汁，并佳。

金石毒部

凡服金石有燥热者，皆以冷水洗数百遍，热有所冲，水渍布巾，随以搭之，妙。

若心腹内有诸一切疾痛违常，烦闷惛恍者，急解之。定冷热，取温酒一二盏，渐渐稍进，觉小宽，更进冷食。其心痛者，最急，若肉冷，口已禁，但折齿下热酒，极妙。

若腹内有结坚热癖使众疾者，急下之，栀子十四枚，豉五合，水二碗，煮取一碗，顿服之。热已甚，发疮者，加黄芩二两，甚妙。

食金已死者，取鸡屎半升，淋得一升，饮之，日三服。

一方　吞水银二两，即裹金出。少者一两，只吞一服。一两三度服之，扶坐与之，令人入腹即活。

一方　煮大豆汁，多饮。如无大豆，豆豉亦佳。

一方　用鸭血及鸡子亦解之，甚妙。

治服丹石之人有热疮，疼痛不可忍者，用纸环围肿处，中心填砂石，令薄，用匙抄新水淋之，觉其不热。

---

① 中：此后疑脱"毒"字。

饮食所忌部

杂鸟兽他物诸忌法

白羊不可杂雄鸡；羊肝不可合乌梅及椒食；猪肉不可杂羊肝；牛肠不可合犬肉；雄鸡肉不可杂生葱菜；鸡、鸭肉不可杂蒜及李子、鳖肉等物；生肝投地，尘芥不着者，不可食；爆脯不肯燥及火炙不动，并见水而动，并勿食；鸟兽自死开口者，不可食。

水中鱼物诸忌

鱼头有正白通连脊上，不可食。鱼无肠胆及头无鰓，勿食。鱼不合乌雉肉。生鱼肉赤，不可作鲙。鱼勿合小豆、灰条菜。青鱼鲊不可合生葫荽。鳖目凹，不可食。鳖肉不可合鸡、鸭子及赤苋菜。妊娠者，不食鲙鱼。

杂果诸菜忌

李子不可合鸡子，及临水食之。五月五日不可食生菜。病人不可食胡芥菜。妊娠勿食桑椹，并鸭子、巴豆、藿香羹、半夏、菖蒲、羊肉、细辛、桔梗。忌菜：甘草忌菘菜，牡蛎忌胡荽，常山忌葱，黄连、桔梗忌猪肉，茯苓忌大醋，天门冬忌鲤鱼。

酒积部

治饮酒积热发黄，用鸡子七枚，醋浸之，封蜜中，内井底二宿，当取二枚，渐尽愈。

治酒醉不醒，九月九日真菊花末，服方寸匕。

断酒方

用正月初一日酒五升，淋碓头杵下，取饮。

治酒病，用豉、葱白各半盏，水二盏，煮服，一顿服，立效。

治酒积，黄连酒浸一宿，焙干为末，葛根汤调下。

醒酒方

干葛花二两，川芎二钱，黄连一钱，右为末，每服一①，酒调下。

饮酒不醉方

用益智仁、五味子、官桂各一两。

右为末，炼蜜丸如梧桐子大，饮酒先服五丸，温酒送下，酒后再服一丸，永不醉。

针灸部

其穴三百六十有六，今择其急用者取之。

中风

用百会一穴，在顶中尖陷中容豆，去前发际五寸，后发际七寸，针三分，灸七壮至七七壮。

曲鬓二穴，在两上尖，掩耳取之，针三分，灸七壮。

---

① 一：此后疑有脱字。

　　肩髃二穴，在肩端两骨间有陷宛宛中，举臂取之，针八分，灸五壮，可日七至二七。

　　曲池二穴，在肘外辅骨，曲肘横文头陷中，拱胸取之，针七分，灸七壮，可日七至二百。

　　风市二穴，在膝外两筋间，直舒下两手着腿，当中指尽头陷中，针五分，灸二七壮。

　　足三里二穴，在膝盖下三寸，胻肉外大筋内，坐而取之，针八分，灸止可百壮。

　　悬中，一名绝骨，虽曰外踝上，除踝三寸，必以绝骨陇处为穴，针六分，灸五壮。

　　若不省人事，合谷二穴。（见瘫痪）

　　若不能言，哑门一穴，在项后中尖，入发际五分宛宛中，倾头取之，针三分，禁灸，灸之令人哑。

　　人中一穴，在鼻柱下沟中，尖针四分，灸不及针，水肿唯得针此，日三壮止①二百。

　　若牙关紧，颊车二穴，在耳下八分近前曲颊端上陷中，针四分，灸七壮至二七壮。

瘫痪

　　百会，风市，足三里，悬中。（见中风）

　　列缺二穴，在手侧腕上寸半，以手交叉中指头末，两筋两骨罅中，针三分。

　　风池二穴，在脑空下发际陷中，针一寸三分，灸不及针，日七至百五，炷不用大。

　　合谷二穴，在手大指、次指岐骨间陷中，针三分。

---

　　①　止：据文义，当为"至"。下同。

环跳一穴，在髀枢中，即砚子骨宛宛中也，侧卧，伸下足、屈上足取，针□寸①，灸五壮，多者五十壮。

劳瘵

膏肓俞二穴，在第四椎下七分，五椎上三分，直准六寸，两旁各三寸半，四筋三间，去甲骨容侧指许，灸百壮止一千壮。

足三里。（见中风）

肺俞二穴，在第三椎下直四寸二分三厘，两旁各二寸，灸百壮。针中之，二日卒。

大椎一穴，在脊骨第一椎上陷者宛宛中。入发际不明者，从此穴上行三寸针。

身柱一穴，在第三椎节下间，针五分，灸七七壮。

譩譆二穴，在六椎下两旁各三寸，针六分，灸二七壮。

气海一穴，在脐下一寸半宛宛中，针八分，灸百壮。

肾俞二穴，在第十四椎下两旁各寸半，与脐平，以年数灸之。

积气

梁门二穴，在中腕分开各三寸，灸五壮，针三分。

解溪二穴，在冲阳外寸半，腕②上系鞋带处，针五分，灸三壮。

关门二穴，在梁门下一寸，针八分，灸五壮。

悬枢一穴，在第十三椎节下间，伏而取之，针三分，灸三壮。

---

① 寸：此前底本缺一字，据《神应经》足少阳胆经，疑为"二"。
② 腕：疑误，据文义，当作"踝"。

气海一穴。(见劳瘵)

章门二穴，在脐上二寸，两旁各六寸，其寸用脑①前两乳间横折八寸，内之六寸。侧卧，屈上足，伸下足，取动脉灸，日七壮至五百壮。

头风

百会，曲鬓。(见中风)

神庭一穴，在鼻直入发际五分，灸二七壮止七七壮。

上星一穴，在鼻上入发际一②针三分，细细移针，泄诸阳气热气，可灸七壮。不宜多，若频灸拔气，上目不明。

聪会一穴，在上星后一寸陷中，可灸二七壮至七七壮。

前顶一穴，在聪会后寸半骨陷中，针一分，灸三壮。

风池见瘫痪。

眩晕

天枢二穴，去脐两旁各二寸陷中，灸五壮，不宜针。

玉枕一穴，在脑后脑户两旁各□寸③三分，针二分，灸二壮。

卒谷二穴，在耳上入发际寸半陷中宛宛中，灸三壮，针三分。

百会。(见中风)

风府一穴，在项后发际上一寸，大筋内宛宛中，针四分，禁灸，灸令人失音，或七壮。

通天二穴，在百会旁各寸半，针三分，灸三壮。

---

① 脑：据文义，当作"胸"。

② 一：此下疑脱"寸"字。

③ 寸：此前底本缺一字，据针灸文献，疑为"一"。

若牙关紧，针颊车。（见中风）

中脘一穴，在上脘下一寸，针八分，灸二七至百壮止。

水分一穴，在脐上一寸，水病灸之大良。禁针，针水尽即死。灸七壮至百壮。

足三里。（见中风）

期门二穴，在乳旁一寸半，直一寸半，第二筋端缝中。其寸用胸前折量，针四分，灸五壮。

巨阙一穴，在鸠尾下一寸，灸七壮至三七壮，针入三分。

绞肠沙

针两臂脘中紫筋出血。

十指头刺出血。

一方　用沥青，不拘多少，为末，调水服一盏，立效。

膝脘中曲秋紫筋上，出血。

胀满

上脘一穴，在巨阙下一①，灸二七壮至七七壮。

中脘。（见霍乱吐泻），随年数灸之。

下脘一穴，在中脘下二寸，灸二七壮。

水分。（见霍乱吐泻）

章门。（见积气）

足三里。（见中风）

脾俞二穴，在十一椎下两旁名寸半，针三分，灸三壮。

房室感风，名曰阴证。

关元一穴，在脐下三寸，针八分，灸百壮。

---

① 一：此后疑脱字，据针灸文献，当补入“寸”字。

气海一穴。（见劳瘵）

涌泉二穴，在足心陷中，屈足卷指，其及在足心自见脉动处，即是。

一法　灸用纸实卷艾，以纸隔之，点穴于隔纸上，用力实按之，待腹内觉热，汗出即瘥。无艾，用苇纸缠数重，蘸油代之亦可，死而不苏者，可用。

医书灸三壮，针五分。

脚气

足三里、风市、悬钟。（见中风）

上廉二穴，在三里下三寸，垫足取穴，陷中是也。灸三壮，针三分。

下廉二穴，在上廉下三寸，垫足取穴，陷中是也。针八分，灸三壮。

各部内所用针穴

水浆一穴，在颐前唇下宛宛中，灸七壮，针三分。

神道一穴，在五椎节下间，针五分，灸七七壮。

膻中一穴，在横直两乳间陷中，仰卧取之，灸七七壮。

大陵二穴，在掌后两筋间陷中，针五分，灸三壮。

阳池二穴，在手表腕上陷中，针二分。

巨阙。（见前）

天柱二穴，夹顶后发际，大筋外廉陷中，针五分。

穷骨一穴，在脊骨尽骶骨尖处，灸七壮止七七壮。

内踝二穴，在足内踝端尖，灸七壮。

季胁，即"章门"。（见前）

天窗二穴，在颈大筋前，曲颊下扶突后，动脉应手陷中，灸三壮，针三分。

间使一穴，在掌后二寸，两筋间陷中，针三分，灸五壮。

中极一穴，在关元下一寸，针八分，灸三七壮。

凡晕针不省人事欲死者，针夺命二穴，其穴在臂腕内横纹上四寸，名虾蟆肉中，是穴针五分，灸七壮。

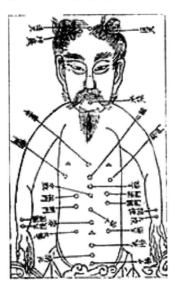

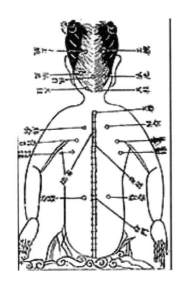

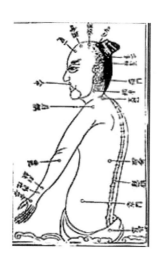

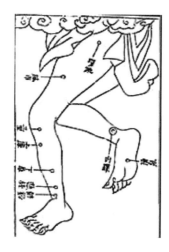

四花穴法，治虚损五劳七伤。

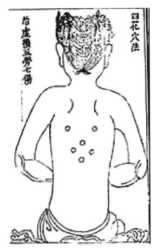

第一次二穴：

先令患人平身正立，取一细绳蜡之，勿令展缩，顺脚底贴肉坚踏之，男左女右。其绳前头与大拇指端齐，后头令当脚跟中心，向后引绳，循肚贴肉，宜上至曲䐐中横文截断。

又令患人解发分两边，令见头缝，自囟门平分至脑后，乃平身正坐。取所截，一头令与鼻端齐，引绳向上，正循头缝至脑后，贴肉垂下，循脊骨引绳向下，至绳尽处，当脊骨以墨点记之，墨点不是灸处。又取一绳子，令患人合口，将绳子按于口上，两头至吻，却勾起绳子，中心至鼻柱根下，如此，便齐两吻截断。将此绳展令直，于前采脊骨墨点处，横量取平，勿令高下，绳子先将中折，当中以墨记之，却展开绳子横量，以绳子上墨点正压脊骨上墨点为正，两头取平，勿令高下，于绳上两头以白圈记，白圈是灸处。

次二穴：

令本人平身正坐，稍缩臂膊，取一绳绕头，向前双垂，与鸠尾齐，鸠尾是心蔽骨，人有无心蔽骨者，从胸前岐骨下量取一寸，即是鸠尾也，即双截断。却翻绳头向后项，以绳子中停取心正，令当结喉骨上，两头尖顶双垂，循脊骨，以墨点记之，墨点不是灸处。又取一绳子，令其人合口，横量，齐两吻截断。还于脊骨上，以墨点横量，如前法，绳子两头，以白圈记之，白圈是灸处。

已上二次点穴，四处同时下火灸，目别各七壮至二七，累灸一百或一百五十壮为妙。候疮欲瘥，又依后法，灸二穴。

又次二穴：

以第①次量口吻绳子，于第二次双绳头尽处墨点，当脊直下上竖点，令绳子中停，中心在点墨上，于上下绳尽头，以白圈两穴记之，白圈是灸处。

已上第三次点两穴，各百壮，三月三日艾佳。百日内慎饮食、房室，心静处将息。

若一月后觉未瘥，复于初穴上再灸。

每日人神所在

一日在足大指②，二日在外踝，三日在腹内，四日在腰，五日在口，六日在手，七日在内踝，八日在腕，九日在□③，十日在腰背，十一日在鼻柱，十二日在发际，十三日在牙齿，十四在胸脘，十五日在遍身，十六日在胸，十七日在气冲，十八日在股内，十九日在足，二十日在内踝，二十一在手小指，二十二在外踝，二十三在肝足，二十四在手阳明，二十五在足阳明，二十六

---

① 第：此后疑脱"一"字。
② 指：据文义，当作"趾"。
③ 此处底本不清，据《针灸聚英》，疑为"尻"。

在胸，二十七在膝，二十八在阴①，二十九在膝胫，三十日在足跗。

针灸，如用山茄子即曼陀罗花，八月收，火麻子花，七月收，各半两为末，小儿每服一钱，大人三钱，用热酒调下，随下腹即昏睡，急就用艾灸之。若醒再服再灸，妙，妙。

延寿神方卷之三终

---

① 二十七在膝，二十八在阴：此二句，《针灸聚英》作"二十七日在膝阳明分，二十八日在膝少阴分"。

延寿神方卷之四

丹郁真人涵虚子臞仙编

延生秘诀

太上道君悯诸众生，乃示"回生秘诀"一十六字，专为消禳疾疫恶疮。可面太阳跪祝，自行忏悔，用黄纸朱书焚服，其患自消，可得复生矣。

鬼须长泽，谷云敝施。赤图震皇，馘丑荣垂。

此字古所禁忌，秘而不传，世所罕知，今特传之于世，务在人心虔恪诚敬，可也。若心术不臧之人，服之无验。书服之时，大忌厌秽色欲所犯。

痈疽部

此证乃天刑之谴，故生斯疾，其谴一十有四。

一曰将杀降卒，二曰刑官害人，三曰人臣欺君，四曰子姓悖亲，五曰擅作威福，六曰谗害善良，七曰血属自噬，八曰僭分过礼，九曰受用过度，十曰酷虐不仁，十一曰嫉妒阴毒，十二曰得亏心财，十三曰暴殄天物，十四曰夙生冤谴。

以上一十四谴，凡有一者，必生痈疽、发背、恶疮之疾，是其报也。其疮形证，图列于后。

论疮大略

凡疮初发时，莫要轻易，但是毒疮能杀人者，必起于隐微。初若痱子粟粒之状者，若绿豆大者，如水泡者，大之如热疖者，皆不疼不痒者有之，或疼或痒者有之，毒先已损其五脏矣。及其盛也，虽有神药莫可救也，故为之恶疮。是以但凡身上有些小疮痕，便不可轻易。若不省得，自家挤动伤了，则难治矣。

如痈疮初发，筋骨疼痛，或半月渐肿不红，内攻贯串，如有识者，用火针取出脓，方愈。如不针，半年者有之，其疮不能自破。

如疽疮初发，形如钟①大，红肿，疮眼似蜂窠，渐大如盘，或一尺者，如头晕，恶心，大渴，破膜者，不治。

痈疽形证

痈发于体，广一尺，深一寸，虽溃至骨不穿膜者，可治；穿膜者不治。

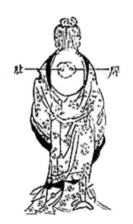

此证其毒在脾肚之间，非天刑之谴，可治。用水中紫背马蹄莼带草，捣烂敷之，妙。

---

① 钟：通"盅"。

莲子疽

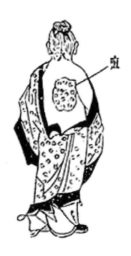

　　此证发于右脾中，恐其毒奔入心，火大要用药散之，不令攻心。如在通背皆肿不可救，消者可疗。

蜂窠疽

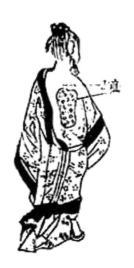

此证头在上发，最不宜治，乃是反证，却要子细①用药。此名蜂窠，急宜治之。毒气攻心入膜，难治。

散走流注疽

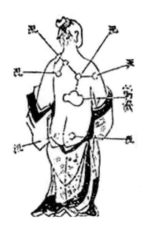

此证因风盛而生热之极，走于四散，急宜治之。

肾俞疽

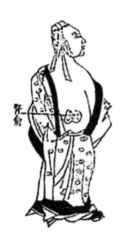

---

① 子细：即"仔细"。

　　此证因受湿并怒气、饮热酒，如得之，伤于内肾之间，流毒在肾俞，急宜用药。若阴发，伤肾膜者，则难治。切戒怒气行房，稍有犯不可治。

肾俞双发及脾痈

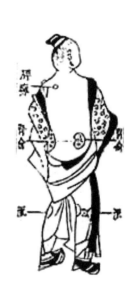

　　此证下肾俞双发，因饮热酒行房，怒气受湿如得也。阳发于外，可治。痰发、阴发，伤于肾膜，脓稀者为虚，难治。脾痈发于左膊之间，初发可用灯火点破，用药治则散。

左搭肩疽

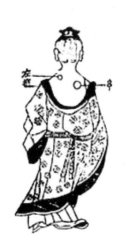

此证发于左搭肩，骨上生者，以动之处可治，难安；串于右搭肩者，必难治也。右搭肩串左，同。可用鸡黄皮及嗉，焙干为末，温①则干掺之，干则用清油调搽，吉。

对心疽

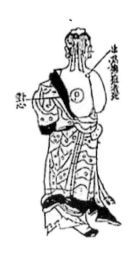

此证乃对心发，因心火盛而热气会生于此处，其毒愈壮盛走之，急用疏道心火之药解之，然后用生肌药贴之，妙。

蜂窠疽

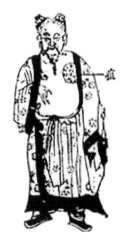

_____

① 温：据文义，当作"湿"。

此证蜂窠，发于胸乳间，乃心火热盛，只要疏导心火之药。稍若治迟，则热必攻心，必死。

头后蜂窠疽

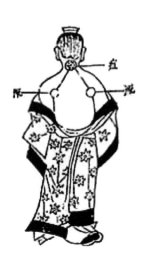

此证发于头后，如是蜂窠者，急宜救之。若焮赤肿痛起者好治，痰发者必难治。宜用药服、傅，急治之。或流于两肩者，不可治。

背发两头

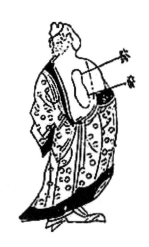

此证两头小者，四边散攻，乃是因饮食所致，而气食相关合，因虚而成之，气血而散，所以开口而阔，急服内消药，亦宜补阳也。

两胁痈疽

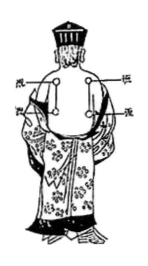

此证两胁下成痈疽，因虚。而气虚切不可服补阳之药。盖虚中而得，切不可受热剂，倘受热剂，则受热愈盛，易于伤骨膜，切宜慎之。

两边发际疽

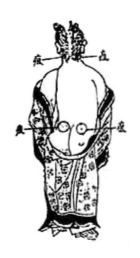

此证于颈后两边，左右鬓发边发生者，急宜救之。如核发者，急宜取去病根。如脑心发者，热气上攻于脑，四畔边燃赤肿破，连于耳项，寒热疼痛，若不急疗，毒入于血，腐烂为脓水而出血。炁及痰发者，难治。

脑后疽

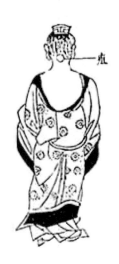

此证名夭疽。其壮大而紫黑色，若不急疗，则热入渊腋，前伤任脉，内薰肝肺，十余日死。其宦官李彦之于项窝生之，大若酒盂，痛不可忍，医皆避之不治。予以太白真人符水治之，两日忽然疮夭去，不知所在。论其理不可考也。盖道法之灵耳，故符水不可不信也。

耳后疽

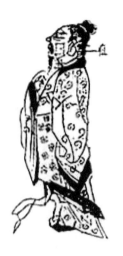

此证耳后一寸三分，发之死，坚毒者不治，名曰发颐，乃热上蒸，连颐而穿口者，必穿喉死矣，不可用针灸。以南星一枚研细，滴醋为膏，如无生者，干者亦可，摊于纸上，以针透纸数孔，令气透出，相瘤大小贴之，觉痒则不可以手动拨，则频贴取效，药干又换。

胸疽

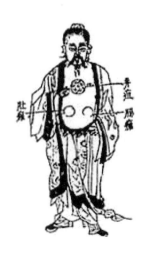

此证发于胸者，名曰井疽，状如大豆，三四日起，若不早疗，下入于腹，不疗，十日当死，急治之。外发可治，内发伤膜，主死无疑。

九疽一生九疮

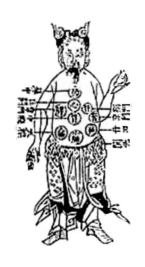

此证发为肺疽、心疽、肝疽、肾痈、脾疽、胃疽、大肠疽、三焦疽、小肠痈。

右验其人所募，依据此候，审定痈疽浅深，病从何脏腑发先，曾食何物，又验其气虚实，穿溃出外者可治。发于内，伤膜者、流脓大便出者，难治。

妇人乳疽

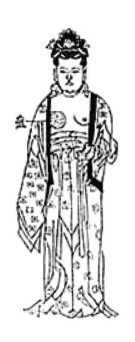

此证有儿者，名为外吹奶；有孕者，名为内吹奶。可以急治，敷散，不然出脓，即用生肌定痛药，见效。

用白芷、贝母（去心），等分为末，白酒调服。若无乳行者，加漏芦，煎酒调服，其乳即行。

番花、石榴发乳者，此二证不可治之。

人面疮

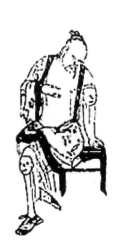

此疮即是疽，但疮口如人眼口鼻，地铺一般去处生，故像人面。此疮亦有怪者，却不疼。昔江南有商人，左膊上有疮如人面，亦无他苦。人戏滴酒口中，其面亦赤。以物食之亦能食，食多则臂肉胀，或不食则臂细。医者试诸药皆不效。独以贝母一味敷之，聚眉闭口，若人苦痛之状。乃煎贝母汤，用苇筒灌之数日，成甲遂愈，医家谓之怪证是也。乘门因是以祸福。或人者谓袁盎杀晁错后，盎为僧，错化为人面疮而报之。孰不知错汉之贼臣也，诛之亦不足以谢天下。丞相申屠嘉知后必为国家患，欲杀不能，嘉气呕血而死。其父知其必害其家，恐灭其族，乃先自杀。后错变高祖之成法，削诸王封邑，阴有不轨之意。六国之王乃举兵，为高帝诛错。景帝以兵讨之，天下大乱，连年不已，生民死者，百有余万。盎曰：六国之兵，皆为错一人也。使天下无罪之人，死于白刃之下，而错心何安哉？莫若诛错以谢天下。帝乃诛错，以偿天下生民之命，此错死宜矣。岂有为鬼而为人面疮之报乎？若错之当诛，尚有此报，而弑君杀父之贼，何其报乎？智者固不足信也。

臀疽血风疮

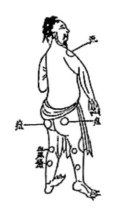

此二证发者一，臀上生痈疽者。如近大小便处，难治也，生

于实处易安。男子、妇人脚生血风疮，一时难愈，下流上手生疮，难治。

手足皆疽

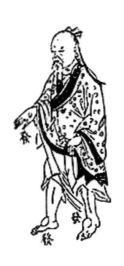

此证得于消渴病，发于手足指者，名脱疽。其状赤黑者不疗，不赤黑者可疗。如疗不衰，急卸去之得治，不去者必死。用桐油及无名异，煎至一沸，入花椒一勺。看疮大小，剪蓼叶在内同煎。浸一七后，单以此叶贴在疮上，即安。手足发者，亦同前治疗。

肾阴疽

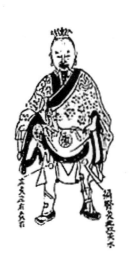

此证肾痈者，名悬痈，阴囊上肿而痛，若膀胱、肾经感寒湿邪气，偏肾于阴之经络，至血气凝滞，寒湿气不散，作为此病。

痈疽治法

治痈疽初发一二日，预防毒气攻心，可先服此药，若呕吐者，不可治也。真绿豆粉四两，乳香通明者一两，为末，每服二钱，浓煎甘草汤调下，可救。

痈已结，使之再不复长大，用赤小豆为末，以鸡弹清和，涂之，妙。

痈肿未成脓者，取牛耳垢傅之，妙。

治痈肿，以括蒌根、赤小豆，醋浸五宿，炒，捣为末，用醋和，摊纸上，贴肿处，极妙。

一方　烧鲤鱼作灰，醋和，涂肿上，以瘥为度。

一方　用柳枝如指头，长二尺，二十根，水煮令极热，以故布裹肿处，取热汤洗之，即愈。

治一切痈肿无头，以葵菜子一粒，新汲水吞下，须臾即破。如要两破，用两粒，要破处，逐粒加之，妙。

肿毒痈疽，未溃有已，溃令速愈。草乌头，不以多少，为末，新水调，鸡翎掭肿处。有疮者先以膏药贴之，勿令草乌头末着疮头上。人病疮颇甚，以此涂之，坐中便见皮皱，稍稍而消。初涂药，病人觉冷如水，疮乃不痛，大妙。

一方　草乌头去皮，秋天芙蓉叶阴干，各等分，为末，生姜自然汁调如膏，傅疮上，四面留一小窍出毒气，干则换之，其冷如水，痛止肿散。毒气盛者，加南星末等分。

一方　用鹅卵石，猛火烧令赤，淬醋中十余度，候石碎，研为末，醋调敷肿处，妙。

治痈发十数处，取牛屎烧，捣末，以鸡弹白和，涂之，干再换。

一方　芫花末，水胶汁和，贴之，燥再换。

一方　醋调灶心土，涂痈肿上，神效。

治痈疽发背，用皂角去皮弦，蜜炙二三次，打烂为丸，如芡实大，每服七丸，蜜汤食后送下，妙。

痈疽发背，或发乳傍，初起微赤，捣苎麻根傅之数次，再换，立效。

治发背未成者，不知头在何处，以湿纸搭上，先干处，热气冲上，是疮头也。就于痕上灸，如先疼痛，灸即不痛，如先痒，至痛为度。

治发背，用石灰一斤，马齿苋一斤，连须葱一斤，捣为一处，作麯阴干。如用时捣为细末，以烂饭摊作膏药，将麯子掺在饭上，以槐阴土煨过，为末，掺于麯上，仍用人指甲烧灰，为末，掺于槐阴土上，敷之。如干，以好茶隔膏药掭上，匆令干。

治痈疽、发背、丁疮及无头恶疮，用川乌头，不拘多少，为末，以新蝉酥为丸，如黍米大，每服三丸，用葱白根批开，入药，在灰内火煨熟，嚼烂，热酒送下，被盖出汗为度。

治无名肿毒、石痈，坚如石，不作脓者，用生商陆根，捣，和盐少许，敷之，燥即换，取软芍药①。

治妇女乳痈妒肿，削柳根皮，熟捣，火温热，加酒煮亦可，以帛囊贮，熨之，冷更易，妙。

一方　烧人粪作灰，头醋和如泥，涂肿处，干数易，大妙大妙。

治奶痈、无名肿毒，初生肿起，用赤葛根（一名五叶藤），

---

① 芍药：此二字，疑衍。

生姜一块，以酒一碗，同擂烂，去粗，热服，汗出为妙，粗敷患处。

治乳痈疮，梁上尘，醋和涂之，妙。亦治阴肿。

治吹奶，用雀儿粪半两，为末，每服一钱匕，温酒调下。

若恶寒壮热，用猪筋脂，以冷水浸搭之，热即换。妙。

若不痒不痛，肿硬如石，以橘皮二两，汤浸去穰，为末，入射香少许，不拘时，温酒调下二钱匕，甚妙。

一方　用鼠粪七粒，好酒半碗，同研，热服，盖覆汗出。

治一切痈疽、丁肿、无名毒疮，用铁姑叶、经霜桑叶、大青叶、山桂叶、芙蓉叶，研为末，用清油蜜水调敷疮上，如破，敷四边。收疮口，用无名异、密陀僧、乳香、没药、雄黄、血蝎①，共研为末，疮干用清油调，疮湿干掺。

治甲疽，以胆矾一两，于火上烧令烟尽，研末，傅疮上，不过四五度，立瘥。

治疽，以蜗牛一百个，活者，放于净瓶内，用新汲水二盏浸瓶中，封紧，自晚至明，取蜗牛放之，其水如涎，取蛤粉不拘多少，调，以鸡翎扫疮上，日可十余度，即愈。

治疽欲死者，冬瓜切去头，合疮上，瓜当烂，切去，更合之，瓜未尽，疮已敛小矣，即用膏药养之。

疽疮骨出，用黄连、牡蛎等分为末，先用盐水洗，后傅之，立效。

治附骨疽及鱼眼疮，用狗头骨烧烟熏之，立效。

治羊疽疮有虫，痒，炒粢粉合黑鸡弹白，和涂绢帛上贴痈，仍于帛上作一小口泄毒气，燥换之，妙。

一方　用锅底墨研细，以鸡弹中黄和，涂之，妙。

---

① 血蝎：即"血竭"。

一方　用黄柏为末，以鸡弹白和，厚涂之，干再换。

一方　烧鹿角为末，以醋和，涂之。

一方　以醋和雀粪涂痈头，如小豆大。

一方　用附子八分、藜芦二分，为末，傅之，有虫自然出。

一方　以半夏末、鸡子白，调涂之。水磨傅之亦妙。

治脑疽及鬓疽，用马鞭草、血见愁草、豨莶草、牛膝根，敷贴四围肿处，妙。

一方　用豨莶草为末，每服三钱，热酒调服，汗出愈。

治痈疽、发背、肿毒等疮，用小榆叶有刺者，洗净，不拘多少，捣汁，用黄丹调，敷疮上，肿消为度。

一方　用新柏叶，去枝梗，两手一握，洗净，用朴硝一勺，同入臼内杵之，旋加清水，扭取自然汁半升，先令病人饮三两口，后将此汁用鸡翎扫于患处，中间留一钱，围四边频频扫之，不过半日，其肿自除，或一日即愈，更将原疮刺开出脓，妙。

一方　用茜草，焙干为末，煎葱白汤洗疮，将绢帛拭干，用香油调涂，立效。

骨痈，即多骨疮，不时出一细骨，乃是母受孕，未及一月，与六亲骨肉分上他人相交，故感其精气有二，故有多骨之生也。用密陀僧为末，以生桐油调成膏，摊于稀绢帛上，贴于患处，妙。

有人下红白痢，服痢药，久不止者，识者曰：非痢也，此肠痈也。用乳香万应膏，丸如芡实大，每服十丸，用乳香汤送下，极妙。

治发背、痈疽、丁疮、肿毒，以竹筒吸出脓血恶水者，此法最佳。取苦竹筒三五七个，长一寸，一头留节，薄削去青，随小用之，以苍术、白蔹、乌梅皮、厚朴、艾叶、茶芽、白芨、白蒺藜等分，哎咀，同竹筒水煮十数沸，药干为度，乘竹筒热，以手按上，紧吸于疮口上，脓血水满，自然脱落，不然用手拔脱，更换竹筒。如此三五次，其毒尽消，则敷生肌药。肉满后，用其膏药，即愈。

丁疮①部

丁疮初发，形如粟米、鱼眼等状，其色不一，根硬着骨，推摇不动，若丁钉之状，故谓之丁。须用针刺疮心至痛处，又刺四边寸余，令血出，去血敷药，药力得入针孔中。若不透内，药力不到。又看口中、颊边、舌上，黑如珠子者，是也。

一法　不用针，但服草药，汗出即安，其法最减，俱见方内。若不急疗，日夜根长，流入经络，如箭入身，颤不已，眼中生花，恶寒恶心，头晕大渴，此恶候，治迟即死。

辨丁疮二十一种

猪丁，形圆而小，疮内有油。

牛丁，形圆而小，疮内无油，疱起掐不破，其状有寒热。

狗丁，色赤而长，或带尖，与牛丁同。

羊丁，形长而色白。

驴马丁，其状三角，顶上有黑点，根脚赤色，或凸起。

蛇眼丁，其状头黑皮浮，形如小豆，似蛇眼大，体硬，忌恶眼人看，并嫉妒黑心人见，忌用毒药。

雌丁，其状稍黄向里，靥色如灸疮，如疱浆起，顶凹色赤，如钱孔大。忌房事。

雄丁，其状稍头黑，靥四畔仰，疱浆起，有水出，色黄，大

---

① 丁疮：据目录，当作"疔疮"。下同。

如钱孔，形高者。忌房事。

石丁，其状肉相连，色黑甚硬，刺之不入，肉微痛。忌瓦砾、砖石之属。

麻子丁，其疮肉起，头如麻子，色焦黑，如边微赤，多痒，忌触犯，犯则难治。又忌食麻子油，穿布衣入麻田中行。

火丁，其状如汤火烧灼，疮头黑靥，四畔有烟浆水，又如赤粟米者。忌火烧烙。

烂丁，其色稍黑，有白斑，疮中溃，有脓水流出，疮形大小如匙面，忌沸汤、热食、烂物。

盐肤丁，其状如匙，面①四边皆赤，有黑粟粒起。大忌食盐物。

水洗丁，其状大如钱，形似钱孔，疮头白，里黑靥，汁出，中硬，忌饮浆水、水洗、渡河。

水丁，其状似水泡，因吃隔夜水生之，同前禁忌。

瓜藤丁，不计数者是也。忌瓜田中行。

浮沤丁，状如浮沤，疮体曲圆长而狭，如薤叶大，外黄内黑，黑处刺不痛，黄处刺之痛。

乱丁，其状头黑浮起，形如黑豆，四畔起色，今日生一，明日生二，只要生满三十六数，药所不能治。忌嗔怒、蓄积、愁恨。

腐丁，其状水白色，有泡，三日内顶陷，亦如初灸火疮形。因造豆腐时，人汗滴于内而生。忌食豆腐、豆子、豆地中行。

气丁，因怒而起，感恶气所生，其形似气泡。

鬼丁，中邪毒之气所生。其形异于常，不一。

缓者，一日疮顶疱色小白，二日疱色大白，三日色色微紫，

---

① 面：据文义，当作"靥"。

四日色真紫，此缓之候也。

急者，五日色微青小紧，六日色深青大紧，七日色黑，其形如鱼脐，又如灸疮之状，乃急急之候也，可治。假如生丁之外，别处身上再生一小疮，可治，当用针挑破。

护汤，如丁四围有赤肿，名曰护汤。

身热，头疼，手足温，饮食如常，疮多者，为满天星。

不可治，如外身上无疮，即是不可治。

不护汤，如丁四围无赤肿，即是不护汤。

眼白，睛眵不转，渴欲饮水，内疮盛，唇舌青，卧床不能起，五心肿，手足冷，头晕眼花，气粗，不进饮食，无脉，腹痛，若者有内丁。

丁疮治法

治诸般丁肿初发，用苍耳子一大握，生姜四两，同研烂，入生头酒一碗，去相，热服，得大汗即愈。

治一切恶疮、丁、疽、痈等不识之疮，极有神效。用豨莶草、蚕妳七个，烧，乳香一钱，为末，每服二钱，热酒调服，如毒肿重，连进二服，得汗为度。

一方　用丝瓜叶、连须葱、韭菜，钵内捣烂如泥，以酒和服，以渣贴腋下。如病在左手，贴左腋下，在右贴右腋下；在左脚，贴左胯上，在右脚，贴右胯上；在中，贴心腋。并用帛缚定，候肉下红线皆白则安。有潮热，用此法。却令人抱住，恐颤倒，则难救。

治丁毒甚，欲死者，用菊叶一握，捣绞，取汁一钟，入口即活。

治丁疮，以蝉酥少许，内疮中，如疼痛不可忍者，恐蝉酥之毒，仍以寒水石，煅，一两，轻粉、黄丹各少许，为末，掺疮口上，夜夜洗换，能散血止痛去毒，自安矣。

一方　用苍耳子，或叶或根，不拘多少，烂研为泥，米醋脚调，涂丁肿处，妙。

一方　用雄黄、雌黄各等分，为末，先用针刺破四围及中心，以醋调涂之。

一方　用蝉酥、射香少许，为末，糊丸绿豆大，噙舌下，取汗出愈。用葱裹细嚼，热酒咽下，亦可。

一方　用多年锈铁丁，焙干，刮去土泥，打下锈为末，炒红，细研，每服一钱半，酒调下，汗出为度。

一方　用蜂蜜与葱同研为膏，先将疮口拨动，或者疮口不见血，将药涂在疮上，用帛缚之，如人行一里若者见疼，更待多时，其丁自出。从人用生肌肤之药贴，更忌一切毒物。

治丁肿，以针刺破四边，用石榴皮末着疮上，以破其四边，灸，以痛为度，仍用帛裹疮，经宿连根自出。

一方　以苍耳烧灰，和腊猪脂封之，其根自出。

一方　生捣苍耳根叶，和童子小便，绞取汁，冷用，以一日三度，甚效。

一方　用豨莶草，五月五日取，为末，酒调服，汗出妙。

一方　取苍耳根茎和叶烧灰，以醋泔淀和，如若涂上，干即易，不过十余度，即拔出其根。

若疮在两胁筋间，毒气欲奔心，乃色急之证也。可急于所患处尖上，灸五壮，仍于灸穴前后针，少出血。灸疮四围有疱吉，无疱凶。

若疮生于两腿间，毒气欲奔肾者，用松针于两胯红丝路尽处，针出血，妙。

若疮生于头面上者，可用松针于项间红丝路尽处，针断出血，或各处丝路亦有不见者，可以消详针之。

用松针法　取向北老松叶极硬者，齐作一小束，扎极紧，缓缓以意针之，先用雄黄、射香为末，温酒调服一二钱，方可下针。

恶疮部

治一切无名肿毒恶疮，推积滞，除腹痛，医门第一方。用木香、沉香、乳香各半钱，为末，将巴豆去皮油，二钱，枣二个，去皮，捣成膏，和药收之。每服一丸，如绿豆大，凉水送下。如欲过三行，先吃凉水三口，然后用凉水送下，如欲五行六行，依数吃水。

初觉发时，先用"丁疮部"第二条治之。

治狐刺疮，其疮多因手足被物签损成，疮痛不可忍，仍有二种，雄狐刺只一个，母狐刺七个。疮内皆有乱丝，其间有刺者是也。用炉中炭灰干罨在肿处，以米醋浇之，频换，立效。

一方　用蛇翅一个，烧灰，贴疮上，疼痛即止。

治诸般恶疮、发背、发脑后、发鬓、发髭、丁疮、鱼脐疮、一切肿毒并皆治之。用豨莶草茧七个，烧灰，乳香一钱，为末，每服二钱，用无灰酒调，热服。如毒重，连进三服，得汗为妙。后用连翘饮、连翘败毒散。有热，加大黄，微利一二行为妙。

一方　用天茄子叶贴之，妙。

疮出突出恶肉者，以乌梅为末，水调傅之。又用硫黄末敷上，燥着唾涂之。

恶疮连甲痒痛，用扁豆为末，对甲上，甲落即瘥。

治恶毒病攻手足肿欲脱，以苍耳子取汁，浸之。

一方　水煮马粪汁洗，妙。

若恶核肿结不散者，以吴茱萸、小蒜等分，烂捣傅之。捣鲫鱼傅之，妙。

治恶疮三十年不愈者，用大黄、黄芩、黄连各一两，为末，洗疮净，以药敷之，日三次即瘥。又加黄柏等分，亦佳。

治恶疾，遍身疮者，取水中浮萍捣取浓汁，渍浴半日，甚妙。

一方　用狗头一个，烧灰，黄丹为末，敷贴，立效。

禁治一切恶疮，无名肿毒。咒曰：

赫赫阳阳，日出东方，神笔到处，万病消亡。一如律令。

靐 靐 靐 靐 靐 靐 靐 靐 靐

每日清晨念咒，书一字于患处，疮毒自消。

头疮部

治头疮，用大笋壳叶，烧灰，入腻粉少许，生香油调傅。

一方　用鸡弹黄煮，炒令油出，以油和轻粉傅之，妙。

头生瘤子，用蜘蛛丝勒瘤子根，二三日自然退落。

治白秃，杀猪即取肚，破去屎，热以番①搭头上，须臾虫出肚上。若不尽，再依前一次，无虫即愈。

一方　以羊肉切作脯，炙令香，热搭头上，不过三日瘥，立效。

一方　先用皂荚煎汤洗，拭干，以麻油少涂，三次愈。

治须鬓秃落不生，用桑白皮，剉，二三升，以水煮五六沸，去渣，以汁洗须鬓，频洗不落。

治眉毛脱落，用七月黑芝麻花，阴干为末，生黑芝麻油浸，

---

① 番：即"翻"。

调傅之。

治头上干湿癣，用白矾酒调涂。

黑髭发，用自己乱发洗净，每一两，入花椒五十粒，泥封固，火煅，细研，酒服一钱匕，髭发长黑，甚妙。

一方　用覆盆子捣取汁，合成膏涂之。

面疮部

治面痣，用杏仁去皮，捣，和鸡弹白，夜卧涂痣上，明早以温酒洗之。

一方　用李核仁去皮，细研，以鸡弹白和如饧，涂之，至晚以淡浆洗之，后涂胡椒末，不过五六日，妙。

一方　用寒食前后取桑条，烧灰淋汁，熬成膏，涂痣自落。

一方　用信①少许、糯米半两、斑猫三个，同炒糯米黄色，去米，却将大蒜一个，同斑猫、信捣烂，用针刺破，点上此药，甚妙，忌生水。

洗面药，用萆麻子，生，去壳，与肥皂同研烂，丸如弹子大，洗面，甚妙。

治疰腮，用赤小豆为末，以鸡弹清调涂。

一方　用筛过石灰，醋调搽，立效。

一方　浓磨京墨涂之，妙。

一方　用蛤粉，水调傅之，妙。

治疱疮，用黄连、牡蛎各二两，同研，水和作泥，封疮上即愈。

治病后，面如米粉傅者，熬白矾，酒和涂之，不过三次，

---

① 信：即"信石"。

妙。

治面上黑黚，取三树桃花各等分，阴干为末，食前水服方寸匕，日三服，又能细腰身。

一方　以白蜜和茯苓末涂上，满七日即愈。

一方　取羚羊胆、牛胆，以醇酒三升和，煮五沸，以涂面，极妙。

一方　以密陀僧，用人乳煎，涂面上，又治鼻赤疱。

治皯子，取石灰于火上炒，令热，插糯米于灰上，候米化，即取米点之。

一方　用醋浸鸡弹三宿，令软，取白涂之。

一法　用蛇蜕皮，以手搓数百遍，令热，乃弃草中，不得回顾，甚妙。

治面上瘢黡，取铁扫帚地上自落叶并子，煎汤，澄清，洗面三四次，其瘢自消。

治面上风刺疱，用苦参一斤，赤芍药、冬瓜子各四两，玄参二两，俱为末，每用一字，手洗面上。

一方　用白附子、白芨、白蔹、蜜陀僧、白茯苓、胡粉各等分，为末，洗净，临卧，以乳汁调一钱涂面，旦洗光净。牛乳亦可调，妙。

手疮部

治手指或肿痛，名代指，用乌梅仁杵碎，以苦酒和，将患指渍其中，须臾瘥。

如手背皴裂，大枫子捣敷。

治指掣痛，用酱和蜜，温傅之，妙。

治蛇头疮、恶指、叉指，消毒止痛，用镜面草擂烂，和敷患处，立效。

治恶指，用葱头三根，碎研，羊蹄根叶一片，同浸醋内，以叶包葱，煨热，傅之。

治狐刺疮，见"恶疮部"第三、第四条。

臁疮部

治远年近日里外臁疮，用川黄柏一块，刮去粗皮，用蜜蘸，炙，蜜干再蘸，炙三五次，细剉为末，水调成膏。先用椒、葱煎汤洗净疮，拭干，以真轻粉不拘多少研细，入疮口内，按实后，贴黄柏膏，用红绢束之，不可动移，疮甲自落。

一方　用黄柏、轻粉为末，猪胆调成膏，贴疮紧缚，十日一换。

一方　用烧过人骨碎者，为末，掺于疮上，妙。

一方　用桐油少许，浓磨蜜陀僧，摊于纸上，贴患处，妙。

一方　用老米醋煮冬青叶，贴于患处，妙。

一方　以醋水洒洗数次，用雄黄末，纸包作绳，烧烟薰之，立效。

一方　用人头上垢刮，枯白矾，同为末，猪胆调搽。

丹瘤部

治丹瘤，用硃砂、雄黄各二钱，桑叶焙干，二两，蟾酥三十个，不见铁器，以景天草一两，研，和众药为末，敷之立效。

一方　用蚯蚓粪，水调敷之，妙。

一方　用黄芩为末，水调涂之，立效。

一方　用寿星草，亦名虎刺，连根叶捣汁，倒扫于患处，极妙。

治大小丹赤游风肿，用景天草，即慎火草，捣汁，或干末和苦酒，敷之。

一方　用蓝靛捣烂，傅之即消。

一方　用锈铁丁磨水，搽之。

一方　以赤小豆一合，为末，朴硝一合，温水煎，涂患处三次，立效。

禁丹瘤肿毒，咒曰：赫赫洋洋，日出东方，神光所照，丹瘤平安。清晨向日念咒毕，吸日光气三口，吹三次于疮上，妙。

疮疖部

治一切疮疖热肿，用巴蕉根捣烂涂之，立效。

治热毒病攻手足，肿疼不止，取苍耳汁渍之。

一方　用水和石火①傅之。又取浮萍草熟捣，傅之。

治软疖，用抱过鸡弹壳烧灰，清油调搽，妙。

一方　用桃树上霜打不落干桃子为末，油调傅，妙。

一方　取烂船底上油石灰，为末，油调敷，妙。

一方　用鬼眼睛，即上墙上螺蛳壳烧灰，乌龙尾，即梁上倒挂尘，各等分，研细，用油调涂，即愈。

治肺毒疮、大风疮者，以桑叶好者，洗净，熟蒸一宿，晒干为末，水调二钱匕服之，妙。

治一切肿毒，疼痛不可忍者，用黄泥作饼印患处，灸泥上，痛即止。

一方　捣蓖麻仁傅之，立瘥。

---

①　火：《医方类聚》作"灰"。

治诸恶肿失治，有脓，烧棘针作灰，水调服，经宿头出。

治手脚心风毒肿，用生花椒、盐等分，为末，以醋和敷。

治一切疮肉出，以乌梅烧灰，研末，傅上恶肉，极妙。

治水疮初起危急，用冬瓜不拘多少，任吃，妙。

治大人、小儿患疮不识者，烧竹叶，和鸡弹中黄，涂肿处，极妙。

一方　用柳叶或皮煎汤，少入盐，洗之，又治面上疮。

瘾疹部

治风热，遍身细疹，痒疼不可忍者，连胸头脐腹及下部皆然，痰涎亦多，夜不得睡，以皂角二两，㕮咀，水一升，揉滤取汁，银、石器内熬成膏，和苦参末一两，为丸如梧桐子大，每服二十丸至三十丸，食后，温水送下，次日便愈。

一方　用石灰不拘多少，以醋浆水调涂，即安。

一方　取枳实，以醋渍令湿，火炙令热，适寒温以熨之，立效。

一方　用楝皮浓煎，浴之。又以水煮芒硝洗之，亦妙。

一方　取蜂房二升，以水四升煮，入芒硝，傅上，日五度，即瘥。

一方　用景天草，亦名慎火草，不拘多少，捣烂，取汁涂之，立瘥。

治风疮、瘾疹、遍身搔痒成疮，用蚕沙一升，水二斗，煮取一斗，去渣，温热得所，避风处洗。

癣疮部

治癣湿痒疮，用谷树叶半斤，细切，捣烂，敷疮上，树浆亦可。

治五般疮癣，以韭根炒存性，为末，以猪脂调①，三次，妙。

一方　用椿树嫩稍②、白矾研碎，等分，入盐少许，一同捣烂为膏，擦患处为妙。

一方　以蒺藜子苗煎汤洗之，立瘥。

一方　用茵陈蒿不拘多少，煮浓汁洗之，立愈。

一方　用明矾、黄丹、羊蹄根等分为末，醋调，抓破傅之，妙。

一方　以旧靴底一块，烧灰，皂矾同为末，葱椒汤洗净，搽，立效。

一方　用樫树皮，醋磨搭之，妙。

一方　用黄连、羊蹄根为末，清油调搽，立妙。

赤白癜部（附汗班③）

治赤白癜风，用硫黄一两，醋煮一日，海螵蛸三个，共为末，浴后，以生姜蘸药擦患处，须避风少时，数度。

一方　用羊蹄根去心，和肥皂研烂，丸如弹子大，一丸，布包擦，一丸浴洗，三次可愈。

----

① 调：此下疑脱"傅"字。
② 稍：即"梢"。
③ 班：据目录，当作"斑"。

一方 用焯鳅、鳝腥涎水，再滚，以暴灰升许搅匀，浴洗，凉干，却以清水再洗，如此三四次，可愈。

一方 用蛇蜕皮煎汁，傅之。

一方 用硫黄、白附子，不拘多少，为末，生姜汁拌匀，以茄蒂擦于患处，妙。

一方 猪胰，用酒浸少时，于饭上蒸熟，食之。或用猪肚白煮服之。此二物，凡服，务要一顿食尽一具，不过十数具，立效。忌房事，不忌不效。

治汗斑，用海螵蛸三钱，硫黄、白矾、滔消①各二钱，为末，醋调，以生姜蘸叶②搽患处，立效。

一方 用旱莲草、皂矾一同研，捣烂，搽患处。

一法夜静，以自己小便洗之，妙。

大风癞部

癞疾始起于闽间，故闽人有过癞之术，乃岛夷海蛮恶疾也。中土人遇之难愈。当先用汗、吐、下三法治之，然后用药。

治大风癞疾，骨肉疽败，百节酸疼，眉鬓堕落，身体痒痛，以茺蔚苗细剉，为末，每服二钱匕，空心及临睡用温酒调下，妙。

一方 用大蝮蛇一条，勿令伤，以酒渍之，大者一斗，小者五升，以糠火煨令熟。稍稍取蛇一寸许，以腊月猪膏和，涂疮上，妙。

一方 取白蜜一斤，生姜二斤，捣取汁。先下蜜于锅中，候

---

① 滔消：疑为"焰硝"。
② 叶：据文义，当作"药"。

溶，却将姜汁于蜜中搅匀，微火熬，令姜汁尽炼熟，收贮磁器内。患三十年癫者，平旦服枣许大一丸，一日三服，用酒任下，忌生、冷、醋、滑、臭物。功效甚多，活人众矣，不能一一具之。

治白癫，用马鞭草不拘多少，为末，每服一钱匕，食前，用荆芥、薄荷煎汤调下。

治癫恶风疾，用松脂不拘多少，炼化，投冷水二十日，取出为丸，每服二钱，肚肌①即服之，日进三服。鼻柱断离者，二百日瘥可。忌盐，忌房室。

一方　用皂角刺一二斤，烧灰，九蒸九晒，研为末，浓煎大黄汤，食后调一钱匕，服一旬，发②发再生，肌肤光润，眼目常明。

治大风癫，令眉发再生，用侧柏叶九蒸九晒，捣罗为末，炼蜜丸如梧桐子大，每服五十丸，滚汤送下。

一方　《抱朴子》云：蛮夷蛇酒，服之可疗。李肇《国史补》云：李鞱之弟入广，因有大风疮疾，土人谓惟蛇酒可疗，食之数日，忽化为水，惟毛发存焉。盖中国人禀受与蛮夷气候不同，诚恐误人，可宜仔细。

瘰疬部

治一切瘰疬，患三四年者，只用二服，五六年者，只用三服。用斑猫、僵蚕、赤小豆、甜瓜、蓖麻、雀粪白磨方泥六味，将斑猫去头、翅、足，等分，为细末，十岁已上一钱，二十岁已

---

① 肌：据文义，当作"饥"。
② 发：疑为"须"之误。

上二钱，虽岁多不过二钱，用五更无根水调下，不过三个时辰，阴人以小水中出，阳人以大便中出，见赤白色者是其疾也，要出九次。如毒未出，过三日再服，即断其根。服药日只食白粥，不许食一切物，大忌鱼腥油腻。

治瘰疬疮，用大田螺连壳烧存性，为末，破者干敷，未破者油调敷，极效。

一方　用马齿苋阴干，烧灰，腊月猪脂调和，以温米泔水洗疮，拭干，傅之三日，立瘥。

一方　取腊月猫粪，置于新瓦罐内，用盐泥固济，烧煅成灰，用麻油调涂，神效。

若疮生在口内，取东行楝皮根，细剉，水煮取清汁，频入含漱，勿咽，数数吐之。

若发肿坚结成核者，用莽草一两，为末，鸡弹白和，敷于帛上贴之，日二易之。妙。

若未发而速热者，捣乌鸡足，车前草和，傅之。

若已有脓血出者，以热牛屎傅之，日三次。

若溃烂久不治者，用大蜈蚣二条，瓦盛烧灰，研末，清油调涂三四次，即愈。

治瘰疬疮，不问已破未破，用乌鸡弹顶上开一窍，搅黄白匀，以线系斑猫，去翅、足，入鸡弹内，纸封窍，饭上蒸熟，剥去壳，去斑猫，空心食，一日一个。

一方　用销银炉底掘出红土为末，每一两，入黄丹二钱。干，用香油调搽；湿，干掺上。三五次，妙。

治瘰疬甚者，用活虾蟆二个，两边以口相向于疮头，用绢帛缚一夜，次日换之。仍取活虾蟆，治法同前。如此九日，其疮乃消，永除其根也。

治乳中瘰疬起动，用大黄、黄连各三两，水五钟，煮取二钟半，分三服，得下即愈。

治鼠瘰疮，已出脓水者，取蜘蛛二七枚，烧灰，傅疮上。

若未成脓者，以柏叶捣烂，傅着肿处，炒盐于叶上熨之，令热气下，即消。

一方　取猫狸一物，料理作羹，如食法，空心食之，鼠子死出即愈。

一方　用鼠骨，乱发如鸡弹大，以三年腊月猪脂煎之，令鼠骨、发俱消，半涂疮，半酒服，须臾鼠子从疮中出。

治蚁瘘，取鲮鲤甲二七枚，为末，以猪膏和，傅之。

瘿瘤部

治瘿瘤，用蜘蛛丝缠勒瘿瘤根，三五日自然退落，有验。若遇七夕缠，尤效。

一方　用猪肺管上团肉一块，将新瓦焙干，临卧细嚼，以酒咽下，极效。

一方　用地肤子、白矾等分为末，煎汤洗数次，即去。

一方　用琵琶弦缠勒瘿瘤根，极妙。

一法　用艾炷灸十壮，即用醋磨雄黄涂纸上，剪如螺蛳靥大，贴灸处，用膏药重贴，二日一易，候痒，挤出脓如豆粉，即愈。

漆疮部

治漆疮，用贯仲不拘多少，煎汤洗之，妙。

一方　用磨刀石上泥涂之，妙。

一方　用香油涂之。

一方　取羊乳汁涂之，妙。

一方　用干莲叶一斤，水一斗，煮取五升，洗疮上，即瘥。

一方　以韭叶研傅之，妙。

一方　用汤溶芒硝令浓，搽之即愈。

一方　用蜀椒煎汤洗之，妙。

一方　取蟹黄涂之。

一方　以盖漆纸烧烟熏之。

一方　用苋菜煎汤洗之。

瘊子部

治瘊子，如遇风雨闪电，用手拂之，咒曰：拂瘊子，拂瘊子。数次自落。

一方　六月六日，每一个瘊子用黄一粒擦之，种桃树下，立效。

一方　用鸡肫黄擦之自落。

一方　取蜘蛛丝缠于根下，妙。

一方　以绣针穿头发于患处，穿数次愈。

一方　用发缠于根下，妙。

一方　用地肤子、白矾等分，为末，煎汤洗数次，即愈。

一法　灸瘊子上一壮，以水滴之，立去。

痔漏部

治痔漏，用老茄子九个，面东，斜切，口念咒云：

赫赫阳阳，日出东方，神茄到处，痔漏消亡。

用茄煎汤，以小脚盆一个，用盖，于上开一窍，可容肛门，坐于上薰之，待水下得手，去盖，坐于盆内，趁热洗之，只待水凉方止，即立瘥。

一方　用芫荽子焙干，为末，每服酒调二钱，妙。

一方　蚕蛾下子纸半张，放碗内，烧成灰，好酒调服。

一方　用大金头赤脚蜈蚣一对，活者，入清油内渍，每用油点于疮上，妙。

一方　用旱螺三个，片脑少许，为末，或干，温水调涂。

一方　取水边柳树根上赤须，煎汤洗之，极妙。

一方　猪胆七个，取绵胭脂二钱，洗水，与胆调，搽七次，立效。

一方　用荆芥、槐花各等分，为末，煎一大碗服之。为丸亦可。

一方　豆豉、炒槐子等分，为末，每服一两，用水煎，空心服之，立效。

治下血痒痛，槐子炒，枳壳去穰，各一两，为末，醋丸如梧桐子大，每服二十丸，米汤空心下。

一方　用马齿苋根及苦荬菜根，不拘多少，二味同煎汤，候疮发时蒸洗，效。只用马齿苋菜熬水，洗数次，效。

治五痔，用苍耳茎叶，以五月五日午时采，干，为末，水调服方寸匕，立效。

一方　用母鸡肫内黄皮，阴干，炙焦，为末，搽。干，油调。

一方　以连翘煎汤洗过，用火煅皂矾，入射香敷贴，妙。

一法　用艾灸对脐背脊上，男三壮，女四壮。

治痔漏肠风，用矾煮柏叶一两五钱，棕毛烧灰一两五钱，槐花炒蕉①三两，同为末，每服三钱，清晨温酒调服，立效。

一方　用熊胆半两，片脑少许，为末，猪胆汁调敷，妙。

一方　取皂角刺焙干为末，每服一钱，空心酒调服，立效。

一方　用五倍子八两，大麦一抄，同炒黑色，研为末，酒糊丸如梧桐子大，每服三十丸，加至五十丸，空心酒送，忌房室、发热之物。

一方　用鳖熬水洗，效。

一方　用茄蒂烧存性，为末，米饮调下二钱，小儿半钱，妙。

脱肛部

治脱肛，用梁上倒挂尘同鼠粪，桶内烧烟，令人坐其上薰之，即安。

一方　取蜘蛛烧灰为末，搽肛上，即收。

一方　用死鳖鱼头一个，烧灰为末，傅肛上，手按之，妙。

一方　以香附子、荆芥穗等分为末，每服三匙，水一碗半，煎热淋洗，妙。

一方　每日用川椒二钱，口嚼烂，凉水送下，三五次。

一方　用五倍子为末，每用三钱，入白矾一块，水二碗，煎洗，立效。

一方　取蜘蛛捣作油，傅脐下丹田上，妙。

一方　取木贼烧存性，为末，掺肛门上，按入，即愈。

---

① 蕉：据文义，当作“焦”。

汤火部

治火伤闷绝者，急将小便灌之，即醒。

治火伤疮，用土硃、无名异、大黄等分为末，水调傅之。

一方　用生蜜不拘多少，涂患处妙。

一方　以白芨为末，水调傅，或用盐少许，醋调傅，妙。

一方　用石膏为末傅之，妙。

一方　用杨梅树皮为末，油调涂，立效。

一方　取炭末水磨，涂之，妙。

一方　以桐油涂之，立愈。

一方　以鸡弹白酒调涂。忌发物，勤涂。

一方　用墙上青苔烧灰，清油涂之，妙。

一方　用小麦炒黑，研细，清油调涂，妙。

一方　生地黄取自然汁，清油、黄蜡少许，放瓷器内熬成膏，搽之。

一方　用蛤蜊烧灰涂之。

一方　取灶心土，新汲水调涂之。

一方　用干桑叶为末，蜜调涂之。

治汤火疮，用田野中小野老鼠，用泥团成块烧灰，去泥，研为末，香油调涂患处，立效。

一方　采取黄蜀葵花入清油，磁罐盛埋于地中，每添花，油少添，油经数十年在地下者甚佳。如有汤火所伤，用油搽之。采花不可犯手，以物取之。

中恶部

凡卒死，或先病痛，或常寝卧忽绝，皆是中恶。救之，以葱黄心刺入鼻内，男左女右，入深五寸，若目中出血，佳。又用葱管吹其两耳、两鼻孔中。

一法　以衣壅患人口，令二人用竹管吹其两耳，并捧其肩上，侧身远之，莫临死人身上。

一法　取小便，灌其口数遍，即能语。

一法　用葱叶刺耳鼻中，男左女右，令入五寸余，血出即愈，无血难治。如有血，当捧两手，忽放之，须臾，死人自当举手捞人，言乃苏。亦治自缢死者。

一法　视其唇里弦弦者，有白如黍米大，以针决去。

一法　灸其唇下宛宛中承浆穴十壮。

卒中恶，短气欲死，灸足两大拇趾上甲后聚毛中各十四壮。不愈，再灸十四壮。

治惊怖死者，用温酒灌之，即苏。

瘴气部

辟山岚瘴气，若有黑雾郁勃及西南温风，皆为疫疠之候。用麻黄、川椒各五分，乌头三分，细辛、苍术、防风、桔梗、肉桂、干姜各一分，为末，每服一钱，空心酒调下，辟诸毒恶气，冒雾行，尤宜服之。

一方　用雄黄三两，雌黄二两，矾石、鬼箭草各一两半，羚羊角二两，捣为散，三角绛囊贮一两，带心前并门户上，月旦以青布裹一刀圭，中庭烧。人患瘟病亦烧薰之，其病即瘥。

一方　用锦地罗空心细嚼，酒下。

治瘴气、蛊毒、毒药、恶疮，用山茨菰去皮，净焙二两，五倍子三两，续随子取霜一两，大戟洗焙一两，射香三钱，俱为末，木臼内杵千余下，糯米饮为丸如芡实大，每服二丸，同生姜、薄荷汁、井花研服，通利一两行，即愈。俗谓此药入闽广者，不可缺。治证多见《活人心》。

治蛮方　因五脏气虚，阴阳相胜，发为痎疟，不问寒热。用附子一个，盐水泡浸，剉碎，用水一钟，姜七片，枣七枚，煎，临发日空心服。

治蛮方　瘴气热甚，头疼足热，发渴烦躁，不呕不泄，其脉洪实，兼治卒患哑瘴热闷，用生地黄、生薄荷叶各一握，洗净，研烂，取汁半盏，入射香少许，新汲水半盏调开，顿服之。

治蛮方　一切瘴疟，不问寒热。用老生姜取自然汁四两，未发前一日露一夜，临发日五更服。若胃热不宜服。

治蛮方　瘴疟内虚，发热或寒热往来，痰逆呕吐，头痛身痛，或汗多烦躁，引饮无度，或大便自利，小便黄赤，兼主卒暴中风。用附子一个，去皮脐，生用，剉碎，每服五钱，生姜十四片，煎服。

治蛮方　脾寒疟疾，寒振热少，面色多青，饮食少进，或大便溏利，小便反多，用附子一个，炮去皮脐，草果仁，炮去皮，一两，剉碎，水二盏，姜七片，枣一枚，煎服。

治闽广蛮方　花风瘴，房事感风者，用黑豆，锅炒热，好酒淬之，令患人坐于上，以衣被盖覆，令出汗为度。

治蛮方　瘴病涎潮，精神昏愦，手足抽搐，灸涌泉穴三壮，立效。

治蛮方　瘴病兼风痰，昏不知人，灸百会七壮。

治蛮方　诸疟久不已，灸大椎第□节骨下①三壮。痰疟寒热，灸脾俞五壮。

治蛮方　诸疟及发寒振，项直，灸大杼二穴，在第一椎两旁，相去各一寸半，灸七壮。

尸蹶部

治尸厥，蓦然死去，四肢逆冷，不省人事，腹中气走如雷鸣，命在顷刻，急用附子一枚，重七钱，炮熟，去皮脐，为末，分作二服，每服，用酒三盏煎至一盏，温服。如无附子，只用生姜自然汁半盏，和酒一盏，煎令百沸，连灌二服，亦效。

一方　剪左额上发方二寸，烧末，以酒调，灌入喉，妙。

一方　熨其两胁下，取锅底墨如弹子大，以浆水调服，须臾令三四人以管吹耳，更开牙吹之。取梁上尘如豆许，着小管，吹入鼻孔中，即瘥。

一方　用生姜汁半盏，和酒煎沸灌之。仍灸丹田、百会、气海穴，各二七壮。

一法　以绳围其臂腕，男左女右，绳从大椎上量下，行脊上，灸绳头五十壮。

一法　灸膻中穴二十八壮。

一法　针百会，当鼻上眉中，入发际五寸，针入三分，补之。又针足大指甲下内侧，去甲下三毛中三分，又针足中趾甲上各三分。又针大趾之内，去端一韭叶。又针手少阴锐骨之端，各一分。

---

① 此处，底本有阙。大椎，据针灸文献，在第三节颈骨下。

鬼击部

治鬼击胸胁，腹内绞急切痛，不可忍者，或口中吐血，或鼻中出血，或下血，灸鼻下人中穴一壮，立愈。若不瘥，再灸数壮，立效。

一法　灸脐上一寸七壮，及两踵白骨际，取效。

一方　用盐一升，水二升，搅和饮之，并以冷水噀之，勿令就吐，须臾即瘥。

一方　用熟艾如鸭弹大三枚，水五盏，煮取二盏，顿服之，立效。

一方　以醇酒吹入两鼻中。

魇魅部

睡为鬼魇欲死者，原无火，勿令火照；原有火，不可去火，又不可下。休呼其姓名，若如此，即死。但痛咬其踵及足拇趾甲际，以唾噀其面即活，以皂角末，管吹两鼻中，即起。三四者吹，犹可活。

一法　以鸡软翎刺鼻孔内，男左女右，展转进之，即活。

一法　取韭捣汁，滴鼻孔内及两耳中，即苏。冬月取韭菜根捣汁，灌口中，妙。

一方　用菖蒲末吹两鼻中及内舌下。

人怕魇及恶梦者，取火■死灰①着鞋中，令枕之。

治卒魇寐，书后符服之。

---

① 此处底本有墨丁。《肘后备急方》治卒魇寐不寤第五，作"火死灰"。

此符用黄纸朱书，烧灰，滴水浓和，内死人口中，挂镜子于死者耳前打之，唤死人名，不过半日即活。

一法　取井底泥，涂眼鼻令寐，人垂头于井中，呼其姓名，即省。

一法　以瓦盆覆病人面上，令人疾打破盆，则省。

治鬼击飞尸诸魇，忽气绝或已死者，用麻黄三两，去节根，肉桂一两，去粗皮，杏仁七十个，去皮尖，㕮咀，以水八升，煮取三升，分作三次，热服。若口禁不开，汤药不入者，用竹管盛药灌，从两鼻入，即省。若不省，可再服，立效。

治卒魇，用雄黄为末，以管吹鼻孔中，极妙。

治忽被鬼击及刀兵所伤，血留腹中，烦满欲绝者，用雄黄不拘多少，为末，热酒调下方寸匕，日三服，血皆化为水。

治鬼魇不省者，取灶心土少许，为末，吹入鼻中，以盐汤灌入口中，即活。

保养遐龄部

延生药十三条，大概固真气，使其不老，如能常服，药力所到，气血自旺，阴阳必兴。恐一时持其药力之神，不能禁忌，交感精泄，以败真气，切宜忌之。若能持守以保遐龄，永为地仙矣。

治一切虚冷，除百病，生精神，强志意，利耳目，轻身延年。用黄精阴干，为末，每日以净水调服，任意多少，一年变者为少。

一方　用鸡头实三合，煮熟，去壳，研如膏，入粳米一合煮粥，空心食之，频服，甚益精气。

一方　用白茯苓去皮，酒浸十五日，漉出为末，每服二三钱，酒调下，炼蜜丸亦可，服之可以延年。

一方　三四月间，深山采松花、松叶、柏叶，俱要新生嫩者，长二三寸者佳，阴干，为末，蜜丸如小豆大，每日东方日将出时，烧香向东，手持药八十一丸，以温酒送下，咒曰：神仙真药，体合自然，服药入腹，天地齐年。服之可以却老延年。

一方　用苍术酒浸，焙干，五两，川椒去子，炒，取末，四两，白茯苓三两，川乌，炮去皮脐，茴香盐炒，甘草去皮，炙，枸杞子，各二两，木香五钱，为末，炼蜜丸如梧桐子大，每服八十一丸，空心温酒送下，以干物压之，常服壮筋骨延年。

一方　用苍术四两，一两酒浸，一两醋浸，一两米泔水浸，一两盐水浸，各一宿，葫芦巴、破故纸各一两，俱酒浸一宿，覆盆子二钱，茴香一钱，川楝子肉一两，木香半两，山药、穿山甲酥炙，地龙去土，茯苓去皮，枸杞子、牛膝酒浸一宿，各二钱，晒干为末，好酒打糊，丸如梧桐子大，每服三五十丸，温酒、盐汤任下，服之固元神，助胃气。

一方　用木香五钱，当归、虎骨酥炙、杜仲炒去丝、肉苁蓉酒浸、葫芦巴炒、五味子、白芷、鹿茸各一两，为末，蜜丸如梧桐子大，每服三十丸，空心温酒或盐汤送下，立效。

一方　常用刷牙药，青盐、细辛、甘松、猪牙皂角、三奈、木贼、槐角子、石膏各一钱，焦馒头灰半两，共为末，蘸擦，保固肾气以培寿根。

一方　春甲乙日采枸杞叶，夏丙丁日采花，秋庚辛日采子，冬壬癸日采根皮，共为末，以桑椹子汁为丸如梧桐子大，每服五十丸，汤、酒任下。

一方　用犍牛髓、炼蜜各三升，胡桃五十个去膜、杏去皮尖、人参各四两，五味子一两，生、熟地黄各半两，俱研细，置磁器中封固，煮一伏时，收贮，每日空心酒服一匙。

一方　凡修道之人于山谷间皆有辟谷之法，恐一时于庵中，人供送饮食不到，故用松叶细切，日服一合，常服使人不老，身体生毛，毛皆绿色，长数寸，身香少睡，不饥不渴，可以绝谷，若能常服，轻身益气，却病延年。

一方　用铁脚凤尾草同黑豆蒸熟，拣去草，每服五七粒，终日自然忘食。可服松柏而寿益坚矣。

一方　用苍术、枸杞子、桑椹子，皆为末，白蜜各四两，四味共一斤，和如稀糊，贮于磁盆内，用纸封固，昼取日精，夜取月华，晒露四十九日，为丸如梧桐子大，每服二三十丸，酒下，可以不老。昔咸阳老妇得此方食之，三百岁尤健。

正德甲戌年仲秋月吉旦刊行

延寿神方卷之四终

活 人 心 法

明·朱权　编著
叶明花　蒋力生　校注

校注说明

《活人心法》，又作《活人心》《活人心方》，二卷。成书于明永乐二十二年（1424）。

北京大学图书馆影印朝鲜安玹本《活人心法》作上下二卷。上卷内容主要为养生之法，包括养心、养形、养气及饮食补养等方面。上卷开篇有朱权的一篇叙论，提出了著名的以道疗心治病养生的观点，接着又列"中和汤"及"和气丸"，倡导中和养生思想。其间载录的导引法及六字诀法，可能是现存最早的八段锦及"六字诀法"文献。补养饮食中，共载了13个药膳，详细的记载了方药的性味功效、主治病症、制作方法、食用方法。下卷列玉笈二十六方和加减灵秘十八方，共介绍四十多个临床常用方剂的主治、组方及加减运用之法，颇为实用。下卷所载的《玉笈二十六方》和《加减灵秘十八方》亦是这两种方书现存最早的版本。

下卷末有安玹跋文一篇。安氏为全罗道州观察使，此书即在全罗道州重刊。参与其事者有书写启功郎李秀贞、校正承训郎审药李寿硕、中直大夫成世英、通政大夫金益寿、奉直郎李春岭。说明筹刻此书十分郑重。安氏在跋文中说，此书是六十余家四千余卷医书中最得于圣人用心之微意者，"其书简帙不多，方药甚少，而包括众病，无所不治"，可见安氏之推崇赞许。

本书在养生学上影响深远，无论是学术价值还是文献价值，均非庸常之作可比。

《百川书志》《天一阁藏书总目》《列朝诗集小传》《故宫所藏观海堂书目》《古今医统大全》《全国中医图书联合目录》

《中国古籍善本书目》《中国医籍通考》《中国医籍大辞典》《宁献王事实》《献征录》皆著录为二卷。惟丹波元胤《中国医籍考》《千顷堂书目》《江西历代刻书》《中国印刷史》著录为三卷。《医方类聚》引作《臞仙活人心》，《脉望馆书目》、晁氏《宝文堂书目》《古今书刻》《续书史会要》均载有此目。

此书国内现存有三种版本。一是明刻本，半页八行十八字，黑口四周双边，现藏于国家图书馆。二据《中国古籍善本书目》载录，明刻本，藏于北京市文物局，版本具体情况不详。三是明嘉靖二十年辛丑（1541）朝鲜安玹刻本，藏于北京大学图书馆，而上海中医药大学图书馆则藏有显微胶卷，另有抄本二种，均藏于中国中医科学院图书馆。1987 年出版的《北京大学图书馆馆藏善本医书》收有影印本《活人心法》，即为朝鲜安玹本，但题名不一，序作《臞仙活人心》，目录作《活人心方》，上卷首页作《新刊京本活人心法》，下卷首页作《新刊京本活人心》，下卷末页又作《活人心方》。影印本的内容提要介绍说："此书国内仅二部，另一为写本。现据馆藏明嘉靖年间朝鲜安玹刻本影印。"此说有误。北大所藏安玹本，据陈垣先生说："北京大学图书馆所藏《臞仙活人心法》，二卷，系明嘉靖间朝鲜刻本。此书在当时颇流行，故朝鲜人所辑《医方类聚》等书曾引及之；在中国则明末《千顷堂书目》及《天一阁书目》皆曾著录此书，惟《四库全书》不载，又未见其它刻本，是以流传较少。北京大学五十周年纪念，北大图书馆曾将此书及其它朝鲜刻本别为一类，以供众览。"

此次校注，以《北京大学图书馆馆藏善本医书》收录的影印本《活人心法》为底本，以日本早稻田大学馆藏的嘉靖庚戌岁庆州府新刊本为参校（简称日刊本）。

臞仙活人心序

　　昔在太昊之先，轩岐未曾有，太乙氏之王天下也，调泰鸿之气，薄滋味，寡嗜欲，修长生久视之道，其修养之法已有矣。巢氏搏生咀华，以和气血，药饵之说已有矣。阴康氏时，水渎阴凝，民疾重坠，乃制舞以疏气血，导引之术已有矣，故人无夭伤。太朴既散，民多疾厄。厥后，轩辕氏作，岐伯氏出，而有医药之方行焉。故至人治于未病之先，医家治于已病之后。治于未病之先者，曰治心，曰修养。治于已病之后者，曰药饵，曰砭炳。虽治之法有二，而病之源则一，未必不由因心而生也。

　　老子曰：心为神主，动静从心，心为祸本，心为道宗。静则心君泰然，百脉宁谧；动则血气昏乱，百病相攻。是以性静则情逸，心动则神疲；守真则志满，逐物则意移。意移则神驰，神驰则气散，气散则病生，病生则殒矣。虽常俗之语，最合于道妙。

　　今述其二家之说，自成一家新话，编为上下二卷，目之曰活人心。谓长存救人之心，欲全人之生，同归于寿域也。岂小补哉！然世之[①]医书各家所编者，何暇千本，纷然杂具，徒多无补。但此书方虽不多，皆能夺命于悬绝，虽司命莫之神也。凡为医者，而能察其受病之源而用之，止此一书，医道足矣。人能行其修养之术而用之，止此一书，仙道成矣。何况不寿乎？士之于世，不可缺焉。

　　前南极冲虚妙道真君臞仙书。

---

　　①　世之：原误作"之世"，据日本刊本乙正。

目　录

新刊京本活人心法上卷

玄洲道人涵虚子编

臞仙曰：古之神圣之医而能疗人之心，预使不致于有疾。今之医者，惟知疗人之疾而不知疗人之心，是由舍本逐末，不穷根源而攻其流，欲求疾愈，不亦愚乎？虽一时侥幸而安之，此则世俗之庸医，不足取也。殊不知病由心生，业由心作。盖阴有鬼神，阳有天理，报复之机，鲜无不验焉。故有天刑之疾，有自戕之疾。其天刑之疾也，五体不具生而隐宫者，生而喑哑盲聩者，因跌扑而手足折者，有生人面疮赘疣疾者，凡传染一切瘰疫之证是也。盖因夙世今生积恶多过，天地谴之，故致斯疾。此亦业原于心也。其自戕之疾者，调养失宜，风寒暑湿之所感，酒色财气之所伤，七情六欲生于内，阴阳二气攻于外，于是病生于心，害攻于体也。

今只以人之易知易见者论之。且曰：人心思火，久而体热；人心思水，久而体寒，悚则发竖，惊则汗沥，惧则肉战，愧则面赤，悲则泪出，慌则心跳，气则麻痹，言酸则垂涎，言臭则吐唾，言喜则笑，言哀则哭。笑则貌妍，哭则貌媸。又若日间有所见，夜则魂梦；有所思，夜则谵语，梦交合则精泄。致若惊悸气怒而成疾者，则发狂裸体，踰垣上屋，呼神见鬼，歌舞笑哭，此皆因心而生也。

太白真人曰：欲治其疾，先治其心。必正其心，然后资于道。使病者尽去心中疑虑、思想、一切妄念、一切不平、一切人我，悔悟平生所为过恶，便当放下身心，以我之天而合所事之天，久之遂凝于神，则自然心君泰宁，性地平和，知世间万事皆是空虚，终日营为皆是妄想，知我身皆是虚幻，祸福皆是无有，死生皆是一梦，慨然领悟，顿生解释，心地自然清静，疾病自然安痊。能如是，则药未到口，病已忘矣。此真人以道治心疗病之大法也。

盖真人之教也，本为天地立心，为生民立命。惟心与天一理之所得者独明，而能开人心之迷；惟其心与地一水之所汲者独灵，而能涤人心之陋。故以一杯之水而能疗医所不治之疾，罔不疗者，岂由水之灵，实资于道之用也。苟非其人，则以予为妄诞。

《老子》曰：吾言甚易知，甚易行，天下莫能知，莫能行。是以知我者希，则我者贵。又曰：上士闻道，勤而行之，中士闻道，若存若亡，下士闻道，大笑之，不笑不足以为道。

《内观经》曰：知道易，信道难；信道易，行道难；行道易，得道难；得道易，守道难；守而不失乃可长生。

中和汤[①]

专治医所不疗一切之疾，服之保固元气，邪气不侵，万病不生，可以久安长世而无憾也。

思无邪，行好事，莫欺心，行方便，守本分，莫嫉妒，除狡诈，务诚实，顺天道，知命限，清心，寡欲，忍耐，柔顺，谦和，知足，廉谨，存仁，节俭，处中，戒杀，戒怒，戒暴，戒贪，慎笃，知机，保爱，恬退，守静，阴骘。

右三十味，㕮咀为末，用心火一斤，肾水二碗，慢火煎至五分，连渣不拘时候温服。

---

① 中和汤：日刊本作"保和汤"。

和气丸

忍，心上有刃，君子以含容成德；川下有火，小人以忿怒殒身。

专治大人小儿一切气蛊气胀、咽喉气塞、胸膈气闷、肚腹气满、遍身麻痹、咬唇切齿、瞋目握拳、面红耳赤、忽若火燎，已上医所不疗之气并皆治之。每服一丸，用不语唾咽下。

六字法①

太白真人曰：世人诵经，皆欲求福免灾，往往口与心违，徒诵何补？是求其外而不求其内也。若使念经有益，道士尽成仙，和尚尽成佛矣。予有三部经，只六个字，经文虽简，而功德甚大，但要至心奉行。或有人来问，予曰：一字经，忍字是也；二字经，方便是也；三字经，依本分是也。这三部经，不在大藏，只在灵台方寸中。人人皆有，不问贤愚，不问识字不识字，皆可诵。若人能志心受持，病亦不生，灾亦无有，自然获福。若不在此身，必在子孙矣。

养生之法

脾好音乐。夜食多，则脾不磨。《周礼》曰：乐以侑食。盖脾好音声丝竹，耳才闻，脾即磨矣。是以音声皆出于脾。而夏月

---

① 六字法：原夺，据日刊本补。

夜短，晚饭少吃，尤宜忌之，恐难消化故也。

酒虽可以陶情性，通血脉，自然招风败肾，烂肠腐胁，莫过于此，饱食之后，尤宜戒之。饮酒不宜粗及速，恐伤破肺，肺为五脏之华盖，尤不可伤。当酒未醒大渴之际，不可吃水及啜茶，多被酒引入肾脏为停毒之水，遂令腰脚重坠，膀胱冷痛，兼水肿消渴挛躄之疾。大抵茶之为物，四时皆不可多吃，令人下焦虚冷，唯饱食后吃一两盏不妨，盖能消食故也。饥则尤宜忌之。

凡坐卧处始觉有风，宜速避之，不可强忍。且年老之人，体竭内疏，风邪易入，始初不觉，久乃损人。故虽暑中不可当风取凉、醉后操扇。昔有人学得寿之道于彭祖，而苦患头痛，彭祖视其寝处有穴，当其脑户，遽令塞之，后遂无患。

五味稍薄，令人爽神；稍多，随其脏腑各有损伤。故酸多伤脾，辛多伤肝，咸多伤心，苦多伤肺，甘多伤肾，此乃五行自然之理。初伤不觉，久乃成患不浅。

久视伤心损血，久坐伤脾损肉，久卧伤肺损气，久行伤肝损筋，久立伤肾损骨。孔子所谓居必迁坐，以是故也。

人之劳倦，有生于无端，不必持重执轻，仡仡终日，惟是闲人多生此病。盖闲乐之人不多运动气力，饱食坐卧，经脉不通，血脉凝滞使然也。是以贵人貌乐而心劳，贱人心闲而貌苦。贵人嗜欲不时，或昧于忌犯，饮食珍馐便乃寝卧。故常须用力，但不至疲极。所贵荣卫通流，血脉调畅，譬如流水不污，户枢不蠹也。

卧宜于侧身屈膝，益人心气。觉宜舒展，则精神不散。盖舒卧则招魔引魅，孔子寝不尸，盖谓是欤。发多梳则去风明目，故道家晨梳常以百二十为数。浴多则损人心腹，令人倦怠。

寝不言者，为五脏如钟磬然，不悬则不可发声。睡留灯烛令人神不安。

夏一季是人脱精神之时，心旺肾衰。肾化为水，至秋乃凝，及冬始坚，尤宜保惜。故夏月不问老幼悉吃暖物，至秋即不患霍乱吐泻。腹中常暖者，诸疾自然不生，盖血气壮盛也。

《月令》：仲夏之月，君子斋戒，处必掩身，毋躁，止声色，毋暴怒，薄滋味，保致和，禁嗜欲，定心气。

虽盛暑冲热，若以冷水洗面手，即令人五脏干枯，少津液，况沐浴乎？凡玩冷物，大损人目。

茹性至冷，菜瓜虽治气，又能暗人耳目。驴马食之即目烂。此等之物，大抵四时皆不可食，不独夏季，老人尤宜忌之。

冬月天地闭，血气藏，纵有病亦不宜出汗。

昔有三人冒雾早行，一人空腹，一人食粥，一人饮酒。空腹者死，食粥者病，饮酒者健，盖酒能御霜露、辟邪气故也。路中忽遇飘风震雷晦瞑，宜入室避之，不尔损人，当时未觉，久后成患。

春夏宜早起，秋冬任晏眠，晏忌日出后，早忌鸡鸣前。水之在口，曰华池，亦曰玉泉。《黄庭经》曰：玉泉清水灌灵根，子若修之命得长存。

《胎息论》曰：凡服食，须半夜子后，床上瞑目盘坐，面东呵出腹内旧气三两口，然后停息，便于鼻内微纳清气数口。舌下有二穴通肾窍，用舌柱上腭，存息少时，津液自出，灌漱满口，徐徐咽下，自然灌注五脏，此为气归丹田矣。如子后丑前不及，但寅前为之亦可，卧中为之亦可，但枕不甚高可也。

汉·蒯京年百二十岁，日甚壮，言朝朝服食玉泉、叩齿二七，名曰炼精。

后汉·王真常漱舌下玉泉咽之，谓之胎息。

孙真人曰：发宜多栉，手宜在面，齿宜数扣，津宜常咽，气宜精炼。此五者，即《黄庭经》所谓"子欲不死修昆仑"尔。

热摩手心，熨两眼，每三七遍，使人眼目自然无障翳。明目去风，无出于此，亦能补肾气也。频拭额上，谓之修天庭，连发际二七遍，面上自然光泽，如有黯点者，宜频拭之。又以中指于鼻梁两边揩二三十数，令表里俱热，所谓灌溉中岳以润于肺。以手摩耳轮，不拘遍数，所谓修其城郭以辅肾气，以防聋聩也。

大凡人坐，常以两手按髀，左右扭肩数十，则血气通畅，不生诸疾。

古人以色欲之事譬之凌杯盛汤，羽苞畜火，可不慎乎。

治　心

臞仙曰：心者，神明之舍，中虚不过径寸，而神明居焉。事物之滑，如理乱棼，如涉惊浸，或怵惕，或惩创，或喜怒，或思虑，一日之间，一时之顷，径寸之地，炎如火矣。故神弗留则蠹，明弗留则耗。休休焉常与道谋，而自不觉。或曰：谨于为善，若嗜欲一萌，即不善也。归而勿纳，是与良心竞也，必有忿悁之心起而与我敌，以我矜愿之意，接彼忿悁之心，何为不斗？斗不止而害生矣。凡七情六欲之生于心，皆然。故曰：心静可以通乎神明。事未至而先知，是不出户知天下，不窥牖见天道也。盖心如水之不挠，久而澄清，洞见其底，是谓灵明。宜乎静可以固元气，则万病不生，故能长久。若一念既萌，神驰于外，气散于内，血随气行，荣胃①昏乱，百病相攻，皆因心而生也。大概怡养天君，疾病不作，此治心之法也。

---

① 荣胃：按文义，当作"荣卫"。

导引法

闭目冥心坐，

冥心盘趺而坐。

握固静思神。

叩齿三十六，

两手抱昆仑。

叉两手向项后，数九息，勿令耳闻。自此以后，出入息皆不可使耳闻。

左右鸣天鼓，

二十四度闻。

移两手心掩两耳，先以第二指压中指，弹击脑后，左右各二十四次。

微摆撼天柱，

摇头左右顾，肩膊随动二十四，先须握固。

赤龙搅水浑。

赤龙者，舌也。以舌搅口齿并左右颊，待津液生而咽。

漱津三十六，

一云鼓漱。

神水满口匀。

一口分三咽，

所漱津液分作三口，作汩汩声而咽之。

龙行虎自奔。

液为龙，气为虎。

闭气搓手热，

以鼻引清气，闭之少顷，搓手令极热，鼻中徐徐乃放气出。

背摩后精门。

精门者，腰后外肾也。合手心摩毕，收手握固。

尽此一口气，

再闭气也。

想火烧脐轮。

闭口鼻之气，想用心火下烧丹田，觉热极，即用后法。

左右辘轳转，

俯首，摆撼两肩三十六，想火自丹田透双关，入脑户，鼻引清气，闭少顷间。

两脚放舒伸。

放直两脚。

叉手双虚托，

叉手相交，向上托空三次，或九次。

低头攀足频。

以两手向前攀脚心十二次，乃收足端坐。

以候逆水上，

候口中津液生，如未生再用急搅取水，同前法。

再漱再吞津。

如此三度毕，

神水九次吞。

谓再漱三十六，如前一口分三咽，乃为九也。

咽下汩汩响，

百脉自调匀。

河车般①运讫，

摆肩并身二十四，及再转辘轳二十四次。

---

① 般：即"搬"之古字。

发火遍烧身。

想丹田火自下而上，遍烧身体，想时口及鼻皆闭气少顷。

邪魔不敢近，

梦寐不能昏.

寒暑不能人，

灾病不能迍。

子后午前作，

造化合乾坤。

循环次第转，

八卦是良因。

诀曰：其法于甲子日夜半子时起，首行时口中不得出气，唯鼻中微放清气。每日子后午前各行一次，或昼夜共行三次，久而自知。蠲除疾疫，渐觉身轻，若能勤苦不怠，则仙道不远矣。

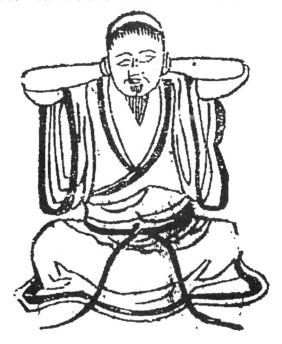

叩齿集神三十六，两手抱昆仑，

双手击天鼓二十四。

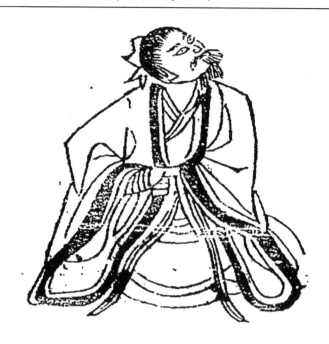

左右手摇天柱，各二十四。

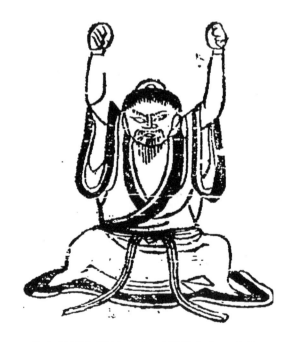

左右舌搅上腭三十六，漱三十六，分作
三口，如硬物咽之，然后方得行水。

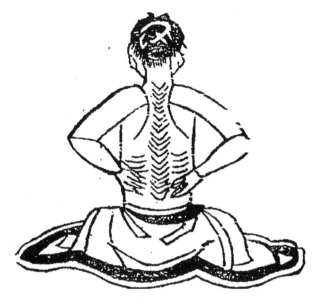

两手摩肾堂三十六，以数多更妙。

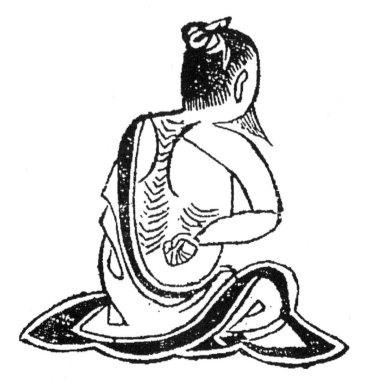

左右单关辘轳，各三十六。

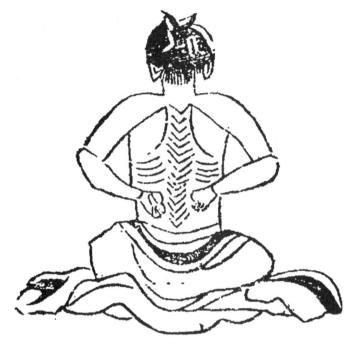

双关辘轳三十六。

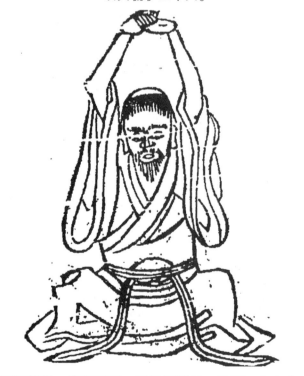

两手相搓，当呵五呵，后叉手托天，按顶，各九次。

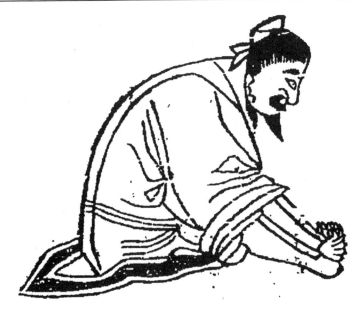

以两手如钩向前，攀双脚心十二，再收足端坐。

去病延寿六字法

其法以口吐鼻取

总诀

肝若嘘时目争精，肺知呬气手双擎，

心呵顶上连叉手，肾吹抱取膝头平，

脾病呼时须撮口，三焦客热卧嘻嘻。

吹肾气

肾为水病主生门，有疾厄羸气色昏，

眉蹙耳鸣兼黑瘦，吹之邪妄立逃奔。

呵心气

心源烦燥急须呵，此法通神更莫过，

喉内口疮并热痛，依之目下便安和。

嘘肝气

肝主龙涂位号心，病来还觉好酸辛，
眼中赤色兼多泪，嘘之病去立如神。

呬肺气

呬呬数多作生涎，胸膈烦满上焦痰，
若有肺病急须呬，用之目下自安然。

呼脾气

脾宫属土号太仓，有痰难教尽择方，
泻痢肠鸣并吐水，急调呼字次丹成。

嘻三焦

三焦有病急须嘻，古圣留言最上医，
若或通知去壅塞，不因此法又何知。

四季养生歌

春嘘明目木扶肝，夏至呵心火自闲，
秋呬定收金肺润，肾吹唯要坎中安，
三焦嘻却除烦热，四季长呼脾化飧，
切忌出声闻口耳，其功尤胜保神丹。

心

可正坐，以两手作拳，用力左右互相筑各六度。又可正坐，以一手按腕上，一手向下拓空如重石，又以两手相叉，以脚踏手中各五六度，能去心胸间风邪诸疾。闭气为之良久，闭目，三咽三叩齿而止。

肝

可正坐，以手两相重按髀下，徐缓身左右各三五度，又可正坐，两手拽相叉，翻复向胸三五度。此能去肝家积聚，风邪毒气，余如上。

胆

可平坐，令两脚掌昂头，以两手挽脚腕起，摇动为之三五度，亦可大坐，以两手拓地，举身努腰脊三五度，能去肾家之风毒邪气。

脾

可大坐，伸一脚屈一脚，以两手向后反掣各三五度。亦可跪坐，以两手拒地回顾，用力虎视各三五度，能去脾脏积聚风邪，喜食。

肺

可正坐，以两手据地，缩身曲脊，向上五举，去肺家风邪积劳。亦可反拳搥脊上，左右各三五度，此法去胸臆间风毒。闭气为之，良久，闭目咽液，三叩齿为止。

肾

可正坐，以两手上从耳左右引胁三五度，亦可反手着冻①，抛射左右，同缓身三五度。亦可以足前后踰左右各十数度。能去腰肾膀胱间风邪积聚，余如上法。

凡欲修养，须静室焚香，顺温凉之宜，明燥湿之异，每夜半后生气时或五更睡觉，先呵出腹内浊气，或一九止，或五六止。定心闭目叩齿三十六通以集心神，然后以大拇指背拭目大小九过，兼按鼻左右七过，以两手摩，令极热，闭口鼻气，然后摩

---

① 冻：据《黄庭内景五脏六腑图》，当作"𩩲"。

面，不以遍数，为真人起居法。次以舌拄上腭，漱口中内外津液，满口作三咽下之令入胃，使胃神承之。如此者之作，是三度九咽，庶得深溉五脏，光泽面目，极有力，不可轻忽。

保养精神

精者，神之本；气者，神之主；形者，神之宅也。故神太用则歇，精太用则竭，气太劳则绝。是以人之生者，神也；形之托者，气也。若气衰则形耗，而欲长生者，未之闻也。夫有者因无而生焉，形须神而立焉；有者无之馆，形者神之宅也。倘不全宅以安生、修身以养神，则不免于气散归空，游魂为变。方之于烛，烛尽则火不居。譬之于堤，堤坏则水不存矣。身劳则神散，气劳则命终。形瘦则神毙，神毙则精灵游矣。已游者无返期，既朽者无生理。故魂者，阳也；魄者，阴也。神能服气，形能食味，气清则神爽，形劳则气浊。服气者，千百不死，故身飞于天。食谷者千百皆死，故形归于地。人之死也，故形归于地，魂飞于天，魄落于泉，水火分散，各归本源。生则同体，死则拍①捐，飞沉各异，禀之自然。形者譬如一根之木，以火焚之，烟则上升，灰则下沉，亦自然之理也。夫神明者，生化之本，精气者，万物之体，全其形则生，养其精气，则性命长存矣。

---

① 拍：日刊本作"相"。

补养饮食

柏汤

柏味苦微温，主吐血、衄血、痢血、崩血，久服轻身益气，耐寒暑，去湿，止饥。采取嫩叶，线系垂挂一大瓮中，纸糊其口，经月视之，如未干，更闭之至干，取为末。如不用瓮，只密室中亦可，但不及瓮中者青翠。若见风则黄矣。此汤可以代茶，夜话饮之尤醒睡。饮茶多则伤人，耗精气，害脾胃。柏汤甚有益，尤助幽尚。如太苦，则加少山芋，尤妙。

薯蓣酒

薯蓣，即山药，一名山芋，味甘温无毒，补虚劳羸瘦，充五脏，除烦热，强阴，久服耳目聪明，轻身，不饥，延年。山薯蒸熟，去皮，一斤，酥三两，同研丸如鸡子大，投沸酒中，一枚用酒半升。薯，山生者佳，取曝十余日，皮皱可用之。书云：薯，凉补，于狗大有益于补养。

地黄酒

地黄，味甘苦凉无毒，久服轻身不老。一名地髓，补五脏内伤不足，通血脉，益气力，利耳目。每米一斗，用生地黄三斤同蒸，用白曲拌之，候熟，任意用之。大能和血驻颜。

戊戌酒

用糯米三斗，蒸熟，用犬一只煮一伏时，候极烂，捣为泥，连汁与饭同拌匀，用白曲三两和，二七日熟。空心饮一杯，胜饮常酒一瓶。极能补养元气，老人食之尤佳。然酒本能和血，痛饮不过三杯，多则伤五脏，乱性发狂，尤宜忌之。

乳粥

牛乳味甘无毒，生微寒，熟补虚赢、止烦渴、除风热、润皮肤、养心肺、解诸热风毒。用黄牛乳，水牛不用。凡煮粥半熟，去米汤，下牛乳，代米汤煮之。候熟，挹置碗中，每碗下真酥半两，置粥上，溶如油，遍覆粥上，食时旋搅，甘美无比，大助元气。

地黄粥

切地黄二合，候汤沸，与米同下罐中。先用酥二合、蜜一合，同炒令香熟，候粥熟时乃下同煮，取熟。食之，大能和血生精。

茯苓粥，制法与地黄粥同，但不用酥蜜，专补心气。

鹿角粥

鹿角，味甘无毒，消痹，益气力，补精髓，强阴。用新鹿角一具，寸截，流水内浸三日，刷洗去腥秽，以河水入砂罐内，以桑叶塞口，勿令漏气，炭火猛煮，时时看候，如汤耗，旋添热汤，煮一日，候角烂似熟芋，掐得酥软即止。未软更煮，慎勿漏气，漏气则难熟。取出曝干，为粉。其汁澄滤候清冷，以绵滤作胶片，碗盛，风中吹干，谓之鹿角胶，可入药。每粥一碗，入角粉五钱、盐一匙，同搅，温服之，能补脑髓，益精血，尤固元气。

山薯粥

山薯，山生者佳，圃种者无味。取去皮，捣研为泥粉，每碗粥用二合，蜜二匙，同炒令凝，以匙揉碎，候粥熟，投搅令匀，乃服。

山薯面

取山薯去皮薄切，日中曝晒干，簸中授为粉，筛如常面，食之加酥蜜，为醇面，尤精。

鹿羹

味甘，无毒。经云：兽肉虽多，惟鹿最可食。性温，补益气力、助五脏、强阴。盖食灵草，异其众也。头肉又治烦惫多梦，蹄治脚膝痿，血治肺痿吐血及崩带下。每用肉不拘多少，洗净控干，先以盐、酒多醋少浴过，用花椒、莳萝、茴香、红豆、桂花（如无，桂皮代之），俱为细末，量肉多少下之，却将酒、醋、酱油拌匀，加葱白数茎，入银器内，或瓦器亦可，密封其口，用重汤慢火煮，只候软烂方可食。

牛羹

味甘平，无毒，止吐泻，安中益气，养脾胃。心主虚忘，肝主明目，肾主补肾气益精，胃主消渴风眩、补五脏，髓主补虚填髓。久食增年，安五脏，平三焦，温骨髓，补中续绝，和五味食之。水牛肉不用。黄牛肉不拘多少，用活动肥嫩之肉，洗净，其制法与鹿肉同。但心、肝、肚不必重汤，只可就锅中煮糜烂食之。惟肾可批开，剥去内外皮膜，用盐、酒多醋少浴浸一时，入香油椒料打拌匀，烧沸汤掸食。惟髓取出，以葱花、椒末同下在酒中。

糊犬

味咸酸，温，无毒，主安五脏，补绝伤，益阳事，轻身益气。黄者大补，黑者次之，余色者又次之。莫与蒜同食，能损人。用犬一只，退净，剔去骨，盐、酒、醋浴过，入冬瓜内，煨取佳。每肉一斤，用醇酒一盏，醋一盏，白盐半两，油酱少许，前料量下，拌匀，右用冬瓜一个，切去盖，取出瓤，将肉盛于内，仍用盖合了，又用竹签签定，纸封固，不令漏气。又用稻草纽成松要子，将冬瓜缠定，又用盐泥固济，却用稻糠火烧半着，却将冬瓜埋在火中，不用大火，煨过一宿，至次日，割开，任意食之，其冬瓜亦可食也。如无冬瓜，只用砂锅、瓦罐煮之。

糟蒸猪肚

猪肚一个，洗净，将黄芪、地黄洗净，搥碎，装入肚内，竹签签住两头。令竹签签住，用醇糟包肚，放在罐内，重汤，以文武火蒸熟为度。常服健脾胃、进饮食、补中益气，治诸虚弱。

臞仙活人心方上卷终

新刊京本活人心法下卷

玉笈二十六方

玄洲道人　涵虚子编

至圣来复丹百病

治荣卫不交，心肾不升降，上实下虚，气闭痰厥，心腹冷痛，脏腑虚滑，不问男子老幼，危急之证，但有胃气，无不获安。此药配类二气，均调阴阳，掌天地冲和之气，乃水火既济之方，可冷可热，可缓可急，为效殊胜。

硝石一两　硫黄一两，二味相和作丹　太阴玄精石一两　青皮去白，二两　五灵脂四两，研为末，水澄过二两净　陈皮去白，一两

右用五灵脂二两，陈皮为末，次入玄精石末及前二气末拌匀，好醋打糊，为丸豌豆大，每服三十丸，空心米饮下。

归神丹安神

安神宁心，闭精气不泄，固元气长存，及治一切颠痫诸疾，惊悸，神不守舍之证。

颗块朱砂二两，猪心内酒蒸　金箔二十片　银箔二十片　琥珀一两　酸枣仁去壳，二两　远志姜汁炒，一两　白茯神去木，二两　龙齿一两　罗参二两　当归二两

右为细末，酒煮稀面糊为丸，梧桐子大，每服二十九丸至五

丸，丸用去心麦门冬汤送下。夜寝不寐，多乱梦，用炒酸枣仁汤
吞下。

玉枢丹^{解毒}

治一切毒药、蛊毒、瘴气并狐狸、鼠莽、恶菌、河豚之毒，
吃死牛马肉毒，蛇犬恶虫所伤毒，痈疽发背，一切恶疮毒，诸风
瘾疹，赤肿，诸瘤，随手取应，万无一失。凡人居家出入，不可
无此药。

山茨菰^{人皆不识，以老鸦蒜为之，故药不真，则不效。其山茨菰者，俗名金}
灯笼，其叶似韭。花似灯笼，其色白，上有黑点，结子三棱，二月长苗，三月开花，
四月苗枯，挖地得之，其茨菰上有毛包裹，人不可识，采时可于有苗时记其地，至秋
冬取之。此药中，其山茨菰不真，则药不效，去皮净，焙，二两　　**文蛤**^{一名五倍}
子，槌破，洗焙，净秤三两　　**麝香**^{研，三钱}　　**千金子**^{一名续随子，去壳、研，去}
油取霜，一两　　**红芽大戟**^{去芦，焙干，一两半}

右除千金子、麝香外，三味末，却入二味研药匀，用糯米浓
饮为剂，于木臼内，杵千余下，分为四十粒，每服一粒，研生姜
薄荷汁，井华水研服，干薄荷浓煎汤，冷磨服亦佳，通利一两行
无妨，只用温粥止住，合时宜端午、七夕、重阳日合，或遇天德
月德日亦佳，合时要在净室，焚香至诚修制，毋令妇人、鸡犬见
之，效验不可具述，宜珍藏之。

痈疽发背，未破之时，用凉水磨涂痛处，并磨服，良久觉痒
立消。

阴阳二毒，伤寒心闷，狂言乱语，胸膈壅滞，邪毒未发，及
瘟疫山岚瘴气，缠喉风，冷水入薄荷一小叶，同研下。

急中及颠邪，喝叫乱走，鬼胎、鬼气，并用暖无灰酒下。

自缢、落水死头暖者，及惊死、鬼迷死未隔宿者，并冷水
磨，灌下。

蛇、犬、蜈蚣伤，并冷水磨涂伤处。

诸般疟疾，不问新久，临发时，煎桃柳汤磨下。

小儿急慢惊风，五疳五痢，蜜水、薄荷小叶同磨下。

牙关紧急，磨涂一丸，分作三服，如丸小，分作二服，量大小与之。

牙痛，酒磨涂及含药少许吞下。

汤火伤，东流水磨涂伤处。打扑伤损，炒松节，无灰酒下。

年深日近，头疼，太阳疼，用酒入薄荷研烂，磨纸花贴太阳穴上。

诸般痫疾，口㖞斜，唇眼掣眨，夜多睡涎，言语蹇涩，卒中风口噤，牙关紧急，筋脉挛缩，骨节风肿，手脚疼痛，行止艰辛，应是风气疼痛，并用酒磨下。有孕妇不可服。

辟巽锭子风药

治大人一切诸风，破伤风，小儿急慢惊风，第一风药。

全蝎二十个，生用　牛胆南星七钱　防风半两　白附子半两　干生姜三钱　川乌半两　天麻半两　川芎半两　白芷半两　人参半两　牛黄三钱　朱砂一两　麝香二钱　薄荷半两　片脑三钱　木香半两　白术半两　茯神半两　白姜①蚕二十一个，生用

右为细末，用麻黄一斤，甘草半斤，蜂蜜二两，煎作膏子，稀稠得宜，前次药末，印作锭子，金箔为衣。小儿急惊风，手脚搐搦，用金银磨汤化下一锭；慢惊风，昏昏如眠，不醒人事，四肢不收，姜汤下。大人破伤风，诸风，用温酒化下。

---

① 姜：据文义，当作"僵"。

捉虎丹风气

专治风寒暑湿，脚气，无问远年近日。一切走注，疼痛不可忍，临时发，空心服一丸，赶到脚面上；赤肿痛不散，再一丸，赶至脚心中，出黑汗乃除根。如病在上，食后临卧酒下，自然汗出，定痛为验。及风重瘫患，麻痹不仁，手足不能屈伸，偏枯，酒下二丸，进二服。初风，不省人事，牙关不开，研二丸，酒调灌下，一省为验。

麝香二钱半　京墨烧烟尽，一钱半　乳香　没药各七钱半　白胶香一两半，各研　草乌去皮脐，一两半　五灵脂研　地龙去土　木鳖子各一两半，净捶去油尽　当归晒干，七钱半

右为末，与前药和匀，用糯米糊为丸，如鸡头实大，温酒下一丸，神效。

还元丹补养

安五脏，消百病，此药大能令瘦者肥，补虚损，实精髓，固元气。用黄犍牛肉，不拘多少，去筋膜，切作棋子大片，用河水洗数遍，令血味尽，仍浸一宿，次日再洗一二遍，水清为度。用无灰好酒入磁器坛内，重泥封固，用桑柴文武火煮一昼夜，取出，焙干为末，其至如黄沙为佳，焦黑无用，每用末半斤，入后药一斤为则。

山药四两重，用葱盐炒，去葱盐，为末　白茯苓四两，用坚实者，为末莲肉四两，去心，葱盐炒　小茴香四两，去枝梗，微炒香，为末

右为末，用红枣二十粒，蒸烂，皮肉相离，捞起，剥去皮核，研为膏，加好酒，入药和剂作圆，切勿用面糊、米饮之类，圆如梧桐子大，晒干透心，温酒空心吞下五十丸。初服，日进三服，七夕后只进一服。

九仙夺命丹翻胃

加糖毬子根一钱，谓十圣夺命丹

治翻胃、饐食，其效如神。

人参 甘草各一钱 南木香二钱 南星二钱，姜制 半夏五钱，姜制 枳壳一两，去穰，面炒 白矾一两，火枯 豆豉一两 厚朴五钱，姜制，炒干

右九味为末，候清夜间露过①，以人参、厚朴煎汤，调米糊，作饼子如小钱大，慢火焙干，每服一饼，嚼碎，姜汤调平胃散送下，切忌诸般生冷腥味及酒之类，无不效者。

秘②精，天下第一下部药 夜遗梦泄，助阳补精

治夜梦遗精不禁，诸药不效者，服之立愈。

灵砂水飞过 龙骨火煅飞，各二两，酒煮，焙干为末亦可③ 缩砂仁 诃子用小者，热灰煨，去灰取肉。各半两

右为末，米糊为丸，绿豆大，每服十五丸至二十丸、三十丸，空心温酒下，临卧熟汤下。有人用灵砂二两，阳起石一两，火煅通红，牡蛎雌雄各半两，火煅飞，缩砂仁一两，诃子肉一两，白茯苓半两，麦门冬去心二钱半，糯米饭丸，空心温酒下一十丸，临卧冷水下五丸，要通吃葱茶半盏。无阳起石，龙骨代之，妙。

---

① 候清夜间露过：日本刊本作"候夜间晴时露过"。

② 秘：据《医方类聚》及日本刊本补。

③ 末亦可：此三字原夺，据日本刊本及《医方类聚》补。

玉露丸①夜遗

助元阳，闭精气，补脑髓，固真不泄，与金锁丹相间服。

白龙骨粘舌者，九蒸九曝，为末　菟丝子酒浸，焙干用，别研　韭子新瓦上微炒。以上各三两

右三味，同为细末，炼蜜丸如桐子大，每食前服十丸，初服忌房事，余下同。

金锁丹夜遗

肉苁蓉五两，去皮，切作片子，酒浸，捣为膏　巴戟二两，去心　黑附子二两，炮去皮脐　破故纸四两，微炒　胡桃二十个

右同苁蓉膏捣匀，同前药为细末，却入苁蓉膏和匀，再入臼内杵五七百下，丸如梧桐子大，每服十丸，温酒送下，盐汤亦可，食前玉露丸，食后金锁丹。服经月余，虽老弱下元不衰，永闭精也。如要却泄，车前子一合，煎汤服之，妙。

灵宝丹过药

推积滞，除腹痛，治一切无名肿毒恶疮。

木香　沉香　乳香各半钱

右为末，将巴豆皮退去，净二钱，枣二个，去皮，捣成膏，和药收之，每服一丸，如绿豆大，凉水送下。如欲过三行，先吃凉水三口，然后用凉水送下；如欲五行六行，依数吃水。巴豆去油用。)②

---

① 玉露丸：日本刊本作"玉灵丹"。
② 巴豆去油用：日本刊本无。

感应丹泻痢

治大人小儿脾虚泻痢，水谷不分，肚腹急痛。此药不损元气，只消磨疾滞，旋丸如绿豆大，每服五丸，姜汤下，大人如豌豆大。水泻，冷水下；头痛，葱白汤下；如要取汗，葱白姜汤下；赤白痢，甘草姜汤送下。

丁香一钱　木香二钱半　肉豆蔻一个　巴豆七个，去皮，又去油　干姜一钱　杏仁七个，去皮　百草霜一钱

右七味，除巴豆、百草霜、杏仁，余为末，前三味别研，银器内酒煮黄蜡一两，放冷，蜡浮，用香油三钱，先煎香熟，用蜡和药汤，所作锭子旋丸。

玄灵散疮毒

治诸般恶疮、发背、发脑、发鬓、发髭、疔疮、鱼脐疮，一切肿毒，并皆治之。

豨莶草　蛹七个，烧灰　乳香一钱

右为细末，每服二钱，用无灰酒调，热服。如毒重，连进三服，得汗为效，后用连翘饮、连翘败毒散。有热加大黄，微利一二行为效。

天浆疮毒

治疔肿、痈疽、发背，并一切无名肿毒。

野红花即小蓟也　豨莶草　五叶草俗名五爪龙

右擂细，用好酒一碗，锅内滚热，加大蒜一个，擂细入内，顿服，汗出速效，大忌风。

玉开金钥匙咽喉

治缠喉风，咽喉闭塞，水浆不下。

尖草乌二钱　淮乌三钱　麝香一分①

右为细末，每服用钱一字多，冷水一②点调吞下，忌热汤一时。

青龙胆咽喉

治咽喉闭塞肿痛，并双单乳蛾，大有神效。

用好鸭嘴胆矾盛于青鱼胆内，阴干为末，吹入喉中，立效。

一笑散牙疼

治风虫牙疼痛不可忍，此药神效。

汉椒为末，以巴豆一粒，研成膏，饭丸如蛀孔大，绵裹，安于蛀孔内。昔有乐清宰患此，号呼之声，彻于四邻，诸药不效，用此，立愈。

神功散牙疳

治牙疳臭烂涎出者，擦之神效。

青黛三钱　铜绿二钱　晋矾二钱　黄柏二钱　藜芦二钱　枯矾二钱　黄连二钱　麝香半钱　轻粉四十九贴　芒硝二钱　人言二钱，用红枣十枚，去核，匀分此物入内，于火内煅作灰

右件，各为细末，秤过，入粉麝研烂，随时用之。

---

① 一分：日本刊本作“二分”。

② 一：日本刊本作“二”。

神灵丹心疼

专治急心痛，立效。

汉防己五钱　五灵脂一两　蒲黄一两，微炒　良姜五钱　班猫二十个，同良姜炒黄色，去班猫不用

上为细末，醋糊为丸，如皂角子大，每服一丸，艾醋汤下，或痛甚，碾为末调下。

南极延生汤癫痫

治心惊邪热狂语，精神不爽。

脑子研　牛黄研　朱砂各二钱半。研　大黄生用，一两

右为末，每服三钱，生姜、蜜调水下。

丹房奇术不服药自去水腹胀

真水银粉二钱　巴豆肉碾去油，四两　生硫黄一钱

右研成饼，先以新绵一片铺脐上，次以药饼当脐掩之，外用绵缚，如人行三五里，自然泻下黄水，待之三五度，除去药，以温粥补之。久患者，隔日取水。一饼可救二三十人，神效。

鱼刺并骨鲠在喉者鱼刺

山栗红果树，独根向下者，与玉簪花根，皆捣取自然汁，用匙或竹筒盛汁，放入口内，不可着牙，着牙皆化落下。

四炒枳壳丸治气

治气胀满积聚，宽中快气，消导进食。

枳壳去穰，四两，切作片子，分作四分，每分一两，同后四味药炒之

一分用苍术一两锉碎同炒，一分用萝卜子一合同炒，一分用

干漆一两碎同炒，一分用小茴香一两同炒，以枳壳黄为度。只取枳壳一味为末，却将苍术、萝卜子、干漆、茴香四味，用水二碗，煮至一碗半，去滓取汁，煮面糊丸枳壳一味，如梧桐子大。每服七十丸，食后米饮下，立效。

济阴丹产妇

一名茺蔚子，一名益母草，一名野天麻。其叶类火麻，茎方，花紫色，五月五日采叶、茎、根，全阴干，不见日火，忌铁器。专治妇人产难横逆，并安胎顺气。其草以石磨为末，炼蜜为丸，如弹子大，每服一丸，临产以童子小便入温酒化下。若气不顺，用木香人参汤或艾醋汤化下。又治妇人勒奶痛成痈，为末，水调涂乳上，一宿自差，生捣烂敷之亦可，神效。

宋真宗皇帝敕封琼液膏眼药

治远年近日一切不疗眼疾，其功速应如神。

熊胆一钱　　牛黄一钱　　龙脑半钱，为末　　蕤仁一钱，去皮　　硼砂一钱，为末　　黄连一两　　蜂蜜二两

上熊胆、牛黄、蕤仁、黄连四味，用长流水二大碗，磁器内熬至半碗，用重绵滤过，去滓，入蜜，用文武火熬至紫色，蘸起牵丝为度，不可太过不及，取出，入硼砂、龙脑末，和匀，磁瓶内封固，入土埋七日，出火气。每用铜箸少许点于患目内，瞑目片时，候药性过，日点三次，仍忌动风热物。

神授东华益算膏膏药

此方得于天宝洞中，遇一老人而授之，语毕不知所在。其膏药治一切无名恶疮，诸药不效者。用绯红绵帛，可疮大小，唾津摊贴，勿留口，不见火，极有神效，功侔造化。

先熬五枝膏：

桃枝　柳枝　槐枝　榆枝　桑枝　加枸杞皮

各锉碎五升，共三斗，用长流水一担，同熬至五分，去滓，加当归末四两，慢火熬成膏，滴水中不散为度。

五枝膏二两　净沥青一斤　净黄香半斤　乳香末一两　没药一两

轻粉二钱　黄蜡二两　血竭末二钱　麝香末一钱　安息香末　黄丹

各一两　瓜绿末二两，极细

同用川芎、白芷，同煎油熟，去药不用，春夏用油四两，秋冬用油六两。

右件先煎香油熟，次下沥青、黄香、黄蜡熔开，下五枝膏，用槐枝搅二百余；下乳香、没药、血竭、轻粉、安息香、黄丹，再搅二百余；下麝香、瓜绿，再搅三百遍；滴水盆内，浮者为度，同药倾于水盆内，浮者似青荷叶为度，沉香色者，再熬，拔扯二百余遍；搭成鸡子大块，水盆内浸一宿，捞出控干，用纸托盘内放之，冬温处，夏凉处。如贴脑疽、发背溃烂之处，用槐枝葱白煎汤洗净，三五日一换。煎熬此药，不犯铁器。随时用之立效。

加减灵秘十八方

防风通圣散

治一切诸风，或风热走注，疼痛麻痹者，或肾水真阴衰惫，心火邪热暴甚而僵仆，或卒中久不语，或一切暴喑而不语，语不出声，或暗风痫者，或洗头风，或破伤风，或中风，诸般搐，并小儿诸疳积热，或惊风积热，伤寒疫疠不能辨者，或热甚怫结而反出不快者，或热黑陷将死，或大人小儿风热疮疥，及久不愈者，或头生屑，遍身出黑鼆，紫白斑驳，或面鼻生紫赤，风刺瘾疹，俗呼为肺风者，或成风疠，世传为大风疾者，或肠风痔漏，并解酒过热毒，兼治产后血液损虚，以致阴气衰残，阳气郁甚，为诸热证，腹满涩痛，烦渴喘闷者，或癫狂，或热极生风，而热燥郁，舌强口噤，筋惕肉瞤，一切风热燥证，郁而恶物不下，腹满撮痛而昏者，兼治大小疮及恶毒，并堕马打扑，伤损疼痛，或因而热结，大小便涩滞不通，或腰腹疼痛，腹满喘闷者，并皆治之。除恶物过多而不吐者，不宜服之。

防风　川芎　当归　芍药　大黄　芒硝　连翘　薄荷　麻黄_{不去节，各半两}　石膏　桔梗　甘草　黄芩_{各一两}　滑石_{三两}　白术　栀子　荆芥穗_{各二钱半}

右㕮咀，如麻豆大，每服一两，生姜三片同煎，温服，日再服。

劳汗当风，汗出为皶，郁乃痤，劳汗出于玄府，脂液所凝，去芒硝，倍加芍药、当归，发散玄府之风，当调其荣卫。俗云：风刺。

生瘾疹，或赤或白，加麻黄、盐豉、葱白，出其汗。麻黄去节，并去芒硝，咸走血而肉凝，故不能发汗罢。依前方中加四物汤、黄连解毒，三药合而服之，日二服。故《内经》曰：以苦发之，谓热在肌表连内也。

小便淋秘，去麻黄，加滑石、连翘，煎药汤，调木香末二钱，去麻黄，主表不主里，故去之。

腰胁痛，走注疼痛者，加硝石、当归、甘草一服，各二钱，调车前子末、海金沙末各一钱。《内经》曰：腰者，肾之府。若破伤风者，如在表则辛以散之，在里则苦以下之，兼散之，汗下后，通利血气。祛逐风邪者，每一两内加荆芥穗、大黄各二钱，调全蝎末一钱，羌活末一钱，可服。

　　诸风潮搐，小儿急慢惊风，大便结闭，邪热暴甚，肠胃干燥，寝汗，咬牙，上窜，睡语，筋转，惊悸，肌肉蠕动，每一两加大黄二钱，栀子二钱，调茯苓末二钱，服之。

　　肌肉蠕动者，调羌活末一钱。经曰：肌肉蠕动，命曰微风。

　　风伤于肺，咳嗽喘急，每一两加半夏、桔梗、紫菀各二钱。

　　打扑伤损，支节疼痛，腹中恶血不下，每一两加当归、大黄各三钱半，调没药、乳香末各二钱半服之。

　　解利四时伤寒，内外所伤，每一两内加益元散一两，葱白十茎，盐豉一合，生姜半两，水一大碗，煎至五七沸，或煎一小碗，温冷服一半，以箸投之即吐，罢后，服一半，稍热服，汗出立解，愈。

　　饮酒中风，身热，头痛如破者，加黄连须二钱，葱白十茎，依法立愈。慎勿用桂枝麻黄汤解之。

　　头旋脑热，鼻塞浊涕时下，每一两加薄荷、黄连各二钱半。《内经》曰：胆移热于脑，则辛頞鼻渊，鼻渊者，浊涕下不已也。王注曰：胆液下澄，则为浊涕下不已，如水泉，故曰鼻渊也，此为足太阳脉与阳明脉俱盛也。

　　气逆者，调木香末一钱服之。

小续命汤

　　通治八风五痹痰厥等疾，以一岁为总，六经为别，药内随证细分加减，自古名医不能越此。

　　麻黄去节　人参　黄芩　芍药　甘草炙　川芎　杏仁麸炒，去皮尖　防己　官桂去粗皮，各一两　防风一两半　附子炮，去皮脐，半两

　　上除附子、杏仁外，捣为粗末，后入二味匀，每服五钱，水一钟半，生姜五片，煎至一钟，去粗，稍热，食前服之，立效。

　　无附子、防风、生姜，有当归一两。

春加麻黄一两，夏加黄芩七分，秋加当归四两，冬加附子半两。

精神恍惚，加茯神、远志各五钱。

骨节烦痛有热者，去附子，倍芍药五钱。

心烦多惊者，加犀角半两。

骨间冷痛者，倍用桂、附子各五钱。

呕逆腹胀者，倍人参加半夏一两。

躁闷大便涩者，去附子倍芍药入竹沥一合煎服。

脏寒下利者，去防己、黄芩，倍附子一两，加白术一两。

便利，产后失血，并老人小儿，加麻黄、桂心、甘草各二两。

治或歌哭，或笑语，无所不及，用麻黄、人参、桂枝、白术各三两。

自汗者，去麻黄、杏仁，加白术各一两。

脚弱，加牛膝、石斛各七两。

身疼痛，加秦艽一两。

腰疼，加桃仁、杜仲各半两。

失音，加杏仁一两。

平胃散

治脾胃不和，肚腹疼痛，霍乱呕吐，或泄泻不止，四时不伏水土，山岚瘴气，并伤寒疫疠之疾，并皆治之。

苍术五两，泔浸　陈皮去白　厚朴姜制，各三两　甘草炙，二两

㕮咀，每服五钱。生姜三片，枣一枚，水钟半，煎至七分，不拘时温服。

泻脾湿加茯苓、丁香、白术，为调胃散。一法加藿香、半夏。

加干姜为厚朴汤。

瘟疫时气二毒，伤寒头痛壮热，连须葱白五寸、豆豉三十粒，煎三二服，微汗出愈。

五劳七伤，脚手心热，烦躁不安，百节酸疼，加柴胡一两。

痰嗽疟疾，加姜制半夏。

本藏气痛，加茴香。

水气肿满，加桑白皮、木通。

妇人赤白带下，加黄芪。

饮冷伤食，加高良姜、白豆蔻。

酒伤，加丁香二钱。

滑脱泄泻，加肉豆蔻二钱。

风痰四肢沉困，加荆芥。

腿膝冷痛，加牛膝。

浑身虚壅拘急，加地骨皮、麦门冬。

腿膝湿痹，加菟丝子。

白痢，加吴茱萸、黄连，去甘草。

赤痢，加黄连。

头风，加藁本。

转筋霍乱，加楠木皮。

七邪六极，耳鸣、梦泄、盗汗，四肢沉重，腿膝酸痿，妇人宫藏久冷，月脉不调者，加桂枝。

冒寒呕吐多，加生姜。一法加茯苓、丁香各三两，共六味。

气不舒快，中脘痞塞，加缩砂仁、香附子各三两，生姜煎服。

与五苓散相半，为对金饮子。

与六一散相合，为黄白散；若与钱氏异功散相合，为调胃散。

欲进食，加神曲、麦芽、吴茱萸、蜀椒、干姜、桂皮，吴茱萸汤。

加藁本、桔梗，为和解散。

加藿香、半夏，为不换金正气散，治伤寒吐利。

疟疾寒热者，加柴胡各五钱。

小肠气痛者，加苦楝、茴香各三钱。

理中汤

治寒毒下利，腹脐胀满，大便或黄或白，或毒黑，或有清谷，皆治。口噤失音，四肢强直刺痛。

人参　白术　干姜　甘草炙，等分

右㕮咀，每服五钱，水煎，食前服。

寒气湿气所中者，加附子一两，名附子理中汤。

霍乱吐泻者，加橘红、青橘皮各一两，名治中汤。

干霍乱，心腹作痛，先以盐汤少许顿服，候吐出令透，即进此药。

呕吐者，于治中汤内加丁香、半夏一两，每服，生姜七片同煎，热服。

泄泻者，加橘红、茯苓各一两，名补中汤。

溏泄不已者，于补中汤内加附子一两。

不喜饮，水谷不化者，再加缩砂一两。

霍乱吐下，心腹作痛，手足逆冷，于本方中去白术，加熟附子，名四顺汤。

伤寒结胸，先以桔梗、枳壳等分煎服。不愈者，及诸吐利后，胸痞欲绝，心膈高起急痛，手不可近者，加枳实、茯苓各一两，名枳实理中汤。

渴者，再于枳实理中汤内加栝蒌根一两。

霍乱转筋者，理中汤内加火煅石膏一两。

脐上筑者，肾气动也，去白术加官桂一两半。肾恶燥，去白术，恐作奔豚，故加官桂。

悸多者，加茯苓一两。

渴欲饮水者，加白术半两。

苦寒者，加干姜半两。

腹满者，去白术，加附子一两。

饮酒过多，及啖炙煿热食，发为鼻衄，加川芎一两。伤胃吐血，以此药能理中脘，分利阴阳，安定血脉，只用本方。

中附子毒者，亦用本方，或止用甘草、干姜，等分煎服，仍以乌豆煎汤解之。

甘桔汤

治咽喉肿痛，燥热喉闭。

甘草　桔梗各等分

右锉如麻豆大，每服五钱，水一钟半，煎至六分，去粗，稍热食后徐徐服，忌煎、煿、热毒之物，此药大有神效。

咳逆气者，加陈皮。

咳嗽者，加知母、贝母。

咳发渴者，加五味子。

唾脓血者，加紫菀。

肺痿者，加阿胶。

面目肿者，加茯苓。

呕者，加半夏、生姜。

少气者，加人参、麦门冬。

肤痛者，加黄芪。

目赤者，加栀子、黄连。

咽痛者，加鼠粘子、竹茹。

声不出者，加半夏、桂枝。

疫毒头肿者，加鼠粘子、大黄、芒硝。

胸膈不利者，加枳壳。

心胸痞者，加枳实。

不得眠者，加栀子。

发斑者，加防风、荆芥。

酒毒者，加葛根、陈皮。

小柴胡汤

治伤寒中风，其病半在表，半在里，筋脉拘急，身体疼痛，寒热往来，或呕或嗽，胸膈痞满硬痛，前后无问日数，及汗后余热不解，不问瘟疫、伤寒、杂病，蒸热作发，并两感可和解，肌体羸瘦，倦怠少力，小便不利，大便秘涩。

柴胡四两　半夏一两二钱半　黄芩一两半　人参一两　甘草一两半

上锉如麻豆大，每服五钱，生姜四片，枣一枚，水一钟半，煎至八分，去粗，温服，日三服。

腹中痛，去黄芩，加芍药。

心下悸，小便不利者，去黄芩，加茯苓二两。

胸中烦，不呕者，去半夏、人参，加栝蒌实四分之二。

渴者，去半夏加人参、栝蒌根二两。

胁下痞硬，去枣加牡蛎。

不渴，外有微热者，去人参，加桂枝一两半，温覆微汗愈。

咳嗽者，去人参，加五味子一两二钱半，干姜一两，亦去枣子、生姜。

寒热往来，经水不调，去半夏，加秦艽、芍药、当归、知母、地骨皮、牡丹皮、川芎、白术、茯苓。

妇人虚痨发热，加蛤蚧、赤茯苓。

小柴胡汤与四物汤各半，名调经汤。

无孕呕者，加半夏。

无汗者，加柴胡。

恶寒者，加官桂。

有汗者，加地骨皮。

咳嗽者，加紫菀。

通经者，加京三棱、广茂。

痨者，加鳖甲。

妇人伤寒，经水适来适断，发热恶寒，夜则谵语，此为热入血室，故寒热如疟，小柴胡汤以主之。

伤寒过经不解，胸膈满而呕，时发潮热，加芒硝一两。

不换金正气散

治四时伤寒，头疼，发热恶寒，身体痛，潮热往来，咳嗽痰逆，呕哕恶心，及山岚瘴气，一切并皆治之。霍乱吐泻、赤白痢并宜服之。

苍术米泔浸　陈皮去白。各五钱　藿香二钱　半夏汤泡七次，三钱
甘草二钱　厚朴姜制，四钱

右依此修合，每服姜五片，葱一根煎服①。

头疼，加川芎、白芷。

潮热，加黄芩、前胡。

口燥心烦，加干葛、柴胡。

冷泻不止，加木香、诃子、肉豆蔻。

---

① 右依此修合，每服姜五片，葱一根煎服：此句，日本刊本作"右每服三钱，水一盏半，姜五片，葱一根，煎至八分，食前，稍热服"。

疟疾，加常山、槟榔、草果。

咳嗽，加杏仁、五味子、桔梗。

喘急，加麻黄、苏子、桑白皮。

身体疼痛，加桂枝、麻黄、赤芍药。

感寒腹痛，加军姜①、官桂。

呕逆，加丁香、砂仁。

足浮肿两脚，加大腹皮、木瓜、五加皮。

气块，加枳壳、槟榔、茴香、三棱。

热极，大腑不通，加朴硝、大黄。

腹胀，加香附子、枳壳、白豆蔻。

胸膈胀满，加枳实、莪术、砂仁。

痢疾，加黄连、枳壳，去甘草。

十神汤

治伤寒时令不正之气，瘟疫，不问阴阳二证，及内外两感风寒，腰脚疼，湿痹，头疼咳嗽，并皆治之。

陈皮去白，二钱　麻黄去节，二钱　川芎二钱半　香附子一钱　苏叶二钱　白芷三钱　升麻三钱　赤芍药三钱　干葛二钱　甘草二钱

右依方修合，每服生姜五片，煎服②。

潮热，加黄芩、麦门冬。

咳嗽，加五味子、桔梗。

头痛，加细辛、石膏。

心胸胀满，加枳实、半夏。

饮食不进，加砂仁、白豆蔻。

---

① 军姜：即干姜。

② 煎服：此下，日本刊本有"每三钱，水一盏半，煎七分，热服，不时"一句。

呕逆，加丁香、草果。

鼻衄出不止，加乌梅、干葛。

腹胀疼痛，加白术、军姜。

冷气痛，加良姜、军姜、玄胡索。

大便秘涩，加大黄、朴硝。

有痢，加枳壳、当归。

泄泻，加藿香、肉豆蔻。

疹毒，加官桂、人参、茯苓。加减服之。

生料五积散

治四时，调中快气，化痰，脾胃宿食不化，脐腹胀满，胸膈停痰，呕逆恶心，外感风寒，内伤生冷，心腹疼痛，肩背拘急，四肢浮肿，寒热往来，腰膝疼痛，及妇人难产，血气经候不调或不通，一切治之。

枳壳去穰 麻黄去节 白芍药各四钱 当归去芦 半夏各二钱 官桂去皮 川芎 白芷 厚朴 干姜炮 桔梗 苍术 茯苓去皮 陈皮各五钱 甘草炙，一钱

右依此方治疗，每服三钱，生姜七片，煎至六分，入水一杯半、酒半盏，温服，无不效验。

足浮肿，加五加皮、大腹皮。

已成风痹，加羌活、独活、防风。

腰疼，加桃仁、麝香、茴香。

小肠气痛，加茱萸、茴香。

手足挛拳，加槟榔、木瓜、牛膝。

咳嗽，加杏仁、马兜苓、桑白皮。

遍身疼痛，加乳香、没药、北细辛。

难产，加麝香、交桂（即交址桂）。

老人手足疼痛，加和顺元散。

手足风缓，加和乌药平气散。

四肢湿痹，加乌药顺气散。

因湿所感，加和槟苏散。

二陈汤

治痰饮为患，呕吐恶心，或头眩心悸，中脘不快，发为寒热，饮食生冷，酒后当风感寒，或夏秋取凉，心烦口燥，口吐黄水，中脘不快，寒热发作，或饮食生冷，脾胃不和，伤寒后虚烦上攻，此药最好，并宜服之。

广陈皮去白，一两　半夏泡，五钱　白茯苓去皮，四钱　甘草二钱

上依此方治之，用生姜五片，不拘时，温服。

呕逆，加丁香、砂仁。

痰多，加南星、枳实。

头眩，加川芎、白芷。

心忡，加麦门冬。

咳嗽，加细辛、川芎、五味子。

中脘停痰，加莪术、砂仁。

寒热往来，加黄芩、前胡。

伤寒后心烦，加枳实、竹茹、莲肉。

口燥，加干葛、乌梅。

口吐黄水，加丁香、军姜。

或因生冷，加青皮、白豆蔻。

脾胃不和，加草果、砂仁。

咳嗽，加桑白皮、五味子。

脾黄，加白术、厚朴、草果。

参苏散

治四时感冒，发热头疼，咳嗽痰饮，中脘痞满，呕吐痰水。宽中快膈，不致伤脾，一切发热，皆能取效，不问内外所感，及小儿室女，一切皆治之。

人参<small>三钱</small>　苏叶　桔梗　干葛　前胡<small>各四钱</small>　陈皮<small>去白</small>　茯苓<small>去皮，各四钱</small>　枳壳<small>三钱半</small>　木香<small>一钱半</small>　甘草<small>一钱半</small>　半夏<small>四钱</small>

右依此方治疗，神效。每服四钱，水一盏半，姜七片，枣一枚，煎至七分，微热服，不拘时。

咳嗽，加五味子、杏仁。

久咳者，加桑白皮、柴胡。

鼻衄，加麦门冬、茅根、乌梅。

心盛，去木香，加黄芩、柴胡。

呕逆，加砂仁、藿香。

鼻衄出过多，加和四物汤。

头疼，加川芎、细辛。

脾泄，加莲肉、黄芪、白扁豆。

香苏散

治四时伤寒瘟疫，头疼，寒热往来，不问两感内外之证，并皆治之。春月探病，宜用此方。

苏叶<small>四钱</small>　香附子<small>五钱，炒</small>　陈皮<small>去白，五钱</small>　甘草<small>一钱</small>

上每用姜三片、葱白二根，煎热服，水一盏，煎至七分。

潮热，加人参、黄芩。

咳嗽，加桔梗、五味子。

头疼，加川芎、细辛、白芷。

疹豆未发，加升麻、葛根。

疟痢，加枳壳、黄连，去甘草。

水泻即脾泄，加藿香、肉豆蔻。

恶寒潮热，加桂枝、麻黄。

身疼，加赤芍药、官桂、羌活、独活。

心气痛，加玄胡索、乌药、茴香。

久泻，加木香、诃子。

疟疾，加槟榔、草果。

胸膈痞满，加枳实、半夏。

脚膝拘挛，加木瓜、槟榔、牛膝、羌活，又名槟苏散。

潮热往来，加和正气散。

呕逆，加丁香、军姜。

腹痛，加赤芍药、白术。

经验对金饮子

治诸疾，不问远年近日，无不愈者。常服固元阳益气，健脾进食，和胃祛痰，自然荣卫调畅，寒暑不侵。及疗四时伤寒、手足腰痛，五劳七伤，外感风寒，内伤生冷，不问三焦痞满，此方极有效验。

厚朴_{去皮，姜汁制}　苍术_{米泔浸一宿}　甘草_{炙，各二两}　陈皮_{去白，炒令黄色，半斤}

右依此方治疗神效。每三钱，水一盏，姜三片，煎服。

有瘟疫时气二毒，伤寒头痛，加连须葱白三茎，煎热服，发汗立愈。

五劳七伤有热，加黄芩、柴胡。

手足酸痛，加乌药、槟榔。

痰热嗽、发疟，加草果、乌梅。

冷热气痛，加茴香、木香。

水气肿满，加桑白皮、木通。

妇人赤白带下，加黄芪、当归。

酒伤脾胃，加丁香、砂仁。

伤食，加良姜、白豆蔻。

四时泄泻，加肉豆蔻、诃子。

风痰，加荆芥、细辛。

腿膝冷痛，加牛膝、乳香。

腿痹，加菟丝子、羌活。

浑身拘急有热，加地骨皮、麦门冬。

白痢，加吴茱萸。

赤痢，加黄连，去甘草。

头风，加藁本、白芷。

有气，加茴香。

气块，加三棱、莪术。

头疼，加茱萸、军姜。

妇人腹痛，加香附子、乌药。

眼热，加大黄、荆芥。

冷泪，加木贼、夏枯草。

腰痛，加杜仲、八角茴香。

加减玄武汤

治伤寒数日未解，六脉浮沉，身疼头痛，恶寒潮热，咳嗽痰喘，遍身疼痛，手足冷痹，饮食少思，脏腑溏痢，不问四时伤寒，一切治之。

白术　芍药各一两　白茯苓七钱　甘草三钱

上依此治之，本方用生姜五片，煎至八分，无不效。

头疼，加川芎、细辛。

泄泻，加木香、藿香。

咳嗽，加五味子、半夏。

遍身疼痛，加官桂、川芎。

有痰，加南星、陈皮。

水泻，加军姜、木香。

四肢疼痛，加附子，名真武汤。

心烦，加人参、麦门冬。

热未除，加黄芩、干葛。

三日无汗，如疟恶寒恶热，加麻黄、桂枝。

五苓散

治伤寒温热病，表里未解，头疼发热，口燥咽干，烦渴，及饮水烦渴不止，小便赤涩，霍乱吐泻，自利烦渴，心气不宁，腹中气块，小肠气痛，暑热不散，黄疸发渴，一切治疗之。

白术一两　茯苓去皮　泽泻各八钱　猪苓五钱　肉桂去粗，五钱

上依此法治疗神效，每服二钱，热汤调，不拘时。

阳毒，加芍药、升麻，去肉桂。

狂言乱语，加辰砂、酸枣仁。

头疼目眩，加川芎、羌活。

咳嗽，加五味子、桔梗。

心气不定，加人参、麦门冬。

痰多，加半夏、陈皮。

喘急，加马兜铃、桑白皮。

大便不通，加大黄、朴硝。

气块，加三棱、莪术。

心热，加黄芩、石莲肉。

身疼拘急，加麻黄。

口干爱水，加干葛、乌梅。

眼黄酒疸及五疸，加茵陈、木通、滑石。

鼻衄，加山栀子、乌梅。

五心热如痨，加桔梗、柴胡。

有痰有热，加桑白皮、人参、前胡、半夏。

水气，加甜葶苈、木通。

吊肾气，加吴茱萸、枳壳。

小肠气痛，加茴香、木通。

霍乱转筋，加藿香、木瓜。

四君子汤

治男子妇人小儿诸证，不问外感风寒，内伤生冷，咳嗽，潮热往来，脾胃泄泻，四时感冒，不问远年近日，一切治之。

人参五两，去芦　白茯苓二两，去皮　白术一两，煨　甘草三钱

上依此方加减，在内各四钱重，生姜五片，枣一枚，煎热服，或三钱重亦可。

有痰，加陈皮、半夏。

吐泻，加藿香、黄芪、白扁豆。

脾胃虚弱，加交桂、当归、黄芪交桂，即交址桂也。

咳嗽，加桑白皮、五味子、杏仁。

心烦不定，加辰砂、酸枣仁、远志。

心热，加麦门冬、茯苓、莲肉。

小儿风疾，加全蝎、白附子、北细辛。

发渴，加木瓜、干葛、乌梅。

心烦口渴，加人参、黄芪。

胃冷，加丁香、附子、砂仁。

脾困气短，加木香、人参、砂仁。

腹胀，不思饮食，加白豆蔻、枳实、砂仁。

胸膈喘急，加枳实、半夏、枳壳。

风壅邪热，加荆芥、黄芩、薄荷。

潮热往来，加前胡、川芎。

盗汗不止，加黄芪，陈麦麸炒。

小便不通，加泽泻、木通、猪苓。

大腑闭塞，加槟榔、大黄。

水泻不止，加木香、诃子、肉豆蔻。

遍身疼痛，加赤芍药、官桂。

四肢恶寒有热，加麻黄、桂技。

气痛，加茴香、玄胡索、当归。

气块，加三棱、莪术、茴香、香附子。

腹痛，加军姜、赤芍药、官桂。

小儿有疹，已出未成者，加升麻、干葛。

妇人难产，加麝香、白芷、百草霜。

乌药顺气散

治男子妇人一切风气攻疰，四肢骨节疼痛，遍身麻痹，手足瘫痪，言语謇涩，筋脉拘挛，及脚气，步履艰辛，脚膝软弱，妇人血风，老人冷气，胸膈胀满，心腹刺痛，吐泻肠鸣，远年近日加减一切治之。

麻黄去节，二两　　陈皮去白，二两　　乌药去木，各二两　　川芎一两
白僵蚕去丝嘴，炒　　枳壳去瓤，麸炒，一两　　白芷　　甘草炙　　桔梗各一两
　　干姜炮，半两

右㕮咀，实者姜葱水煎，气虚者酒水煎。《和剂》云：每服三钱，水一盏，姜三片，枣一枚，煎至七分，温服。伤寒，葱白三同煎，出汗见效。孕妇不可服。

有拘挛，加木瓜、石斛。

湿气，加苍术、白术、槟榔。

脚膝浮肿，加牛膝、五加皮、独活。

遍身疼痛，加官桂、当归、没药、乳香。

腰疼，加杜仲、八角茴香。

虚汗，加黄芪，去麻黄。

潮热，去军姜，加黄芩、青藤根。

胸膈胀满，加枳实、莪术。

夜间疼痛，加虎胫骨、石楠叶、青木香。

头眩，加细辛、好细茶。

脚不能举动，加麝香、羌活、防风。

心腹刺痛，加茴香。

手足不能起头，加川续断、威灵仙。

阴积浮肿，合和五积散。

四肢皆有冷痹，加川乌、附子、交桂。

麻痹疼痛极者，合和三五七散。

左瘫右痪，加当归、天麻、白蒺藜。

二三年不能行者，合和独活寄生汤。

妇人血气，加防风、薄荷、荆芥。

日夜疼痛，午间轻，夜又痛，合和神秘左经汤。

四物汤

治妇人胎前产后，血气不足，四肢怠惰，乏力少气，荣卫虚损，阴阳不和，乍寒乍热，赤白带下，脚膝疼痛，头目昏眩，经候不行，咳嗽心烦，腹中疼痛，下虚冷乏，并皆治之。

当归去芦　川芎　熟地黄酒洗浸，焙，各三两　白芍药二两

上依方法加减，每服三钱，水一升五合煎至八合，空心热

服。

经脉不行，加好红花、苏木。

血气痛，五心热，加天台乌药、官桂。

冷气痛四肢，加良姜、玄胡索、军姜。

腹中气块，加木香如鸡子大、三棱、莪术。

乍寒乍热，加人参、茯苓、青皮。

妊妇动胎，加艾叶、香附子，并紫苏叶。

血痢，加阿胶、厚朴、艾叶。

口干烦渴，加麦门冬、干葛、乌梅。

小便秘涩，加泽泻、木通。

大便秘结，加桃仁、大黄。

胁肋胀满，加枳实、半夏。

大渴烦躁，加知母、人参、石膏。

潮热，加黄芩、桔梗。

下血过多，加绵黄芪、白术、茯苓、甘草。

无子息，加附子、肉苁蓉。

五心发热，加黄芩、柴胡、地骨皮、百合。

虚烦不睡，加淡竹叶、石膏、人参。

心气不足，恍惚，加远志、酸枣仁、辰砂，别研。

有死胎，加交桂、麝香、白芷。

赤白带下，加藁本、牡丹皮、川续断。

或月前月后，加川牛膝、泽兰叶、钟乳粉。

嗽痰，加桑白皮、杏仁、麻黄。

头眩，加羌活、细辛。

不思饮食，加砂仁、白豆蔻、莲肉。

面色痿黄，加陈皮、香附子、军姜。

一方，治妇人年二十七八有孕，将月足，忽大便秘结，四五日不通，只吃四物汤。

川芎　当归_{去芦，酒浸}　白芍药　熟地黄_{酒浸，焙各二两}

加减于后：去熟地黄加生地黄，去白芍药加青皮去白，加枳壳麦麸炒，去穰，加黄连去须，煎服即通，立效如神。

臞仙活人心方下卷终

附　录

香薷散

治中暑

香薷四两　厚朴　白扁豆各二两

每服五钱，水一盏酒一分，煎至七分，沉冷。中暑复伤风，撞搦不省人事者，宜先服苏合元，候其苏省，却以此药加黄连、羌活各一钱。

暑湿肿满，加香苏散合和，加生姜三片、木瓜二、车前草二根。

伏暑头疼，小便涩浊，加山茵陈、车前草各二根。

霍乱吐利，加木瓜二片、藿香少许、生姜三片。

伤暑腹痛，加陈大蓼三寸、陈壁土一指头大、木瓜二片。

脏腑有热，便血，加黄连、枳壳、乌梅各一两。

小便血，加瞿麦穗一钱、车前子一撮、灯心廿茎。

感暑热，手足缠痛，脾冷，和香苏散，每服四钱，姜三片，木瓜二片，陈大蓼三寸，煎服，留滓，再加葱叶、橘叶、陈大蓼各一握，水一斗，煮七分，先熏后洗，立效。

脚气作痛，行步艰辛，每科加入木瓜、羌活炒、苍术、枳壳去穰、陈皮、半夏、甘草各一两，成十味，每服加生姜三片葱白二根。脾胃不和，呕逆恶，冒暑，心腹胀满，去羌活，加藿香、乌梅各一钱。

壮热大渴，肚皮热或五心热，加灯心廿茎，麦门冬去心、白茅根各一钱，淡竹叶十皮，晚禾根净洗一握。

四时感冒、呕泄，亦合和香苏散，每服四钱，加生姜五片、木瓜二片。

诸热毒，小便赤浊，每服四钱，加车前子、黄连各一钱，则清利，以上皆温服。

暑月烦躁潮热甚，加茵陈、车前草各二茎，苦竹叶、光皮山栀子三枚，擘破。

心胸烦躁，只依本方冷服。

暑月潮泻，亦加乌梅、车前子一钱、陈米一撮。

暑月虚人腹病呕泄，加丁香、白附子炮、木瓜各半钱，生姜五片，亦名六和汤。

解暑和脾胃，加人参、陈皮、白术、白茯苓、黄芪、木瓜、甘草每科各一两，亦名十味香薷散。

伤暑单有头痛，正方加山茵陈，多服取效。以上并热服。

常服消暑健脾，或为末，炼蜜为膏，酒服亦妙。

陈大蓼须用家园种者，江边赤蓼则不用。

治疮口不合，松枝头去叶取皮，辛夷木枝头皮，并细末，又取杻木五十介长四寸，并系定一头，绿火安钟子取油，和药末涂之。

椒豉元

治浮肿神方。

椒目一钱　　豉二七粒　　大巴一个，去皮心，熬

右同细研，极匀，和，滴水为丸，每服三粒或四粒或五粒，观元气壮弱加减，以微泄为度。间日或三日，勿使元气伤极，尤神效，丸如绿豆大，气盛者，巴豆或二个或三个，量加。

医之道，至精且微。神农首出而启其原，轩岐继作而阐其用，非有得于数圣人之心者，宁可造其精渊哉！至于吾夫子，于

疾与战而并慎，于药未达则不尝，其重之也至矣。孟子谓冬日则
饮汤，夏日则饮水，此与《内经》毋伐天和之旨妙契焉。圣人
之所留心者，可见矣。盖上世人心皆善，故圣人忧其病于身而著
医道；孔孟之世，人心之漓，故圣人忧其病于心而不及于医道。
然犹曰：仁者寿。虽非为医家，发圣人之意亦可知矣。盖心治则
病终祛矣，后世精于其术而能疗人者有之矣。其得圣人随世道治
内外之妙者，则无闻焉。况乎六十馀家四千馀卷之书，互相是
非，岂可遍阅而尽信哉？独涵虚子此方，首以戒人心终以处医
方，名之曰"活人心方"，是非得于圣人用心之微意者欤？又其
书简帙不多，方药甚少，而包括众病，无所不治，必能辨其阴
阳，分其气血，审其标本，察其升降，通于补泄，因用反佐之
道，以至于察声观色之域，而后可以尽医道之精微，达此方之妙
用矣。而又先明戒谨之道，既以自得，且以诏人，庶可内外兼
救，斯岂可以方书而忽之哉？若夫中间呵呬之说，则有乖于圣人
之道，而东汉之人有试而颠厥者，此不可凭。如至无药之地，摩
擦之事则亦有神效，真医家之要诀，思使广布者久矣。揭来南
方，议于都事，李君大年嘱于罗州牧伯金公仁乡，遂寿诸梓，以
偿夙愿，若上裨乙夜之览，而下布四方之传，能济疲癃之苦，而
共乐仁寿之域，则其于圣上视民如伤之盛心，亦庶有小补云。

嘉靖二十年五月初三日顺兴安玹仲珍跋

黄芪汤

治风寒湿初发，，发热及热退后外汗内闷，因热血伤，气失
管摄，百脉动摇，有如虫行，自踝骨有气上升，相火上攻，心常
烦悸，头重脑闷，变生多般之疾，清和匀调，镇定之剂也。

黄芪一两一钱　人参六钱　五味子四钱　甘草六钱　当归三钱

右剉，每服三钱，水一盏半，煎至六分，临卧服。初病不困

者，坐而出汗为妙，不拘时亦得。

右活人心方，世未之尚，朴兵使英公始褾出行于时，而香薷散加减法、椒豉元，朴公所选用方亦稀，附之黄芪汤，则患其证难治，多年参酌，究经络之宜著方，服者辄效，不敢弃亦不敢秘，并录焉。竹溪山人

书写启功郎李秀贞

校正承训郎审药李寿硕

中直大夫行罗州牧判官罗州镇兵马节制都尉兼监牧成世英

通政大夫行罗州牧使罗州镇兵马金节制使金益寿

奉直郎都事兼春秋馆记注官李春岭

通政大夫守全罗道观察使兼兵马水军节度使安玹

神　　隐

明·朱权　编著

叶明花　蒋力生　校注

校注说明

《神隐》，又名《臞仙神隐书》《臞仙神隐志》《神隐书》《神隐志》《神隐》等，朱权编纂。成书于戊子，即永乐六年（1408）。

此书内容，包含三大部分。第一部分为上卷正文之前的《神隐序》《壶天神隐记》《上天府神隐家书》和下卷之末的《神隐下卷序》。在这四篇序记中，朱权不仅提出"神隐"的养生学概念，而且反复申说"神隐"的含义与实质。对于我们认识朱权的精神养生思想具有十分重要的价值。第二部分即上卷所载的四十一类乐志之事。具体包括总论性质的五条摄生之道，和"山人家事"、"知命听天"、"寄傲宇宙"、"啸咏风月"、"弄丸余暇"、"闲中日月"、"醉里乾坤"、"神游天阙"、"纵横人我"、"放浪形骸"、"播弄造化"等三十类诗意般的精神修持缄言，以及"卜筑之计"、"草堂清兴"、"草堂杂用"、"山居饮食"等十一类有关居家养生的物事。所有论述，或直抒胸臆，或曲尽隐衷，或寄情于山石，或有志于林泉，皆可超出阴阳陶冶之表，脱逸生死世俗之篱，是所谓"乐其志"之大概也。第三部分即下卷所载的春夏秋冬四时十二月山家务农、种植、收藏、修馔之事以及牧养之法、兽医之道，虽为蓬户柴门油盐酱醋之属，但形劳神乐，手忙心逸，亦是庄子求道愈下的风格存照。

《明史·艺文志》子部农家类载："宁献王《臞仙神隐书》，四卷。"胡文焕《格致丛书》作"《臞仙神隐》，四卷"。同治《南昌府志》及《新建县志》亦著录为四卷。《百川书志》《献征录》《宁献王事实》《列朝诗集小传》《四库全书总目》子部道家类存目、《浙江采集遗书总录》《江西历代刻书》《中国印刷史》均著录为二卷，《中国古籍善本书目》所载四种存世版本均为二卷。《医方类聚》及《本草纲目》均辑引此书而不著卷数。《宝文堂书目》《续书史会要》《天皇至道太清玉册》《古今书刻》《净明宗教录》亦载录。

　　此书现存版本有两个系统，一为四卷本，即《格致丛书》本，为北京图书馆、首都图书馆、上海辞书出版社图书馆及上海中医药大学图书馆所藏；一为二卷本，据《中国古籍善本书目》所载，存世有四种，三种为北京图书馆所藏，均为明刻本（其中一种为残卷，只存上卷），另一种为南京图书馆所藏，亦为明刻本，有清·丁丙跋文。今《四库全书存目丛书》据北京图书馆藏明刻本影印，作《神隐》二卷，题"涵虚子臞仙制"，半页十一行，行二十字，白口，四周双边。前有戊子序，后有下卷序，均署"壶天隐人涵虚子臞仙书"。前序末有"青天一鹤"印记及花押，后序末有"天全老懒"印记及花押。下卷正文末有"献祖五世孙瑞昌王府白贲拱柄□工翻刻"识语一行。收入子部第二百六十册。中国中医科学院图书馆藏有日本回归的内阁文库本上卷。国家图书馆古籍馆善本阅览室藏有《新刻臞仙神隐》四卷缩微胶片。

　　此次校注，以《四库全书存目丛书》影印北京图书馆藏明刻本为底本，以日本内阁文库所藏的浅草文库本（简称浅草本）及丁丙跋明刻本（简称明刻本）为参校。

神隐序

古有三隐，可得闻乎？藏其天真，高莫窥测者，天隐也；避地山林，洁身全节者，地隐也；身混市朝，心居物外者，名隐也。方朔有曰：“自泰伯、虞仲以来，天下避地者鲜矣。”予谓严光、樊英，古之避言人也，而亦避其地，世称高洁，出类离伦者也。予之所避，则又不同矣，各有道焉。其所避也，以有患之躯，而遁乎不死之域，使吾道与天地长存而不朽。故生于黄屋之中，而心在于白云之外；身列彤庭之上，而志不忘乎紫霞之想。泛然如游云，飋然如长风。荡乎其无涯，扩乎其无迹。洋洋焉，愔愔焉，混混沦沦，而与道为一。若是者，身虽不能避地，而心能自洁，谓之神隐，不亦高乎？乃学于抱朴子之术，予尝得之矣。弃赫奕之朝华，避愤车之险路；酣笑苍崖之间，而万物化为埃氛；怡颜丰柯之下，而朱户变为绳枢；握耒甫田，而麾节忽若执鞭；啜荓漱泉，而太牢同乎藜蓼。泰尔有余欢于无为之场，忻然齐富贵于不争之地，含醇守朴，无欲无忧，全真虚气，居平味淡，恢恢荡荡，与混成等其自然。能如是则可与之避地矣。今以有限之光阴，而供乎无厌之欲；以无穷之心思，而役乎有形之质，致使心劳形役，不能须臾平察。灵气消铄，火候既寒；神水渐竭，药苗已老。况复岁月湮于前，寒暑催其后；嗜欲攻其左，衰老夺其右，使心惶惚莫支，而日与道相远。自恨虚负此生，每怀惊鸿避影之思，则有破樊笼出尘网之志。乃取洁心、洁身、洁世之事，类其篇目，编之为书，曰《神隐》，是为林泉之志书。盖有志于泉石，可与吸风饮露者道，观者倘有惬于素志，飘然若乘白云而游乎帝乡者也。庄子所谓“埋于民，藏于畔，其声销，其志无穷”者，于斯得矣。

壶天隐人　涵虚子　臞仙书，时在戊子也。

壶天神隐记

世有抱老氏之学，挫其锐、解其纷于广漠之虚、空碧之野者几人焉。员穹之高，方舆之广，丘壑之深邃，林泉之幽僻，可以栖身遁迹者，又不知有几焉。人之处世也，忧乐之所不侔，适情之有同异，故予之所以异于人者，乐人之所不乐，而独乐其所乐也。

自谓天地之有盈虚，万物之有隆替，能知此者，可以语道。川流之长，江汉之大，泛溢之日几何，无波之日固少。草木之有荣悴也，芬葩之枝，其日苦短；繁实之木，其枝必折。物之美者，不能自全；爵其大者，众怨必至。山峭者崩，泽满者溢。故君子不欲尚也。

人生百年，得意日少，失意日多。盖以物理推之。物成者，废之始也；事成者，败之终也；得之者，失之由也。日中则移，月满则亏。天地尚不能遗万物之情，况于人乎！是以知道之士，以身为过客，以天地为逆旅。以之高骞遐举，以之割绝世累，将以脱身尘网，友天地而侣造化，与风月而为酬酢，出阴阳陶冶之表，独立而无愧者，谁欤？

予生于疆宇宴安之日，值幽闲娱老之年，缅思曩昔经涉之务，勃然惩怆，是以心日已灰，志日愈馁矣。于是屏绝尘境，游泳道学，身虽汩于华衮，心已外于纮极。但日常飞神玄漠，出入天表，纵神辔，策罡飚，乘白云，谒虚皇。稳岸天巾，振衣霄汉。长啸则海天失色，謦欬则万籁风生。俯视寰壤，渺焉一点青烟、半泓秋水。是时天地在吾腹，宇宙在吾身，造化在吾手，与人不同者矣，而能错综乎人我之场，吐吞乎大千之域，放乎其无涯，敛乎其无迹，芒乎芴乎而与世相遗，人莫我知，可谓神隐矣。

于是入松关，由竹径，渡鹤渚，至白云更深之处，登于壶天，过醉乡之深处，延石桥而造乎紫霞丹室，憩于神谷。其谷之东有窦焉，曰洞天深处。内有地一丈，有八构三椽之茅，凿方丈之池，植松引流，栽兰叠石，取象乎江汉云山之趣。药炉茶灶，一琴一鹤，诵经煮茗，以为养修治生者焉。是谓置幽闲于天壤，远人事于大廛，遁世以无闷也。噫！人之用世也，皆以富贵为心；吾之处世也，独以恬淡为乐。故无衮冕之志，而有裘褐之心。

淮南子曰：古之人有居岩穴而神不遗者，有势千乘而日戚戚者。谓圣亡乎治而在乎道，乐亡乎贵而在乎德，知大己而小天下者，则几于道。吾于此得之矣。扁其室曰"神隐"。

上天府神隐家书

末弟南极冲虚妙道真君涵虚子某百拜端肃奉书

兄瑶极玄宫天老阁下：

弟自玉华范景，九光垂芒，五气凝辉，岳灵炳焕，于是诞膺下土。自别太清，久离天阙，不觉几更寒暑。满眼故人，皆为过客。逝者如斯，来之不已。人间虚幻，徒为一场大梦。缅思玉京，此际神风静默，宝气冲和，天府官僚，咸陪宸御。班中老臣，独某之不在，而旧之僚属，可曾为之念我耶？某自太清初下天阙之时，群真送之，友爱之情，眷恋不已。临歧之嘱，某尚不忘。自谓天地间，近世与吾同道者，未遇一人，故缄口无一字可道。每思天上群真，不能携手一相笑耳。但日常仰瞻南极，未尝不为之矫首兴叹。自恨夙缘未断，道力无成，于是留心泉石。数年未有一人来为报天上消息，未知命何天真来为指示，以脱我于尘网也。每有弃屣冲举之心，无由可得。

今近有青符使者自太罗境来，致弟于群香城之东门，其城萧条，野芜凄微，山川茫苍，四顾寂寥。彼时玄缄启钥，备言之矣。至今铭诸肺腑，未知果何如也。只恐老来跋涉，不胜劳碌，他时但望众真一挈，便是不忘旧也。可为幸甚。某于是全身放下，提起曩时一个念头，与三岛群真，便同一口气也。然如是，天上人间而无间矣。乃作《神隐》一书，志在与青山为邻，白云为友，天地为家，风月为之故人，以快一世之情。故有志于群香。特为老兄发一大笑也。呵呵！知我者非老兄其谁欤？书至，伏惟天目亮瞩，不宣。

年　月　日　末弟涵虚子　某　百拜端肃上书

目　录

　　世有斯道，乃有斯人。斯人者谁？子休列生。以德为畔，以道为耕，不逆①流俗，不污其名，苟非巢由，其谁与并！诚能行之，飞升紫庭。是书之作，泉石之盟，验于春山，兆于辛癉，他

────────────

① 逆：浅草本作"溺"。

日倘应，奏言太清。

神隐卷上

涵虚子　臞仙制

摄生之道

凡人修养摄生之道，各有其法。如平昔燕居之日，大概勿要损精、耗气、伤神。此三者，道家谓之全精、全气、全神是也。三者既失，真气耗散，体不坚矣，曷能拟于仙道哉？

每于鸡鸣时，便可起坐床上，拥衾，调息，叩齿，聚神。良久，神气既定，方行火候，搬运数十遍，一遍谓之一周天，便觉浑身和畅，血脉自然流通。当此之时，华池水生，神气满谷，便当大漱咽下，纳入丹田，以补元阳。要在师传口授，岂敢轻泄。若是常人所传，绝不可信，若彼能为之，则仙去矣。岂可学于盲师瞎友，而望成道哉！必须遇于异人可也。

且如在床上搬运了，就吃些平昔补养的药饵。以两手摩擦令热，乃行导引之法。行毕，徐徐下床，方可栉漱。盥漱毕，乃焚香默诵《洞章》一遍，逍遥步庭，约行百步，待日高三五丈，方可食粥。食毕，以手扪腹，又行二三百步。大忌嗔怒。每于晨兴时，务在鸟鹊未鸣，人事未动之先，此时天地之气尚清，阳气方盛，感得此气，令人可寿。若鸟鹊既鸣，人事既动，浊气已乱清气矣，能败人神气，则不清也。此是养生之大略，不可不知，但能行之，比之常人则不凡矣。

若夏月间，不可当风取凉，不可太扇取风，至晚可披襟曳杖，逍遥散步，与二三知心友于林下相与谈道，可消一日之暑。

若冬间，老人气弱不耐寒，当砌一炕于室内，炕脚头置一锅，以砖木隔之，以防儿女匍匐之患。锅中就烧水、顿茶、煮药皆可。房内不必砌炉，恐火气太热，则伤人。灶中就可烧榾柮，煨芋栗，以代不时之茹。炕头置一瓮以酿药酒，如饮，就以瓢于瓮内饮之。此是山林风况。

既居泉石之间，欲要修道，尤宜将息。如吃饭太饱，太饱则损气。食后缓行，勿令气急。行讫，还床偃卧。食饱不得急行及走。不得大语远唤人、嗔喜、卧睡，觉食消后，随其所业，不得劳心力。腹空即须索食，不得忍饥。生硬粘滑等物，多致霍乱。秋冬间，暖裹腹。腹中微似不安，即服厚朴、生姜等饮。如此将息，必无横疾。紫阳真人曰："竹破须教竹补宜。"是以类相感也。凡肉补人，莫过于乳酪。牸牛当多养几头，以供乳酪，胜如食肉。所用药物，尤宜备赡。如益于人者，山药、地黄、枸杞、甘菊、人参、苍术、胡麻、石菖蒲、苁蓉、防风苗、何首乌之类，当收之时，则多收采，治而食之，甚能益元阳、助真气。如菜，蔓菁作齑，甚妙。如春间采韭，四时采薤，食之可助肾气不衰。面食虽养人益气力，胃气弱者多食，惯闷难消。绿豆、紫苏、芝麻皆能下气，薄荷又能解热，皆可收贮。其余豉、酱、醃藏瓜菜、干肉之属，食所不可缺者，皆须造下，以防一年之用。若肉新鲜有气息者，食之则生恶疮。隔宿之物，不可食，恐防恶虫，皆要计较，则无他患。

若能善调养者，必当用药以扶之。少壮者，血气方盛，则无虚弱。其中年之下及于老年，其保残喘，扶赢济弱之理，防危备疾之道，不可不知！九转灵砂，愚人以为火候太热伤人，孰不知有神化妙理在焉。一钱灵砂，加朱砂、琥珀、珍珠、石菖蒲各一钱，枣肉为丸，如黍米大，每服九丸，人参、石菖蒲汤下。服之，其药性径至丹田，以固元气，此灵砂之功也。其寿若无百年，必过九九之数，谓阳气不绝，不能死也。予常服之，亦不知其热，而热何所至哉？老者必当服此。其常药也，如琼玉膏、地黄煎，皆能延生益寿，助气生血。每岁至新地黄出时，可造下数十斤煎。鹿解角时，可收下鹿角，熬作胶，入于煎中，大能补养真元。其鹿角霜，亦可熬粥，以助神气不耗。其于防御风气、疮疾诸般之证者，宜有药草时都采取下，制造停当，以备不时之用。凡人肉血之躯，岂有常无疾者，故药饵不可缺。药方令家人熟读之，以记其用药之法，可以救人之疾苦，岂独自救于家。其城郭乡野之间，得之可为一方之利，是存活人之心不可无也。

山人家事

凡居林泉之下，山野之间，必先要治其家道。家道齐而农事具。所事必谋诸妇，妇贤则家道可成。故择妻切莫取城市之家及乡村大户者，惟贫难之家者最佳。何也？能辛苦，一也；不嫌贫，二也；善织纺，三也；会养牲，四也；脚大可为活，五也。又不可取有颜色俊美者，愈丑陋者愈无患。大概则要粗壮可以为活。又恐丑妇多妒，家中不置小妾则无妒矣。若买奴仆，须择愚笨痴呆者。此等懵懂人，身必粗壮多力，又勤谨，大能做活而无异心。若是聪俊性乖者，必生奸滑，又多趑①懒，又会说谎搬舌，甚者偷盗、逃走、告状，以为家患不浅，切宜忌之。

知命听天

但人常要知止、知命。老子所谓"知止不殆，可以长久"。

---

① 趑：通"惰"。

天生万物，各有定分，切不可奇求。任尔用尽心力，便求得来，做的成，终不长久，莫如且静观物我。巧者为而拙者看，任他求奇，莫如抱拙。老夫只是顺命听天以乐此生，足矣。

寄傲宇宙

如天朗气清之际，或槐荫满庭；或竹影告午，横斜上窗；或夜静月明，云闲天淡，四无人声，万籁俱寂。于斯时也，倚蓬窗，或扣松根而歌，或吹洞箫而坐，则自为之语曰：今日如是，古人其何如哉？昔古之所谓圣者谁、贤者谁、不肖者谁，而今安在耶？汉唐是几年？春秋是几篇？谁是兴？谁是亡？谁是得？谁是失？得者如何？失者如何？兴者如何？亡者如何？当时之英雄、当时之事业，而今安在乎？孔丘、盗跖而无间矣，可为大叹息也。于是放浪形骸，播弄造化，与时休息，寄傲于两间，以乐此生，足矣。其志不亦高乎？

啸咏风月

或时心平气和，于风清月白之际，曳杖而行；或水边林下，逍遥徜徉。或触景，或自况，或写怀，或偶成，或诗词，或文赋，泻其素志，以扩幽怀，与风月为侣尔，岂不乐乎！

弄丸余暇

饱食暖衣，逸居而无事，则无用心于世虑，或于松竹之下，或于花月之间，乃与数客或投壶，或鼓琴，或拨阮，或弈棋，或饮酒，以消白昼之闲，不亦乐乎？但与客饮一两杯自劝之酒，下两局不争之棋，打两声呵呵，便是一日快活，多少好处。

闲中日月

山间农事俱付子侄，老者无所用心。又恐子孙日后贤与不肖不可料，恐有不甘于贫而怨饥寒者，乃取古今兴亡成败、英雄事业得失之由，编之为书，使知夫功业有如此之不坚，而农事何其固乎，千万载而下，未有官守言责之到山家也。这是闲中的工课。人家子侄孙辈不可不教，不过使知其人伦纲常之道，进退揖让之礼，但能识其姓名，知其数目，写得几行歪字，上的谷米粮数，足可矣了！长成人，便唤做庄家秀才，岂要能文章、求科举而已？如或不然，便是有求功名之心，则无山居之志也。

醉里乾坤

但饮酒，本不可大醉，大醉则神魂昏乱，不省人事，有何乐乎？但取半酣，与风月为侣，翱翔道化，与时屈伸。则如是，醉中又有一种好处，又是一壶天地，此乐非俗子可知也。不说不说。

神游天阙

凡心上无事，神清气平，便当入圜室中焚一炷好香，将柴门关上，静坐一回，待静定了，可出神游于太清之上，朝谒虚皇，如所言之事，则默告之，如此飞神谒帝，久久纯熟，又使神真感通。若百年飞升之日，云衢，勿劳神气，自然可通。自谓：我非世间客，原是天上人，出入天地间，自然有神灵。

纵横人我

士之于世而行其道者，务在知进退之节，可出则出，可隐则隐。果道之可行，则激昂振厉，大鼓宣化，为霖泽，为甘霖，以辅王道；果道之不行，便当抱一张无弦之琴，佩一把倚天长剑，骑一角黄牛，拽一辆破车，载其妻子，向青山深处白云堆里以为巢穴，去土炕上笑吟吟的坐定，长吁一两声，叹道数十回，将头只点几点，则曰：不如是，不如是；如是，如是。做一个老实庄家，以保妻子，以老此生，足矣，多少好处。

放浪形骸

我与天地一体也，形与物一理也。天地之道可以长存而不朽。形与物皆有成败，故有生死从焉。故圣人知形之为患，则曰：使吾无身，吾有何患？若人向这里见得透，天地乃传舍也，我身过客也。于是存心太和，出入杳冥，与天地为一而无间矣。或蓬头跣足，或垢面敝衣，视其身如他人，抱其道如子母，被褐怀玉，使人不知。故曰：知我者稀，则我者贵。

播弄造化

生我者造化也，我之所生亦造化也。何以见之？一语一默，莫非道也。始于无为，终于有为，造化之在身，如心之使手足，无不从命。制度万事，皆我之所造所化、所成所败，而我役之。知我者，其惟天地之心乎？

旷志物外

如有客到，所谈者，皆以天地未分前之事、出世间之语与他相论，不过谈老氏之玄虚，言造化之核实，而以道相契也。但是俗气、丑话、臭事，绝不可说，臭了口，歪了嘴。

枕流漱石

或有客至，若言城市中人事如何，某人为官，某人有罪，某人富，某人贫，便随即起身，向溪边以水净洗其耳，则曰：污吾耳矣。任他成败，与老夫何干？掩耳，绝不可闻也。若蕨芽出时乃可食，竹笋有时又可食，乃向溪边漱石，以砺吾齿。或有人问曰：漱石何为？则曰：蕨芽、笋出矣，吾齿非食禄者也，欲吃此物尔，不砺则不能食其物。这又是迂阔处。虽然如是，就中又还有多少意思。

云窗鹤梦

草堂之中，蓬窗之下，必置一榻，扣窗而安，或时身体困倦，偃仰自如。日间欲睡，只于窗下睡一两觉，甚是清爽。便做个梦时，有多少清处。予尝睡于竹窗之下，梦乘白鹤游乎太空，俯视尘壤，莫若蚁垒，自谓庄子梦为胡蝶①入于桃溪，吾乃梦乘白鹤游乎太空，其道与子休相类尔。

---

①　胡蝶：即"蝴蝶"。

松风萝月

　　草堂前离茅檐约丈四五，可栽大松二株，每株之下种烟萝两藤，使其附松枝而上，悬丝垂藤，自然可爱。若当风清月明之际，风声入耳，月色满怀。但见一钩新月或一轮冰鉴挂在烟萝之中，端然可爱。于斯时也，老夫乃倚蓬窗，搔白发，摩娑醉眼而观之，乃指视儿女子曰："尔知乎？世之与吾交至深者，莫如此物。"所谓"交深惟有松萝月，每向茅斋伴我眠"。非此物而谁欤？其松风萝月之情于此得矣。（种法见五月）

茅亭酌月

　　当秋月明之时，正宜夜坐茅亭，可捧一瓢与老妇子女自相对酌，吾所谓："合家共饮茅亭月，酌尽古来天地心。"又是一团道气。

遁世无闷

　　古者有樵隐之说，隐于一岩一壑之间，与大斧为友。每入山取柴，必至山岗高阜去处，观白云之出没，朝昏之吐吞，千变万态之状，有感于心者，若历代之变迁，恻然有伤也。于是放歌长啸，声振林麓，独猿鹤之所知，白云之识我，青山为之点头，江流为之长啸，又可慨也。乃痛饮而归，醉舞下山，是乐一世之狂也，岂真事于柴乎？

临流赋诗

日常稍觉闷倦，便曳杖于溪河之边，坐于磐石之上，见山色之苍苍，可以乐吾之志；见流波之洋洋，可以快吾之情。乃临流以赋诗，写兴以自遣，乃为鬼神自相谈道尔，而俗人安能得哉？又快一日之志也。

坐石观云

或醉卧醒时，精神尚倦，乃向松根石上箕踞而坐。太山列屏于前，满眼皆如故人。白云出没，如与吾之相揖。慨然有思，勃然有志，此山间之豪杰也。不觉与造化俱化，其斯乐岂可与人共语哉？而吾自得之，可为不凡于志矣。

扫花弄月

其秋也，清明在天，万里如洗，冰轮皎洁，万籁寂寥，当斯时也，桂花弄秋，香气袭人，乃令童子扫花阴之下，枕琴而卧，抱瓢而饮，或横琴，或弄笛，诵一篇《黄庭》，说一两句不吃烟火食话，便是道人风味。及其醉也，倒戴接篱，起舞花下，踏碎满天明月，至于踉跄倒卧，乃枕一部书，只睡到明，此又是先生酒醒时也。

沧浪濯足

或田间农事归，乃向沧浪之中、水涯之际，必用濯其足，以去其污。仰观青天，下视绿水，与影自吊，乃曰：吾有此乐，尔亦有此乐乎？濯毕，乃大笑，跣屐而归，又是一段清兴。

锄云耕月

若药苗出时，必于清晨往药圃中，荷锄而去，其时天气将明，白云满谷，为之锄云。五更参上，月未落之时，农家于此时夜间赶凉，皆去使牛以耕其田，为之耕月。这两般事，为子侄孙辈都要知道，乃是庄家受用风月处。

风帘邀客

至秋冬天凉时，可膱酿醇酒取糟，以糟一年瓜菜鱼肉之类，粗者又好养猪，其酒又可卖些钱以供租税之用。则如是，可置一酒旗或草稕，以竿插于篱外，或在杏花枝头，或于绿杨深处，使行人往来者则指之曰：此酒家也。必扣柴扉而沽之，笑而与之，揖而问曰："此数日城市中市色何如尔？某乡某村何事？某物何价？"不入城郭而知其价色矣，多少好意思。

留连山客

凡客至家，长者出迎，待居中堂作揖拜见讫，尊客于左，主人居右，家中子侄毕至，长揖而退。令数童子拱立于侧，先命取茶，其厨下置办酒食晌饭以待之，不可使之空归。茶后款话之余，或蜜水药汤留连而食，以待酒馔，或弈棋，或鼓琴，或论诗，或投壶。如此久之，如酒食未备，欲留连其客，乃取茶磨、臼、碾、擂、钵之类，列于客前，令童子旋擂碾，一童子汲水取火造茶，茶成，令数童子捧盏撇，令一人分主宾以捧献之。则曰：为君以泻清，臆非此不足以破孤闷。此延客款话之理①也。若夜间灯窗之下，连床而坐，则又不是这般制度。于别室制造，以瓦罐置于茶炉，挈至床前，令一童子守之，旋要旋入盏献之，可也。如酒食备，令童子捧献而至，必令饭饱酒醉方可。如其告归，主人送出门外约一二百步，令童子扶送而去。此衡是一团和气。取美于乡党不可少，差则生不协，大宜忌之。

一蓑江表

轮竿用紫竹为之，轮不欲大，竿不欲长，但丝长则可。钓竿惟豫章有丛竹者，其节最长，又直，可为竿，却要长丈四五，可也。所谓"一钩掣动沧浪月，钓出千秋万古心"，其乐志也。或于滩濑之间，崩崖之上，或值阴雨，西风江上，红蓼滩头，或值冬寒，冻云填壑，飞雪打头，于斯之时，披一领青蓑，戴一个箬笠，执一竿于水边，俨然如米芾之寒江独钓，比之太公、子陵，不亦高乎？

扁舟五湖

河内必置一小渔船，系于柳根上，闲暇可执钩钓，坐于其上，中流以取鱼，可谓乐志于水也。若遇雪晴月明之时，又可放舟当溜，卧吹箫管，以动天籁，使孤鹤唳空，野猿啸月，以助道兴，不亦美乎。若事不相偶，有忤于志者，乃断缆扣舷，翩然云水，饱餐五湖风月，挈舟于急流之中，任其所往，以快一世之

---

① 理：浅草本作"礼"。

情，何其乐也。

醉乡深处

　　古者乡饮是也，使序其乡党亲族之意，非今之所谓乡饮礼，而官府使之，非自然之义，不可不知也。予之所制则又不然，如田家秋收之际，米谷入仓，耕牛解犁，此是一年农家勤苦之功见矣。乃有祭赛于牛王之社，各村必立会长，一年一家，乡人聚之，乃杀牛羊，蒸作面食酒礼之属，以祭享之。其乡之老少男妇①，扶老携幼俱至，挝鼓击锣而迎，以排锄镢于陇亩之上，大叫鼓舞，喧呼而迎。至于庙所祭赛毕，其会长之家预先搭蓬，于院内置以酒食，候祭毕，迎之于家，各序长幼而坐，以尚其齿，老者颓然于中，白发童头；少者匍匐于前，跪拜尽礼。先令童子道诗，主人或起舞，或鼓琴，老少挝鼓，村夫执锄钯而舞，或粉其面，或墨其眼，歌笑尽欢，谓之"村田乐"，务在尽醉，或吐或嘶，或狂歌，或野叫，而笑语喧呼，抚掌扪腹，踉跄起走者，则知客醉也，使人望之，则曰：丰年之欢，有如此之乐也。及其归也，乃令童子扶其老、策其醉而归，会首远送而归，则如此太平之象可睹也。会首来日，各至于门，拜于老者，曰：昨日之乐安乎？酒无恙乎？老者曰：何幸得睹太平之盛，其乐足矣。有劳其尔乎。会首拜曰：尽欢而不知其劳，可为乐矣，恐不能惬长者之怀为愧尔。

---

　　① 妇：浅草本作"嫡"。

要知驴背安

既居山间，切忌不可骑马。骑马太村，骑骡虽清，类乎富家，莫若骑驴更清。须喂饲一两头好蹲驴，便是山中人物。若往来乡村，戴一个云笠，骑一枚瘦蹇，令一枚童子持杖抱琴而随，俨然便是山水间一段人物。教人指点道：好个王维水墨图，端的堪画。若山水间不得这们一个人物，便是天地间无清气了。须要人会妆点。故曰：是非不到驴鞍上，有甚闲愁得上心。

须知牛背稳

凡子侄家童上五六岁，便教他在牛背上戏要，到七八岁便可骑牛牧放，教他牛背上学吹凹鸣，此是牧童之戏也。十一二上便教他倒骑牛背，横一笛于霜林月坡之间，又助天地间多少清处，所谓"马背不如牛背稳"之乐也。

卜筑之计

凡山林之士，必择地向阳、背山、临流处，而为终焉计焉。房屋正屋五间，柱令稍高。檐用长，或苫以草，或盖以瓦，四面用土坯砌之，务要厚密，泥饰如法，须忌风隙折缝，门窗依常法用。

左右起屋十间，离正屋，檐相接，为子女亲属所居房屋也。

院外置一客位以待客。

院内置药室三间，天井眼晒药饵，一间着药，药房更造一大柜，高脚为之。天阴雾气，柜下安火。一间焙茶、药物、毛皮之属。地上安厚板，勿着地。

药室之东，置屋三间，以安丹炉药灶之处，更以篱院隔之，外人不可至也。林下养性之道，岂真点金石而求富贵耶？但守丹炉、调火候以养己之本性，便是道人活计。

药室之后，幽栖之所，置以圜室，以砖砌之，无砖以土坯砌成圆囤样，宽广一丈，高广九尺，左右置日月二窍，径八寸，用纸糊之，以通三光之明。内置板榻，高尺二，上用蒲褥或草荐厚覆之，夏以席，冬以毡，仍用小褥一个垫坐榻上，用小几一枚，可容一炉一经，榻下冬用一火盆煨一罐汤药，以候不时之饮。门用两折帘，以竹编成，用拐撑起，以遮风雨。北方无竹，但以荆柳条编亦可。

篱内凿丹井一眼，深而狭小，不宜口大，乃取紫白石英、钟乳粉、玉屑、朱砂、磁石置于中，以取金石之性，有长生补养之气，以养其水，而水性灵故也。

正屋西去屋十步，造屋五间，修饰如上，三间作厨，北二间作库，库内置一棚，两层，高八尺，长一丈，阔四尺，以安食物，不近正屋。恐烟气及人，兼虑火烛，尤宜防慎。

厨东作屋两重十间，子弟家人住处，以篱院隔之。

正屋之东，置屋三间，以奉天尊上帝，晨昏诵经，入静之处，不可无。道家供天尊处谓之"天宫"是也。

草堂只宜幽僻处，必用松竹作迳，萦回掩映而入，可也。

茅亭只宜在苍松老竹之下。

书窗宜明窗。窗外安平板一片，可置芸草一盆，以助清兴。

中门外凿一池，可半亩余，深三尺，水常令满，养鱼，于中种芰荷菱芡，绕池岸种甘菊、芙蓉、红蓼、水柳，取其根以护崩塌之意，又可采食，又可观赏，又便于鹅鸭育养引雏于中也。

篱外挖沟一周遭，以防其水。

凡作篱，先于地四畔掘坑，深阔二尺，熟斫，待酸枣熟时，多收取子，坑中概种之，生后护惜，勿令损。一年后高三尺，一尺以下留一茎，稀密行伍，端直，来春削去横枝，留刺，不留刺恐长大。至冬，编作篱，随宜夹缚，明年更高，七尺便定。木槿亦可，但无刺不可防贼，如江南有臭橘、枳壳，可取破作四片，于阴地熟斫加粪，即密种之。至春生，隔一冬，高一尺，然后移栽，每一尺种一科，高五尺，以物编之，甚可观。虽贼盗虎狼亦不能入。

药圃

凡山中有所产之药便于用者，有花叶时可认记下，至秋冬移栽于圃内，各以木牌写名记之。各分畦陇，不可相杂，以备一时之用。时常令老仆幼童汲水以滋之。

菜园

人所不可缺，乃作高篱以护牛羊六畜之践。篱上可种牵蔓、葫芦、瓜瓠，园中穿井，用大柳斗壳篓系于秤竿之上以取水，最是省力。浇畦则分沟，使水自流荫浸而去，免使挑担，此是良法。

团标

大概庄家无木起房，将就而已。大能避风雪，周围如编囤之状，内外皆以厚泥涂之，上以草覆。其间止可容一夫妇子女而已。

地窖

于北方苦寒之地，必当用此，若龙蛇蛰藏之意也。择地傍冈陇之前，向阳窝风处。掘地深七八尺，阔狭从宜，上如盖房之状，亦用桁脊过梁椽子于上，以荆条为芭，泥厚覆之。再用草一层，又用土于上，以实培之。两旁上留小窗，以透天日之明，夜卧则知其晨昏，而不误其农事。内又砌炕，连曲四围，以板木隔间各人睡处，不使相杂。炕内用火，炕脚用灶。炕头用烟筒出烟，则使烟气旋转，其炕周围皆暖矣。门内就以土栽成姜擦上下，便益。门用板作，门上挂厚毡作帘，如无，可挂厚藁荐于上，以御风雪。

打谷麦场

择好黄土纯实之地，近田边处，先于春夏间以辘轴令牛碾至光平，候秋成之时，积谷堆于场北，可以遮风，其谷堆之中先以木为大架，或荆条编为城门样，深丈许，高六七尺，方堆谷麦于上。其堆中打谷麦者，于夜就在内宿卧，极暖，可以避风寒，又可防虎狼恶兽之扰。看场之人，必带一二犬相伴守场。其场四围约二三十步，切不可留草，先令斩去，方可堆谷，不然恐沿野火。

仓囷

置如团标样，下用棱木架起，以板幔平，四围用芦席以护之，门用闸板一尺高一块，庶使粮食在内，取讨不致漏撒。

地窖

南方卑湿不可用。营州、辽阳彼处皆有。予昔封镇于此，有掘其窖者，其窖于兵后以来二十余年矣，避兵之家所藏粮食，以泥筑藏，如山地之状，而人莫识，开之其谷穗带秆草成把缚之，俨然如故。是知北方之地，土无有湿气，土气又善能收养五谷。

又是庄家一等好处。此法不可不知。如冬间窖物，择高阜向阳处掘地，深七八尺，上覆以草，不留窗隙，但留一门，可容人出入。其菜蔬至秋成，连根拔出，摆放于窖内，不用泥培盖其根，至明年春，俨然如生，滋味偏美。其瓜果花木皆可收藏于内，则无冻损之患。遇天晴日暖无风时，可开门以取日色。如天阴有风雪时则不开。

冰窖

择地向北作窖，深七八尺，下用棱木，用芭箔铺之，使不能聚水，则冰不化之意。其盖苫架木，如厂房样，不用柱，遇严寒冰厚之时，取其厚无草土明净者，收入实筑之，以待炎热之用。

草堂清兴

琴室

可就草堂中或茅亭内地下埋大缸数口，上用地板铺平，则其声空明可爱，若在山谷中鼓之，尤有清趣，不必别置琴室，与城市中者不同。

琴案

高尺六，广尺二，长二尺五，琴出至凤沼，半虚其下，案面厚四寸，中虚，下留一窍，用梓木为之。

焚香鼓琴

当用沉速乳香，榄香最佳，如柏铃，衡一味，野况倍常。

对人鼓琴

宜对道流、儒士、有德义尚清致者、其龙钟古老知古今之事者、尚黄老之学者，此数等人，心清于物而无尘俗之气，是以不玷圣人之器而有太古之风，故也。俗谓：道人鼓琴，不清亦清；俗人鼓琴，不浊亦浊。况俗夫乎？若粗俗之夫、勇悍之士、丧门之人、恶疾之徒、有臊腋之气者，大宜忌之，是厌秽清物，触渎玄音，故也。

对物鼓琴

鼓琴对物，惟乔木、怪石、江梅、岩桂、松风、竹雪、槐阴萝月之下、猿鹤麋鹿之前可也。其他妖艳之花，凡类之物，切宜忌之。

对月鼓琴

夜凉人静，明月当轩，香爇水沉，曲弹古调，此与羲皇上人何异？但须在一更后三更前，盖初更人声未寂，三更则人倦欲眠矣。此时可以通神明之德。

临流鼓琴

湍流瀑布，凡水之有声，皆不宜鼓琴。惟江流清溪之上，雅宜对之。微风洒然，游鱼出听，其乐无涯。

膝上横琴

只宜画而不可弹，不过取其清以乐道耳。

壶漏

山居不可缺，止用两壶一箭，不过知其时刻。

阮制

阮之制失于五代，而世无传者久矣。予因观画有抱阮者，体其像而制之，另成一家，故今世方有阮焉。其弦品而自取音调为之，亦可与琴瑟之并音也。造法用桐木为之，或梓木为面则太重，莫若纯用桐木者佳。背后亦立其名，如琴之制，其浑身皆题其铭赞以快吾志，可又为一代之制也。其尺寸制度皆见予所制《琴阮启蒙谱》，呜呼，阮之失者，将八百年，而予又继而成之，岂非物有盛衰，必因人而兴也。

箫

洞箫为上，围五六寸者是。若秋夜月明，或于桂花之下，或于茅亭之中，仰卧片石，吹一两曲秋风古调，以动天籁，泠沁一身毛骨，妙！妙！

笛

龙虎山仙岩中所出竹节长，一节可作一管，其声又清远可爱。予近得镔铁笛一枝，清夜吹之，有裂石穿云之声，又比常笛不同也。

愚鼓简子

截筇筒为之，不过助兴以徜徉风月尔。令童子作醉仙，狂舞于林下，乃击愚鼓以唱道情，而引鹤戏之，尽人骂风道人也。吾其乐乎！

书

既居山林，历代史书或兴亡成败之事，闭眼绝不可观，以污其目。但床头堆数部丹书、治农之策，几上堆数部《黄庭》、《道德》、《阴符》、《周易》之书，阴阳、天文、药方之册，墙上帖一板历日，便是林泉之下生意也。

挂琴

挂琴不宜着壁，有土气。惟纸糊格及板壁上为妙。

挂画

一室之中，止可挂一幅于正座后。多则四幅者，挂于两旁，或用两幅挂于两旁，多不过五幅。十数日一换，庶不惹尘埃烟油之损。如无古画，只用水墨山水及戏笔之墨尤清，或用吊字亦可助清兴。凡画上有胡冢丧门之事，高人忌之，草堂琴室之中恐渎污清气也。

书灯

以薄木板作之，如木柜状，黑漆漆之。宽六七寸，只可容一小灯盏，高八寸，顶有圆窍，径三寸。前有吊窗，挂起则灯光直射于书上，其明倍于常灯。香油一斤，入桐油三两，耐点，又辟鼠耗，以盐置盏中亦可省油。以生姜擦盏，边不生晕。

砚瓦

好奇者喜古砚，如铜雀瓦，虽清气，山间岂得？莫若但一枚石砚足矣。如洗砚用莲蓬壳或半夏切平擦之，大去滞墨，草纸亦可。

水滴

铜性猛烈，贮水久则有毒，多脆笔毫。磁者本好，只是村气，莫若竹，取一节长二寸许，以小竹插作觜，以笋壳置一盖于上，甚是标格清致。诚野人之物也。

香炉

古铜虽佳，山中难得。但一瓦炉，其清足矣。

香卓①

用竹为之最清，北方无竹，以木代之。脚用象鼻嵌石面者妙。若以木根为之，古怪为一。

香

虚堂清夜，宴坐焚之。降真一斤，沉香四两，龙脑一分，蜜和焚之。自然有一种清气。

信灵香

沉香、白檀香、降真、乳香各五钱，藿香八钱，去土甘松、白芷各一两六钱，大黄、玄参各二钱，苓苓香一两六钱，香附子二钱，去毛藁本一两六钱，去土碾为细末，炼蜜为丸，如小指尖大，捻作饼，寒水石为衣，甲子日攒，丙子日碾，戊子日和，庚子日丸，壬子日盛入葫芦内，至甲子日开，先烧三饼，供养天地神祇，毕，然后随意焚之。修合忌妇人鸡犬见之。

---

① 卓：即"桌"。下同。

四和香

沉香_{二两一钱}，檀香_{三钱}，脑子_{一钱}，射香_{一钱}。

百花香

笺香_{一分}，沉香_{一分}，射香_{一钱}，檀香_{一两半}。

醒心香

藿香_{一分}，射香、脑子_{一钱}，笺香_{一两}，沉香_{半两}，碾为细末，用蜜少许拌匀，如常法烧。

小龙涎

沉香_{一两}、龙脑_{半两为末}，用鹅梨汁和作饼，烧之。

腊梅香

沉香、檀香_{各三钱}，丁香_{六钱}，碾为细末，以射香_{一字}，龙脑_{半钱}，生蜜和之。

野花香

笺香、降真香_{各一分}，舶上丁皮_{三分}，脑子_{一字}，射香_{半字}，碾为细末，入炭末半两，炼蜜和匀，久窨烧之。如要烟聚，入制了甲香一字。

木犀香

采木犀未开者，以生蜜拌匀，不可蜜多，实揉入瓦器中，入地埋窨愈奇，取出却入乳钵研匀，捻成饼子，油纸裹收，旋取烧。采花时不可犯手，剪之为妙。

桂香

冬青子绞汁，同桂花蒸，阴干焚烧。

采芝

见"七月"。

石山

不欲高大，但生有奇秀上水者佳。

蒲草

西江天宝洞天、洪崖丹井二处所生石菖蒲九节者，种之一年，至春剪洗一发，愈剪愈细，栽于石山亦可。若种炭上，炭必用有皮者佳，置一盆于几上，如夜间观书，则收烟而无害目之患。若夜置于星月之下，至旦取叶尖露珠以洗目，大能明目，久则可以白昼见星。

芸草

古人藏书必用芸草，采置书帙中则去蠹，书窗之下不可无，故谓之芸窗，置席下去蚤虱，栽园庭间，香闻数十步，极可爱。叶类豌豆，作小丛。生秋间，叶粉白如汗，南人谓之七里香。江南极多。大率香草多只是花过不香，此草叶香，只至冬枯，自春至秋不歇绝，可玩也。

种护阶草

土阶恐日久珊塌，可栽麦门冬护其阶边，则根把住其土，永无崩塌。虽好，又恐藏蛇，可养夹蛇龟数枚于两阶之间，则永无蛇虫之患。

种菊

惟野菊最佳，有子可种，又可为药，清头明目，又可酿酒。待山间菊花开将过时，取花揉碎于周围篱下，来春则生，至秋乃花，又助篱落，多少佳趣。渊明所爱者，此也。其家菊有奢侈气，不可栽，更且红色者，最恼人，不清。

种梅

五月收取梅核，至来年二月间方种于庄前后冈阜高处，或水边桥下种一二颗，取影倒于水中，又可观。门前可种数百株，至冬雪间花开时，其香能袭人入骨，又能唤醒醉魔、诗兴。到结实时取子，又好作蜜煎造乌梅，都可卖钱养家。茅亭草舍之傍，书窗之下，更宜置之。若月明，其影于窗横斜扶疏，可爱以助道兴。若移树，十月间可。但深掘其坑埋之，不使摇动，则无患。不避饶瘠之地，却不可失水，其年便花。若种子，五月间梅熟烂时，带肉埋于肥土中，候出芽时用，灌溉至十月已，长七八寸，高一尺者有之，至第二年伺长至二三尺方可移，无有不成。

兰

只是清气，古人常以芝兰比德。予谓初开时甚香，将过却似抹布臭，恼人。莫若水仙，始终清香可爱，江南甚多，宜松土，粪浇则旺，宜水。予尝比之，兰，清物也，非粪则不旺，花少，比之清洁之士必贫，其理亦然。栽无时，家种者，八九月分宜置于草堂松石之下，以助清气。

种水仙花

其花叶似蒜，其质俗于常花，花香胜兰，其气清于凡卉，凡好清者不可不栽，种法见"五月"、"九月"。若不移出浸吊，宿根在地更旺。

养鹤

但要声喉清者为上，颈长而瘦，脚高者可观。古有《相鹤经》所说甚多，绝不可信。此好事者之捏怪尔。

养猿

本是清物，道院中可置一枚。只是不敢放出，必须锁其项于笼中，则大杀风景。盖猿形类人而锁其项，不亦丑乎？况又置于笼中，不亦闷乎？莫如不养。

畜神龟

龟者寿物，养庭槛中可以爱玩，惟摄龟可养，腹下壳能开合，俗谓之夹蛇龟是也。此龟啖蛇，蛇甚畏之。庭槛中养此龟，则蛇不复至，以致园①圃中多畜之，大能辟蛇。予尝养此龟于庭院间。一日大雨，雷电作，其龟于雨中以脚撑立，以头向天喷水如线，二三尺高，雨愈紧而喷愈急，是知灵物与天地之气相合也。只宜在道院书房内养，人家宅室院内置之，其子孙多致蹒跚之形，虽不足信，亦可忌之。如养绿毛龟，用荚泥、马粪、蚯蚓粪同鳝鱼血拌匀，涂擦龟背，置阴沟处，久即生毛。

---

① 园：原作"累"，据浅草本改。

麋鹿

庭前若养鹤，必用鹿以为友，此气类相合也。又助多少道气。

司晨鸡

山间不闻钟鼓，不知昏晓，天阴不知早晚，可养能啼之鸡。不可一处饲养。于房东西山头及屋前后各养数只，以报晨昏可也。

辟鼠猫

人家屋室之内不免有鼠以害食物，须用畜猫以辟之。如山家有一猫，或坐于窗牖之间，自有一般和气可爱。

看庄狗

人家须防盗贼，况山居者乎？但置犬数枚于篱院柴扉之间，柳阴杏花之下，鸣吠数声，多少好意思。若日间客至，犬先为报矣。夜间有暴客，犬必齐喊，主人则警，可避其害也。若独行各村，往来但一犬随之，便如有一人同行，在旷野中则心不惧，又可作伴。

养金鱼法

土池最佳，可置于草堂后窗之下，土气自与水相合，其萍藻荇带之类甚于茂盛，而鱼得其水土自然之性，游漾于萍藻之间，浮沉出没，甚可观玩。切不可种莲蒲之属在内，就村气了，不过贵其清以取观玩之乐耳。池中必当置一两个上水石山，可种石菖蒲于石山之根，钱蒲于石山之上，其松、竹、梅、兰、金橘之类多种于上，俨然又是一壶蓬岛。喂饲当用无油盐蒸饼击窗棂而喂之，久久闻其声熟，如有客至，扣之，其鱼自出，又快一时之观赏。

草堂杂用

背书画法

煮糊用好面，量所用多少，先以盆贮净水，乃缓倾面于水上，任其自沉，不可搅，搅则有块，置盆净室中，夏月七八日，冬可半月，候极臭败，乃徐徐去水，但水臭尔，面不甚臭，候水尽，别用新水，调搅令匀，煮令极熟，稍硬为佳。取出作大团，入石灰汤浸之，候冷，经宿尤好，临时取出，量稀稠添熟汤烂研，以布绞滤过。每一碗可入白矾半两为末，黄蜡二钱半，和匀，任便用之。永不暴败。亦不卷缩。凡背碑文及绫帛，须用硬糊，即不失光，若浸润透，即先①光矣。不用矾则有虫蛀蒸暍之患，用矾亦善耳。

油书窗法

糊窗以皮纸，糊讫，用桐油、白水等分打匀，以刷子洒上，令匀。雨不透且明亮，或用翎羽刷亦可。

收笔

东坡以黄连、莴苣煎汤调轻粉，笔蘸过，候干收之。

---

① 先：疑为“失”之误。

衣香

苓苓、甘松、白檀、茴香，微炒各半两，丁香一分，木香一钱，同为末，入脑、射各少许。

熏衣香

茴香一两，甘松、苓苓香、丁香各半两，射香一分，辗为细末，炼蜜和匀，以瓮盛埋地中半月，可烧熏之。

醒醉香

采牡丹蕊与荼蘼花，清酒拌，泥润得所，当风阴一宿，杵细，搜作饼子，窨干，上用脑子涂擦，安于枕前。

炼炭法

凡合香用炭，不拘黑白，须重烧炼过，通红，于密器藏，令冷。一去炭中余薪之烟，二去炭中杂秽之气。

香煤

茄子秸烧为灰，每烧香以一钱大燃红，次烧香，灰烧存性。

香炭

以石炭同生葵叶捣和为饼，晒干。焚香，虽冷湿地，火亦不灭。如无石炭，碎木炭亦可。石炭虽好，则多硫黄气，以杂香味。

香饼子

坚硬羊胫木炭三斤，杵为末，黄丹、定粉、针砂、牙硝各半

两，入炭末中拌匀，烂煮枣一升，去皮核，杵炭末，作饼子。或
枣肉少，以煮枣汁和之。饼子大小随意，造一枚可烧一日。

造兽炭

炭十斤，铁屎十斤，合捣成末，生芙蓉叶三斤，再捣入糯米
胶和，捻作兽物形状，晒干。要用烧红，三日不灭。

留宿火法

好胡桃一个，烧半红，热灰埋三五日，不烬。

耐点蜡烛

黄蜡、松脂、槐花各一斤，浮石四两，同一处溶。用灯心布
浇，一昼夜仅点一寸。

风前烛

干漆捣海金沙、硝石、硫黄各一两，沥青、黑豆末、蜡各二
两。先溶沥青、蜡成汁后，入前件，衮和以旧布，火上摊作条，
风前点之不灭，有止用蜀葵秸，风雨中亦不灭。

茶灶

古用铜铸如鼎炉状，上用提撋，撋上两边皆有钩搭，以挂吹
筒、竹筅之属，山中只宜瓦炉可。

茶磨

必用青礴石为之，又可化痰，妙！妙！

茶碾

用铁为之，长不过尺五，愈小愈佳。

茶臼

檀木为之，大概取其声，予尝为诗谓"松下捣茶惊鹤梦"尔。

茶匙

以竹为之更佳。

茶瓯

可用黑磁，大忌青白处饶等器。

茶瓶

瓦者最清。

砧杵

于松根下安大光石一块，以檀枣木镟为棒槌，一付两个，以双手捣之，非蛮夷作大杵，立如捣米者大，可笑也。若月明夜凉之时，霜露之下，合家妇女都做洗浆生活，其捣衣之声凄然，有感动秋意。予谓："砧声捣碎茅檐月，惹得秋怀天地宽。"快活！快活！

道具之属

幅巾深衣

时有不同，事有所宜，若文公家礼之制，今人有用之者，反以为市井之笑。官府谓之妖人，往往见责，被其捶辱。可谓时风不古，衣冠反为罪，人诚可叹也。今予之所制幅巾者，内不用梁冠，止一小束发冠，外用一幅纱或绫绢，约三尺许。前贴一层为边，若网巾样，用环二枚，以大带二条穿缚于后，以带仍又系之于髻前，则更其制曰：朣仙巾。深衣与道衣同制。上衣下裳而作袖，大不过一尺。边用本色绿，使人观之不咤其目。故不得罪于官长，亦不取笑于市人。谓与道人衣制相似也，就中之制大不同焉，甚是高古好看。使轩皇之风再见于今日，非老夫其谁欤？更其制曰：朣仙服。

月衣

裁似半月，以兜罗绵为者最佳，坐圜之人不可缺。

雪巾

以皂绫或毡为之，扁方顶，后长至腰，或加绵，或加毛皮，则耳不寒。

云笠

作大斗笠，径二尺，以皂纱蒙之，周围用檐以遮风日。

云屣

以皮为之，用云头，勿令长，就缝于鞋上，不致挂碍。

木屐

以桑柘木为之，必用漆以奈水，里用棕钉垫于内，令其不滑。谓古有上山之屐，前齿短而后齿长者，皆其谬说，不足信。

杖

道家有九节杖，一节名太阴星，二节名荧惑星，三节名角星，四节名衡星，五节名张星，六节名营室星，七节名镇星，八节名东井星，九节名拘星。以为降妖邪而神灵听其指挥也。武当山之灵寿杖，谓玄帝所执之杖插而生之，持之万灵震伏，只可闲行曳而已，不可用力，不敢以逐猫犬畜类，又恐怒气因之以打人，大概莫若蜀中鹤膝竹甚佳，又轻，拄之可以扶老。楷木杖，孔子所植者，至脆，持之可以戒性，不可以力拄。

拐

莫若蓟条枝为上，北方多使枣枝，亦可拄之。力甚于杖，贵乎牢壮。

欹床

高尺二，长六尺五，面用藤竹编之，勿用板，轻则童子易抬。上置倚圈靠背，如镜架。后有撑。活络转动，高低从宜，如醉卧、偃仰、观书皆可。

纸帐

用藤皮纸（茧皮更佳）缠于竿上，以线缠之，勒作皱纹，不用糊，但以线挫缝，缝之顶，不用纸，只用绵布，取其透气。

芦花被

以芦花置于木绵被中，南方八九月夜寒可用，北方无用，则性寒不暖，不过取其清也。

蒲花褥

痴重成块不可用，但攀枝花者久压不实，胜于绵花。

纸被

以厚藤皮纸夹缝为之，不过取其清耳。只可五七月间盖之，以代卧单。

竹枕

江南以竹为之，多夹发，不若蒲编者，亦好。

药枕

五月五日或七月七日取山林柏木板以为枕，长一尺二寸，高四寸，空中容一斗二升。以柏心赤者为盖，厚四分善，致之令密，又当便，可开闭也。又钻盖上为三行，行四十孔，凡一百二十孔，孔令容粟米也。其药用川芎、当归、白芷、辛夷、杜仲、白术、藁本、木兰、蜀椒、桂、干姜、防风、人参、桔梗、白薇、荆实、肉苁蓉、飞廉、相实、薏苡子、款冬花、白仲、秦艽、靡叶，凡二十四物，以应二十四气。如毒者，乌头、附子、藜芦、皂荚、莽草、凡石、半夏、细辛，已上各一两，皆剉碎，以毒药下安之满枕中，枕外又用布缦之。枕百日，面有光泽；一年，体中诸疾病皆愈而身亦香；四年白发变黑，齿落更生，耳目聪明。（此方出《太清玉函》）

石枕

择取石光净如枕头样者，置林下，又是一般风味。

野舆

古之隐者，于山中出入，只是乘驴。及其老也，乃乘肩舆。山人以篮为之，故曰篮舆，甚丑。当用竹圈成四方如椅样，前深后高，以防颠坠之患。前必用引首①拭之，后高可以扶头，遂不致于倾斜。勿令人抬，谓不可以人代畜，当置二驴前后，以软襻置于杠上，挂之驴脊，令童子牵之而行，甚是稳当，老者庶得受用。

巾车

车厢上立四柱，作尖顶，用草苫之。若用棕，有富贵气，不可。车内向后作一柜床，所藏衣鞋诸物于内。厢前用板一片，如桌大，上放香炉、笔砚、经书于上。四柱上用勾钉，挂瓢、笠、琴、剑于上，四围用布幪，活络撑放以蔽风日，其出入远游，胜如骑驴，不劳于体。

---

① 引首：丁丙跋明刻本、浅草本作"隐手"。

山家农具

牛车

凡山居之家，必置牛车数辆，以载米谷柴草之类，不可缺。

蓑笠

今之斗篷，编竹成之，莫若上以槲叶盖面，则有道气，不村。蓑用海边卤水中所生蓑草最佳，以茅结之太重，不清。

桔槔

此物务农者不可缺，遇天旱之时每一结槔，一日夜可荫数亩，大得其力。凡春夏初种及收成时，须当祭赛。

犁钯

必置数付，田园之中，胜如锄镢，不劳其力，不可不重也。

锄

南北人锄田有各样者。南人薅田用高头锄，北人用鹅项锄，种菜多用鹰嘴锄，因地冻，坚硬故也。家有一男子，必置一把。如辽人薅田只用长竿铲，不用锄。

斧

有两样，有作斧小锋刃者是也，有斫木斧厚刃大重者是也，破柴皆用。每人当置一柄，此物不可缺，此野人之本。

锯

虽有解木之锯，山间如截大树，必用段锯，亦可置下数张，以防秋冬作柴取木之用。

镰

有两样，有割草者用，锯齿者佳；腰镰，斫柴砍木皆可当斧使之，其家每人当用一把。古所谓"腰镰、长担，野人随身之物也"，岂可缺哉？

网

山人之富者，莫过新酒活鱼为之最。必置一网一罾，挂于屋山避风日处，免致朽烂，或一时客到，欲取鱼，就以罾网于河边，或撒网，或扳罾，与客嬉笑而取。既得鱼矣，瓮头新酒，取之与之共食，又是一般清况，滋味偏甜，快活！快活！

连耞

竿用枣木或蓟木为之，长五六尺，鞭用铁，三条为一率，长三尺，如无铁，桑、枣、蓟条皆可，用生牛皮或铁环系之。

禾杖

以铁为之亦可，以防虎狼之害。

石碾

可用牛碾，省力最好。

碓

凡碓多置于门外，人以为所宜，孰不知为行客取糠之法耳，甚是不好看，当于厨房前安之。

磨

牛磨、驴磨者，乃市人磨房用之，非山家之物，但以手磨，足可供一家之用。

硙

豫章者最佳，山中但得一付，胜似碓磨，妙。

仙家服食

山中煮白石法

七月七日取地榆根，不拘多少，阴干百日，烧为灰，复取生者，与灰合捣万下，灰三分，捣生末一分合之。若石二三斗，以水浸过三寸，所用药粉水中搅之，煮数沸而烂如饵，可食取饱。亦可与葱及盐豉煮如肉，谓"仙人石羹"是也。

服食钟乳法

味甘无毒，性温，主明目、下气、益精，捣为末服之，酒水任下，服百日可通神明。久服除百病，奈寒不饥。

服食松根法

取东行根，剥取白皮，细剉，晒干为末。饱食之可绝谷，渴则饮水。

服食茯苓法

削去黑皮，捣末，以醇酒渍于瓦器中，密封十五日方可食。日三次，屑服。亦可不饥渴，除病延年。

服食苍术法

用术五斤，捣绞取汁，以和茯苓屑三斤，丸如芡实大。早午晚各吞三丸，不饥不老，久服六甲六丁神至，可役使。

服食黄精法

黄精细切一石，用水二石五升煮，旦至夕熟，候冷，以手挼碎，布囊，榨取汁煎之，渣晒干，捣为末，同入釜中煎熬，为丸如鸡子大。每服一丸，日三服。绝谷，除百病，身轻健不老，渴则饮水。

服食萎蕤法

二月、九月采根切干，依黄精作饵法。服之导气脉、强筋骨、治中风、跌筋、结肉、去面皱、好颜色。久服延年，其形类黄精，叶狭而长，表白里青，茎直似箭，竿有节，根黄多须，大如指，长一二尺，三月开青花，结圆实。立春后采根，阴干用。

服食天门冬法

干天门冬十斤，杏仁一斤，捣末，蜜渍，服方寸匕，日三服。一名曰"仙人粮"。

服食胡麻法

胡麻肥黑者不拘多少，蒸晒九遍，捣为末，以蜜丸鹅子大，日服五枚，用饧和，或酒和亦可。服百日无复病，一年后身面滑泽，水洗不着肉，五年，水火不害，行如奔马。

服食杂米麦法

粳米、黍米、小麦、火麻子、熬大豆各五合，入白蜜一斤，煎一沸，冷水中，丸如李子大，一顿服之，则终不饥。

守中径易法

桑椹黑者，晒干为末，水服三合，日三次，则不饥。

一法：牛酥、羊酥、松脂、蜡、蜜各三斤，合和煎食之，三年不饥。

一法：天门冬末一升，松脂一升，蜡、蜜各一升，合和煎，丸如梧桐子大，早、午、晚服三丸。

琼玉膏　地黄煎

见“十月”。

丹砂水

丹砂一斤，石胆二两，硝石四两，以小口磁罐漆固其口，埋地中四十九日。出，视成水，味苦，可服。服之延年，杀精魅邪恶鬼，养精神，安魂魄。若未化，再埋。又法，用竹筒盛亦可。

曾青水

制同丹砂，不用石胆，用汞二两。其水洗目，止目痛，收风泪。久服轻身不老。

鸡子丹法

取鸡雌雄纯白者，别养，得其卵。扣出黄白，取丹砂细研，和入此卵中，蜡封其口，还令白鸡同子菢之。待雏出，药成，和以蜜，服如黄豆大二丸，日三，久服长生延年。

饵雁腹丹法

丹砂三斤，治下筛，盛以重练囊，内雁腹中，缝腹令合，蒸黍米，下炊以桑薪三日三夜，出之，以白蜜丸如黄豆大，每服二丸，日三，除万病，亦可延年。

方朔饵雄黄法

雄黄不拘，以肥鸭去肠脏，内入腹中，蒸三日三夜，服如枣核，日再，尤妙。

饵鸡子雄黄法

雄黄一斤，研细，取生新鸡子黄白和之。置铜铫中，以盖覆之封固，勿令出气，微火，盖上容得手，不用太热，三日夜勿令火绝。寒乃起之。掠去上渣，清者在下，当涌涌如水银，寒则坚，着人气复软。炼一斤得十两，盛以竹筒，勿使见风，服如麻子。使人肌肤润泽，冬则能温，夏则能凉，辟除寒气。

山居饮食

此常用，不拘时月者，其四时制造者，见诸月分，载之下卷。

兰膏茶

将好酥于磁石器内溶化，倾入江茶末，搅匀，旋旋添汤，搅成稀膏子，散在盏内，却着汤浸供之。茶与酥看客多少用，但酥多于茶些为佳。此法至简至易，尤珍美。四季皆用汤造，冬间造在风炉子上。与酥签茶同。

脑子茶

先将好茶研细，薄纸包梅花、片脑一钱许，于茶末内埋之经宿。汤点则有脑子气味，极妙。

擂茶

将芽茶汤浸软，同炒熟芝麻擂细，入川椒末、盐、酥油饼再擂匀，如干，旋添茶汤。如无油饼，斟酌以干面代之。入锅煎熟，随意加生栗子片、松子仁、胡桃仁。如无芽茶，用江茶亦可。

柏汤

柏味苦，微温，主吐血、衄血、痢血、崩血，久服轻身、益气、耐寒暑，去湿止饥。采取嫩叶，线系垂挂一大瓮中，纸糊其口，经月视之，如未干，更闭之。至干，取出为末。如不用瓮，置密室中亦可，但不及瓮中者青翠。若见风则黄矣。此汤可以代茶，夜话饮之，尤醒睡。饮茶多则伤人，耗精气，害脾胃。柏汤甚有益，尤助齿，如太苦，则少加山芋，尤妙。

湿枣汤

大枣去核，用水熬汁，生姜汁和蜜，同将三味调匀，入磁罐内搅，令稀稠得所，入麝香少许，每盏挑一大匙，沸汤点服。

香苏汤

干枣一斗，去核，擘碎，木瓜五个，去皮瓤，捣碎，紫苏叶半斤，同一处再捣匀，分作五分，内将一分匀摊在竹箩内，烧滚汤泼淋下汁，尝瓜枣无味了，去，却换好者一分，依上泼之，以味尽为度。将淋下汁慢火于砂铫内熬成膏子，冷热任用。

轻素汤

干山药三两，莲子肉半斤，浸去皮并心，洗净晒干，为细末，生龙脑少许，沸汤点服。

樱珠汤

用一味好南参，不以多少，碾为细末，以胡桃仁、松子同研和匀，炼蜜为丸，如樱珠大，以辰砂为衣，取其红色，每用二颗，沸汤点服。

辰砂汤

入辰砂末二三钱，看颜色如何。脑、射依前法。

胡椒汤

入胡椒末一两，脑、射依前法。

缩砂汤

入缩砂末二两半，丁香、干姜末少许，不用脑、射。

茴香汤

入炒茴香细末一两、檀香、姜末少许，不用脑、射。已上只看滋味如何，随意加减。

蘑汤

凡有菜时，用白菜不拘多少，洗净，装入罐内，用清滚米汤浇灌令满，用纸封口，放温和去处，待味成，随时用之。干了又添菜添汤，如前法。

稻叶、橘叶、樟叶皆可采，阴干，用纸囊悬之，用时火灸，使沸汤沃，封其口，良久食之。

沉香熟水

先用净瓦一片，放灶中烧微红，安平地上焙香一小片，以瓶盖定，约香气尽，速倾滚汤入瓶中，密封盖。檀香、速香之类，亦依此法为之。

豆蔻熟水

白豆蔻去壳，拣净，投入沸汤瓶中，密封其口，待片时，用之极妙。每用七个足矣，不可多用，则香浊。

春夏做白酒法

用熟糯米二斗，放在缸内，水浸一夜，清晨用新水淘洗过数次，务要洁净，控干。上甑蒸米，待气上，又加一层，如此数次，米尽。用甑蓬盖岩①，务要蒸得糜熟。用大盆一个，放木架

---

① 盖岩：即"盖严"。

于盆上，抬饭甑阁架上，用井水淋过数次，务要糜冷，放入缸内，每米二斗，用白酒曲五丸，研细，糁于糜上，用手拌匀，中间开井，四边扑紧，着簸箕盖缸口，来日酒出，用盏舀酒，浇淋四边，如此七日，取酒煮过，或生用亦可。

冬做白酒法

用熟糯米三斗，放缸内，水浸一夕。清晨用新水淘洗数次，漉出控干，上甑蒸米，待气上，又加一层，如此数次，米尽。用甑蓬盖岩，候糜，将大盆一个，放木架于盆上，抬甑阁于架上，用井水淋过数次，复用盆内热水淋一次，令糜温和，下缸。每米三斗用白酒曲九丸，擂细洒于糜上。以手拌匀，中间开井，四边扑紧，着甑蓬盖缸口，草荐四边围定，上面亦用草荐盖，勿令缸冷，候酒醅来，以盏舀，浇四围，待七日，取酒煮熟，或生用亦可。如缸冷酒醅不来，用瓶盛热水放缸内，酒醅自来，取出汤瓶为度。

蜜酒

蜜四斤，酒九升，同煮，掠去沫，夏月极冷，冬月少温，入曲屑四两，白酵一两，龙脑豆许大，纸七重掩之，以大针刺十数窍，日去一纸，七日酒成，即阁起，勿近地气，冬月须用火温，勿令冻之，即不发味，颇甘软。

戊戌酒

每糯米三斗，蒸熟，用犬一只，煮一伏时，候极烂，捣为泥，连汁与饭同拌匀，方下白曲，候熟，空心饮一杯，胜饮常酒一瓶，能补养元气，老人饮之，妙。

造蜜煎法

凡煎果子，酸者用朴硝以水化开，硬酸者用热汤化朴硝，放冷浸去酸味。果最要遂其本性，酸苦辛硬随性制之，以半蜜半水煮十数沸，乘热控干，别换纯蜜，入砂石铫内，用文武火再煮，取其色明透为度，入新缶盛贮，紧密封窖，勿令生虫，更须时复看视，才觉蜜酸，急以新蜜炼熟易之。

换生蜜法

此法切须择蜜。凡蜜有数十等。春为百花蜜，其蜜杂以乱蜂，色浑而味酸，又作腥气。冬为稻花蜜，色如凝脂，味亦易酸，皆不堪用。须择真纯夏蜜乃佳。应干果子如常法，煎讫，随手控去熟蜜，换生夏蜜，浸入瓶久，凝结干净可爱。

防俭饼

以栗子、红枣、胡桃、柿饼四果，去核皮，于碓内一处捣烂，揉匀，捻作厚饼，晒干收之，以防荒俭之用。

四时腊肉

收腊月内淹肉卤汁，净器收贮，泥封头。如要用时，取卤一碗，加腊水一碗，盐三两，将猪肉去骨，三指厚五寸阔段子，同盐料末淹半日，却入卤汁内浸一宿，次日，其肉色味与腊肉无异。若无卤汁，每肉一斤，用盐半斤淹二宿，亦妙。煮时，先以米泔清者入盐二两，煮一二沸，换水煮。

淹鹅雁等

捋净，于胸上剖开，去肠肚，每斤用盐一两，加入川椒、茴香、莳萝、陈皮等遍擦，淹半月后，晒干为度。

淹咸鸭弹

不拘多少，洗净，控干，用灶灰筛细二分、盐一分拌匀，却将鸭弹于浓米饮汤中蘸湿，入灰盐滚过，收贮。

淹鹿脯

净肉十斤，去筋膜，随缕打作大条，用盐五两、川椒三钱、莳萝半两、葱丝四两、好酒二升和肉拌淹，每日番两遍，冬三日，夏一伏时，取出，以线逐条穿，油搽，晒干为度。

又法

鹿肉或麂子肉，去皮膜，连脂细切二十斤，用盐二十两，入榆钱二合，一处拌匀，用羊大肚一个，去草，洗净，装肉于内，缝合，用杖子夹定，于风道中或日晒干。

淹鹿尾

刀削去尾根上毛，剔去骨，用盐一钱、榆钱半钱，填尾内，杖夹，风吹干。

煮诸般肉法

羊肉，滚汤下，盖定，慢火养。牛肉亦然，不盖。

马肉，冷水下，不盖，入酒煮。

獐肉，冷水下，煮七八分熟，鹿肉亦然，煮过则干燥无味。

驼峰、驼蹄，淹一宿，滚汤卜一二沸，慢火养，其肉衡，油火紧易化，加地椒。

熊掌，用石灰沸汤掋净，布缠煮熟，或糟，尤佳。

熊白，批小段，淖微熟，同蜜食，多食则破腹。

鹿舌、尾，冷水下，慢火煮，水少火慢不损味，做肉丝用。

鹅、老雁、青鹬，滚汤下，慢火养，八分熟。

虎肉、獾肉，土内埋一宿，盐淹半日，下冷水煮半熟，换水，加葱、椒、酒、盐煮熟。

煮硬肉，用硇砂、桑白皮、楮实同下锅，立软。

败肉，入阿魏同煮，如无，用胡桃三个，每个钻十数窍，其臭气皆入胡桃中。

煮驴马肠无秽气，候半熟，漉出，用香油、葱、椒于盆内拌，入胡桃三个，换水煮软。

煮肥肉，先用芝麻花、茄花同料物调稀糊涂上，火炙干，下锅煮熟。

千里肉

连皮羊浮胁五斤、醋三升、芫荽子一合，绢袋盛，盐三两，酒三盏，蒜瓣三两同煮，慢火养熟。压成块，切，略晒干。

骨炙

带皮羊胁，每枝截两段，用硇砂末一捻，沸汤浸，放温，蘸炙，急翻，勿令熟。再蘸再炙，如此三次，好酒略浸上，铲一翻便可餐。凡猪羊脊膂、獐兔精肉，亦同。

川炒鸡

每只治净，剁作事件。炼香油三两炒肉，入葱丝、盐半两，炒七分熟，用酱一匙，同研烂胡椒、川椒、茴香入水一大碗下锅，煮熟为度。加小①酒些小，尤妙。

燠鹅鸭

每只治净，炼香油四两，煎变黄色，用酒、醋、水三件中，停浸没，入细料物半两，葱三茎，酱一匙，慢火养熟为度。

糊犬

味咸酸，温，无毒，主安五脏、补绝伤、益阳事、轻身益气。黄者大补，黑者次之，余色者又次之。莫与蒜同食，能损人。用犬一只，退净，剔去骨，盐、酒、醋浴过，入冬瓜内煨最佳。每肉一斤，用醇酒一盏，醋一盏，白盐半两，油酱少许。前料量下，拌匀，右用冬瓜一个，切去盖，取出穰，将肉盛于内，仍用盖合了。又用竹签签定，纸封固，不令漏气。又用稻草纽成松要子，将冬瓜缠定。又用盐泥固济，却用稻糠火烧半着，却将冬瓜埋在火中，不用大火，煨过一宿。至次日割开，任意食之。其冬瓜亦可食也。如无冬瓜，只用砂锅瓦罐煮之。

糟蒸猪肚

猪肚一个，洗净，将黄芪、地黄洗净槌碎。装入肚内，令竹签签住。用醇糟包肚，放在罐内，重汤以文武火蒸熟为度。常服健脾胃、进饮食、补中益气、治诸虚弱。

鱼鲊

每大鱼一斤，切作片脔，不得犯水，以净布拭干。夏月用盐一两半，冬月用盐一两，待片时淹鱼，水出再摅干。次用姜、橘

---

① 小：浅草本作"好"。

丝、莳萝、红曲、馈饭并葱油拌匀，入磁罐捺实。箬叶盖，竹签插，覆罐，去卤尽即熟，或用矾水浸，肉紧而脆。

细料鲊

鲤鱼十斤，治，洗净，控干，切作脔。用酒半升，盐六两，淹过宿，去卤，入姜、橘丝各二两，川椒、莳萝各半两，茴香二钱，红曲三合，葱丝四两，粳米糁升半，盐四两，酒半升，拌匀，入磁器内收贮。箬盖竹签，候卤出，倾去，入熟油四两浇。

省力鲊

青鱼或鲤鱼切作三指大脔，治净，每五斤用炒盐四两，熟油四两，姜、橘丝各半两，椒末一分，酒一盏，醋半盏，葱丝两握，饭糁少许，拌匀，磁瓶实捺，箬盖簸插，五七日熟。

鹅鲊

肥者二只，去骨，用净肉，每五斤细切，入盐三两，酒一大盏，淹过宿，去卤，用葱丝四两，姜丝二两，橘丝一两，椒半两，莳萝、茴香、马芹各少许，红曲末一合，酒半升，拌匀，入罐，实捺，箬封泥固。猪羊精者皆可仿此制造。

锅烧肉

猪、羊、鹅、鸭等，先用盐、酱料物淹一二时，将锅洗净，烧热，用香油遍浇，以柴棒架起肉盆，合纸封，慢火焐熟。

调和省力物料

马芹、胡椒、茴香、干姜、官桂、花椒各等分，碾为末，滴水为丸，每用调和，撚破入锅，出行者尤便。

馄饨皮

白面一斤，用盐半两，凉水搜和如饼剂。停一时再搜，揠为小剂，豆粉为䅟，骨鲁槌杆圆，边摊薄，入馅，蘸水合缝，下锅时将汤搅转，逐个下，频洒水，火长①要津滚，候熟食之。馅子荤素任意用。

藕粉

取粗者洗净，截断，碓中捣烂，布绞，取出以密布再滤，澄去上清水，如汁稠难澄，添水搅即澄，为粉，服之轻身延年。

姜粉

以生姜烂研滤汁，如上法和羹。

鸡头粉　莲子粉

取新熟者蒸熟，烈日晒，皮即开。舂作粉，入肉食内作羹。

菱角粉

去皮，如上法，同前。

葛根粉

去皮，如上法，开胃止烦热，可调汤服。亦能解酒毒。

茯苓粉

到如弹子大，水浸去赤汁，如上法。此粉熬粥能补心肾。

---

① 长：即"常"。

蒺藜粉

捣去上皮，簸取实。如上法。此粉去风轻身。同前。

括蒌根粉

去皮，如上法，同前。

鹿羹

味甘，无毒。经云：兽肉虽多，惟鹿最可食。性温，补益气力，助五脏、强阴。盖食灵草，异其众也。头肉又治烦悫多梦，蹄治脚膝酸，血治肺痿吐血及崩带下。每用肉不拘多少，洗净控干，先以盐酒多醋少浴过，用花椒、莳萝、茴香、红豆、桂花（如无，桂皮代之）俱为细末，量肉多少下之，却将酒醋酱油拌匀，加葱白数茎，入磁器内，密封其口，用重汤慢火煮，只候软烂方可食。

牛羹

味甘平，无毒，止吐泄、安中益气、养脾胃。心主虚忘，肝主明目，肾主补肾气益精，胃主消渴、风眩、补五脏，髓主补虚填髓，久食增年、安五脏、平三焦、温骨髓、补中续绝，和五味食之。水牛肉不用。黄牛肉不拘多少，用活动肥嫩之肉洗净，其制法与鹿肉同，但心、肝、肚不必重汤，只可就锅中煮糜烂食之。惟肾可批开，剥去内外皮膜，用盐酒多醋少浴浸一时，入香油椒料打拌匀，烧沸汤撺食，惟髓取出，以葱花、椒末同下在酒中食。

乳粥

牛乳味甘，无毒，生微寒，熟补虚赢、止烦渴、除风热、润皮肤、养心肺、解诸热风毒。用黄牛乳，水牛不用。凡煮粥半熟，去米汤，下牛乳代米汤，煮之候熟，挹置碗中，每碗下真酥半两置粥上，溶如油，遍覆粥上。食时旋搅，甘美无比，大助元气。

地黄粥

切地黄一合，候汤沸，与米同下罐中。先用酥二合、蜜一合同炒，令香熟，候粥熟时乃下，同煮取熟，食之，大能和血生精。

茯苓粥

治法与地黄粥同，但不用酥蜜，专补心益神气。

鹿角粥

鹿角，味甘无毒，消痹、益气力、补精髓、强阴。用新鹿角一具，寸截，流水内浸三日，刷洗去腥秽，以河水入砂罐内，以桑叶塞口，勿令漏气，炭火猛煮，时时看候。如汤耗，旋添热汤。煮一日，候角烂似熟芋，挼得酥软即止，未软更煮，慎勿漏气，漏气则难熟。取出晒干为粉，其汁澄滤，候清冷，以绵滤作胶片，碗盛风中吹干，谓之鹿角胶，可入药。每粥一碗，入角粉五钱，盐一匙，同搅温服，大能补脑髓、益精血、固元气。

栗粥

小栗去壳，切如米粒，每粳米一升，栗肉二合，同米煮。

百合粥

生百合一升，切，密①一两，同水窨熟，投将熟粥中②每碗用三合。

枸杞子粥

枸杞子生研，滤取汁，粥一碗可入汁一盏，加熟蜜少许同煮。

马眼粥

新黑豆一斗，净淘，入大釜中，如常用水煮合熟，擗去汁，以熟麻油浸之，豆上油深四指。蜜盖之，慢火煮，直候露出豆，即以匙拌转，更煮，即令油尽，即住。每粥一釜，可下熟豆三五碗，候熟时拌匀食之。

干蕨菜

采嫩蕨菜蒸熟，以干灰拌之，晒干，洗去灰，又晒干收之，临食用，水浸令软，味佳。

醃藏诸般菜

葱、韭、胡荽、冬瓜、茄子、胡萝葡等菜，可依时候醃藏，所用物料宜者为佳，忌生水湿器收贮。

---

① 蜜：原作"密"，据丁丙跋明刻本、浅草本改。
② 中：原作"生"，据丁丙跋明刻本、浅草本改。

造五叶菜

俗名莽莽菜，摘洗候干，用茄切作丝和菜，用盐拌匀，以瓦罐盛之，压紧，候三四日取开食。遇有茄时可造。

造菽菜

或白菜或辣菜，洗净切碎，晒干，用萝蔔切成条，晒令微干，用姜丝炒黄豆瓣，入食香盐相停，揉回卤性，装入罐内，候熟随用。

食香菜

或嫩芥菜，或春不老菜，洗净细切，晒干，每斤用盐相停，入食香和醋拌匀，揉回卤性，装入瓶内，如法筑紧随用。遇有菜时皆可做。

造豆芽菜

绿豆拣净，水浸两宿，候涨，以新水淘，控干，扫净地，水湿铺纸一重，匀掺豆，用盆器覆一日，洒水两次，须候芽长一寸许，淘去豆皮，沸汤淖，姜、醋、油、盐和，食之鲜美。

造红花子法

淘去浮者，臼内捣碎。入汤浥汁，更捣，更煎汁，锅内沸，入醋点，绢①之似肥肉，入素食，极珍美。

---

① 绢：此后，浅草本有一"挹"字。

造虀菜法

先将水洗净菜，拣去黄损者，每菜一秤，用盐十两，汤泡化，候汤大温，逐窠洗菜就入缸。看天道凉暖，暖则来日，菜即淹下，随即倒，下者居上。一层菜一层姜，约菜百斤老姜二斤。天寒，迟一日倒，倒讫，以石压，令水淹过菜。

虀水法

菘菜净洗，略汤中淖过，入极清面汤内，以小缸盛，看菜与面汤多少相称，菜不必多，候五七日酸，可吃。如有虀脚一小碗，只一日便用。冬日略近火，尤易熟。诸菜皆可。菘菜即生菜。

紫不托

新黑豆，煮取浓汁，搜面作汤饼，极甘美。能去面毒，令不蒸热。服丹石人尤宜食，此杂莼菜为羹，妙。

造乳饼

取牛乳一斗，绢滤入锅，煎三五沸，水解，用醋点入，渐渐结成，漉出，绢布之类裹，以石压之。

就乳团

用酪五升，下锅烧滚，入冷浆水半升，自然撮成块，如未成块，更用浆水一盏，决成块。滤滓以布包，团搦如乳饼样。春秋酪滚，提下锅，用浆就之。夏月滚，倾入盆就。

复炉烧饼

蕈桃肉，退去皮者，二斤，擂烂，入蜜一斤，以炉烧酥油饼一斤，为末，拌匀，搭作小团，仍用酥油饼剂包之，作饼，入炉烧熟。

糕糜

羊头煮极烂，提去骨，原汁内下糯米，候烂成糕糜，下酥蜜和匀，不入果物。

豆粉糕

米一大碗，烧滚，下蜜半斤，去沫，用豆粉六两，调糊下锅，觑稀稠添水，熟，用①盘子酥油抹底盛，浇酥油，刀裁食之。

蜜调炒面

干面，炒熟，罗过再炒，下蜜，少加水搅，成，按片刀裁食之。

瓶裹糕

鸡弹二十个，打破搅匀，以羊肉二斤细切，入细料物半两、碎葱一撮，香油炒，作燥子，搅入鸡弹汁令匀。用醋一盏，酒半盏，豆粉二两，调糊，同鸡弹汁、燥肉，再搅匀，倾入酒瓶内，箬扎口，入滚汤内煮熟，伺冷，打破瓶，切片，酥蜜浇食。

---

① 用：丁丙跋明刻本、浅草本作"则"。

油炸面粉条

发酵面十四两，后入豆粉面二两同调。前酵面令稀，用淋子下入油内炸之。候熟，用蜜一斤、小糖半斤调稀，入前。茶食，浸之食用。

蒸羊

羊一只，捋净，去头、蹄、肠、肚等，打作事件，用地椒、细料物、酒、醋调匀，浇肉上浸一时许，入空锅内，柴棒架起，盆合泥封，发火，不得大紧，候熟，碗内另供原汁。

收藏乳饼

取乳饼，在盐瓮底，不拘年月，要用取出洗净，蒸软食用，一如新者。

造乳线法

用牛奶，不拘多少，盛于磁盆内晒，候四边有清水出方成。下锅温热，以酸奶浆点之，用杓搅动，漉出，放于木盆内，用手揉擦三两次，搦成块，又下旧汤锅内再锡，捻成绢片，样上竹木棍卷扯，仍下本锅内再锡，卷扯三五次，上挣床晒干，收起。如用时，温油炸熟，洒蜜或白砂糖食用。

造酥油法

用牛奶下锅滚二三沸，舀在盆内候冷，定面结成酪皮，将酪皮锅内煎油出，去渣，舀在碗内，即是酥油。

一法：用竹筒约长三尺，装牛奶于内，约七分满，以木棍长三尺五寸，上安拐头，下钉一圆板，安于竹筒内，捣半日，候沫出，撇于盆内，聚多下锅煎，撇去焦沫，即成酥油。如奶多，用缸、桶、坛盛造亦可。

炒干酪

用晒干酪于热酥油锅内炒黄色，收起，以备远行食用。

洗面筋

用白面一秤，盐四两，温水和带软，候水面相停少时，以冷水一桶，从慢至紧，搓洗得成面筋，再换新水一桶，择洗出面筋，作团于笼内蒸熟，随宜食用。洗下面水，澄作粉，好浆细软绢帛，最妙。

作浆衣粉法

每新米麦各一担，簸拣干净，入缸内，用水洗一二次，量时候浸三五日，每日淘一次，后磨成粉，用绢罗淘净去滓，次日，候浆水澄清，撇去水，用绢袋或布袋盛粉，悬于高处，待水干，取出摊晒，可浆细软绢帛。

一法：不用麦，用米一担，亦如前法，可浆衣服用。

生覃菌法

取烂朽木及叶，于地下埋之，常以米泔浇之，令湿，三两日后即生，炒腩食之甚美。本是朽木，亦不损人。

一法：畦中下烂粪，取朽木长六七寸，截断捶碎，如种菜法，于畦中匀布土盖，水浇常令润，如初有小菌即摧之，明旦又出亦摧之。三度后，出甚大，收食之最佳，此是山人良法。

用黄蜡炒粳米充饥①，食胡桃肉，即解。

用黄精阴干为末，每日用净水调服，任意多少。一年变老为少。

用鸡头实三合，煮熟，去壳，研如膏，入粳米一合，空心食之，频服，甚益精气。

生服松柏叶，用茯苓、骨碎补、杏仁、甘草，捣罗为末，取生叶蘸水，滚药末同食，香美。

蜜二斤，白面六斤，香油二斤，茯苓四两，甘草二两，生姜四两，去皮，干姜二两，炮为细末，拌匀，捣为块子，蒸熟，阴干为末，绢袋盛，每服一匙，冷水调下，可待百日。

用杜仲（醋炒丝）、茯苓、甘草、荆芥等分为末，糊丸如梧桐子大，每服数丸，即吃草木，可以充饥。止有竹叶恶甘草，不可食。

水池中多种菱芡，陆地多种薯芋、山药、葛根、百合，年荒可以救饥。

春宜食麦，夏宜食绿豆，秋宜食麻，冬宜食黍。

凡饮食

空心食粥生津液。

老人常以生牛乳煮粥，食之有益。

夏月熟肉单用醋煮，可留旬日。

面不宜过水，以滚汤候冷，代水用之。

熟水用陈紫苏，妙。

茶宜漱口，不宜多啜。

凡食面硬，作熟溲汤，深煮，久则无毒。

---

① 饥：原作"即"，据浅草本改。

食面后如欲饮酒，须先以酒咽去目汉椒三两粒，则不为病。

凡造食

茶宜焙不宜晒。

烧肉忌桑柴灰。

凡糟蟹酱蟹，以灯照则沙。

救酸酒，每大瓶用赤小豆一升，炒焦，袋盛，放酒中即解。

洗猪肚用干面洗，洗猪脏用砂糖则不腥。

籔笋，以薄荷入盐少许同煮则解。一法以灰汁煮之则解。

藏乳多咸，以茶清水浸之则减。

糟蟹放皂角半挺在上，可留久。

洗鱼，滴生油数点则无涎。

煮鱼，冷水或滚汤下，用末香则不腥。

煮鹅，用樱桃叶数片同煮则易软。

煮陈腊肉，待滚时，将烧红炭数块，淬之则不籔。

煮诸般肉，用纸封锅口，或以楮实同煮则易烂，其味香美。

收藏果物

收干荔枝以新磁瓮盛，每铺一层即取盐梅三五个，以箬叶裹如粽子状，置内，密封瓮口，则不蛀坏，极佳。

松仁①，以防风数两同裹则不油，则防风亦不坏。

松子②之类，蒸坏不可食者，摊置竹纸上焙之，如新。

煎果经夏蜜酸者，但置其瓮于湿沙中，则味如新。

---

① 松仁：浅草本作“松子”。

② 松子：浅草本作“松仁”。

糖霜溶而味损者，以冷水浸洗，晒焙干，味色如新。

陈榧子，水浸一宿许，干粗皮皆贴壳上，食之如新。

陈荔枝、胶枣洗净，蒸过，银杏净洗，以粉浆过如新。

核桃及松子，以疏布缝袋，盛挂当风处，则不腻。

桃穰及松子、杨梅仁，以灯心剪碎收之，则不油。

红柿未熟者，以冷盐汤浸之，可周岁颜色不动。

糖霜入新瓦器，箬叶封之，覆悬灶上，须久不溶。

糖霜以灯心寸剪重重间和收之，经久不润。

煎果遇霉月，换密①，置细辛末于顶上，则虮不生。

梨肉最忌见酒，慎勿与供宴余者同收之，不酸。

酒浸葡萄，以新瓮盛，密封，悬挂当火处，则不坏。

榧子，以旧盛茶磁瓮收之，经久亦不损。

梨、橘、石榴、土瓜等以新罐盛，顿阴僻处，不干。

枣子以粟草置裹，中相间令匀，收之不蛀。

柑橘以燥松毛逐层铺，顿无酒处，不烂。

橘子以薄竹刀就其柄处微勒一匝，则味不枯。

橙橘之属，藏绿豆中极妙，若顿近米边则不宜。

金柑顿银锡器内或杂以油麻藏之，经久不坏。

葡萄以蜡纸裹，顿罐中，再溶蜡封之，至冬不枯②。

鸡头实以原水藏浸新瓮中供之，旋剥不损。

生果氍地为深坑藏之，以木板盖之，可留不干。

梨子别取粗者一颗，以数颗插其上，顿暖处不损。

梨子最怕冻，宜顿暖处，若藏久，有酒处不宜。

---

① 密：浅草本作"蜜"。

② 枯：浅草本作"坏"。

造曲酝酒醋日

正月

丁卯、甲辰、丙辰、丁未、己未、乙酉、丁酉，吉。

二月

己巳、丁巳，吉。

三月

丙子、己巳、庚子、乙巳、丁巳，吉。

四月

乙丑、丁丑、丁卯、辛卯、乙卯，吉。

五月

丙寅、甲申、庚申，吉。

六月

壬寅①、戊寅、己酉、丁酉、己卯，吉。

七月

庚午、庚戌、戊子、戊戌，吉。

八月

丁亥、癸巳、己亥、己巳，吉。

九月

辛巳、戊子、丙申、戊申、辛亥、庚申，吉。

十月

己卯、丁卯、甲戌、癸未、甲午、庚子、己未，吉。

十一月

乙丑、戊寅、乙未、壬寅、戊申、甲寅、甲申，吉。

---

① 壬寅：浅草本作"壬申"。

十二月

庚子、丁卯、壬申、壬寅、乙卯、甲申、庚申、己卯，吉。

醃肉瓜菜鲊脯日

宜初一、初二、初七、初九、十一、十三、十五。
忌初五、十四、二十三。

禁辟虫物

治诸物被蠹法

用莽草烧烟熏之，则蠹虫皆尽。

治衣帛虫蛀法

端午日取莴苣叶放厨柜中。

一法：七月七日晒曝革裘，无虫。

一法：七月收角蒿，置毡褥书籍中辟蛀虫。

胡人治百虫飞入灯法

凡遇初上灯时，先执灯草咒曰：波利瑟吒护生草，救护众生离烦恼。一气咒九遍。将草置灯盏上，诸虫不入。

治井瓮生虫法

清明前二日夜鸡鸣，炊黍米熟，取釜中汤遍洗井口瓮边地，则无马蝗，百虫不近井瓮，甚验。

凡造酱不生虫法

于三伏内黄道日浸豆，黄道日蒸拌，忌妇人见，则无虫。

治鼠耗法

用安息香、蟹黄、松鼠等分为末，夜静时焚烧，其鼠若来，不得打杀，以物盛放土中，不复还矣。

一法：用木刻猫儿一个，以赤鼠尿调彩色画之，鼠见自走。

一法：用黑犬血和蟹烧之，诸鼠悉去。

一法：每月辰日塞鼠穴，则自无鼠。

一法：遇寅日，以物塞鼠穴，鼠自断。

一法：用狼粪和印香烧，可聚鼠。

一法：取大雄鼠一个，割去其势，放之满屋，自咬鼠死，尤胜似猫。

治蝇虫法

用腊月雪水，遇有，洒几碟上，自去。

一法：用绿矾水渍湿巾，盖卓器，不敢近。

一法：端午日午时，写"白"字倒贴于柱上，四处无蝇。

一法：元日平旦，用盐豉吞七粒，终岁不于食中误吃蝇子。

辟蛇法

凡行山路，带雄黄在身，或研水涂脚心，或腿绷上带之，蛇自不敢近。

一法：凡入山林默念"仪方"不见蛇虫，诵"仪康"不怕虎狼。

一法：于四壁柱上，用倒流水研墨，书"龙"字贴之。

一法：多用小片砖瓦写"仪方"二字置四处，蛇见自畏退。

一法：端午日午时，用朱砂写"茶"字倒贴之，蛇蝎不敢近。

治燕子不欲来巢者

书"戌"字贴至处。

一法：用白纸朱书"凤凰"二字贴巢上，即去。

治蚰蜒不生

打春时，拾春牛泥撒在檐下。

一法：用白矾水洒来处。

一法：端午日书"滑"字贴之。

治蚊虫法

用社日祭馀酒喷屋四壁，能辟蚊虫。

一法：于除夜五更，使一人堂中向堂扇，一人问云：扇甚的？答云：扇蚊子。问答乃已，则无蚊虫。

一法：端午日五更，依前法扇问答，尤验。

一法：端午日取大虾蟆一个，用好墨一块，入于口中，红线缚住，取正午方掘一殼①深五寸，埋于内，至第二日午时取虾蟆口中墨，于壁上画葫芦一个，用净水喷三口，蚊子尽入葫芦内，不可打杀。欲其去时，用扇搧去。取墨虾蟆活则验。

一法：用浮萍、羌活为末，焚之，蚊自绝。

一法：用鳖壳、夜明沙为末烧之。

一法：端午日午时望太阳，将水咒曰：天上金鸡吃蚊子脑髓。吸太阳气吹灯心上，念咒七遍。遇夜将灯心点照，辟去蚊

---

① 殼：通"窍"。

子。

一法：端午日用腊水洗屋下，无蚊蝇。

一法：清明日日未出时，采荠菜花枝，候干，夏间做挑灯杖，能祛蚊。及取花阴干，暑月置近灯烛，令蚊蛾不浸①，故名护生草。

一法：用木鳖子、川芎各一两，雄黄半两，为末，蜜丸如芡实大。烧一丸，则蚊虫尽去。

一法：书"风"字、"间"字贴窗壁下。

一法：用苦楝花、柏子、菖蒲各一两，为末，慢火烧，闻气自去。

一法：五月五日取浮萍草阴干，烧烟去蚊子。

一法：夏间点灯，欲无蚊蚋相近，就春前一日，或腊前一日，以水浸灯心少时，晒干收之，夏月用。

一法：端午日，用麻线一条。围床周匝，以蝙蝠血涂遍，系床四面，绝蚊蚋。

一法：烧蝙蝠屎可辟蚊子。

一法：夜明砂、海金砂、苦楝花，每夜烧一捻，其蚊虫自去。

一法：木鳖子、茅香、雄黄，每夜烧之，其蚊虫自去。

一法：木屑一斗，天仙藤末四两，研匀，如印香燃之，蚊蚋自去。

一法：用鳖血画围，蚊聚，或早间开一路，即从开处出。

一法：咒曰：天地太清，日月太明，阴阳太和，急急如律令，敕。面向太阳念七遍，吸气吹灯草上，点之，辟蚊虫。

一法：端午日取浮萍晒干，二月收桐花，一作苦楝花、夜明

---

① 浸：浅草本作"侵"。

砂合捣为末，作印香烧堂中，蚊虫永无。

治壁虱

用纸书云"欠我青州木瓜钱"，将此七字贴于床脚上，忽然不见。一云"张三贤买了木瓜不还钱，一去三十年"，写此贴床脚上，亦验。

一法：用白马蹄于床下焚烧，壁虱尽化为血。

一法：腊月水日晒荐席，能去蚤虱。

一法（去壁虱）：用射香壳三个，为末，置席下，即去。

一法：三月三日收苦槐花或叶铺于荐席下，可辟蚤虱。

治狗蚤

用菖蒲末掺席上，极验。

一法：用草乌、菖蒲根等分并一盏，晒干为末，掺于席下。

一法：用白胶香床下薰之，蚤虱尽去。

一法：五月五日用熨斗烧一枣，置床下辟狗蚤。

一法：清明日，用熨斗内着火，炒枣子于床下帐内，上下令烟出，令一人问：炒甚的？答云：炒狗蚤。七问七答，则狗蚤不生。

一法：用蒴藋或茯苓末，铺掺茵席下。或用牛角烧薰，亦好。

一法：用辣蓼晒干，铺席下，除壁虱。

一法：用枸杞子、樟脑、雄黄为末，包贮置床席下，可去壁虱。

一法：用百部根烧烟薰之，亦好。

一法：用好木瓜切片，铺于床下。

一法：用菖蒲、浮萍、葱各一斤，为末，每用半盏许，撒席上，次日皆自死。

一法：用骡蹄、牛角、黄蘗、木瓜烧烟熏之。

已上诸法亦治壁虱。

治蚁虱

用菖蒲、神曲、白矾各半两，硝石一分，黑锡一两。铫内镕锡，入矾硝，研成粉，却入菖蒲、曲末，以水同煮，绵带子不拘多少，一炊久，候干，每条以水银一铢，于手心内唾调如泥，搓揉带上，用系腰及头，衣服上永无。

治头上虱

用藜芦为末，掺发中，经宿，虱皆自落。

一法：用轻粉少许，掺头上一二日，虱皆尽。

一法：人多虱者，将及冬，用水银二三钱、腊茶末一钱于掌内，以津唾调开，将绵作绳，捋匀在上，以绢作带裹之，系于腰间。须隔衣二重，每年易之。①

治衣服有虱

用百部、秦艽各一两，为末，烧烟熏衣，虱尽落净。

治虫蚁法

惊蛰日，用石灰掺门限外，免虫蚁出。

神隐卷上终

---

① 须隔衣二重，每年易之：此句原刻本无，系藏者抄补。浅草本亦无此句。

神隐下卷序

客有问于涵虚子曰：弃轩冕之荣而嗜蓑笠，厌华屋之广而慕岩穴，舍千乘之贵而甘一农之贱，吾未闻也，而王何所欲乎？

涵虚子曰：吾尝闻之，累榭洞房，珠帘玉宸，人之所乐也，猿鹤入而竦。悬濑急滩，波涛汹涌，鱼龙之所安也，人入而惧。雕笼玉食，人以为悦也，鸟入而忧。牺樽青黄，人以为礼也，乃木之灾；笾豆樽俎，礼至尊也，其牲见而慄。炮羔煎鸿，众口之所嗛也，文王嗜菖蒲而厌八珍之味。《咸池》、《箫韶》，众音骤作，人以为乐也，兽闻而振。《阳春》、《白雪》，众耳之所悦也，汉顺喜山鸟之音而恶丝竹，魏文好锤凿凿声而不喜金玉之和。春兰秋蕙，众鼻之所芳也，海人谓之至臭。蝉鬓蛾眉，颒颜玉容，众目之所欲也，轩皇爱嫫母之丑而好落英之貌。盖人之好恶有所不同耳，尔安能知我之所欲乎？

尔知乎桃中之虫乎？其核也，内虽分寸之宽而虫恬然于其中，盘桓周旋，自以为几千万里，谓物莫能伤，患何由至？一旦入于馋夫之口，食其肉，剖其核，而虫死核碎，欲求得免，可乎？处于势利之地者亦然。

昔王子搜被虎豹之皮，欲免刵剔之患而遁居丹穴，况尔者乎？今西山之巅，有庐存焉，可以藏吾之老；西江之曲，有田在焉，可以种吾之禾；壁间有琴，可以乐吾之志；床头有书，可以究吾之道；瓮内有酒，可以解吾之忧。能如是，汩其名，藏其形，锉其锐，解其纷，使天下嗃嗃，莫能识，莫能知，是为逃空虚、洁身于天壤之间。故有志于是书，使后之观者则曰：涵虚子游方之外者也。岂不高哉！

　　客乃嚎然，四顾彷徨无据，曰：吾桃中之虫耳，欲化为螟蛉蜾蠃，翼而飞之，可乎？涵虚子曰：痂驴跛鳖而妒青蝇之翼，望生大羽，与鸿鹄同乎霄漠，大可笑也。诚能如是，尔之翼可生矣。乃出是书，而告之曰：是书有二：其一乐其志，其二乐其事。尔非乐志者也，而乐事焉。乃以事示之，而纪于篇端云：壶天隐人涵虚子臞仙书。

　　附：《四库全书总目提要》：

　　《神隐志》，二卷，江西巡抚采进本。

　　明宁王权撰。权有《汉唐秘史》，已著录。此书多言神仙隐逸、摄生之事。权本封大宁，为燕王所劫，置军中使草檄。永乐元年改封南昌，曾有谤之者，乃退讲黄老之术。自号臞仙，别构精庐，颜曰：神隐。并为此书以明志，永乐六年上之。盖借此韬晦以免患，非真乐恬退者也。

神隐卷下

涵虚子　臞仙制

归田之计①

正　月

是月也，天气下降，地气上升，阴阳和同，草木萌动，农事方作。立春之日，父老迎春于东郊，取土牛之泥，书"大吉"二字于壁，谓取一年之吉。吃春饼生盘，谓之迎春气也。

元旦三更，先诣厨，迎祀灶。毕，乃钉桃符，书"钀"字，画重明鸟，及贴门神钟馗于门，以避一年之祟。设香案②灯烛于天地前，至五更，家长领合家大小焚香点烛，置酒果素供于案上，毕，方率家眷祈谷于上帝，拜三光及万灵，又拜本境山河土地五谷之神，以祈一年之福。乃于所祀天帝神祇前朗诵诸品《太上洞章》各一回，以祈一年之安。方用牲酒之礼祭于祖考，享于宗族。方于家堂，叙长幼坐定，自少至长，各饮屠苏酒一杯，食马齿苋数筋，以祛一年不正之气。至天明，祭农家所司六畜之神，以祈一年蕃息。仍以农具犁耙之属，网罟之器，及蓑笠之具，此乃务农之本，亦用鸡豚之属、酒礼祭之，以祈一年之

---

① 归田之计：原夺，据原书目录补。

② 门以避一年之祟设香案：此十字原缺，据丁丙跋明刻本补。

吉。方叙长幼于家堂，各行拜贺，以叙一年之礼。乃设肴馔，自幼至长，举觞庆祝，尽饱而休，以取一年之利。

北方庄家，其夜束长高草把烧之，谓之照庭火。伺烧将过，看向何方倒，所向之方，其年必熟。乃以大橡重举抛丢，听其声则众和曰：一跌田禾盛茂，二跌五谷满仓，三跌六畜成群，四跌人口和平。如此随口所说，不拘几跌。此庄家之年事也。

十五日谓之上元，天官赐福之辰，当建醮事一中，以祈一年之福。于十四点灯起，以祀太乙，至十六止。用糯米圆不落角以祀之，灯下儿女相聚而食，谓之庆上元。

北方妇女有请耍鬼①儿之戏，以一女子用被蒙其头，众女子拍手大叫曰：寿域天开，天开月明，骑鹤下瑶台。如此叫聒，久之，其人乃昏，忽有鬼附其体，而善舞，乃问其祸福。但以手示之，终不言。有捏怪者假为之，群女大笑，以为嬉戏，终夜不睡。男子乃请灌郎神，以桶盛水，取一大石，以黄泥涂之，安桶于上。众请曰：一请灌郎神，灌郎神随口所说。至于十请，令两人扛之，其石随桶而起，谓之神来矣。若见妇人即落，此是村童之节戏也。

南方妇人以草一根插于炉中，上挂两草如人脚。以帛于头上②抹之，取其热气。请草粘之，谓之请高郎。又以笊篱偷门神，糊于上，画成人面，以柳枝为身，以衣覆之，群女和而请之，谓之请七姑娘。若来，能拜人，秤之则重。又以筲箕，人衣覆于上，以筯一根插于箕头，请之，若来，能写字打人，谓之请筲箕姑姑。此南方闺中人之戏也。

---

① 鬼：原本不清，据丁丙跋明刻本补。
② 上：原本作"土"，据丁丙跋明刻本改。

验岁

一日鸡，二日犬，三日豕，四日羊，五日牛，六日马，七日人，八日谷。日色晴明温暖，则蕃息安泰，风雨阴寒惨冽，则疾病衰耗，以各日验之。

验草

每年先种此七般草于阶前，以观一年之候，如荠菜先生，岁欲甘；葶苈先生，岁欲苦；藕先生，岁欲雨；蒺藜先生，岁欲旱；蓬先生，岁欲流；水藻先生，岁欲恶；艾先生，岁欲病。皆孟春占之。

卜岁事

先于除夜可将旧门神取下，裁作条，槎成九条，于夜饭甑中蒸过，取出，至五更蟠于盘中，供养天地前，谓之结羊肠，以卜一年之事。凡卜，乃持羊肠望空而祝曰：今臣某为某事云云，未知吉凶，愿祈昭报。乃以羊肠两头折回共一十八头，用手搓乱，两两相接，止留两头，仍后放开解之。如顺吉者，一条如线，无有绾结。或有一条作一圈者，两三条作一圈者，抖之乃落其地，无挂碍则吉；缠结解不开，凶。

卜年丰

于除日作米粉窝窝一十二枚，若闰月多一枚，摆于甑中，蒸至饭熟，以观一年旱涝之验。如第一个窝中有水，则知正月有水，水多则其月雨多，干者其月必旱，余皆仿此。此庄家观年丰之验也。

一岁之务

筑墙垣　编篱落　开沟渠　堰陂塘　整屋漏

修蚕屋　修农具　织蚕箔　置蓑笠

此九事，非独正月，农隙之时皆可。

一家之计在和，伯叔子侄在孝，夫妇姒娌在睦，此家之肥也。

一生之计在勤，尝谓欲求家富贵，须下苦工夫，此是尽力于畎亩也。

一年之计在春，尝谓当春不用力，秋后受饥寒，此是勤力于春也。

一日之计在寅，尝谓晏眠并早起，三朝当一工，此是勤谨为先也。

务农

教牛

牛者，农之本。为家长者，须当留心提调，每日水草，不可失时。水牛夏间下水坑，不可触热，冬间要温暖，切忌雪霜冻饿。家有一牛，可代七人之力，虽然畜类，性与人同，切宜爱惜饱养。如教小牛，必令与惯耕老牛同负犁耙，使其纯熟，自然则知耕道矣。

种木

种①木法

凡种果木，须望日前种，望日后种实少。移木须要爱护，封其根土不动，即易活。

种②果树

诸果木树，茂而不结实者，于元日五更，以斧斑驳杂斫，则子繁而不落，十二月晦日夜同。

若嫁李树，则以石头安树桠中，更以长竿打其树稍，结子亦繁。

桃树五年不结子，盖树皮紧束不得长。故也，凡三年，必用尖刀利破树皮，直长者四五条，其树多结子。

石榴树，元日以石头安于树桠间或堆于根，则结实甚繁。

移③栽诸色果树

古人云："移树无时，莫教树知，多留宿土，记取南枝。"宜宽深开掘，用清粪水和土成泥浆，根有宿土者，栽于泥中，候泥水干，次日方用土覆盖。根无宿土者，深栽于泥中，轻提起树根与地平，则根舒畅易活，三四日后，方可用水浇灌。上半月移栽则多实，宜爱护，勿令动摇。

移④栽诸树

自朔暨晦可移松、柏、槐、榆等树，二三月亦可。

---

① 种：原本缺，据丁丙跋明刻本补。
② 种：原本缺，据丁丙跋明刻本补。
③ 移：原本缺，据丁丙跋明刻本补。
④ 移：原本缺，据丁丙跋明刻本补。

骟①诸色果树

树芽未生之时，于根傍宽深掘开，寻攒心钉地根，截去，谓之"骟树"，留四边乱根勿动，却用土覆盖筑实，则结果肥大，胜插接者。

春②果实不落

社日春百果树下，则结实坚牢，不脱落。不结实者，亦依此为之。

摘③果实

凡果实初熟时，以两手采摘，则年年结实茂盛。

诸④果禁忌

凡百果子，忌孝服人采摘，若犯之，来岁不生。

塞⑤果树有蠹虫

用杉木作丁，塞其穴，虫立死。

照⑥五果虫法

正月元日鸡鸣时，以火把遍照五果及桑树上下，则无虫。如

---

① 骟：原本缺，据丁丙跋明刻本补。
② 春：原本缺，据丁丙跋明刻本补。
③ 摘：原本缺，据丁丙跋明刻本补。
④ 诸：原本缺，据丁丙跋明刻本补。
⑤ 塞：原本缺，据丁丙跋明刻本补。
⑥ 照：原本缺，据丁丙跋明刻本补。

时年有桑灾生虫，照之不生。

有①鸦鹊食果

果子熟时不可先摘，如被人盗吃一枚，飞禽则来食，切宜谨之。

接②树

见"二月"接树同。务取向阳之枝，则多结果实，甚妙。

栽③柳

取弱柳枝如臂大者，长一尺五寸，烧下头三二寸，钻一窍，用杉木丁钉入，埋之，用杵打实，永不生刺毛。先于坑中置蒜一枚，甘草一寸，永不生虫。常以水浇之，必数条俱生，留三四条茂者，削去枝梢，其枝必茂。或栽插者长五六尺亦可。人家若种千树，足可以供柴箕。柳可漫插于河边及平地，至秋间收取，可为簸箕升斗用度。二月亦可栽插。垂荡最可爱，或于门前小桥之边，或于柴门之外，多种数株，到春来又可知春色深浅，到秋来又可先知秋意，垂条柔软可爱，又可为行人系马，这是妆点春色好处。

栽桑树

耕地宜熟。移栽时，行须要宽，横行阔八步，长行相离四步，对栽，桑行中间可用牛耕做田，不废桑，不致荒，二月内移栽及腊月亦可。

---

① 有：原本缺，据丁丙跋明刻本补。
② 接：原本缺，据丁丙跋明刻本补。
③ 栽：原本缺，据丁丙跋明刻本补。

修桑

削去枯枝及低小乱枝条，根傍掘开，用粪土培壅。若腊月，亦可。此月若不修理，则叶生迟而不茂。

接桑

桑本大如臂者，去地二三尺，以刀子剔起皮离木，勿令破。取柔桑条鹤膝下断，取如筯大者一尺，削其本如马耳，乃插入桑皮中，令皮相接，其精巧须如接树之法，乃以桑皮缠粪土包之，至春生叶茂盛。

修诸色果木树

削去低小乱枝条，勿令分其气力，则结果自然肥大。

莳种

种麻

古人云："十耕萝蔔九耕麻。"地要肥熟，以土灰拌种。如撒子，以土灰和腐草盖，密则细，疏则粗，待叶出则删，耘宜带露，撒灰、耘粪三两次。二三月皆可种之，宜早不宜迟。腊月八日亦可。

种茄、匏、冬瓜、葫芦、黄瓜、菜瓜

此月预先以粪和灰土，实作一堆，候土发过热，以盆盛土。种瓜、茄子丁土中，常以水洒之，日间朝日色，夜间取暖处。候生，甲时分种于肥地，常以清粪水灌浇，上用低棚盖之，待长茂，带土移栽。社后种亦可。

作种大葫芦坑法

正月中掘地作坑，方四五尺，深一丈，实填油麻、绿豆叶及烂草等，一重粪土一重草，如此四五重，向上一尺余，着粪土填之。种法见"二月"。

种芋秧

先锄过地一遍，又以新黄土覆盖锄过，却将芋芽向上，密排种之，用草覆盖，候生出三四叶，约四五寸高，于三月间移栽之。

栽葱、韭、薤

去冗须，微晒干，疏行密摆栽之，宜鸡粪培壅。

种苦荬、莴苣、生菜、四月芥

宜用烰过灰粪拌土种之，二三月种皆可。

莳药

种地黄法

十二月耕地，至正月可三四遍细爬，讫，然后作沟，沟阔一尺，两沟作一畦，畦阔四尺，其畦微高而平硬，甚不受水，苗未生时得水即烂，畦中又拨作沟，沟深三寸。取地黄，切长二寸，种于沟内，讫即以熟土盖之。其土厚三寸以上，每种一亩，用根五十斤。盖土讫，即取经冬烂草覆之，候芽稍出，以火烧其草，令烧去其苗，再生，叶肥茂，根益壮。自春至秋，凡五六耘，不得锄，八月堪采根，至冬尤佳。若不采，其根大盛，春二月当宜出之，若秋采讫，至春不复更种，其生者尤得三四年，但采讫比之明年耨耘而已。参验古法，此为最良。按《本草》二月、八月采，殊未穷物性也。八月残叶犹在，叶中精气未尽归根。二月新苗已生，根中精气已滋，不如冬月采妙，又与蒸晒相宜。古人云："二月、八月非为种者，将为野生，当须见苗矣。欲食其叶，但露散后摘取，旁叶勿损，中心正叶甚益人，胜诸药。"

种天门冬

正二月取苗种，须用肥地，每根相去二尺余栽一科，不得稠，不久其根甚茂。若取根，即留一分小者。去栽时常上粪，有草即耘。此物甚难种，若都摘了，恐不活，种子虽得，成亦晚矣。

修馔

合小豆酱

小豆蒸烂，候冷，团成饼，罨出黄衣，穿挂当风处，至三四月内，用黑豆或黄豆炒过，磨去皮，簸净，煮熟捞出。每豆黄一斗，熟豆一石，用盐四十余斤，拌匀，捣烂入瓮，每日搅动，晒过七日后，便可食用。合酱时，斟酌豆黄用之。

二　月

是月也，农事大作，勿防农事，有事于东郊，少者作而老者饷。

是月也，上戊之日，王者劝农之时，农家当祭农具、祈谷以享牛王。

其月十五，俗谓之"花朝节"，乃太上诞生之日，道家谓之"真元节"。可与同道者作群仙会，讽《道德经》毕，设村醪酒果，击愚鼓，唱道情，狂歌醉舞，以乐，仙家之风月。

社日，农家当祭五谷之神，王者祭社稷是也，以祈一年丰熟。

月内三卯

有则宜豆，无则早种禾，农家每岁经验之事。

惊蛰日，以石灰掺于门限墙壁之下，则辟除诸般虫蚁。

务农

压桑条

用燥土压之则根易生，若湿土压则条烂不生。

种黍穄

新开豆田为上，一亩用子四升，春分前后，用灰土和子种之，频锄，三五窠作一丛。书曰："黍心未生，雨灌其心，心伤无实。"黍心初生畏天露，每日早用苘麻散綷长绳上，令两人对持于黍上牵拽，抹去其露，则不伤黍。刈穄欲早，刈黍欲晚。谚曰："穄青喉，黍折头。"黍穄熟时炊饭，又可酿酒，捣碎蒸糕，以备食用。春后亦可种。

种麻子

取斑黑麻子为种，一亩地用子三升，芽出，锄草净，相离五六寸留一根，待放勃拔时去雄者。田边宜种，遮六畜，收子可打油、然灯、食用。

种大豍豆

宜疏种，用灰盖，地要肥，频浇灌，待芽出，锄净根下。

种豌、乌豆

社前于大麦根边种之，以㷉过灰粪匀盖，频锄。

种木

种树木

二月上旬，斫取直枝嫩者如指大，长五寸。插芋中种之。如无芋，大蔓菁根、萝葍根亦可用。此胜种核，核四五年方大。崔寔云："正月尽，二月可削树枝种土中令生，二年已生，即可移种矣。"凡五果树，花盛时遭霜即无子。预于园中，贮恶草生粪，天雨初晴，北风寒切，是夜必然有霜，遇此则放火作烬，少出烟气，即拒其霜，花不坏矣。

接诸般果木

熟地内作畦成行，用野桃子种之，待长成小树，次年分开，相离两步栽一株，候二年，削去枝梢，将桃、杏、李子等枝长五六寸，削尖似马耳样，先将野桃身凿开，插入，令两步①相合，就用本色树皮一片，长尺余，阔三分，缠所接树枝，用桑皮裹缚，以泥封之，用草标记，以刺棘遮护，则易活。

---

① 步：丁丙跋明刻本作"皮"。

腰接

验其树身，大者，离地一尺截作木砧，小者，离地七八寸截。用细齿锯，齿粗则伤树皮。于砧相对侧劈开，令深一寸，每砧对接两枝，俱以两树皮相合，用黄泥封之。候活，生叶，去一枝弱者。若接梨或林檎，宜赤梨树砧上接之；若接栗子，宜于栎树砧上接之。

根接

附地截去，劈开以接头，削尖插之，黄泥封固，以粪壅之，用草标记，勿令摇动，频浇水即活。

栽松

须去松中大根，惟留四边须根，则无不偃蹇。必用春社前带土栽之，百株百活，若过此时则不生也。

栽梨

以春分日，将旺梨笋作拐样，斫下两头，用火烧红铁器，烙定津脉，卧栽于地，深一尺许。春分前后日皆不可，只宜春分日。

栽桃、李、杏

栽桃宜密。栽李宜稀，可南北行。杏宜近人家，栽亦不可密。桃三年结实，五年盛，七年衰，十年死，至第六年，以刀利开皮令胶出，其树多有五年活。

种栗

及时收下，去外毛，于屋下着湿土埋之，须要深，莫交冻损，二月芽生种之。待长成，遇冬以草裹之，至二月解放，仍用篱围之三年，不得人触着，宜忌之。

种银杏

有雌雄，雌者有两棱，雄者有三棱，须合种之。若临池水边，种之照影，亦能结实。

种枣

选好味者留种之，候芽生高则移栽，三步一树。至花开时，以杖击树振去狂花，则结实多。

栽葡萄

宜于枣树边栽之，春间，钻枣树作一窍，引葡萄枝从窍中过。候葡萄枝长塞满窍，斫去葡萄根，托枣根以生，其肉实如枣。葡萄用米泔水频浇之。

插葡萄

预先于去年冬间截取藤枝旺者，约长三尺埋窖于熟粪内，候春间树木萌芽发时取出，看其芽生，以藤签萝蔔内栽之。埋二尺在土中则生根，留三、五寸在土外。候苗长，牵藤上架。根边常以煮肉肥汁放冷浇灌，三日后，以清水解之。天色干旱，轻锄根边土，浇之。冬月用草包护，防霜冻损。二、三月间皆可插。

种桑椹

宜熟耕地，打成畦，以旧椹撒于畦中，常用水浇灌，候芽出时，如法爱护。冬间附地割去其窠，用乱草薄盖，以走火烧过，勿令火大，则伤其根。以粪草盖至春，爬去粪草，用水浇灌。每一窠出芽数枝，留旺者一枝，余枝削去。至秋长五六尺，来春可移于熟地内，相对作大宽行栽之。

种槐芽

取槐子，畦中和穄黍种之，至冬放火烧过，明年便取苗食，取苗依"取枸杞法"。入土深割，上粪浇灌，遍遍如此。至秋末，常取芽食，又且无虫。若根大即斫去，并以快锹锄深划遍，便上粪，待春初雨过种之。

种楮

宜涧谷间种之。楮子熟时，多收淘净晒干，耕地令熟，用麻子同搅和漫撒，秋冬留麻勿刈去，为楮作暖，明年春首芟杀，放火烧之。三年便可斫取皮，可以抄纸用。斫法十二月为上，四月次之，其枝可以供柴矣。

种皂荚肥皂

有不结荚者，于树凿一孔，入生铁三五斤，用泥封固，便开花结子。或于树身南北二面，离地一尺，各钻一孔，用木丁钉之，以泥封其孔，便结实。如荚熟欲取，以篾束其树数遭，用木楔之，一夕自落。

种椒

择湿润肥地，深耕爬匀，取上年元埋地中椒子种之，用灰粪和细土覆盖则易生。来年依时分开，每株相离七八尺，用麻籸灰粪和土栽之，忌水浸根，三年后换嫩枝方结实。辟蛇不吃椒，宜种香白芷，或种生菜，或以发缠树根亦可。

种茶

茶性恶水，宜斜坡阴地走水处，用糠与焦土种之。每一圈可用六七十粒，覆土厚一寸，出时不要耘草，旱以米泔水浇之，常以小便粪水或蚕沙壅之，水浸根必死。三年后可采茶。凡种相离二尺一丛。

莳种

种葫芦、黄瓜、菜瓜、冬瓜、茄子

宜天晴日中种之，每日早以清粪水浇之，此月下旬栽，五月中旬结实。若三月种之已迟。

种大葫芦法

正月先作坑了，至此月，每坑只种十余颗子，待生后拣取四茎肥好者，每两茎相缚着一处，仍以竹刀刮去半边皮，以物缠住，以牛粪黄泥封之，一如接树法裹之。待生做一处，只留一头，取此两茎，亦如前去半边合之，便是四茎作一茎矣，待得活只留一茎。待结葫芦时，只拣取两个周正好大者，余除之。若依此法，其葫芦极大，一个可盛一担米。

种苋菜

用月晦日晚下种之。

种茄子

初分栽茄秧时，向根上拍开，掬硫黄一皂子大，以泥培之，结子倍多，其大如盏，味又倍常。开花时，取叶丢路上，以灰围之，结子加倍。

种萝葡、菘菜

上旬撒种，三月中旬可食，宜肥地，以熟粪盖之。

种西瓜

宜肥地，掘坑如斗大，每坑纳瓜子四枚，多种则漫撒。苗出后，根下壅土作盆，多锄则饶子，不锄则无实。余蔓花掬去，则瓜肥大。

种藕莲

取藕节头，就用带草湿泥包裹，却于池塘中栽之，或用封酒坛头上泥栽种，则当年开花。若种莲子，用坚黑者于砖上磨莲子头，令皮薄则易生。取沟边土作泥包裹莲子在内，莲子头上作尖样，约三指大长二寸，底下务要平重，候泥干时掷于池中，重头沉下，自然周正。荷莲极怕桐油。

种甘露子

宜肥地熟锄，取子稀种，三四尺一窠，叶上露珠滴下一点生一珠，其根皆如连珠。蒸煮食之，味如百合，须要耘到。

种茗蒂（即独扫）

屋侧、路傍皆可种。嫩芽可做菜食，以草绳腰束，九月间刈取，以石压扁，收之。三月亦可种。

种红花

种时欲雨，漫撒爬匀，如"种麻法"。至五月收子，便种晚花，秋间、八月及腊月皆可种。

种苏子

于五谷地边及路傍种之，收子打油，点灯甚明。

种紫苏

于瓜畦边成行撒子，每丛长高可以得两利。

莳药

种牛蒡子

取子畦中种，种时乘雨即生。若有水，不候雨也。地须加粪，要肥，旱则浇水。取苗食如"剪韭法"，但多种，取苗及根茎食之，皆有益于人。其子壳似草麻壳，有刺尖，有倒钩，鼠甚畏之，着其体粘住即死，一名鼠粘子，置于鼠穴可逼鼠。

种商陆

取根，紫色及白色者良，赤与黄有毒。根擘破，畦中作行种之，若种子亦可。根苗茎堪食，色紫者味尤佳，更胜白者。净洗熟蒸，不用灰汁煮炼，并无毒，尤下诸药。若服丹砂、乳石等人，不可。

种野菊

移根最佳，易活。一年花开子落于地，来年即生，可取子，种之为菜花，服之明目。其苗最可食，常服却老，剪如"韭法"。一名甘菊。

种百合

宜好肥地，加粪熟锄，春中取根大者劈，取瓣，于畦中如"种蒜法"，五寸一瓣，种之直作行，以粪水浇灌，待苗出即锄净四边草，春后看疏密得所，更别移之亦可。若干即浇水，三年后其大如拳，可取食之。种子亦可，或一年以后二年以来始生，甚迟，不如种瓣。

种百部

宜山地种之，如"百合法"，多种为佳。取根挼汁濯衣，洁白又不生虱，如用皂角同。

种牛膝

秋收子，至春种，宜肥地深耕，土松则易长，爬平土，然后下子种之，用水粪浇之，待苗出堪采，如"剪韭法"。荒则锄耘，旱则浇水。秋中亦可种，至秋子成，高刈，取茎收子。九月末间，用锹掘取根，如法料理。

种花

种盆内花树

凡种盆花树，必要肥土。先于冬间取阳沟泥晒干，筛瓦砾，用大粪泼湿晒干，如此三四次了，以干柴草一重，肥土一重，用火烧过，收藏至正、二月间，便栽花果树木或种花木子粒。每日用糟过退鸡鹅毛水与粪水相和浇之。如花上发萌，下便行根。此时不可浇粪水，如嫩条长成生花头时，便好浇粪。花开时又不可浇，逐日早晚只宜浇清水。如已结果实，不可浇粪，浇粪则落矣。如石榴花，日中常晒，早、午、晚浇水。若嫩芽长起，便掐去心。凡花三四月间，便可上盆，则根不长，多生花，根多则无花矣。若用蚕沙浸水浇之，尤佳。

种菖蒲

取积年沟渠瓦为末种之。如欲石上生苔，以茭泥、马粪和匀涂湿润处，不久即生。

栽茉莉花

此花生闽广，大叶，花似荼蘼，今吴中亦有。此花最香，以鸡粪壅之则盛。

种蜀葵

宜于院内、路傍、墙畔种之，候花开尽，带青收其秸，勿令枯槁，于水中浸一二日，取皮作绳索用度。

种黄葵金凤

以子置手中，高撒于地种之，则生枝干亦高。

催花法

凡花，用马粪浸水浇之，三四日开者，次日尽开。

治花被麝香触

凡花药最忌射香，瓜尤忌之。瓜田边栽蒜、薤数株，遇射不损。又法，于上风头，以艾和雄黄末焚之，即如初。

治药

造熟干地黄法

见"八月"。

修馔

煎桔梗

桔梗拣均大者，以米泔水浸去皮及烂者，以井水煮，取出，以蜜四两，熳火煎，蜜尽为度，再用蜜半斤漫，日中晒，干蜜为度，以磁器盛贮，再炼蜜添之。

摘茶

以叶略蒸，候变色，摊开，搤去气，用手揉，火气焙干，以箬叶收之。

三　月

是月也，生气方盛，阳气发泄，时雨将降，乃视原野，修利隄防，以通沟渎。

是月也，蚕始生，农事作，男力畎亩，妇工桑林。

是月也，一年之富在春，一春之富在于是月，谓其天气明媚和暖之时，百鸟鸣野，万花绽开，人乐清宁，皆可游赏，携琴载酒，邀客踏青，以为一年之乐，或临流，或就野，团坐而嬉，能诗者诗，能琴者琴，能酒者酒，直至日晡，簪花满头，烂醉而归，便是山家快活处也。

是月也，初三日谓之上巳，古人于水边修禊事，饮酒尽欢，以除不祥。清明前三日谓之上巳禁烟之时，农家先作熟食，至日尽绝其火，只吃熟食，谓之寒食。至清明其日早，取东方榆柳之木，钻燧以取火，为之换新火，以取一年之利。

其日，合家大小挈酒浆拜扫于祖垄，女子归宁于父母之家。

其日，女童有踏青斗草之戏，要知生意，何草先生也。

其日，有秋千之戏，本山戎之戏，蹴之以乐流光，今庄家以为乐，丰稔之戏不可无也，自清明前起，至四月止。

月内三卯

有则宜豆，无则宜麻麦，此农家经验之言也。

务农

犁秧田

其田须犁耙三四遍，用青草厚铺于内，烂打，平，方可撒种。烂草与灰粪一同，则秧肥旺。

浸稻种

早稻清明前浸，晚稻谷雨前后浸。其种用稻草包裹，每包一斗或斗五，投于池塘水内浸，不用长流水，难得生芽。浸三四日微见白芽针尖大，然后取出，担归家于阴处荫干，密撒于秧田内，候八九日秧青，放水浸之。糯稻出芽较迟，可浸八九日，如前，微见白芽出时方可种。或于缸瓮内用水浸数日捞出，以草淹生芽，依前法撒种。候芒种前后插秧。

种秫黍

宜卑下之地，春月早种，便收得子多。其子可食，秸秆可夹篱编席，又可作柴烧，城郭间货卖，多得济益，庄家可多种。

种芝麻

宜肥地内种，此月为上时。每亩用子二升，上半月种者荚多。频锄草净，收刈，作束要小，大则难干，以五六束为一丛，斜倚之，则不被风雨所倒。候口开，抖下，依旧丛倚之，三日一次敲打。白者油多。四五月间亦可种之。

种红豇豆、白豇豆

谷雨前后种，六月收子。便种，再生，八月又收子。

种大豆

宜上旬种，夏至后二十日皆可。肥地宜疏，瘦地宜密，苗出便耘，若荚赤茎苍，则有收。其年槐树无虫，则豆旺。忌申卯日种。

种黑豆

种时熟耕耙地，手内握豆半抄，行一步一撒。苗旺便锄净草为佳。四月亦可种。其豆可作酱及马料，秸秆可以作柴，城郭中货卖得济。

种粟谷

粟谷用腊雪水浸过，耐旱，辟虫伤。春种欲深，夏种欲浅。凡遇小雨，宜趁湿种，若大雨锄一遍，然后爬匀种之。苗出频锄，多锄则不秕，细而结实。熟则宜速刈，干则速收，不然恐致抛撒。

种苎麻

宜于肥地内撒子种之，以草盖，用蚕沙壅之。二年后移，疏行密栽，用灰糠拌土。寒露后收子。十月以后用牛马粪匀盖，其根免致冻死。

种棉花

先将种子用水浸片时，漉出，以灰拌匀，候芽生，于粪地内，每一尺作一穴，种五七粒。待苗出时，密者耘去，止存旺苗二三窠。勤锄，时常掐去苗尖，不要长高，若高则不结，至八月间收花。

莳种

种葵菜

其菜阳草也，开花时，其花自朝至暮，随日而转，古之谓"向日葵"者，即此物也。取之以比忠臣，俗传以蜀葵、黄葵向日，谬矣。其菜易生，郊野甚多，不拘饶瘠之地皆有，生于墙上者亦茂。涂阳极广，俭年可济饥馑于不堪，作田空地多撒其子，使其野生，以防俭岁之用。灰条菜亦如之，此二物不可不备。

种香菜

宜近水肥地种之，每窠根边用燠过绿豆壳壅之，或用麻灰粪、牛羊踏过烂草壅其周围，则易长大。有草宜频锄之，旱则以水浇灌。人家园边、水侧皆可种，忽值饥年可接粮食用。

种蓝

宜平地耕熟种之，爬匀，上用荻帘盖之，每日早用水洒，至生苗，去荻帘。长至四寸高，以熟肥地作畦，打沟成行，离五寸栽一窠，每日用水浇灌。如地瘦，则用清粪水浇一、二次。至七月间收刈。揉蓝取汁，见"七月"。

种靛

先于旧年八九月间耕地爬平，腊月间复耕一次，临种时又耕一次，宜此月种之。撒种后，横直复爬三四次，候生五叶时即锄，有草再锄，至五月间收刈打靛。

种姜

清明后三日种之，立夏后蚕大眠时生芽，未可移栽，先用蚕沙、麻枯灰粪燠过热，以麦地上做垅，则四畔泥不流下。每垅阔三尺，拣有芽者一尺一窠，横斜栽坑内，用灰粪盖，厚三寸，上用土一寸，以腐草盖之，六月棚盖，或插芦蔽日。东西为坑，坑口种芋头，以遮日色。

种甜瓜

用盐水洗子，取燠过粪土种之，仍将洗子盐水浇之。候拖秧时，掏去蔓心，再用粪土壅培根下。

种茭荀、茨菰

先深掘地，用芦席铺垫，摆茨菰于上，用泥覆水浸之。种茭荀不可用芦席，止于水边深栽。

种茴香

收子阴干，宜向阳地，以粪土和子种之。仍种麻一窠，以遮日色。十月斫去枯梢，以粪土壅其根下。

收荠菜花

三月三日收，铺床席下，去蚤。若铺灶上，去虫蚁。

莳药

种紫草

宜松沙地爬匀，逐垄下子。肥田一亩，用子二升半，薄田用子三升。苗生有草，用手拔去，用锄伤其根，则不茂盛。

种山药

预先锄地成坑垄，以芝麻秸或绿豆壳、腐草包裹铺垫，山药上有白粒芒刺者，用竹刀切下一二寸作一段，相挨排卧种之，四边用灰则无虫伤。覆土五寸，旱则浇水。忌人粪，宜牛粪、麻粃。生苗出则锄耘，以竹木扶架，霜降后收子种亦可。立冬后，根边四围宽掘深取则不碎。

种川芎

用松肥土种之，以退牲水浇之，则肥。

种枸杞

枸杞子于水盆内挼，令散，晒干。耕地作畦，畦中去却五六寸土，以壤粪草铺之，以粪土一层盖草上，将子种之，又以烂牛粪盖之，又盖土一重，令与畦平，待苗出时勤要浇水。至堪采时，即如"剪韭法"，更不要煮炼。每种用三月初一日，每年但五度剪，不可过也。凡枸杞生西河郡谷中及甘州者，其味过于葡萄。今兰州西去郇城、灵州、九原并大，根茎尤大。

种百合

种法见"二月"，北方三月种。取其根晒干，捣作面，可食，益之。

种胡麻

宜白地种，二月、三月上旬为上时，四月上旬为中时，五月上旬为下时。种如"生菜法"。苗出亦堪食，其味香美，能补人，亦堪沐发。

种花

移薝葡

即栀子花，带花移易活，霉雨时插嫩枝易生。

移石榴

叶未生时，用肥土于嫩枝条上，以席草包裹束缚，用水频浇，自然生根叶，方截下栽之，用碎石之类覆压，则易活。

修馔

松藁

去赤皮，取嫩白者蜜渍之，略焙令蜜熟，勿大熟，极香脆。

松柏粉

当春带露采嫩叶，捣为末，当日为之，经宿则无粉。

试茶

采嫩芽，先以沸汤煮变色，挹去水，焙欲干，以铫炒令香，磨碾皆可。坐团临泉，旋摘旋烹，芳新不类常味。

糖脆梅

青梅一百个，刀划成路，将熟冷醋浸过一宿，取出控干。别用熟醋，调沙糖一斤半，浸没，入新瓶内，以箬叶扎口，仍用碗覆，藏在地中，深一二尺，用泥土盖过，白露节取出，换糖浸。

造蒲笋鲊

取生者一斤，寸截，沸汤淖过，布裹压干，姜丝、熟油、橘丝、红曲、粳米饭、花椒、茴香、葱丝拌匀，入磁器内，一宿可食。

蒸干菜

三四月间，将大窠好菜择洗净，略干，入沸汤内炸五六分熟，晒干，用盐、酱、莳萝、花椒、沙糖、橘皮同煮极熟，又晒干，再蒸片时，以磁器收贮。用时着香油揉，微入醋，饭上蒸过食之。

晒蕨菜

采嫩者蒸熟晒干，用时以汤浸软，葱料、油、酱炒熟，味如蘑菇。

晒藤花

花开盛时摘取，拣净去蒂，以盐汤洒，拌匀，入甄蒸熟晒干。可作素食馅，极美，荤用尤佳。

晒苔菜

春分后摘苔菜花，不拘多少，沸汤淖过控干，少用盐拌匀，良久，晒干，以纸袋收贮。临用汤浸，油、盐、姜、醋拌食。

做笋干

笋肉一百片，用盐五升，水一小桶，调盐渍笋半晌，取出扭干，以元卤水澄清，煮笋令熟，捞出压之，晒干。临用时，以水浸软，就以浸笋水煮之，其味尤佳。

煮新笋

以沸汤煮则易熟而脆，味尤美。若蔫者，少入薄荷同煮则不蔫。与肉同煮，不用薄荷，其笋亦鲜。

造熟笋鲊

切作片子，沸汤淖过，控干，入葱丝、莳萝、茴香、花椒、红曲并盐拌匀，同淹一时食。

浆水

清明日熟炊粟饭，乘热倾在冷水中，以缸浸五、七日，酸便好。如夏月，逐日看，才酸便用，如过酸即不中用。

养蚕法

茧种

以茧种为先，开簇时，将好茧择出，于净箔上薄摊开，日数至，自然生蛾。若有拳翅、秃眉、焦尾、赤肚、无毛等蛾拣去不用，止留无病者匀布连上。生子既足，待二三日移蛾下连，至十八日后早辰，汲井水浴一次，浸去蛾便溺、毒气。夏秋于通风凉房内，连背相靠，钓挂，至十月内卷收于无烟净屋内顿放。腊八日依前浴毕，于中庭用竿高挂，以受日精月华之气。

生蚁

蚕生一月之前，预将蚕屋泥补干净，墙壁湿则多伤蚕。蚁生三五日之前，先将蚕屋用火熏暖，仍多准备干中粪。蚕变灰色已全，于无烟暖屋内卷放至蚕生，候东方白时，将连铺箔上，候黑蚁全生，和蚁秤连，记写分两多少。

下蚁

蚁生足，匀铺细软蓐草，切细桑叶掺于蓐上，随将蚕连翻搭叶上，蚁自下连。有不下者，轻轻振下。却秤空连，便知蚕分两，依此生蚕，万无一损。三两蚁可布一箔，可老三十箔蚕。量叶放蚁，慎莫贪多，不然则劳而无功。

凉暖总论

自蚁初生，相次两眠，蚕屋正要温暖，蚕母须着单衣，可知凉暖。自身觉寒，蚕必寒，便添熟火；若自热，约量去火。一眠之后，天气晴朗，于巳、午时间卷起窗荐，以通风日。至大眠后，天气炎热，却要屋内清凉。务要临时斟酌寒暖。

饲养总论

蚕必昼夜饲。若顿数多者，蚕必早老，少者迟老。二十五日老，一箔可得丝二十五两。二十八日老，得丝二十两。若月余或四十日老，止得丝十余两。饲蚕叶要均匀，若值阴雨天寒，比及饲蚕，先用干桑柴或去叶秆草一把，点火绕箔照过，煏出寒湿之气，然后饲之，则蚕不生病。一眠，候十分眠，才可住食；至十分起，方可投食。若八九分起，便投叶饲之，直到老，决都不齐，又多损失。停眠至大眠，蚕欲向眠，时见黄光，便住食抬解。直候起齐，慢饲，叶宜薄掺，厚则多伤慢食之病。盖因生蚕得食力，须勤饲，最忌露水湿叶并雨湿叶饲之，则多生病。

分抬总论

抬蚕之法，住食即时分抬，去其燠沙，不然则先眠之蚕久在燠底，湿热薰蒸后，变为风蚕。抬蚕时不得将蚕推聚，蚕受郁热后，必病损，多作薄茧。又蚕眠初起，若直烟薰，即多黑死。蚕食冷露湿叶，必成白僵，蚕食旧干热叶，则腹结、头大、尾尖。仓卒开门，暗值贼风，必多红僵。若高撒远撒，蚕身与箔相击后多不旺，多赤蛹，嫩老翁是也。凡蚕诸般之证，切宜忌之。

初饲蚕法

宜切极细桑叶，微筛，不住频饲，一时辰可饲四顿，一昼夜饲四十九顿，或三十六顿。第二日饲至三十顿，第三日饲至三十顿。但凡抬饲，正宜极暖极暗，当用心勤慎饲之。

头眠抬饲：一昼夜可饲六顿，次日可渐次加桑叶，向黄之时宜极暖，蚕眠起时却要微暖。

停眠抬饲：起齐，投食宜薄散叶，一昼夜只可饲四顿，次日渐渐加①叶，眠起宜温和，则蚕安稳。

大眠起，直候十分起齐，投食，一昼夜可饲三顿。次日加叶，至第七八顿。午后天气晴暖，取预先磨下绿豆面、白米面或黑豆熟面，与切下桑叶一处，微用温水拌匀，一箔可饲面十余两，却减叶三四分，隔一日，再如此饲一顿，不惟解蚕热毒，又省桑叶，仍得丝多，易缲，坚韧有色。自眠起，吃食十五六顿即老，得丝。养蚕全在此数日，不可怠慢。农家忙并，无如蚕麦。

四　月

是月也，蚕事毕，麦乃登，驱禽兽，毋害五谷。

是月也，霉雨至，其经书、图画、衣服之类及茶，当于焙笼用火焙之，以防霉烂。

是月八日，西胡有神明曰"佛"，胡人谓之"佛生之日"，乃以黑黍饭及用不落叶包黍为角祀之，谓之"不落角"。中国人有奉胡教者，效而食之。

---

① 加：原本作"如"，据丁丙跋明刻本改。

月内三卯

有则宜麻，无则麦不收。此是农家经验之言。

初八日

有雨下，则无麦，十三日亦然。此老农有验之言。

务农

防雾伤麦

但有沙雾，用苘麻散絟于长绳上，侵晨令两人对持其绳于麦上牵拖，去其沙雾，则不伤麦也。

种木

种槐

槐子熟时收，晒干，勿令生虫。夏至前十日，水浸六七日生芽，勿伤其皮，遇好雨，和麻子撒种。当年与麻齐，以木绳拦，明年再于下种麻护之，长二年，正月移栽。

种杏

杏熟时并肉核埋粪土中，凡薄地不生，生□不成。至春生后，即移实地栽之，不移则实少味苦，树下一年不须耕①，耕则肥而无实。

---

① 耕：原本缺，据丁丙跋明刻本补。

插芙蓉、石榴、樱桃

于霉雨时选好枝如指大者，肥土中插之，最易活。

斫楮皮

凡斫皮用此月，非此月斫者多致枯死。十二月斫亦可。

莳药

种麦门冬

最宜黑地及黄沙地，皆须肥良。四月初采子，芟却根，去头半寸许。相去约一尺栽一科，入土一寸半，实筑四边。每年六月、九月、十一月三次上粪，常以水浇，有草即耘。凡采取，宜夏至前一日，取子净洗，晒干，除根，去心，以备药用。

种花

栽瑞香

有数种，惟紫花，叶青色而厚，似橘叶者，最香。人家须就廊庑、檐下、阶基上，去屋檐滴水二尺余种之。不可露根，露根则不荣。在屋下太深亦不可，恶湿畏日。洗衣服灰汁浇之，去蚯蚓，以退牲水浇灌则茂盛。

修馔

蜜煎樱桃

不拘多少，挤去核，以蜜半斤于银石器内慢火熬煎，出水控干，再入蜜二斤，慢火煎，如琥珀色为度，放冷，以磁器收贮为佳。

蜜煎杏桃

杏一百个，盐半斤，淹三日出，晒半干，冷水洗过，晒干去核，以熟蜜三斤浸之，晒，蜜干为度。桃一百枚，去皮、核，切作片子，先以蜜熬去酸水，然后另用蜜煎，捞出晒干，收之。

蜜煎青杏

不拘多少，刮去皮，用铜青极细末铜器内匀衮令绿色，然后用生蜜浸，但觉有酸气便换蜜，至三五遍自然不复酸，可以久留。铜青不拘多少，但衮匀便可。青梅即可依此法造。

糖椒梅

黄大者不拘多少，以盐淹一日后，槌破核，铺梅一层，入沙糖、椒、生姜丝一层，重重铺罐内，八分满，以物盖覆蒸一遍，再用生绢覆罐口晒十日可食。晒时先用椒叶在梅肉上。

糖杨梅

以三斤为率，盐一两，淹半日，次以沸汤浸一宿，控干，入好糖二斤，轻轻用手拌匀，日晒汁干为度，磁器收贮。

烧林檎

青林檎一斗，沙糖三斤，蜜一斤，油四两，盐二两。以油盐先浸过，与糖同入瓶中，尽以蜜淋上，石灰泥封头，四面火烧，别以净器收之。

烧李子

李子一斗，盐二两，糖三斤，用盐水浸一宿，晒干。先以盐泥泥罐子，四面炙干，入李、糖在内，瓦盖泥封，用糠火烧一宿，另以磁罐收之。

柏汤

采嫩柏叶，线系垂挂一大瓮中，纸糊其口，经月取，如未干，更闭之。候干，取为末，如嫩草色。不用瓮，置密室中亦可，但不及瓮中者青翠，若见风则黄。临食以沸汤点之，可以代茶，夜话饮之尤醒睡。饮茶多则伤人，柏汤甚有益，如太苦则少用。

杏汤

山杏不可用，有大毒，只用家杏仁。不拘多少，煮去皮，掏了尖，大火煮二三十沸，再换滚水又煮二三十沸，不可用冷水。如此换水煮三四遍，只要杏仁烂，水淡了，方无毒，乃取出，入酥蜜一同擂烂，调匀，沸汤一滚就食。此予所制也，其味甚佳。

百花熟水

取夏月但有香无毒之花，摘半开者，用冷熟水浸一宿，密封。次日早，其花以沸汤浸，香水食之。

林檎渴水

林檎小者，不拘多少，擂碎，以竹器盛之，用沸汤淋下汁，渣无味为度。以文武火熬，常搅，勿令煿了，熬至滴入水不散。然后加脑、射少许，檀香末尤佳。

杨梅渴水

杨梅不拘多少，揉取自然汁，滤净，入砂石器内，慢火熬浓，滴入水不散为度。若熬不到则生白醭。贮于净器内，用时每梅汁一斤，入熟蜜三斤、脑、射少许，冷热任用。如无蜜，用球糖四斤入水熬过亦可。

造酪

奶子半勺，锅内砂过后，倾余奶熬数十沸，盛于罐中候温，用旧酪少许，于奶子内搅匀，以纸封罐口，冬月暖处、夏月凉处顿放，则成酪。

薝葡鲊

薝葡花即栀子花，采嫩花作鲊，极香美。

藕梢鲊

采取生者，寸截，沸汤淖过，盐淹，去水，葱油少许，姜、橘丝、莳萝、茴香、粳米饭、红曲研细拌匀，荷叶包，隔宿食。

蒸时鱼

去肠不去鳞，掺江茶抹去腥，洗净，切作大段，荡锣盛，先铺韭叶或荽菜或笋片，酒醋共一碗，化盐、酱、花椒少许，放滚汤内顿熟或煎食，少用油，油自出矣。

造榆钱

榆钱不拘多少，晒干。于磁器内，铺榆钱一层，撒盐一层，如此相间，以浆水浇，候软控起，用面衮拌，覆盖渰黄色，晒干为度。

收藏

收杏子

杏熟时收核，至秋冬间敲取仁，拣去山杏仁及双仁有毒者，去尖皮，拣小者收贮食用。

收林檎

每一百个内取二十个槌碎，入水同煎，候冷，入净瓮中浸之，密封瓮口，久留愈佳。

收诸色菜子

斫倒，就地晒打，收之，用瓶罐盛贮，标记名号。

收皮货虫不蛀法

用芫花末掺之则不蛀。或以艾卷于皮货内，放在瓮中，泥封瓮口。或用花椒在内卷收之亦可。

收毡毛物虫不蛀法

用芫花末掺之。或取角黄，又名黄蒿，五月收角晒干，布撒，或毛物毡内卷收之，则不蛀。

五　月

是月也，芒种至布谷催耕，可尽力于陇亩，此一年之计也。是月也，女缲茧络绎事，以供织纺。

是月也，五日乃节，谓之"端午"。缚艾人艾虎悬于门，饮蒲酒入雄黄于内，以辟一年之毒，系百索于项臂以辟蛇虫之患。其日楚大夫屈原忠死于汨罗之江，楚人哀之，以箬叶包糯米黍角为之粽子，沉于江祀之，风俗相传至今，有吃粽子之说。至日，凡邻乡各村亲友之家，可挈筐盛粽子数十枚，酒一壶，务令皆到，以通一年之和气。

其日宜除殟驱疟鬼，以解殟气。各乡庄村瞳置会首，一年一家聚父老长幼乃于溪河之中，挝鼓大喊，竞渡龙舟，以送殟鬼。会首置物食之类，使其争抢竞夺，以为乐丰年之事。是日采百草以治药。

务农

插稻秧

芒种前后插之。拔秧时轻手拔出，就水洗根去泥，约八、九十根作一束。却于犁熟水田内栽插，每四五根为一丛，离五六寸插一丛，务要窠正行直。南方多在立夏前后栽插。

收豌豆

诸豆之中，豌豆耐陈，多收，熟早。如近城郭，摘豆角可卖钱。

刈苎麻

看根赤，便刈。刈了，用蚕沙、麻粃、糠秕、肥粪壅之则盛。至六月刈一次，八月半再刈一次。随即用手搣断，剥下皮，以刀刮白，其粗皮自然脱落，缚作小束搭于房上，夜间水露之则麻洁白。

收小麦

麦半黄时，趁天晴收割，过熟则抛费。农家忙并，无如蚕麦。若迟慢，遇雨则伤。

种木

种杏、李、梅核

取核连皮肉，于肥地内种之，至来年带土移栽。种梅见"草堂清兴"。

种桃

取核不留皮肉，须刷净缝中，可令女子艳妆种之，他日花艳而离核。宜于暖处，宽深为坑，收湿牛粪于坑中，以桃核数十个，尖头向下，厚盖尺许，春深芽生，和泥移栽。接杏最大，接李红甘。

种桑椹

见"二月"。

嫁枣

午日，用斧于树上班驳敲打，则结实肥大，其味尤佳。

斫桑

斫桑不可留觜角，至夏至开掘根下，用粪或蚕沙培壅，此时不斫，则枝条来春不生。

栽竹

五六月时旧笋已成，新根未行，此时可移。先期两三月或半年，去竹本一工尺，以锸断其根，仍旧以土覆之，数以水浇，至期乃移，移之即活，亦不换叶。盖以断其傍根，竹木未动，将护日久，断根处创以平复，故移之都无所伤。然须忌摇动，先截去竹梢，仍缚架护之为妙。五月十三日谓之竹迷日，可用马粪拌土栽之。不用作泥浆水栽，又忌脚踏，用椎打则次年便出笋。山家多种笋，又可食、可卖，竹又可卖养家。

治竹枯法

竹有花，辄枯死，花结实如稗，谓之竹米，一竿如此，久则举林皆然。其治之法：于初米时择一竿稍大者，截去近根三尺许，通其节，以大粪灌入内则止。

障竹根法

竹根多穿坏阶砌，惟取皂角刺埋土中障之，根即不过。
又法：以芝麻秸，缚成小把埋地中，根亦不过。

引笋法

隔篱埋犬或猫于墙下，明年笋出。

莳种

种夏萝葍、菘菜

上旬撒子用灰粪盖，频浇灌，六月中旬可食。

割靛

夏至前后，看叶上有皱纹，方可收割。每五十斤用石灰一斤，于大缸内水浸，次日变黄色，去梗，用木爬打，转粉青色变过至紫花色，然后去清水成靛。种靛见"三月"。

种花

种碧萝

如种常树法。有数种，叶细如丝者佳，远望碧烟笼木，雨中即万颗细珠缀于叶端。叶大而蔓粗者不佳。

修馔

晒干酪

将好酪于锅内慢火熬，令稠，去其清水，摊于板上，晒成小块，候极干，收贮。忌用生水湿之器收。

晒蒜薹法

拣肥嫩者，不拘多少，用盐汤淖过，晒干。用时，汤浸令软食之，与肥肉同食尤佳。

蜜煎桃

见"四月"。

茉莉汤

用蜜一两，甘草一分，生姜自然汁一滴同研令匀，调涂于碗中心，不令洋流。每于凌晨采摘茉莉花二三十朵，放于碗内盖之，临吃时以沸汤点用。

紫苏熟水

紫苏叶不拘多少，用纸隔焙，不得翻动，候香。先泡一次，急倾了，再泡，留之食用。大能分气，宜热用，冷伤人。

收藏

收桃

以麦面煮粥入盐，冷，倾入新瓮中。取桃内粥内，密封瓮口，冬月食之如新。桃不可太熟，但择其色红者佳。

收红花

侵晨采花，微捣去黄汁，用青蒿盖覆一宿，捻成薄饼，晒干收之。勿近湿墙壁，则浥损。

收桑椹

即时多收，以待来春种。收贮勿近湿壁墙边，则浥损不生。

收水仙

五月初收，用小便浸一宿，晒干，悬当火处，待九月初栽之。

收蚕种

五月五日，以蒲艾揉，井水略浸，去尿，收挂，勿令烟薰损。

六　月

是月也，土润溽暑，可以粪田畴，肥陇亩。

是月也，六日，凡经书、图画、衣服、器用之类悉宜曝晒，以取太阳之光，尽日而止。如农家则晒蓑笠、裈裤、鞋袜，以应一年之候。故阮氏有"晒犊鼻裈"之说是也。

务农

耕麦地

此月初旬四五更时，乘露水未干，阳气在下，宜耕之，牛得其凉。耕过地内稀种绿豆，候七月间犁翻豆秧入地，胜如用粪，则麦苗易茂。

种绿豆

宜刈了麻地上种之，太早不生角。若其年李不蛀，则豆有收。忌卯日下种。

刈麻

麻秆上生白腻时即刈，摊宜薄，束宜少，沤宜清水，生熟要相宜。带麻一斤，可取皮四两。

耘稻

稻苗旺时放去水，干，将乱草用脚踏入泥中，则四畔洁净，用灰粪、麻粃相和，撒入田内，晒四五日土干裂时，放水浅浸稻秧，谓之㽘田。此月正宜加力，六月一次，七月一次，依上耘。

晒小麦

宜三伏日晒干，方收。用苍耳、辣蓼同收，甚妙。

种萝葍

宜肥地撒种，沙地尤佳，瘦地用粪作垄种。带露耙地则生虫，苗稠耘稀则肥大，不厌锄。霜降后㧖①取，七月亦可种。

种胡萝葍

宜三伏内以地作畦种，若地肥则漫撒，频浇灌则肥大。

种晚瓜

诸般瓜子宜肥地内种，则瓜肥大。

种蔓菁

地要耕熟，一亩用子三升，匀撒种之，叶可采食，又可作干菜。至十

---

① 㧖：同"挖"。

月取根，一亩可出数担。饥馑之年，若种得一顷①，可活百人。其子可打油，燃灯甚明，同芝麻炼熟，与清油无异。

锄芋

宜侵晨露未干及雨后耘锄，令根傍虚，则芋大子多。若日中耘，大热则蔫，以灰粪培则茂。

开垦田法

凡开耕垦田，荒地先烧去野草，犁过，漫撒芝麻种之，一年其草木之根悉皆败烂。若种五谷则无荒草之害。芝麻之于草木，若锡之与五金，性相治也，不可不知。

修馔

夏月收肉不坏

凡诸般肉大片薄批，每斤用盐二两，细料物少许，拌匀，勤翻动，淹半日，榨去血水，香油抹过，蒸熟，竹签穿，悬烈日中晒干，收贮。

夏月收熟肉

切作大片，每斤用盐半两，淹片时，入陈皮、茴香、川椒、酒、酱、醋少许，煮至酒醋干，以筛子盛，烈日晒干。

一法：用磁器盛熟肉于锅中，少贮水，烧滚，候冷，再烧，常令热气不绝，可留二三日不坏。

夏月收生肉

白面搜和如杆饼面剂，裹生肉，如茶钟大块，入油缸内浸，久留不坏，

---

① 顷：原本作"项"，据丁丙跋明刻本改。

肉色如新。面堪作饼食。

夏月煮肉停久

每肉五斤，用胡荽子一合，醋二升，盐三两，慢火煮熟，透风处放。若加酒、葱、椒同煮，尤佳。

造肉酱

獐、兔、羊肉皆可造。如精肉四斤，去筋膜，酱面一斤半捣细，盐四两，葱白细切一碗，良姜、小椒、榆钱、陈皮各一两，用酒拌匀如稠粥，小瓮盛封十余日，看稠时再入酒，味淡时加盐，用泥封固，日中晒之。

造鹿醢

鹿肉去筋膜细切八斤，绿豆曲一斤，酒曲一斤，榆钱末一斤，肉豆蔻二两，川椒、地椒各六两，葱白细切一升半，盐一斤，红豆半两，茴香、甘草各一两，为末，同鹿肉拌匀，以酒调和，稀稠得所，用瓮盛，密封之，三五日一搅，日晒于庭，夜置暖处，百日可食。看稀加酒曲，味淡加盐。

熟黄酱

黄黑豆不拘多少，拣净炒熟，取出磨成细末。每豆末一斗，面三斗，以汤和匀切作片子，蒸熟，摊在芦席上，用麦秸、苍耳叶罨，待有黄衣，烈日晒干。一斤黄子，用盐五两，以井华水下，淹过酱黄三寸，烈日晒之。

生黄酱

黄黑豆不拘多少，拣净，水浸一宿，漉出，入锅煮令熟烂，取出，摊令极冷，多用白面拌匀，摊在芦席上，用麦秸、苍耳叶罨，一日发熟，二日作黄衣，三日后番转，烈日晒干，愈晒愈好。黄子一斤，用盐四两，井华水下，水高黄子三寸，晒之，不犯生水为佳。

造豆酱

黄豆不拘多少，拣净，磨碎，簸去皮，再磨细，浸半日，控干，擦去皮，至来日淘净，控干。面熟搭作团子，盖候一月，方发过，用大眼篮悬挂透风处，至来年二月中旬，用布擦去白醭，捣碎再磨。每细曲二十斤，用盐六斤四两，以腊水化开，遇火日侵晨下，两月可食。

造面酱

白面不拘多少，冷水和作硬剂，切作一指厚片子，笼内蒸，摊晒半日候干，以楮叶、苍耳、麦秆罨盖，至黄衣上匀为度，然后晒干，刷去黄衣，捣碎。每斤用盐四两，用贯众煎汤泡盐水下之。

榆仁酱

榆仁不拘多少，淘净，浸一伏时，搓洗去浮皮，再以布袋盛于宽水中，揉洗去涎，控干，与蓼汁同晒干，再以蓼汁拌湿同晒，如此七次。同发过面曲，依“造面酱法”用盐下之。每用榆仁一升，发过面曲四斤，盐一斤，如法制之。

大麦酱

黑豆瓣净者五斗，炒熟，水浸半日，就取浸豆水入锅内煮令烂，倾出候冷。以大麦面百斤拌匀，以米筛筛下面，用煮豆汁和搜作剂，切作大片蒸熟，取出摊冷，以楮叶罨盖，候黄衣上汗干，再晒，捣碎，拣丁日或火日下之。每一斗黄子，用盐二斤，井华水八升，同置于缸内晒之。

下酱法

凡下酱，先用水逐旋入白盐，多留些盖面上，和讫，以莳萝、茴香、甘草、葱、椒、物料撒面上，其味香美，仍以翎蘸香油抹酱面及缸上。用火日晚间点灯下酱，则不生虫。

治酱瓮生蛆

用草乌五十个，每个切作四块，放入瓮内，其蛆自死。

小麦醋

小麦不拘多少，淘净，用清水浸三日，漉出控干，蒸熟，于暖处摊放芦席上，以楮叶盖之。三五日黄衣上，去叶晒干，簸净入缸，用水拌匀，上面可留三寸水，封闭四十九日可熟。

大麦醋

大麦仁二斗，内一斗炒令黄色，水浸一宿，炊熟，以白面六斤拌和，于净室内铺席摊匀，楮叶覆盖七日，黄衣上，晒干。又将一斗炒黄，浸一宿，炊熟，摊温，同和入黄子，捺在缸内，以水六斗搅匀，密盖三七日可熟。

老米醋

六月六日用米不拘几斗，淘净，每日换水，浸一七，控干蒸熟，候冷，洗净坛，装入约七分，用青夏布封坛口，罨黄一七，用六月水装满坛，又放七七四十九日，用椒、葱煮过，装入小瓶随用。

米醋

用籼谷三斗，每日换水，浸七日，蒸熟，摊开，罨成黄子，晒干。三伏内以糙糯米一斗，五升水略浸，蒸熟候冷，以谷黄捣碎，拌和蒸熟糯米。缸底先用蓼子数茎，然后入缸内用水五升，上又用蓼子数茎，以米糠盖之，密封一月，然后篘出。用乌梅数个，盐少许，同入瓶内，煮数沸，泥封收贮，切忌生水湿器盛顿。

莲花醋

白面一斤，莲花三朵，捣细，水和成团，用纸包裹，挂当风处，一月后取出。以糙米一斗，水浸一宿，蒸熟，用水一斗酿之，用纸七层密封定，每层写"七日"二字，过七日揭去一层，至四十九日然后开封篸出，煎数沸收之。如糟有味，用滚水再酿，可供日用。忌生水湿之器收贮。

千里醋

乌梅去核一斤许，以酽醋三升浸一伏时，晒干，再入醋浸，晒干再浸，以醋尽为度。捣为末，醋浸，蒸饼和为丸，如芡实大。欲食，投一二丸于汤中，即成好醋矣。

收醋法

凡收，须用头醋装瓶内，每瓶烧红炭一块投之，更掺炒过小麦一撮，箬封泥固。若用盐者，其味反淡。

造豆豉

黑豆一担，用冷水浸半日，漉起，蒸熟，用簸子十个，蚕架一个，十层，每一层安一簸，四围用芦席二层围定，十日取出，晒一日，搓净。用紫苏四两、甘草四两、青矾一两、香油四两、百药煎四两同熬，水拌匀，干湿相宜，上桶。桶底下用粗糠一笼，竹簟隔之，桶里四周用草荐二层、荷叶二层围之，入豆豉在内，面上仍用簟盖，以乱草覆之，用石压之，过十五日取出，晒干。方蒸但气来则止，不可多时，晒干收用。

食香瓜

不拘多少，切作棋子大块，每一斤用盐八钱，食香同瓜拌匀，于缸内淹一二日，取出控干。日晒，晚复入卤水内，次日又取出晒，凡经三次，勿令太干，装入坛内任用。

食香豆

六月六日拣大黄豆不拘多少，洗净，下锅煮熟，取出候冷，用面为衣，摊于席上，以衣盖之。又用青蒿罨一七，取出晒干，搓去面黄，置于缸内，煎紫苏盐汤，候冷，浸豆与水平。每豆一斤用盐六两，浸过一夜，取出，和食香拌匀，装净坛内，令日晒四五日，从新搜过一次，再晒再搜四五次，任用。

食香茄

用茄不拘多少，切作小块，每一斤用盐四两，以食香同茄拌匀，于缸内淹一二日，取出控干，日晒，晚复入卤水内，次日取出晒，如此三五次，以净坛收之。

芥末茄

小嫩茄切作条，不用洗，晒干，多着油锅内加盐炒熟，入磁盆中摊冷，用干芥末拌和，收磁罐中。

糖醋茄

取新嫩茄切三角块，沸汤淖过，布包榨干，盐淹一宿，晒干，用姜丝、橘丝、紫苏拌匀，煎滚糖醋泼洒，收磁器内。

鹌鹑茄

拣嫩茄切作细缕，勿透，沸汤淖过，控干。用盐、酱、花椒、莳萝、茴香、甘草、陈皮、杏仁、红豆研细末拌匀，晒干，蒸过收之。用时以沸汤泡软，蘸香油炸之。

烧茄

干锅内浇香油三两，茄儿去蒂十个，摆锅内以盆盖定，发火烧，候软如泥，擂盐、酱料物，麻杏泥拌和食之。以蒜酪拌尤佳。

蒜茄

深秋摘小茄儿，去蒂揩净，用醋一碗、水一碗合和煎，微沸，将茄淖过，控干。捣蒜并盐，拌匀，纳磁罐中，就可食。

蒜黄瓜

如前法。

蓼曲

用糯米不拘多少，以蓼汁浸一宿，漉出，以干面拌匀，筛去浮面，纸囊贮之，挂通风处。盛夏为之，两月可用，造酒极醇。

蜜煎荔枝

荔枝和壳晒一日，频番令匀，次日取肉。每一斤用白蜜一斤半，于砂铫内慢火熬百十沸，又以文武火养一日，磁钵摊开于日中晒，蜜浓为度，方收于磁瓶内。

香糖渴水

好沙糖一斤，水一盏半，藿香叶半钱，甘松一块，生姜十大片，同煎，以姜熟为度。滤净，用磁瓶盛之，入射香如绿豆许，白檀末半两，以瓶沉水内，临食点水饮之，极香美。

熟水

夏月凡造熟水，先以百沸滚汤入瓶内，然后将隔年木犀或紫苏略火上炙过，投入瓶内，密封瓶口，则香倍矣。若以汤盏内泡则不香。

饭不馊

用生苋菜铺饭上，过夜则不馊坏。

收藏

收生荔枝

临熟时摘入瓮，浇蜜浸之，以油纸封固瓮口，勿令渗水，投井中，虽久不损。

又法：以新芭蕉截断，连梗插上，亦佳。

收瓜茄

用淋过汁灰，晒干，以黄瓜、茄子埋于内，冬月取食如新。

收紫草

用火烧其根，阴干，以草包悬挂收之，则叶不落。

收椒

中伏后遇天晴，带露收，阴一日后，晒三日，则红而裂。遇雨，薄摊当风处，频番，若罨则黑，又不香。若收子，用干土拌和，埋于避雨水地内约深一尺，勿令水浸生芽。至来年二月内取出，于肥地深耕种之。

七　月

是月也，农乃登谷，荐于上帝、后土之神。方炊，献于长者曰"尝新"。老少皆喜曰：农功乃见。

是月也，寒蝉鸣，促织入土，乃告寒，妇女当急织纴。

是月也，七七之夜，仍以瓜果祭于牛女之星，俗谓之"乞巧"。儿女为穿针弄影之戏，此风俗也。

十五日为之中元节，地官赦罪之辰，当建醮事一中，以禳一年之祸。

务农

种荞麦

立秋前后宜稠密撒种，则结实多。若稀，则结子少。

种木

取漆

以斧斫破其树皮，滴下汁，用竹管盛之，则成漆。

斫伐竹木

此月气全则坚韧，宜辰日、庚午日、癸卯日伐之，谚语云"翁孙不相见，子母不相离"，谓隔年竹可伐。腊月斫者最妙，六月六日亦可。

仙道

采芝

芝有二，其形同菌，有紫、白二色者，生于朽木之根、朽壤之上者，谓之菌芝，皆有茎，长尺余，与灵芝相似，豫章西山最多。灵芝生于石上，其形如石，可服，秋采之。菌芝可种于阶前老松、顽石之下，以助仙兴。

莳种

种菠菜

以水浸子二三日，看壳软，捞出控干，就地以盆盖合，候生芽，宜肥地松土内种之，以水浇灌则茂。

割蓝

每蓝一担，用水一担，将叶梗切细于锅内同煮数百沸，去渣，以汁盛缸内。比熟蓝二停，内用生蓝一停，摘叶于磨盘上，手揉三次，用熟汁浇，挪滤相合，以净缸盛之。仍存蓝根，候开花结子，八月收，来春三月种之。

种蔓菁

一名"芜菁"，种法见"六月"，七月亦可种。凡种时以鳗鲡鱼汁浸其子，晒干，种之无虫。

种苜蓿

地宜肥熟，作畦种之，浇水，一如"韭法"。一剪一上粪，与种豆同。

修馔

蜜煎龙眼

与六月"煎荔枝法"同。

蜜煎藕

至初秋取藕新嫩者，沸汤淖过半熟，去皮，切作条或作片。每一斤用白梅四两，以沸汤一大碗浸一时，漉出控干。用蜜六两煎，去水，另取好蜜十两，慢火煎如琥珀色，放冷，入罐贮之。

糖煎藕

取大藕五斤，切二寸长，又碎切之，日晒出水气。以沙糖五斤、金樱末一两、蜜一斤同入磁器内，用泥封闭，慢火煮一伏时，待冷开用。

食香瓜

见"六月"。

瓜齑

甜瓜十枚，带生者竹签穿透，以盐四两拌瓜，沥去水干，用酱拌匀，烈日晒干，以新磁器内收之，用盐酱看瓜大小量用。

葫芦、茄、匏干

茄切片，葫芦、匏子削条，晒干，依"做干菜法"收之。

干酪

七八月间造之，烈日晒酪，酪上皮成，掠取再晒，又取皮，无皮方止，得斗许，锅中炒少时，以盘盛，晒干，团如饼大，又晒极干，收之，经年不坏，以供远行。作粥、作浆，细削以水煮沸，便有醋味。

收藏

收红枣

将大缸一只刷洗拭干，以热米醋浇缸内，荡令净，控干。又以熟香油匀擦缸口，缸底铺粟秆草一重、枣一重，中心四围亦令草盖不可重压，久留不生蛀虫。

收龙眼

与六月"收生荔枝法"同。

八　月

是月也，饰仓廪，用收敛，多积聚，乃用事于麦。

是月也，社日至，农家祭五谷土神，如王者上戊日祭社稷是也，以报一年秋成。

其十五日夜，金精旺盛之时，月光最盛，合家大小于庭前，序长幼而坐，设杯盘酒食之具，乃造大饼一枚，众共食之，谓之"人月永团圆"，使狂者起舞，少者当歌，老者抚掌，以尽叙欢情，不可不为。

务农

种大小麦

地要耕犁得熟，古人云"无灰不种麦，雨经社日佳"。白露节后，逢上戊日下种，每亩种子三升，中戊日每亩种子五升，下戊日每亩种子七升，以灰粪拌匀蜜种之。若当年杏子多，则虫不蛀大麦，桃子多，则虫不蛀小麦。大麦忌子日种，小麦忌戌日种。

种木

种木瓜

种法与桃李同，秋社前后移栽，次年便结子，胜如春间栽，压枝亦生。

防雾伤枣

枣熟着雾则多损，用糁麻散絓于树枝上则可辟雾气，若用秸秆于树上四散絓缚亦可，则不伤损。

收柿油

每柿一升，捣碎，用水半升，酿一日，可榨取油，令干。其油可以供做伞者用。

锄竹园

锄遍，以稻糠或麦糠壅之，不可杂用。或以河泥盖之，亦妙。

脱果

木生之果，八月间，以牛羊粪和土包其鹤膝，以纸包裹，麻缚令密，以木撑住，常用水浇，任其发花结实。明年夏秋间开一包视之，其根生则斫断埋土中，其花实皆晏然不动，一如巨木所结。

莳种

种葱子

以地作畦，用灰粪拌子，上旬种之，来年三月移栽。

种菠菜

初种时，务要过月朔乃生，假如初二、三日种与二十六、七日种者同，验之，信然。

种常食白菜

栽法如十月"过冬菜"同，四十日乃起食之，九月皆可。

种胡荽

用月晦日晚下种。

种鸡头

秋间子熟时收，擘子撒于池内，待来年春间自生。

种菱

秋间菱角黑时收取，撒在池中，来年自然生出。

种蒜

地宜熟耕三次，爬成沟，二寸一窠种之。候苗出时频锄，松根傍地，以粪水浇之，薹出拔去则瓣肥大，不然则瘦小。

种藠、水晶葱

藠似蒜，其叶如葱而三棱。水晶葱，其叶似葱而蒜，二物皆不臭，豫章最多。宜于松土之地，锄成沟，以薤、水晶葱摆于内，用牛马粪糠秕拌土盖之上，以芝麻秸又盖于上，勿令生草。八月种，来年五七月收。水晶葱宜姜醋浸，薤宜糖醋浸，可食。

分韭菜

韭根多年交结则不茂，别作畦分栽，摘去老根，微留嫩根栽之，用猪、鸡粪壅则茂。

种胡麻

一名青囊。秋间取八棱者，以地作畦，如种菜法种之，生苗可采作菜食，甚滑美。

放芋根

此月芋苗正旺，宜锄开根边土，却上肥泥壅根及蟠秆叶，则力回于芋头，其子肥大。

种蚕豆种罂粟

如"种菜法"。

种花

栽牡丹

宜社前或秋分后，移时记取南枝，多留宿土，勿断根须，每窠用粪土一斗、白敛末一斤拌匀，然后坐于坑中，用水浇灌，勿令脚踏。若种子，六月取子黑者，以水试之，浮者不用。沉者以粪土拌盛之，至八月种于畦，来春则生芽，甚宜爱护，若分时，八月九月皆可，如前栽法，仍记向南之枝。若接时，秋社前后，一如"靠花树法"。

治药

造牛膝

八月中，以长锹掘取根，水中浸一宿，置密筛中擦去皮，晒令极干，自用者不须去皮，洗净便晒更有力。

修馔

天香汤

一名仙桂汤，白木犀花开时，清晨带露用杖打下花，以布被盛之，拣去蒂萼。干净木犀一斤，用新砂盆擂烂如泥，次以甘草二两炙为末，盐四两炒，拌匀，置磁瓶中，密封晒七日，临用时以沸汤点服。

一方：候白木犀花半开者，拣花蕊成丛处摘之，用盐梅二个，捶略碎，一个在上，一个在下，夹花在中间，次第装在瓶中，用生蜜注浸，盖之。如欲用一盏，取花枝及盐梅一个，安在盏中，以沸汤当面冲点则香酸拂鼻。其盐梅用淡醋煮一沸，漉出晒干，方可与花、蜜同浸。

一方：一层炼蜜，一层白木犀花连枝，一层去核盐梅肉，一层椒叶，又一层炼蜜，若花枝多，更依此法相间入磁器封固。若四时中有香无毒之花皆可制，须是带露剪花取小枝，去叶。点汤时，以一枝于盏内，以汤轻轻倾下，花枝俨然如生。

薯蓣酒

见"九月"。

薤白酒

薤白一掘，切细，酥一两同炒香，量多少以酒投之。

蜜煎姜

社前取嫩芽二斤，洗净控干，不用盐淹，以沸汤淖过，沥干。用白矾一两半捶碎，汤泡一宿，澄清，浸姜约十日半月，方以蜜煎，收磁器内。若留经年，须换蜜两次。

脆姜

取嫩生姜去皮，甘草、白芷、零零香少许同煮熟，切作片子食。

五美①姜

嫩姜一斤，切作片，用白梅半斤打碎去仁，入炒盐二两拌匀，晒三日，取出，入甘松三钱，甘草五钱，檀香二钱，为末拌匀，再晒三日，用磁器收之，任食。

糟姜

社前，取嫩姜不拘多少，去芦擦净，用酒和糟盐拌匀，入磁坛中，上用沙糖一块，箬叶扎口，泥封，七日可食。

醋姜

嫩姜不拘多少，炒盐淹一宿，用元卤入酽醋同煎数沸，候冷入瓶，箬叶扎口，泥封。

糟茄

七八月间，拣嫩茄去蒂，用沸汤候冷，和糟盐拌茄入坛，箬叶扎口，泥封。

糟瓜菜

不拘多少，用石灰、白矾煎汤，冷浸一伏时，用酒泡糟盐，入铜钱百余文拌匀，淹十日，取出控干，别换糟盐、酒再拌，入坛收贮，以箬叶扎口，泥封，候熟取食。

---

① 美：原本做"菱"，据丁丙跋明刻本改。

淹韭花

取花半结子，收摘去蒂梗，每斤用盐三两，同捣烂，收磁器中。或就韭花中淹小黄瓜、小茄儿，别用盐淹，去水，待一二日入韭花拌匀，收贮。瓶底用铜钱尤妙。

淹韭菜

拣茂盛韭菜无黄稍者，择洗控干，于磁器盆内铺韭一层，掺盐一层，淹二三日，番数次，装入磁罐，用元卤加香油少许拌匀，收贮。

山药拔鱼

白面一斤，豆粉四两，水搅如稠，煎饼面，入擂烂熟山药，同面一处搅匀，用匙拨入滚汤，候熟，燥子汁食之。

山芋面

见"九月"。

山芋馎饦

煮熟山芋，去皮擂烂，细布纽去滓，和面豆粉为馎捍，切粗细任意。初煮二十沸如铁，至百沸软滑汁，食之。

收藏

收梨子、柑橘

拣不损大梨，取不空心大萝萄，插梨枝柯在萝萄内，纸裹暖处，候春深不坏。带梗柑橘，依此法收亦可。

九　月

是月也，农事备，举五谷之要，以供租税于官，勿致租吏之害。

是月也，霜始降，草木黄落，乃伐薪烧炭，以供一冬之用。

是月也，日当重九，阳极之辰。于是会父老，挈酒脯，携琴书，缚茱萸于臂以登崇山，仰视霄汉，俯临大川，扩志放怀，以狂心目。抱破瓢以饮白酒，任短发以簪黄花，大叫放歌，以壮野人一世之雄也，谓之"祛不祥"，解一年之灾。此吾之所以乐也，使后世则曰：臞仙能如是乎。

是日，其亲邻之家相送糕酒，为之追节。

务农

收五谷

逐日割了堆积于场上，用辘轴使牛碾过，去草晒干，以风扬净，用牛车旋载入仓，先以芦席铺垫，选择吉日上仓，必用牲酒祭于司仓之神，方可收贮。

收芝麻秸

收于米仓内则米不蛀，干晒收之，可点火。

收诸色豆秸

晒干收之，冬间可喂牛马。烂坏者，留下可种芋头、山药。

莳种

种油菜

宜肥地种之，以水频浇，十月亦可种。

栽诸般冬菜

栽时每窠根下须用粪土培之，只宜寒露前栽，不宜迟。

刈紫草

子熟即刈之，晒干打子，收草宜速，遇雨则损，以茅束之，一颠一倒，堆垛平地上，以石压令匾，于屋下阴凉处、棚上顿放，勿令烟熏。

种花

栽水仙

九月初栽，用肥壤地则花繁，地瘦则无花，不可缺水，故名水仙，收法见"五月"。

治药

造干地黄

九月末旬，掘取肥大者，去须，熟蒸，微晒干，又蒸，晒干，食之如蜜可停。

修馔

杞菊茶

用野菊花一两，枸杞四两，茶芽五两，芝麻半斤，同研为细末，筛过。如吃时，用一时匙，入盐少许，酥油不拘多少，以一滚沸汤调服。若用缩砂，药气用米面则膨胀人，大概山家只宜便易也。

枸杞茶

至深秋摘红枸杞子，同干曲拌和成剂，捏作饼样，晒干，研为细末。

每茶一两、枸杞末二两和匀，入炼化酥油三两或香油亦可，旋添汤搅成稠膏子，用盐少许，入锅煎熟，饮之。

香橙汤

香橙不拘多少，穰批去白，止用黄皮。每一斤用净盐十六两，擂烂，入磁瓶内密封，至十一月间方开。用甘草膏子调和，甜淡得所，仍加檀香末一两、白豆蔻仁半两搅匀，沸汤点食。

菊花酒

九月菊花开盛时，拣香甜黄菊，摘下晒干，用瓮盛酒一斗，菊花头二两以生绢袋悬于酒面上，约离一指高，密封瓮口，经宿去花袋，其酒有菊花香，又甘美。如腊梅花，一切有香之花依前法为之亦可，盖酒性与茶性同，能逐诸香而自变。

一方：酒醅欲熟，每瓮用黄草叶菊花去萼蒂，甘者只取花英二斤，择净入醅，搅匀，次日早榨取，其味香美。但是一切有香无毒之花，采取仿此用之，皆可。

薯蓣酒

薯蓣即山药，一名山芋，味甘温，无毒，补虚劳羸瘦，充五脏，除①烦热，强阴，久服耳目聪明，轻身，不饥，延年。山薯蒸熟一斤，酥三两，同研，丸如鸡弹大，投沸酒中一枚，用酒半升。薯，山生者佳，取晒十余日，候皮皱可用之。书云：薯凉补，于狗大有益于补养。

地黄酒

地黄味甘苦，凉，无毒，久服轻身不老。一名地髓。补五脏内伤不足，通血脉，益气力，利耳目，每米一斗，用生地黄三斤同蒸，用白曲拌之，

---

① 除：原无，据《本草纲目·薯蓣》补。

候熟。任意用之，大能和血注①颜。

山薯粥

山薯，山生者佳，圃种者无味，取去皮，捣研为泥粉。每碗粥用二合，蜜二匙同炒，令凝，以匙揉碎，候粥熟，投搅令匀，乃食。

山薯面

取山薯去皮，薄切，晒干，簸中按为粉，筛如常面，食之。加酥蜜，为醇面，尤佳。

山芋粥

与前"山薯粥"同。

山芋面

与前"山芋面"同。

螃蟹羹

大者十只，削去毛，洗净控干，剁去小脚梢并肚脐，生拆开再剁作四段，用干面蘸过，下锅煮，候滚，入盐、酱、胡椒调和，与冬瓜同煮更佳。

糖苏木瓜

大木瓜一对，去皮，切作瓣，新紫苏叶二两，净洗晾干切细，以白盐一两淹少时，再入生姜四两，去皮切丝，沙糖二十两，一处拌匀，盛磁盆中日晒，时时拌匀，以干为度。

木瓜酱

木瓜一个，切下盖，去穰，盛蜜却盖，用签签定，蒸软，去蜜不用，

---

① 注：通"驻"。

及削去皮，另入熟蜜半盏、生姜汁少许，捣研如泥，以熟水三大碗搅匀，滤去渣，盛瓶内，井底沉之。

酒蟹

拣肥壮者十斤，用炒盐一斤四两、好明矾末一两五钱。先将蟹净洗，用稀篾篮盛之，悬当风处半日或一日，以蟹干为度。好酒五斤同盐矾拌匀，浸蟹良久，取出，每蟹一个，揭开脐，纳花椒一粒，用磁瓶实捺收贮，更用花椒掺面上，以纸包瓶口，放韶粉一粒于纸上，仍将箬叶扎缚封固。取食时不许见灯。或用好酒同腊糟五斤拌盐制造，其味亦佳。

酱醋蟹

拣团脐大者，麻皮扎定，于温暖锅内令吐出涎沫，取出。每斤用盐七钱半、醋半升、酒半升、香油二两、葱白五握，炒作熟。葱油半两，酱半两，茴香、椒末、姜丝、橘丝各一钱，与酒醋同拌匀。酱蟹摆在净器内，倾入酒醋浸之半月，可食。底下安皂角一寸许。

法①蟹

团脐大者十个，洗净控干，经宿用盐二两半、麦黄末一两、曲末一两半，仰叠蟹在瓶中，以好酒二升同物料倾入缸中，半月熟。用白芷末二钱，其黄易结。

糟蟹

拣团脐三十个去尖，水洗控干，糟五斤，盐十二斤，酒半升，拌匀入坛内，七日可食，留到来年不坏。

酱蟹

拣团脐百个，洗净控干，每脐内满填盐，用线缚定，仰叠入磁器中，

---

① 法：原本作“蜜”，据丁丙跋明刻本改。

以法酱二斤、椒末二两、好酒一斗拌蟹，酒少再添，密封固二十日，可食。

黄雀鲊

每只治净，用酒半升洗，拭干，不犯生水，用麦黄、红曲各一两、盐半两、椒半两、葱丝少许拌匀。却将雀逐个平铺器内，一层以料物掺，一层装满箬，盖篾签定，候卤出，倾去，入醇酒浸，密封。

茭白鲊

切作片子，淖过，控干，以细葱丝、莳萝、茴香、花椒、红曲研烂，并盐拌匀，同淹一时，食之。

胡萝蔔鲊

切作片子，略淖过，控干，入葱丝、莳萝、茴香、花椒、红曲研烂，同盐拌匀，淹一时，可食。

胡萝蔔菜

切作片子，同好芥菜入醋内，略淖过，仍用川椒、莳萝、茴香、姜丝、橘丝、盐拌匀，食之脆，其味更美。

淹芥菜

取紫青白芥菜切细，于沸汤内淖过，带汤捞于盆内，与生莴苣同熟油芥花，或芝麻、白盐约量拌匀，按于瓮内，待二三日变黄色，可食。至春间味不变，十月亦可淹。

旋炒栗子法

不拘多少，入油纸捻一个，沙铫中炒，或熨斗中炒亦可。

收藏

收石榴

拣大者连枝摘下，用新瓦瓮一个，摆在内，用纸十余重密封，可留不坏。

收栗子

霜后收栗子，不拘多少，投水盆中，浮者不用，沉者漉出，控干，晒少时。先将砂炒干，待冷，用新坛罐收贮，一层栗一层砂，装九分满，每瓶只可放三二百个，不可太满，用箬叶盖覆，以竹篾按定。扫净地，将瓶倒覆地上，略以黄土封之，逐旋取用。不可近酒气，至来春不坏。

一法：取栗子一担，盐二斤，化水浸一二宿，漉出晒干，以芝麻二石拌匀于荆囤内收之，永远不坏，食之甘美。

收茄种

熟时摘取，擘破取子，水淘净，取沉者晒干，收之。

收茶子、苎麻子

熟时收子，晒干，以湿沙拌匀，筐内盛之，用草盖覆。若冻损则不生，候来年二月间种之。

收藕

取好肥白嫩藕，不拘多少，于背阴湿地下埋之，经年如新。要久留，以淤泥中埋之，不坏。

收姜

宜掘深窖，以谷秆糠秕相和埋之，不致冻损，来春其色如新。

牧养

收鸡种

霜降时收者为良，形小毛浅脚细短者佳。小鸡出时，宜喂干饭，若喂湿饭则脐生脓而死。若烧柳柴，其烟损鸡，大者目盲，小者多死。喂小麦饭则易大，勿令失其时。

十　月

是月也，天气上升，地气下降，闭塞而成冬，农乃休息。天气寒，可造酒，以供一年之用。

是月也，朔日乃阴祀之日，当祭祖考，洒扫坟地，与清明节同。

其日田家以糯米蒸糍糕，安于牛角上，为之"牛接角"，仍以桑叶包糕喂牛，以报一年之力。自其日，撒放不收，古之所谓"放牛于桃林者"是也。又送糕与亲邻食之，谓之"庆牛"。

十五日为之下元，水官解厄之辰，当建醮事一中，以解一年之厄。

务农

耘麦

麦地内有草，锄去尤佳，若不耘锄者，其麦少收。

壅苎麻

宜牛马粪或廨泥、糠秕之类，培壅根下，免致冻损。

种木

移栽香橙、金橘、柑子

记取南枝，深坑肥土，壅培则旺。其树多蛀虫，用杉木揳之。种子二三月作畦种，其年即出，次年移栽。

种梅

见"草堂清兴"。
包裹畏寒诸般树木
以稻草将树身包裹，用草绳拴定泥封，以糠秕培壅其根，免致冻损。

莳种

栽过冬白菜及诸般菜

江南种过冬菜，择肥地以犁锄过，用粪土罨之，打成畦垄，漫撒其子，待出芽约三寸高，拔起，成行于畦内栽之，用水浇灌，待根定叶起，便用粪浇。北方地土肥厚，如涂阳、辽阳之处，皆不用粪，自然肥大，如他处有三四尺高者。亦不在地过冬，止入窖过冬。江南就于畦内过冬，腊月取叶食，正月食苔，二月起作淹糟等菜。

收薯莛菜

地将冻时，宜于暖处藏窖，候来年春栽之。

采食

收冬瓜

宜高燥处安顿，忌盐、酒、醋、扫箒、猫、犬触之。若蒂弯曲贴内是雌者，可留做种。来年春间，依法种之。

莳药

种黄精

择取叶相对者为之正精，取根擘破，稀种如"地黄法"，一年极稠。

陶隐居谓"叶不相对者为之偏精"，一曰即萎蕤，或曰相类。偏精不如正精功效入神。四月开细青花，如小豆，花子白如黍，根如嫩生姜黄色。

种防风

似青蒿而矮，根与蜀葵相类，种如菜法，取子种之更佳。五月开细白花，花心攒聚，似莳萝子，如胡荽苗，可作菜食，爽口，除风疾。

种人参、黄芪

如"种菜法"，但要肥土，作垄种之。

种五味子

取根种者，当年就旺。子种者，二月种之，次年方旺，如"豇豆法"搭架。

种五加皮

取根，深掘肥地二尺，埋令没，其易活。苗生，如"剪韭法"剪讫，以土壅之。

种花

种萱草

即宜男草，一名合欢花。移根畦中稀种，一年自稠。春剪食，如枸杞，夏不堪食。

治药

琼玉膏

用人参末一斤半，茯苓末三斤一两，生地黄十六斤取汁，沙蜜十斤滤净，同和为一处，用桑柴于砂锅内煮三日，取出用腊纸封固，勿令水入，浸于井底一伏时，取出，再煮一伏时，然后调服。

地黄煎

用生地黄十斤，洗净漉出，一宿后捣压取汁。鹿角胶一斤半，生姜半斤绞取汁，蜜二升，酒四升，文武火煮地黄汁，数沸，即以酒研紫苏子四两取汁下之，又煎一二十沸，下胶，胶尽下酥蜜同汁煎，良久，候稠，贮净器中。空心取一匕，温酒调服。

造生地黄

地黄一百斤，拣择肥好者六十斤，有须者去之，然后净洗漉出，摊晒三四日，令微皱。及取拣退四十斤净洗，漉干，于柏木臼中熟捣，绞取汁，如尽，以酒投之，更捣绞，即引得余汁尽，用拌前六十斤干者，于日中晒干。如天阴即于通风处薄摊之，夜亦如此，以干为度。

造熟地黄

择取佳者，依前"生地黄法"，候日晴便早蒸之，即晒于日中，夜置汁中，以物盖之，次日又蒸。古法九便止，今但看汁尽色黑，熟蒸三五遍亦可。地黄汁经宿恐酸，逐日旋捣取汁用。凡晒皆须架上置箔簟，以通风气。

修馔

杞黄汤

地黄、枸杞各取汁一升，蜜半升，砂铫内同煎如稀饧。每服一大匕，酒、白汤皆可调食。

地黄膏

生地黄肥大者，于初冬采之，净洗擞碎，入石臼中，以木杵捣烂，榨取汁，入砂铫内熬至浮末起，皆掠去，候净，煎至三分去二分，别换砂器慢火熬，滴入水不散为度，于磁罐内收贮，入檀香末，并脑、射少许。或用蜜熬者，入酒中同饮极妙，亦可沸汤点服。

地黄酒　薯蓣酒

见"九月"。

割蜜

天色渐寒，百花已尽，宜开蜂窝后门，用艾烧烟微熏，其蜂自然飞向前去。若怕蜂蜇，用薄荷叶嚼细涂在手面上，其蜂自然不蜇；或用纱帛蒙头及身，或用皮五爪套手，甚妙。约量存留自冬至春其蜂食之，余者，拣大蜜脾，用利刀割下，却封其窝。将蜜脾用新生布滤净，不见火者为白沙蜜，见火者为紫蜜，入磁器盛之。却将滤下蜜渣，入锅内慢火熬煎，候融化，拘扭出渣，再熬。预先安排锡镟或瓦盆，各盛冷水，次倾蜡汁在内，凝定自成黄蜡，以渣内蜡尽为度。要知其年收蜜多少，则看其年雨水[①]少，花木稀，其蜜必少。恐蜂缺食，宜以草鸡一二只，退毛，不用肚肠，悬挂窝内，其蜂自然食之，可救蜂饿。

蜜煎地黄

生地黄根肥壮者四两，白梅肉半斤同以水煮，不可烂，以竹刀去皮，再用甘草二两浸水煮一时，后入蜜半斤，慢火煎数沸，入磁器内，再炼蜜候冷侵之。

蜜煎冬瓜

取经霜老冬瓜，去青皮内白，切作片子，沸汤淖过，候冷，以石灰汤浸四宿，去灰水，同蜜半盏，于砂铫内熬熟，下冬瓜片子，煎四五沸，去

---

① 雨水：据相关文献，此后疑脱"如何，若雨水调匀，花木茂盛，其蜜必多，若"一句。

蜜水，别入蜜一大盏同熬，候冬瓜色微黄为度，入磁器内收贮，候极冷，方可盖覆。

牛蒡脯

取根洗净，去皮嫩者，微煮，勿令烂；硬者务令熟。俱要槌匾，然后下杂料物。

食香萝葡

切作丁头块，以盐淹一宿，晒干，入姜丝、莳萝、茴香，拌匀，煎滚醋浇泼，用磁器盛之，日中晒干收贮。

淹萝葡

不拘多少，削去根须，洗净以盐擦之，放于瓮内淹五六日，下水搅匀，一月后可食。春间有食不尽者，就以卤水将萝卜煮透、控干，入酱或切作细条，晒干，收之。临食以沸汤浸软，炒食。

食香菜

见"正月"。

淹盐菜

白菜削去根及黄老叶，洗净控干，每菜十斤，用盐十两、甘草数茎，以净瓮盛之，将盐撒入菜丫内，摆于瓮中，入莳萝少许，以手实捺，至半瓮，再入甘草数茎，候满瓮，用砖石压定。淹三日后，将菜倒过，扭出卤水，于干净器内另放，忌生水，却将卤水浇菜内，候七日，依前法再倒，用新汲水淹浸，仍用砖石压之。其菜味美香脆。若至春间食不尽者，于沸汤内淖过，晒干收之。夏间将菜温水浸过，压干，入香油拌匀，以磁碗盛于饭上蒸过，食之，其味尤佳。

收藏

收诸般果子

以干沙拌和，新瓮收之，密封其口。或芝麻亦可拌和。

收蔗

月初收蔗，拣节密者，连梢叶入窖。至来年二月，宜潮沙之地犁长沟，以蔗卧于沟内，土盖之。候三月间苗出，用粪或麻枯壅之，仍去傍边小苗，止留大苗。

牧养

收猪种

取短喙无杂毛者良，一厢有三牙者，难留难肥，小时喂糟不长。

造牛衣

用蓑草间芦花，如结蓑衣法，上用蓑草结缀则利水下，用芦花结络则温暖，相连织成四方一片。遇极寒，鼻流清涕，腰软无力，将蓑衣搭牛脊背，用麻绳絟系，可以敌寒，免致冻损。

泥饰牛马屋

天色晴明，修补屋漏，泥饰墙壁，预先修理，可避雨雪。

十一月

是月也，天开于子，阳气发生之辰，君子道长之时也。其眷属，当行拜贺之礼，食馄饨，譬天开混沌之意，建子之说也。

是月也，日短至，伐竹木，收蔬食，猎野兽为淹腊，以供一年之用。

务农

试谷种

冬至，平日量五谷种各一升，用布囊盛，顿于北墙阴下埋之。于冬至后十五日，又云四十九日取出，平量最多者，来岁好收，宜多种之。

收牛粪

多收堆聚，春暖踏成堑坯，于蚕房内烧，宜蚕。

修池塘

宜于农隙之时，填补埂岸令高，池中要深，则聚水宽广，可以防旱，浇灌田禾。

种木

种松、杉、桧、柏等树

自冬至后至春社前，皆可种之，则易活。

壅椒

用焦土干粪培壅，草盖，免致冻死，以米泔水浇灌。此物乃阳中之树，所以不耐寒。

莳种

锄油菜

锄净，加粪壅其根，此月不培壅，来年其菜不茂。

种花

种海棠

冬至日早，以糟水浇根，其花鲜盛，结子剪去，来年花盛。

培牡丹

冬至夜，拨开根脚下土，至来日以水池内青苔衣拌粪土壅之。或只用粪泥亦可，其花则茂盛。

修馔

煎金橘

金橘大者，镂开，以酒煮过，候冷，用针挑去核，捺透，沥尽汁，每一斤用蜜半斤，煎去酸水苦汁，控干，再用蜜半斤煎，入磁器收之。若煎橙橘，一依此法。

蜜煎笋

笋十斤，和壳煮七分熟，去壳，随意切成花样，用蜜半斤，浸一时许，漉干，却用蜜三斤煎滚，掠去沫，入笋拌匀，于磁器内收贮，久留不坏。

造点茶盐笋

以笋煮熟，切作细条，盐拌，晒干，于新笋壳篓内收贮，置于暖处。

腊肉

新猪肉打成段，用小麦煮滚汤淋过，控干，每斤用盐一两擦拌，置瓮中，二三日番一度，至半月后，用好糟淹一二宿，出瓮用元淹汁水洗净，悬于无烟净室内，二十日以后，半干半湿，以故纸封裹。用淋过汁净干灰于大瓮中，一重灰一重肉，装满盖合，置于凉处，经岁如新。煮时用米泔浸一时，刷洗净，下锅慢火煮熟取食。腊牛马肉同此法。

一法：肉三斤作一段，每斤用净盐一两擦匀，入缸淹数日，逐日番动，量入酒醋，再淹三五日，每日番三五次，取出控干，先备百沸汤一锅，逐旋将肉入汤蘸，急提起，趁热以香油匀刷上，挂烟上熏之。日后，再用腊糟加酒拌匀，涂肉上，再淹十日，取出挂厨中烟头上，或用糠烟熏十日亦可。腊羊肉亦依此法。

淹猪舌

每斤用盐半两、酒一盏、川椒、莳萝、茴香少许，葱丝拌和，淹五日，番三四次，取出，穿挂透风处，候干，纸袋盛之。

蒜冬瓜

拣大者，去皮穰，切如一指阔条，以白矾、石灰煎汤，淖过，漉出控干，每斤用盐二两、蒜瓣三两同捣碎，拌冬瓜，装入磁器，添熬过，好醋浸之。

淹鸭等弹

雌鸭无雄，宜多喂豆麦，肥壮则生弹，可以供食，可以淹藏。自冬至后至清明前，皆可淹。每弹一百个用盐十两，灰三升拌匀。以弹蘸米饮于盐灰内，衮成团，收干瓮内，可留至夏间食。

收藏

收雪水

雪者，天地之气，五谷之精。若浸诸色种子，耐旱不生虫。淋猪清，可治小儿斑疹。调蛤粉，可搽痱子，极妙。用大瓮盛之，埋于冰窖内，无冰窖则埋于背阴高阜地下，稻草盖之，勿令雨水流入，十二月亦可收。

十二月

是月也，作农计耦耕事，修耒耜，具田器，秩薪柴。

是月也，可捕鱼，冰方盛，水泽腹坚，可收冰。

是月也，八日，道家谓之"五腊斋戒"之日，用五味煮粥而食之，取其逼寒邪、去阴气也。猎兔食，治诸病。

三十谓之除日，吴楚风俗，送酒食，相问亲邻，为之分岁。其夜俗谓"灶神上天言过之辰"，祀灶，合家大小一夜不眠，置酒食以会之，谓之"守岁"，取不舍旧岁去之意，而又迎新岁也。以柴架火，为之生盆，合家跳之，谓以燎去一年之晦气。又烧爆竹，俗谓"岁暮鬼皆放暇，恐来为祸，烧爆竹以惊之"，古有驱傩之说是也。插芝麻秸于门，或铺于地，谓之辟邪。

务农

种檾麻

宜熟肥地，腊八日种者佳，正二月亦可。

收蓐草

刈茅草、干蒿收积，勿令雨浥损，来春作蚕蓐则宜蚕簇，蚕大凉，作茧加倍厚实。

浴蚕连

腊八日以水浴之，遇雪水尤佳。岁除夜，用马齿苋同桃符木渣以水煎之，放冷，至元日五更浴之，辟诸恶压魅，则宜蚕。（蚕连即下子蚕布也）

捣磨干桑叶

腊月内制者，能消蚕热病。捣磨成面，以净瓮收贮饲蚕，余剩者，可做牛料,甚美。

种木

培橘

以死鼠浸溺缸内,候鼠浮,取埋橘根边,次年结实必盛。柑橘树为虫所食,取蚁窝放其树上,则虫自去。或将橘树根宽作盘,浇粪二次,至春浇水二次,花实必茂。

栽桑

掘坑深阔二尺,却于坑内,以土粪和成泥浆,以桑根埋定,粪土壅培,微将桑向上提起,则根舒畅。复用土壅与地平,次日筑实,切不可动摇,其桑荣茂胜如春栽。

修桑

削去小枝条则茂盛,去其枯枝则不荒。

伐竹木

此月伐竹木则不蛀,与七月斫者同。

修馔

暗香汤

梅花将开时,清旦摘取半开花头连蒂,置磁瓶内。每一两用炒盐一两洒之,不可用手漉坏,以厚纸数重密封置阴处,次年春夏取开。先用蜜少许于盏内,后用花二三朵于盏中,以滚汤一泡,花头自开,清香可爱。

醒醉汤

用青橄榄,黄损者不用,瓦上磨去粗皮、核,细切如缕,一斤以粉草末二两、炒盐二两拌匀，入磁罐内密封，以沸汤点服，自然生津液，醒醉。

蜜煎橄榄

拣青橄榄，不拘多少，汲新水于瓦上擦去青皮，用刀割破，以米泔煮过，取出去核，用蜜再煮，控去水，晒干，再炼好蜜，入橄榄熬沸，候冷，入磁罐盛之，任用。

红鱼

取鲫鱼去肠，每一斤用盐一两，淹半日，洗净去涎，控干。每用盐二两，红曲末三两，葱丝、莳萝少许，川椒百粒，酒半盏，和涂鱼肉上，入瓶封固，五日可食。

糟鱼

大鱼片，每斤用盐一两淹一宿，拭干，别入糟一斤半，盐一分半，和糟鱼片纸裹，以糟覆之。

酒鱼脯

大鲤鱼，剥净拭干，每斤用盐一两，莳萝、葱、姜丝、川椒各少许，和好酒同淹，令酒浸过鱼一寸，逐日番动，候滋味透，取出晒干，削食。

晒笋干

鲜笋，不拘多少，去皮切开，沸汤淖过，晒干，收之。临用时，以米泔水浸过，如鲜。用盐汤淖过者即是咸笋。

治腊糟、酵浑头

干糟用盐拌，捺实泥封，则香。带酒味，酸又不香。酵子浑头，晒干为细末，净盐拌匀，捺入瓮中，晒过一旬，则自然成酱，其味甘美。

收藏

收腊肉

宜烟头上悬挂。若藏黑豆中，可过夏。若生白腻，以泥封之。

收油

腊月宜收香油。若蚕室内点灯，诸虫不入。用熬膏药，大有神效。若妇人搽头，黑光，无蚁虱。

收诸般青果

此月，以净瓷坛盛腊水，遇时果出，用铜青研细末与果同入腊水收贮，颜色不变如鲜。凡青梅、桃、李、枇杷、林檎、小枣、葡萄、莲蓬、菱角、甜瓜、梨子、柑橘、香橙、橄榄、荸荠等果，皆可收藏，以备不时之用。

收橄榄

用上等好锡打作有盖罐子，拣好橄榄装满，以纸密封罐缝，放于净地上，至五六月间取出尤鲜。

收柑橘

拣择好完柑橘，将有眼竹笼内铺草垫底及四围，勿令露出，重叠装满，安于人不到处，勿令酒气触之，收至四五月间。若干了，取出，于柑橘顶上用竹针签小孔数十个，入温蜜汤内浸半日，其浆自然充满，与新摘者无异。

收腊八水

与十一月"收雪水法"同。

牧养

收羊种

腊月生者最良，正月亦佳。春夏宜早放早收，若收晚遇午、未时，热必汗出，有尘土入毛内，即生疮疥。秋冬宜晚放，若放早吃露水草，口内生疮，鼻又生脓。久在泥中，则生茧蹄。性好盐，常以盐喂为妙。若生疥，便宜间出，免致相染。

辟蝇法

腊八日，悬猪脂于厕上，则一家无蝇。

牧养之法

六畜房圈

虽是畜生，其性与人亦同，也有饥寒之苦，不可不留心在上。当于秋收之时，预先整理，以避风雪，不使寒冷冻其肌肤，令家中用心喂饲，不致饥饿，要存这点人心。

养马

马者，火畜也，其性恶湿，利居高燥，忌作房于午位，日夜喂饲。中春放淫，顺其性也。季春必喂，恐其退也。盛夏必浸，恐伤于暑。季冬必温，恐伤于寒。喂以猪胆及犬胆汁煮料则肥。

喂料时须拣择新草，筛簸谷豆。若熟料，用新汲水浸淘，放冷，方可喂之。每一夜须二三次起喂草，若热不宜加熟料。

饮水一日三次，早午晚是也。饮时宜以新水，切忌宿水，能为患。冬月饮水讫，亦须骑骤。大概喂水不谨，亦能成病也。摘卸不宜当风。

每日晨晚须看其口色，以知其冷热之候。

相牛

相耕牛，眼去角近，眼欲大，眼中有白脉贯瞳子，颈骨长大，后脚股门并快使。毛欲短蜜，疏长者，不耐寒。角欲得细，身欲得粗，尾稍长大，吉。尾稍乱毛转，主命短。

招母牛

毛白乳红多子，乳疏黑无子。生时，子卧面相向，吉。相背，子疏。一夜下粪三堆，一年生一子，一夜只一堆，三年生一子。

知牛马贵贱

黄帝问师旷曰："欲知牛马贵贱，秋葵下有小葵生，则贱。"

养猪

母猪取短喙无柔毛者良，喙长则牙多，一厢三牙以上则不须畜，为难肥。牝者，子母不同圈，子母同圈，喜相聚，不食。牡者同圈，则无害。圈不厌小，处不厌秽，亦须小厂与之避雨雪。春夏草生，随时放收，糟糠之属，当日则与。八、九、十月，放而少饲。

养羊

羊者，火畜也，其性恶湿，利居高燥，作棚栈宜高。常除粪秽，巳时放之，未时收之，若食露水草，则生疮。凡羊种，以腊月正月生羔为种者上，十一月、二月生者次之。若母羊有十只，羝羊只用二只，少则不孕，多则乱群。

栈羊

向九月初，买半脁羯羊，多则成百，少则不过数十。羫初来时，与细切干草，少着糠，水拌。经五、七日后，渐次加磨破黑豆，稠糟水拌之。

每当少饲，不可多与，多则不食，可惜草料，又兼不得肥。慎勿与水，吃水则退脿，溺多。可一日六七次上草，不可太饱，太饱则有伤，① 则减脿，破腹则不肯食枯草。

养鸡

二月内，先耕地二亩令熟，做秫粥洒之，用生茅覆上，自生白虫。便买黄雌鸡二十只，大雄鸡五只，于地上四围筑墙，高丈许，棘遮其头，正中打一行墙，其地平分作两院，每处地上作屋方广丈五，于屋下悬筐令鸡宿抱于内。如左院食虫尽，赶在右院内，无虫院依上再用秫粥种之。

栈鸡易肥

以油和面，杆成指尖大块，日与十数枚食之，以做成硬饭，同土硫磺研细，次用半钱许，同饭拌匀喂之，数日即肥矣。依后养鹅法塞定，勿令走动。

养鸡不菢常川下弹

母鸡下蛋时，日逐食内夹以麻子喂之，永不肯抱，常川只下蛋矣。

养生鸡不走

鸡初到家，便以净温水洗濯鸡足，放之，自然不走。

栈鹅易肥

以稻子煮熟，先用砖盖成小屋，放鹅在内，勿令转侧，门以木棒签定，只令出头吃食，日喂三四次，夜多与食，勿令住，只如此五日，必肥。如稻子、小麦或大麦，皆要煮熟喂之。

---

① 少则不饱：据相关文献，此后疑脱"栏圈常要洁净。一年之中慎勿喂青草。喂之"。

养雌鹅法

鹅宜以一岁再伏者为种，大率三雌一雄，将木作弹诱之，生时寻即收取，别置暖处，以桑草覆之。

养雌鸭法

每年五月五日不得放栖，只干喂，不得与水，则日日生弹，不然或生或不生，土硫磺饲之易肥。

相鹅、鸭

鹅、鸭母，其头欲小，口上齿有小珠，满五者生弹多，满三者为次。

医六畜诸病法

马证

热钟嗓、黑汗、鼻有脓、哐喘、水草不进，用黄瓜、蒌根、贝母、桔梗、小青、栀子仁、吴蓝、款花、大黄、白鲜皮、黄岑、郁金各二两，黄柏、马牙硝四两，研末，验患相当及常要唊。重者，药三两、地黄半斤、豉二合、蔓菁油四合，合齐前药唊之，至晚饲，大效。

远行到歇处，良久，与空草，熟刷。刷罢饮，饮竟，当饲。因时与料及水谷，必病。

若生疮焦痂，以面封之，即落。

急黄、黑汗，右割取上断讫，取旧靴头皮，水浸汁，灌之。如不效，用大黄、当归各一两，盐半盏，以水三盏，煎取半盏，分两服，灌之。如再不效，针破马尾尖，血出即效。

起卧胞转及肠结，用细辛、防风、芍药各一两，以盐一盏，水五盏，煮取二盏半，分为二服，灌后。灌前。用芒硝、郁金、寒水石、大青各一两，水五盏，煮取二盏半，以酒、油各半盏，搅和，分二服，灌口中，妙。

颊骨胀，取羊蹄根四十九个，烧灰，熨骨上，冷换之。如无羊蹄根，杨柳枝指大者，灸熨之。

啖盐法，盐须干，天须晴，七日大马一啖一升，小马半升，用长柄杓子深内咽中，令下，肥者而强水草也。

后胯冷，豉、葱、姜各一两，水五盏，煮取半盏，和酒灌之。

虫嗓十年者，酱清如胆汁者半合，分两服，灌鼻内。每灌一两日，将息，不得连灌，即损马也。

虫嗓重者，用葶苈子一合，炒令紫色，捣如泥，桑白皮一大握，大枣二十枚，擘去根，以水二升煮取一升，去渣，入葶苈末，调匀，适寒温灌之，隔一日又灌，重者不过三次。

虫嗓，马鼻沫出，梁肿起者，不治。

马胞转欲死，用小儿尿和水灌之，立瘥。捣蒜，内小便孔中，深五寸，亦可。

骑马走上坂，用木于腹来去刮擦，以手内后孔，令探粪出，即愈。探法：剪去手指甲，以油涂手，恐伤破马肠。

春疮，用黄丹敷之，避风立瘥。

治马蛆蹄，槽下立处，掘一尺方，埋鸡子许大圆石子，令常立石子上，一两日即瘥。

治疥，用黄豆炒焦，和生油麻捣烂，傅之，先以醋泔水净洗。

一方：先以皂荚水或米泔净洗，次用樗根末和麻油涂，令中间少空，放虫下得，多涂恐疮大。

一方：用巴豆、腻粉研细，麻油涂。定日洗，涂数日，妙。

目晕，用霜后干谷树叶为细末，一日两度，以芦管吹眼中。

治哕喘、毛焦，用大麻子，拣择净一升，饲之大效。

生疥癞疮，用杜蘅生捣搽，或为末傅之，亦可。

一方：用藜芦末水调涂，妙。

一方：用生胡麻叶捣汁，灌之。

伤水，先烧人乱发，熏两鼻，后用川乌、草乌、白芷、胡椒、猪牙皂角各等分，射香少许，为细末，用竹筒盛药一字，吹入鼻中，须臾打嚏，清水流，即效，加瓜蒂兼治①一切中结病证。

诸疮，昆沙、夜合花叶、黄丹、干姜、槟榔、五倍子为末，先用盐浆水洗疮，后用麻油加轻粉调傅。

瘦，喂不肥者，贯仲一两放药料内，久虫去，即肥。

鼻内癞病，用荞麦磨粉灌，仍用麦秆饲之。

脊打破者，用马脚下尿屎湿稀泥涂上，干即易之，或沟中臭泥亦可。

中结，雄鸡②一只，用拳捶死，就热便开取肚内心、肝、肠、觜、爪、指甲带粪，入风化石灰一合，用碎剁烂，入真麻油四两，重调匀灌之。鸡不用。

骡驴駃騄，与前马证治同。

牛证

肩烂，旧绵絮三两，烧存性，麻油调傅，忌水五日。

漏蹄，紫矿为末，猪脂和，内蹄中，烧铁篦烙之。

一切疥癞疮，用杜蘅为末傅之，或生捣涂搽亦可。

一方：用藜芦为末，水调涂，妙。

伤热，用胡麻叶捣汁灌之，立瘥。

瘴疫，用石菖蒲、淡竹叶、葛粉、郁金、绿豆、苍术等分为末，每用一两，芭蕉自然汁三升，入蜜一两，黄蜡三钱，调和灌之。末解再灌。热极，加大黄；鼻头无汗，加麻黄；鼻口出血，加蒲黄。

一方：于栏中烧安息香及苍术，以鼻吸香，立止。

一方：用腊月兔头烧灰，和水灌之。

一方：用真茶二两为末，和水五升，灌之。

尿血，用当归、红花为末，酒煎一合，灌之。

腹胀，用燕子屎一合，水调灌之。

噎，用皂角末吹鼻中，以鞋底拍尾停骨下。

身上生虫，用当归捣烂，醋浸一宿，涂之。

---

① 治：原作"次"，据丁丙跋明刻本改。
② 鸡，原作"雌"，据丁丙跋明刻本改。

羊证

夹蹄，以羖羊脂煎熟去滓，取铁篦子火烧令热，将脂匀篦上烙之，勿令入水，次日即愈。

生疥癞，用藜芦根不拘多少，捶碎，以米泔浸之，瓶盛塞口，置热灶边数日，候味①酸，先以瓦片刮疥处令赤，用汤洗之，去疮甲，拭干，以药涂上，两次即愈。若癞多，逐旋涂之。

一方：用锅底墨及盐、桐油各二两，调匀涂之。

中水，先以水洗眼及鼻中脓污，令净，次用盐一大撮，就将沸汤研化，候冷，澄取清汁，注少许于两鼻内，五日立愈。

猫证

凡猫病，用乌药磨水灌之。

煨火疲瘁，用硫黄少许，纳猪肠中炮熟喂之，或鱼肠中饲之亦可。

误为人踏死，用苏木浓煎汤灌之。

鸡证

治鸡病，用真麻油灌之。

狗证

狗病，用水调平胃散灌之。

一方：用巴豆去壳，和平胃散灌之。

卒死，用葵根塞鼻内可活。

遍身脓癞，用百部浓煎汁涂之。

为虫蝇咬者，用麻油遍擦其身，立去。

猪证

猪病，割去尾尖，出血即愈。

---

① 味，原作“未”，据丁丙跋明刻本改。

瘴疫者，以萝蔔或叶食之，不食则难救。

鱼证

凡遭毒翻白，急疏去毒水，别引新水冲之。多取芭蕉捣碎，置新水来处，使吸之，可解。粪清浇池面亦可。

鸽子证

鸽子病，用古壁螺壳、续随子、银杏捣为丸，每服十丸。

仙畜诸证

鹤病，宜饲蛇、鼠，及大麦煮熟喂之。

龟病，宜用蚯蚓、蛇及饭喂之，妙。

鹿病，宜用盐拌料豆喂之，常以绿豆草喂之，佳。

猿病，人参、黄芪喂之，壮；而病用萝蔔喂之。

神隐卷下终

运 化 玄 枢

明·朱权 编著
叶明花 蒋力生 校注

校注说明

《运化玄枢》，又名《臞仙运化玄枢》，朱权编纂。据朱权自序，成书于"岁在阏逢之摄提格月在窒皋二日戊寅"，即甲寅（1434）年。

本书内容，主要为逐月养生之道。《百川书志》称："《运化玄枢》五卷，皇朝臞仙编。岁时七百五十九条，天地会元混元之数十二条，四时朝修吉晨三十六条，逐月分气候、月占、时俗、吉辰、养生、服食、禁忌七类，率多道家之说。"《读书敏求记》著录云："月十有二而成岁，其虚盈消长之数有差，候气之运各异。涵虚子谓饮食起居必顺天道以宁化育，故纂此书以备月览，于摄生之道可谓详矣。前载《岁占图》，后附'天地混元'之数及'三元八会'之辰"。国家图书馆所藏明刻本，作《臞仙运化玄枢》，四册，11 行 20 字黑口四周双边双鱼尾，卷首有朱权自序，题"西江老人涵虚子臞仙书于壶天之神谷"，前载岁占图二，题"涵虚子臞仙制"。其后为春六气，含孟春一百四条，仲春五十八条，季春六十三条，夏六气，含孟夏六十二条，仲夏六十二条，季夏五十一条，秋六气，含孟秋七十五条，仲秋五十一条，季秋四十九条，冬六气含孟冬六十条，仲冬五十条，季冬七十二条。另附"天地混元之数凡五条"、"天历会元之数凡八条"、"四时朝修吉辰凡三十六条"。

该书《明史·艺文志》"子部五行类"著录为一卷。《续书史会要》、《天皇至道太清玉册》《宝文堂书目》皆著录，但不载卷数。《献征录》、《宁献王事实》《列朝诗集小传》《净明宗教录》《千顷堂书目》《古今书刻》《脉望馆书目》《虞山钱遵王藏书目录汇编》《读书敏求记》同治《南昌府志》、道光《南昌县志》并皆著录为一卷。《绛云楼书目》著录为《运化元枢》,入医书类,亦为一卷。《读书敏求记》亦作《运化元枢》。唯《百川书志》著录为五卷,《中国印刷史》《江西历代刻书》因之。《脉望馆书目》著入"养生门"。

此书《全国中医图书联合目录》《中国古籍善本书目》《中国医籍大辞典》均未著录。《中国古籍总目·子部》著录为"臞仙运化玄枢,题涵虚子臞仙制,明刻本,国图",未载卷数,似为国内唯一的存世版本。《医方类聚》《遵生八笺》《玉匣记》对本书多有征引。

此次校注,以国家图书馆藏明刻本为底本,以《医方类聚》《遵生八笺》《玉匣记》为参校。全书目录根据正文进行了重编。

臞仙运化玄枢

明　朱权撰

是书少见于世，置之案头，或偶得趋避之益，并可收入丛刻。赇价十一英洋，心好之，知其值昂，而不能舍也。

戊午十一月冬至前五日，时客游海上。思灵道人记。

《臞仙运化玄枢》序

爰有奇器，是生万象。有奇器必有奇事，有奇事必有奇说，有奇说必有奇书，有奇书可以奇其道。其道既奇，则知奇之为奇大矣。故以我之奇而能明天地之奇，明天地之奇而能明阴阳之奇，明阴阳之奇而能明造化之奇，能知造化之奇而我之奇奇矣。《阴符经》曰：圣人以奇其圣，我以不奇其圣。今以不奇之圣为奇之圣者也。奇乎？奇乎？非予之好奇也，而彼以造化奇我，我固以奇奇之。故天地之候以奇而通，阴阳之理以奇而明，人事以奇而安，兴居以奇而盛。

黄帝曰：食其时百骸理，动其时万化安。是知月十有二而更岁，其盈虚消长之息有差，候气之运各异。善摄生者，履中和之真，饮食起居必顺天道以宁化育，否则伤生，不为不奇。士之于世，不可不知。于是纂生平昔所奇者，为日用摄生之道，置诸枕中，以备月览，可谓奇矣。

或曰：敢问奇？曰：盗天地之机，窃阴阳之化，以之修身，以之治人，而天地在乎手，万化生乎身，孰曰不奇！予曰：法象转蓬可以为车，法象浮叶可以为舟，苟非奇其事者，虽圣智莫能得也。关尹子曰：有奇人必有奇事。今是书之作，可谓奇矣。于是剖造化之秘藏，随天罡之所指，神动天随，体与道合。辟阴阳之房，以夺其精；括元气之囊，以韬其光。运灵旗而招和气，与天地同乎一息，使天下万世人皆得以牧玄化之野，而棲天枢之室，此之师转蓬浮叶者，大亦奇矣。虽不能尽穷神知化之妙，其探赜索隐之理庶几，有以弥伦造化而见天地之心也。

《阴符》所谓圣人以奇其圣者，若此也耶？未知识者以为奇耶，不奇耶？观者或奇其奇，或不奇其奇，或奇其不奇，或不奇其不奇；或圣其圣，或不圣其圣，或圣其不圣，或不圣其不圣。圣也，不圣也；奇也，不奇也。知道之士，奇其奇，不奇其不奇；圣其圣，不圣其不圣。如知其圣不圣、奇不奇之说，或者有以为笑，不笑不足以为奇。

时岁在阏逢之摄提格月在窒皋二日戊寅，西江老人涵虚子臞仙书于壶天之神谷

目　录

岁占之图

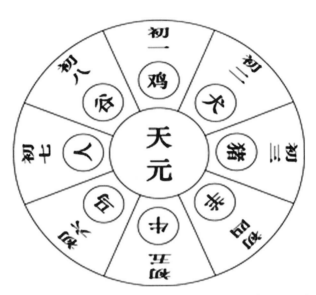

按农占曰：自元日至八日，一日主一事。其日天色晴明，所主者蕃息，阴晦衰耗。

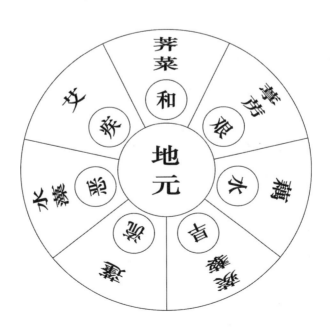

按师旷曰：其年一物先出，主一年之候。

荠菜主和，葶苈主艰，藕主水，蒺藜主旱，蓬主流〔亡〕，藻主恶，艾主疾。

《臞仙运化玄枢》

涵虚子臞仙制

孟春之月

【候气】

立春　日在危宿之度，去极一百六度，天表影长一丈五寸二分。日出卯入酉，昼四十五刻，夜五十五刻。立春之五日东风解冻，次五日蛰虫始振，后五日鱼上水。

雨水　日在室宿之度，去极一百一度，天表影长五尺九寸二分。昼四十七刻，夜五十三刻。雨水之五日獭祭鱼，次五日候雁北，后五日草木萌动。天道南行，作事出行俱宜向南。

是月，天气下降，地气上升，天地和而阴阳通。

是月，阳气方盛，祈谷于上帝。天王亲载耒耜，躬耕社田。天子三推，诸侯五推，卿大夫九推，谓之劝农。归以宴大夫，谓之劳酒。农父亦效此，谓之告农。

修封疆。举政事。演经术。相丘陵以备原隰，修祀典以习神乐。掩骼埋胔。释囹圄。

【月占】

元日昧爽，当观云气。东方黄云，主其年熟；赤，旱；青，安；白、枭；黑，疫。

一日主上旬，二日主中旬，三日主下旬。当于日月之上下及月色占之。青黑润明主其旬有雨，黄赤无雨。余月仿此。

其日立春，主其年人事少安。

其日北风，主其年禾熟。

其月初旬下雪有雷，主牛羊冻死，柴贵。

其月上旬有甲子，雨；丙子，旱；戊子，虫蝗；庚子，凶，纵收得半；惟有壬子，丰稔。一云：甲子丰，壬子水。

十五日，阴晦风雨，岁不登。

其月，行夏令，则雨水不时，草木早落，其人多恐。行秋令，人多灾，焱风暴雨总至，藜莠蓬蒿并兴。行冬令，水潦作，霜雪大挚，首种不升。

春甲子晴，夏主阴雨，秋旱，早禾全收，高田十分。小儿疾易治，妇人疾难治。

春甲子雨，禾五六分收，草木焦枯，万物不成，人多疾。

其月上朔日，天色云霞现，主米谷鱼盐皆贵，天灾遍行，人多疾。春己卯日大风，果木不熟。

前四条，春三月甲子同占。

【时俗】

立春之前一日，迎春于东郊。

其日，捶土牛于通衢，庶民争之。得牛土者，其家宜蚕，亦治病；若撒在檐下，蚰蜒不生。

元日五更，钉桃符于门，以辟众鬼。出《黄帝传》

其日，日未出时，朱书百病符悬户上，大吉。（符见五月）

其日，埋败履于庭中，家出印绶之子。

其日，晓夜子初时，凡家之败帚俱烧于院中，勿令弃之出院，令人仓库不虚。

其日，取鹊巢烧之，着于厕，能辟兵；撒门，辟盗。

其日，鸡初鸣时，把火遍照五果桑树上下，则无虫。用斧班驳于树，谓之嫁树，多实。

其日，缕悬笔炭、芝麻秸、桃插门户上，却疫疠，禁一切之鬼。

其日平旦，吞盐豉七粒，终岁不于食中误食蝇子。

其日，将物去古庙宫观灵坛换取古砖一枚，咒之。臞仙曰："三光聚精，万神集灵，镇我家宅，永除疫兵。"咒毕，安大门下，能断一年疫疠。

其日，用腊鼠向正旦于所居之处埋之，辟温病。

其日，日未出时，小儿不长者，以手攀东墙，勿令人知。或云：于狗窦中，使人拽出。

初三日，买竹筒四枚，置家中四壁上，令田蚕百倍。

初四日，宜祭户。

初七日夜，世俗谓之鬼鸟过日。人家捶床打户，拔狗耳，灭灯，以禳之。鬼鸟，九头虫也。其血或羽毛落于人家，凶；魇之则吉。

初十日，取厕前草，于上寅日烧中庭，令人不着天行之灾。

十五日夜，点灯以祀太乙，始于十四，终于十六。汉武帝始之。

其日，残羔麋熬令焦，和谷种之，能辟虫。

其日，以柳枝插户上，随柳所指处设酒脯羔麋白粥祭之，蚕桑百倍，谓之招财。

其日，凡人无子者，夫妇同于富家盗灯盏，勿令人知，安卧床下，当月有孕。

未日夜，以芦苣火照井厕中，百鬼走。

【吉辰】

元日，天中节会之辰。元始天尊登九玄，传太极金书于天帝君。太上老君降现，昊天上帝统天神地祇朝三清，东方七宿星君下降，徐来勒真人于会稽上虞山，传经于葛玄真人。

初二日，天曹掠剩下降。

初三日，太白北斗星下降。

初四日，开基节，玉晨大道君登玉霄琳房，四盼天下。

初五日，邓伯玉、王仲甫二真人，同飞升。

初六日，建玉枢会，以保一年之安。

初七日，谓之上会日，可斋戒。真武下降，四斗帝君降，清行甘真人飞升。

初八日，南斗下降。

初九日，太素三元君朝真。

初十日，长生保命天尊下降。

十一日，消灾解厄天尊下降。

十三日，三元集圣。

十四日，三官下降。

十五日，上元节，天官赐福之辰。混元上德皇帝降现，西斗帝君下降，天地水三官朝天，翊圣保德真君降，佑圣司命真君诞生。正一静应真君诞生。金精山张灵源真人飞升。上元十天灵官神人兵马无鞅数众，与上圣高真妙行真人，同降人间，考定罪福。

十八日，三元内奏之辰。

十九日，北阴圣母下降。五瘟神行病。

二十日，南斗星君下降。

二十一日，天猷副元帅下降。

二十二日，嗣天师张真人飞升，三尸神奏罪福。

二十五日，天蓬下降，北斗出游。

二十六日，北斗出游，翊圣下降。

二十七日，北极北斗下降。

二十八日，许真君诞生。

二十九日，北阴下降。

【养生】

其月，宜加绵袜以暖足，则无病。

其月甲子日，拔白髭发。晦日，汲井花水，服之令人须发不白。

初一日，谓之天仓开日，宜入山修道。

其日，取青木香煮汤沐浴，令人至老须发不白。俗传五木汤是也。

其日，饮玉衡星之精，令人悦颜色，壮元气，可得不老。玉衡星精者，乃花椒是也。

其日，取枸杞菜煮汤沐浴，令人光泽，不病不老。

初四日，有白须发者，凌晨拔之，永不生。余月皆用此日，吉。

初八日，沐浴，去灾祸，令人安。

初十日，人定时沐浴，令人齿坚。凡斋戒沐浴，皆当盥沐五香汤。其五香汤法：用兰香、荆花、苓苓①香、青木香、白檀，各一斤，凡五物，切碎，以水二斛煮取一斛，以自沐浴也。此汤辟恶，除不祥，降神灵，并治头风。

立春日，上学之士，清朝煮白芷、桃皮、青木香三种，东向

---

① 苓苓：或作"零陵"。

沐浴，大吉，能进学。

入春，宜晚脱绵衣，令人无伤寒、霍乱。

春三月，每朝梳头一二百，梳至夜，须烫热盐汤一盆，从膝下洗至足方卧，以通泄风毒脚气，勿令壅滞。

春三月，戊辰日，宜炼丹。

春三月，夜卧早起。凡卧，欲得头向东所，利益。

春三月，饮酒茹葱，以通五脏。忌生葱。

春七十二日，省酸增甘，以养脾气。

寅日，烧白发，吉。

【服食】

其月取商陆根三十斤，净洗粗切，长二寸许，勿令见风，绢囊盛，悬屋北六十日，阴干为末。清旦用水服方寸匕，服十日，目见鬼神；六十日，能役使鬼神；八十日，能见百里，登风履云；久服成仙。

一法：于初五日，取商陆根细切，以玄水渍之三日，阴干为末。服方寸匕，玄水服之，日三次。百日尸虫尽下出，如人状，乃于旷野醮埋之。祝曰：伏尸属地，惟我属天，天地悬隔，我为上仙。无复回顾而还。忌一日血肉辛菜等物。玄水者，墨水也。二月亦可采服。

其月，采黄精，服之轻身。

其月，采术，蒸曝九次，候干为末。日三次，酒服方寸匕，不饥，延年益寿。

其月，无子者，遇下雨时夫妻各饮雨水一杯，入室，当时有孕。

元日，昧爽，当寅之际，饮屠苏酒。见十二月。

其日，子后丑前，吞赤小豆七粒，椒酒一合，吉。

其日，服赤小豆二七粒，面东，以虀汁下，能辟一年疫疠之气。

其日，男吞赤小豆七粒，女吞二七粒，竟年不病。

其日，赤小豆、麻子二七粒，置井中，辟瘟病，甚效。

其日，造五辛盘，谓五熏炼形。注曰：五辛，所以发五脏气。止忌食生葱，令人面上起游风。

其日，有腋气者，清旦取自己小便，洗之，大效。

其日，烧术及饮术汤，大辟瘟病。

其日，不可脱绵衣，宜食仙粥。凡粥有三等。一曰地黄粥，以补虚。取地黄四两，捣取汁，候粥半熟即下，以绵裹椒一百粒，生姜一片，投粥中，候熟出之，下羊肾一具，去脂膜，细切如韭叶大，加少盐，食。二曰防风，能去四肢风。二大分，煮取汁作粥。三曰紫苏，能去滞气。取紫苏子熬令黄香，以水研，滤取汁，作粥食，大能顺气。

太虚真人曰：常以春甲寅日、夏丙午日、秋庚申日、冬壬子日瞑卧时，先捣朱砂、雄黄、雌黄三物，等分为末，以绵裹如枣大，临卧塞两耳中，此消三尸炼七魄之道也。明日日中时，以东流水沐浴，毕，更其床席，易其衣冠履物，及洒扫于寝床下，通令所居之处洁净。枕卧向下，闭气，握固下元，良久。微祝曰：天道有常，改易故新。上帝吉日，沐浴为真。三气消尸，朱黄安魂，宝炼七魄，与我相亲。此道乃消炼尸秽之神法，改易真形之秘诀也。四时各取一日为之。

《道藏经》云：欲除尸虫之法，春月择甲乙夜，视岁星所在朝之，再拜，正心，窃祝曰：臣愿东方明星君扶我魂，接我魄，使我寿命长年，同如松柏。愿除臣身中三尸九虫尽皆消灭，频行之，效。

春宜服小续命汤五剂，诸补散各一剂，百病不生。

立春后，有庚子日，宜温芜菁汁，合家大小并服，不拘多少，可除瘟疫。芜菁即蔓菁。

【禁忌】

其月，日时不宜用寅，犯月建，百事不利。

其月，初三、初八、十一、二十五、三十日，谓之龙会日，忌行船。初七、二十一，忌交易、裁衣。

其月，禁止伐木覆巢毁胎卵。禁兴兵。勿杀生。

其月，初婚忌空床，多招不祥，不可不谨。不得已者，当以薰笼置床上，禳之。

其月，勿食虎豹狸肉，令人伤神损寿。勿食鼠残之物，能生鼠瘘疮，小便下血者，是此病。勿食生葱，使人面上起游风。勿食梨，以魇别离之意。勿食鲫鱼头，其中有虫。

月忌，夫妇戒容止，犯者减寿，切宜忌之。朔望日各减一纪，晦日减一年，初八上弦、二十三下弦、上元各减五年，庚申、甲子、本命减二年。初三，万神都会，及十四、十六，三官降，犯者百日中恶。二十八日，人神在阴，忌之。

立春并社日，勿食虀。如食，至娶妻拜门日，腰间有声如嚼虀，皆以为戒。

春冰未泮，衣欲下厚上薄，养阳收阴，继世长生之术也。太薄则伤寒霍乱，饮食不消，头疼之疾并作。

元日，遇道士得生焉吉，忌塚门之徒。

春宜避风，或伤于风，夏必飧泄。

春三月，故气乃发，宜夜卧早起，不然则伤肝，至夏成寒变之疾，切宜忌之。

仲春之月

【候气】

惊蛰　日在壁宿之度，去极九十五度，天表影长八尺五寸四分。日出卯入酉，昼四十九刻，夜五十一刻。惊蛰之五日小桃华，次五日仓鹒鸣，后五日鹰化为鸠。

春分　日在奎宿之度，去极八十九度，天表影长七尺五寸五分。昼五十刻，夜五十刻。春分之五日玄鸟至，次五日雷乃发声，芍药荣，后五日始电。天道西南行，作事出行俱宜向西南。

【月占】

月初雷震，其月无雨，如有，只是微雨，主五六七月旱，禾不收。

其月，初八日大冷，主牛马灾。社日雨，大水。

其月，行秋令，大水寒气总至，贼盗并起。行冬令，阳气不胜，麦不熟，民相掠。行夏令，大旱，暖气早来，虫螟为害。

月内三卯，有则宜豆，无则早种禾。

【时俗】

其月，上丑日取土泥蚕屋，宜蚕。上辰日取道中土泥门，辟官事。上壬日取土泥屋四角，大宜蚕。乙酉日日正中时，夫妇北首容止，有子即贵。

初八日，周庄王九年，鲁庄公七年，建卯之四月八日夜，恒星不现，星殒如雨。西胡有神名释迦者曰佛，生于是日，中国人有奉胡教者，则祀胡神。其日作黍角，以祀之。周建子为岁首，即今之二月乃周之四月也。不知理者，皆以四月八日祀之，非也，不可不知。

其日，宜庶人之家乞取过养义子归家，主人大富。明年此日，出野田中采蓬茨，向门前以祭之，谓之迎富。

惊蛰日，以石灰掺门限外，免虫蚁出。

社日，小学生以葱系竹竿上，于窗中托之，谓之开聪明；又以蒜，欲求能计算也。

其日，学生给暇，幼女辍工，如是日不暇，令人懵懂。小儿亦可穿耳。

【吉辰】

初一日，天正节，又名中和节。翊圣保德真君下降。冲应太虚王真君、诚应妙远郭真君，同飞升。

初二日，鲍翊真人于嵩山遇三皇，太乙救苦天尊下降，天曹掠剩下降。

初三日，北极北斗下降。

初四日，南斗星君下降，六司下降。

初五日，北极天蓬都元帅下降。

初六日，东极东华帝君降生。

其日，建玉枢会，以保一年之安。

初七日，西斗翊圣真君下降，北斗出游。

初八日，芳春节。太上玉晨大道君登玉霄琳房，四盼天下。太素三元君朝真，真武下降，南斗下降，天帝游东井。

初九日，东斗下降，北阴下降。

初十日，长生保命天尊下降。

十一日，大慈大悲天尊普救三界一切众生脱离苦难，消灾解厄天尊下降。

十二日，尹虔子、张石生、李方回三真人，同飞升。

十三日，中元葛真君诞生。

十四日，闾丘方远真人飞升。

十五日，真元节三教宗师太上老君混元道德皇帝诞生，西斗下降。

十六日，天曹掠剩大夫下降。

十九日，北阴下降。

二十三日，翊圣保德真君下降，北斗出游。

二十五日，辛罗金真人飞升。

二十六日，北斗出游，虚静冲素徐真人诞生。

二十七日，北极北斗下降。

二十九日，北阴圣母下降。

三十日，大慈大悲大慧真人降现。

【养生】

其月上卯日，沐发，愈疾，有沉疴者用之皆愈。

其月，可服夹衣。

其月，采术，蒸曝九次，候干为末。三次，酒服方寸匕，不饥，延年益寿。

初二日，采枸杞煎汤沐浴，令人光泽多寿。

初六日，沐浴斋戒，宜蒙天福。黄昏时沐浴，令人轻健。初八日同。

二十五日，谓之天仓开日，宜入山修道。

【服食】

其月初旬，便须灸两脚三里，绝骨对穴，各七壮，以泄毒气，至夏无脚气冲心之疾，仍服消风去湿药。

其月，取百合根，曝干，捣作面，细筛，能益人。

其月晴日，取山药洗去土，以刀刮去黑皮，及第二重白皮，将山药于净纸上，置筛中晒，至夜收于纸笼内，着微火养之，至次日晒干为度。如未干，天色阴，即火焙，便为干山药，入丸散用。其第二重白皮，依前别晒，焙取为面，大能补益。三月亦可。

其月吐痰，缘中年困惫，至于风劳气冷，皆起自痰涎。可取牛蒡子一合，以羌活一两，同牛蒡子捣为末，五更初用新汲水一碗，搅令匀，东向服之，便卧，良久以鹅翎搅喉膈吐之，以盆盛接，勿令起坐，凡是壅滞，痰涎出尽，至黄胆水最妙。盥漱讫，取蒸饼，火炙令黄，吃之，仍煎姜蜜汤下，至老不染瘴疠，纵病不能害人。

丁亥日，取桃、杏花，阴干为末，至戊子日，和井花水服方寸匕，日三服，疗妇人无子，大验。

春分后，择吉日，宜服神明散。其方用苍术、桔梗各二两，附子二两，炮乌头四两，炮细辛一两，同捣为末，缝囊盛之。一人带，一家无病。有染时气者，新汲水调方寸匕服之，取汗便瘥。

凡社日，饮酒能治耳聋。

【禁忌】

其月，日时不宜用夘，犯月建，百事不利。

其月，毋竭川泽，毋焚山林，省囹圄，毋肆掠。

其月，初三、初九、十二、三十日，谓之龙会朝天日，忌行船及修造船。

其月，行途之人勿饮阴地流泉，令人发疟瘴，损脚。

其月，初四、十九日，忌交易裁衣。

其月先雷，三日发声，夫妇戒容止，不然生子不备，多凶，犯者减寿，切宜忌之。朔望日各减十年，晦日减十年，初八上弦、二十三下弦各减五年，庚申、甲子、本命减二年，春分、社日各减四年。初三日万神都会，及二十八日人神在阴，犯者百日中恶。

其月，不可吊丧问疾。

其月乃肾脏气微，肝脏正王，宜净膈去痰，宣泄皮肤，令得微汗，以散去冬温伏之气。

忌远行，水陆并不可往。

勿食梨，勿食生冷。勿食黄花菜及陈淹菜，发痼疾，动瘤气。勿食大蒜，令人气壅，关膈不通。勿食鸡子滞人气。勿食小蒜，伤人志性。勿食鱼肉，仙家大忌。勿食兔肉，令人神魂不安。勿食狐狢肉，伤人神。

春社日，人家当令儿女夙兴则寿，若晏起，有神名社翁社婆者遗屎其面上，其后面白或黄者，是其验也，切宜忌之。

季春之月

【候气】

清明　日在娄宿之度，去极八十三度，天表影长六尺五寸五分。日出卯入酉，昼五十三刻，夜四十七刻。清明之五日桐始华，次五日田鼠化为鴽，牡丹华，后五日虹始见。

谷雨　日在胃宿之度，去极七十七度，天表影长五尺五寸六分。昼五十五刻，夜四十五刻。谷雨之五日萍始生，次五日鸣鸠拂其羽，后五日戴胜降于桑。天道北行，作事出行俱宜向北。

是月，生气乃盛，阳气大兴，勾者毕出，萌者尽达，雨水将降，下水上腾，修利堤防，开通道路，后妃亲蚕，祀郭门磔攘，以毕春气。

【月占】

其月初旬，雷不鸣令不行。初三晴，桑蚕盛，雨不宜。

其月十六日，河伯渡江前后三日，内有大风。

其月，行冬令，寒气时发，草木皆肃，人有大恐。行夏令，民多疾疫，时雨不降，山陵不收。行秋令，天多沉阴，淫雨蚤降，盗贼并起。初三大风，果不实。

月内三，有则宜豆，无则宜麻麦。

【时俗】

其月木旺，火气将发，阳气盛长之时，当取东方榆柳之木于庭前钻燧以取火，先期合家尽息其火，乃以新火而换旧火，大吉。

其月，蚕上箔，宜生旺开日。

初三日，妇女乐春之戏，于绿杨杏花之中缚秋千以蹴之，谓之荡散一年晦气。

其日，出嫁女归家，问省父母，谓之归宁。

其日，取荠菜花或苦练花铺灶上及床席下，辟虫蚁。

其日，采艾叶悬挂户牖，以备一岁之灸。凡用灸，避人神之所在。

寒食日，取黍穰于月德上造土，墼一百二十枚安宅福德上，令人致富。

清明前二日夜鸡鸣时，炊黍米熟，取沸汤遍洗井口甃边地，则无虫蚁。

清明日日未出时，采荠菜花枝候干，夏月置近灯烛，能令蚊虫不侵。

其日，用熨斗内着火炒枣子于卧帐内上下，令烟气出，令一人问炒甚的，答曰：炒狗蚤，凡七问七答，后则不生。

【吉辰】

初一日，九垒土皇君上诣波梨答愁天，奏陈九地学道德仙人名于四天之主。

初二日，天曹掠剩下降。

初三日，荡邪之日，北方镇天真武诞生，葛仙翁上升，太乙救苦天尊下降，北极北斗下降，翊圣真君下降，五方雷神下降。

初五日，南斗下降，天蓬元帅下降。

初六日，玄洲上卿苏仙君升仙，天帝游东井。

其日，建玉枢会，以保一年之安。

初七日，西斗帝君下降，太素三元君朝真。

初八日，元始天尊降元阳上宫，集会太罗大梵天帝演说灵宝要法，度三界五道一切含灵。

初九日，真武下降，东斗下降，北阴下降，蓬莱都水使者下降。

初十日，长生保命天尊下降。

十一日，消灾解厄天尊下降。

十五日，元始天尊游玉京元阳上观，集会三界神仙真圣，演说道妙。西斗下降。

十六日，天曹掠剩下降。

十八日，太上老君下降，太清宫先天元后降现，后土皇地祇降生。

十九日，南斗下降，翊圣真君下降，北斗下降。

二十五日，天蓬下降。

二十六日，翊圣真君出游，北斗出游，杜昺真人升仙。

二十七日，北极北斗下降。

二十八日，太乙月孛星君降现。

二十九日，北阴下降。

【养生】

其月，宜入山修道。

其月，宜服单衣。

其月末一十八日，省甘增咸，以养肾气。

初三日，取枸杞菜煎汤沐浴，令人光泽不老。

其日，取桃花末收之，至七月七日，取乌鸡血和涂面及身上，二三日后，肌白如玉。

其日，采艾及蔓菁花，疗黄病。

其日，取黍穰和菜作羹，以辟时气。

其日，取桃叶捣取汁七升，以醋一升同煎，至五六分服之，尸虫俱下。桃根亦可。

初六日，夜沐浴，令人无厄。

其日，申时洗头，令人利官，身体光泽。

初七日，平旦浴及日暮时浴，并招财延生。

十一日、十三日，宜拔白。

二十日，谓之天仓开日，宜入山修道。

二十七日，宜沐浴，令人神清气爽。

【服食】

其月，宜造松花酒，用糯米一斗，淘百遍蒸之，摊冷入神曲五两，酿酒候熟。每酒一升，入松苔如鼠尾者三两枝，细锉，以绢袋盛之，投于酒中。至五日后，每服三合，日三服，久则成仙。

其月，入衡山之阴，取不见日月松柏，炼而服之，能遇仙。服之百日，耐寒暑；二百日，五脏补益；服之五年，即见西王母。

其月，采商陆如人形者，阴干为末，用面十斤，米三斗，天门冬末一升，酿酒。每日服之，使人通神，令人不老长生，去三虫，治百病，诸毒不能伤。

其月，采桃花未开者阴干百日，与赤椹等分，捣和腊月猪脂，涂秃疮，神效。

其月，羊粪晒干烧灰存性，和轻粉、麻油，可傅恶疮，一名百草霜。

寒食日，以厚纸作袋，盛面挂当风处。中暑，水调服。

其日，水浸糯米，逐日换水，至小满日漉出，晒干炒黄，碾为末，水调，疗打扑伤损，又治诸疮肿。

其日，采蓼芽曝干，治气痢。用时，捣罗为末，食前米饮调下一钱，最效。

【禁忌】

其月，日时不宜用辰，犯月建，百事不利。

其月，勿久处湿地，必招邪毒。勿大汗当风，勿露体星宿下，以招不祥。勿发汗，以养脏气。勿食马肉，令人神魂不安。勿食獐鹿等肉，损气志。勿食韭，发疾，俗传益人心，谬也。勿食生薤、小蒜，伤人志。勿食血脾，乃是季月土旺在脾故也。勿食蛟龙鱼肉，令人饮食不化，发宿病，神气恍惚。勿食陈淹菜，名曰菹，能令夏生热病，发恶疮。勿食生葵，令人饮食不消化，发宿疾。勿食鸡子，终身昏乱。勿食鸟兽五脏，及一切果菜、五辛等物，则大吉。

月忌，夫妇戒容止，犯者减寿，切宜忌之。朔望日各减十年，晦日减一年，初八上弦、二十三下弦各减五年，庚申、甲子、本命减二年。初九日牛鬼初降，二十八日人神在阴，犯者百日中恶。

其月，初一、十六日，忌交易、裁衣。

孟夏之月

【候气】

立夏　日在昂宿之度，去极七十三度，天表影长四尺五寸七分。日出寅卯入酉，昼五十七刻，夜四十三刻。立夏之五日蝼蝈鸣，次五日蚯蚓出，后五日赤箭生竹笋出。

小满　日在毕宿之度，去极六十九度，天表影长三尺五寸八分。昼五十八刻，夜四十二刻。小满之五日苦菜秀，吴葵华，鹤雏出，次五日靡草死，后五日麦秋至。天道西行，作事出行宜向西。

是月，盛德在火，断薄刑，决小罪，出轻系，蚕事毕。

【月占】

夏甲子晴，秋旱，晚田全收，民多疾，小儿泄泻、痢疾。

夏甲子雨，秋旱少雨，大水一番，小水三番，其田不登，人牛疾厄，米价高，食物贵。

其月，上朔日色昏晦，万物不成，无雨，湖池焦枯，米谷平，鱼盐菜果贵。夏己卯日大风，田禾无收。

前四条，夏三月甲子，同占。

其月，初旬雷震大雨，五六月大水，早禾全收。

其月，初八日晴，主水；雨，主旱。

其月，行秋令，苦雨数来，五谷不滋，四鄙入保。行冬令，草木蚤枯，后乃大水，败其城郭。行春令，蝗虫为灾，暴风来枯，秀草不实。

月内三卯，有则宜麻，无则麦不收。

【时俗】

初一日，祭灶。

初八日，中国人奉胡教者，其日祀胡神。详见"二月"。

【吉辰】

初一日，天祺节，南方七宿星君下降。

初二日，太乙虚无真君下降。

初三日，北极北斗下降，翊圣真君下降。

初四日，真武下降，太乙救苦天尊下降，天帝游东井。

初五日，天蓬下降。

初六日，太素三元君朝真，五方雷神下降。

其日，建玉枢会，以保一年之安。

初七日，南斗下降，北斗下降，西斗下降，宜春谢真人升仙。

初八日，启夏之日，太上玉晨大道君登玉霄琳房四盼天下，太上老君西入流沙化胡，三天无上尊尹真人诞生，葛孝先真人诞生。

初九日，东斗下降，北阴下降。

初十日，长生保命天尊下降，北斗出游。

十一日，大慈大悲天尊普救三界一切众生脱离苦难，消灾解厄天尊下降。

十二日，玄中大法师下降。

十三日，三皇帝君下降。

十四日，紫极洞天纯阳灵宝吕真人诞生。

十五日，东华洞天正阳灵唯真人诞生，西斗下降。

十六日，天曹掠剩下降，十七日翊圣真君下降。

十九日，北阴下降，二十一日天猷下降。

二十二日，北斗出游，二十五日天蓬下降。

二十六日，翊圣下降。

二十七日，北极北斗下降。

二十八日，太上老君集会三界十极群仙。

二十九日，北极圣母下降。

【养生】

初四日，日未出时沐浴，令人无讼。

初七日，沐浴，令人大富。

初八日，取枸杞煎汤沐浴，令人光泽，不病耐老。

初九日，日暮时沐浴，令人长命。

十六日，宜拔白，则黑。

其日，谓之天仓开日，宜入山修道。

其日，宜食补肾助肺之物，调和胃气，无失其时。

夏三月，丁巳、戊申、己巳、丑、未、辰日，宜炼丹。

夏三月，每朝空心，吃少葱头酒，令血气通畅。

夏三月，有患风毒脚气者，因肾虚而得。人生命门，属于右肾，夏月肾气衰绝，若房色过度，即伤元气而损寿，宜戒之。当服补剂。

夏三月，宜用五枝汤澡浴，讫，以香粉傅身，能除瘴毒，疏风气，活血脉。其方用桑枝、槐枝、楮枝、柳枝、桃枝各一握，麻叶二斤。右件六味，以水一石，煎至八斗许，去滓温浴。一日一次。其傅身香粉方：粟米一斤作粉（如无粟米，以蛤粉代之），青木香、麻黄根、附子（炮裂）、甘松、藿香、零陵香、牡蛎，已上各一两。右件八味，杵罗为末，以生绢袋盛之，浴毕傅身。

【服食】

十六日，宜服新衣，宜进温食，宜服暖药。宜食羊肾羹，其法：以菟丝子一两，研煮取汁，滤之，溲面服之，仍以羊肾一具，切炒，作羹服之，尤疗眼暗及赤痛。

其日，阴气入藏于五内，宜服附子汤。其方：用附子一枚，炮令焦为末，分作三服。以生姜一片，用水一升，煎取五合，明早空心服。少年及热疾者不可服。

其日，宜饮桑椹酒，尤治风热之疾。亦可造椹煎，其造椹煎法：用椹汁三斗，白蜜两合，酥一两，生姜汁一合，以百沸汤煮椹汁，取三升入盐酥等，煮令得所，于净器中贮之，每服一合，和酒服，理百种风疾。

夏丙午日，太虚真人一法，见"正月"。

夏三月，宜食苦荬菜，能益心。

夏七十二日，省苦增辛，以养肺气。

【禁忌】

其月，日时不宜用巳，犯月建，百事不利。

其月，初八、十二、十七、十九日，谓之龙会日，忌行船。

初九、二十五日，忌交易、裁衣。

其月为乾，生气在卯，死气在酉，万物以成，天地化生。勿冒极，勿大汗，勿暴怒，勿暴露星宿，皆成疾。勿露卧，令皮肤厚成癣，或成面风。凡卧欲得头向东，有所利益。勿食鸡肉及菢鸡肉，恐生内疽在胸腋间，男子败阳，女人绝孕，能生虚劳之气。勿食蛇肉、蟮肉，损神害气。勿食生蒜，伤人神，损胆气。勿食诸心，勿令饮酒大醉，勿枕冷器铁石等物，令人眼暗。

其月，不得入房，避阴阳，纯用事之月也。夫妇戒容止，犯者减寿。朔望日各减十年，晦日减一年，初八日上弦、二十三日下弦各减五年，庚申、甲子、本命减二年，初八日万神善化，犯之失瘄，其夜善恶童子降，犯者血死。二十八日人神在阴，切宜忌之。

初八日，不宜远行，宜安心静念，沐浴斋戒，必得福庆。

夏三月，宜晚眠早起，感天地之清气，令人寿，宜忌暴怒，则气得泄，若多怒，则伤心，秋为疟疾。

立夏后至九月，食隔宿汤、水、肉、菜等物，生恶疮。隔宿水洗面漱口，损神。

仲夏之月

【候气】

芒种　日在参宿之度，去极六十七度，天表影长二尺五寸九分。日出辰卯，入申酉。芒种之五日螳螂生，次五日鵙始鸣，后五日反舌无声。

夏至　日在井宿之度，去极六十七度，天表影长一尺六寸。昼五十九刻，夜四十一刻。夏至之五日鹿角解，次五日蜩始鸣，后五日半夏生，木槿荣。天道西北行，作事出行俱宜向西北。

是月也，日长至，阴阳争，死生分，宜斋戒，安心神，居高明，远眺望，升山陵，处台榭。

【月占】

其月，初旬无雨，至十三四日有雨，只是小雨，二十四五日无雨，主大旱。初五日有雷，三伏无暑。

其月，夏至前数日东北风，主水。二十六日有北风雨，主五谷熟。初五日有雨，人多病，果木多虫。

其月，行冬令，雹冻伤谷，道路不通，暴寇来至。行春令，五谷晚熟，百螣时起，其岁乃饥。行秋令，草木零落，果实早成，民殃于疫。

【时俗】

初五日，以五彩丝系臂，辟兵及鬼，令人不染瘟病。题曰：游光厉鬼知其名，无疾。

其日午时，聚先所蓄时药烧之，辟疫气，或止烧苍术亦可。

其日，将艾悬于门户，以辟邪气。

其日，取浮萍阴干烧烟，去蚊虫。

其日，用熨斗内以火烧一枣，置床下，辟狗蚤。

其日午时，以朱砂写"茶"字倒贴柱上，蛇蝎不敢近。写"白"字倒贴柱上，则无蚊虫，写"仪方"二字倒贴，亦妙。

其日午时，将灯草望太阳将油，咒曰："天上金鸡吃蚊子脑髓。"念七遍，吸太阳气于上，遇夜将灯草点照，辟去蚊虫。

其日，使一人堂中向空扇，一人问云：扇甚的？答曰：扇蚊子。凡七扇七问乃已，则无蚊虫。

其日，取莴苣成科者放厨柜内，辟虫蛀衣帛等物，收莴苣叶亦可。

其日，取腊水洗屋下，辟蚊蝇。

其日，书赤灵符着心前，辟兵祛瘟。（百病符同）

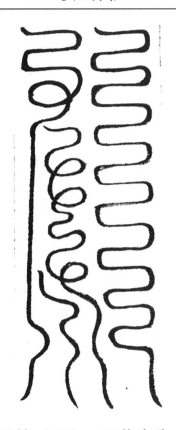

赤灵符（图），用黄素朱书。

其日，取土冢上土及砖石，以瓦器盛，埋之着门外阶下，合家不患时气。

十三日，谓之竹醉日，可移竹。

夏至日，淘井水，可去瘟病。

夏至日，俗谓食百家饭则耐夏，然百家饭难得，但用姓白之家饭以当之。

戊辰日，用猪头祭灶，令人百事通泰。

【吉辰】

初一日，延生节，太上老君传三天正法傅汉天师。天帝游东井，南极冲虚妙道真君下降。

初二日，天曹掠剩下降。

初三日，北极北斗下降。

初五日，续命之辰，太乙救苦天尊下降，天蓬翊圣真君下降，真武下降，北斗出游，歘火大神生叶道元天师降伏婆罗门妖幻，救龙厄难。

初六日，建玉枢会，以保一年之安。

初九日，太上玉晨大道君登玉霄琳房四盼天下。东斗下降，北斗下降。

十一日，大慈大悲天尊普救三界一切众生脱离苦难，消灾解厄天尊下降。

十二日，宁贶节，天真上圣示现之辰。

十三日，翊圣保德真君下降，北斗出游，崇宁真君降现。

十五日，太上老君降现鹤鸣山，南极老人星下降，两斗下降。

十六日，三元采访下降。

十七日，北斗下降。

十九日，天地二气交，造化万物之辰。

二十日，翊圣下降，北斗出游。

二十一日，天猷下降。

二十五日，太平真君升仙，天蓬元帅下降。

二十八日，天休节，上元星君下降，北阴圣母元君下降。

【养生】

初一日，取枸杞菜煎汤沐浴，令人光泽，不病不老。午时亦可。

初五日，目盲者以红绢盛榴花、凡红赤之物，以拭目而弃之，谓之代受其病。

其日，取鳖爪着衣领中，令人不忘事。

其日，日未出时，取东向桃枝，刻作三寸长木人，着衣带中，令人不忘事。

其日，取萤火虫二七枚，撚白发能黑。

十一日，谓之天仓开日，宜入山修道。

二十日，宜拔白。

【服食】

初五日，取蟾蜍眉间白浆，谓之蟾酥，治恶疮。

取东行蝼蛄，治妇难产。

蓄采众药，以蠲除毒气。

取青蒿捣石灰，至午时丸作饼子，收蓄，凡金刃所伤者，为末傅之。

收葵子微炒，捣罗为末，患淋疾者，食前以温酒调服一钱，最验。

取鮰、鳗、鳝似蛇等鱼骨，烧服，治久痢。

取露草一百种，阴干，烧为灰，以井花水同煮至干，醋调为饼，腋下夹之，干即易去，主腋气臭；当抽一身间疮出，以小便洗之效。

取猪齿烧灰，治小儿惊痫，米饮调服，并治蛇咬。

采苋菜和马齿苋为末，各等分，酒调，娠妇服之易产。

取白矾一块，自早晒至晚收之。凡百虫所啮，傅之效。

取晚蚕蛾头出者，生收，用竹筒两头有节者，于一头钻穿，放入蛾，塞之，令自在干死，遇有竹木等刺肉，不能出者，取少许为末，点刺上，出。

取百草头细剉，晒干，用纸裹之收，要用取一撮，以绛帛盛药，令病人面北，系里臁下，男左女右，治一切疟疾，极验。

取蒜一片，去皮，破之，刀剜小孔，令容巴豆一枚，去心皮，内蒜中，令合以竹夹，于火上炙之候熟，捣为三丸。遇患疟者，未发前一日，面东以井水吞下一丸，不瘥再服。

采蜀葵赤、白者各收阴干，治妇人赤白带下，赤者治赤，白者治白，为末，酒服之。

采桑上木耳，白如鱼鳞者，遇患喉痹时，捣碎绵裹如弹丸，蜜浸含之，便瘥。

采百草头，唯药多尤佳，捣取浓汁，以石灰三五升，同草汁相和，捣作饼子，曝干，治一切金疮血，立止，兼治小儿恶疮。

采艾见其丛似人者，收之，用灸有验，可治百病。

其日午时，采百药心相和捣成，凿桑树心作孔，入药于其中，以泥封之，候百日开，取曝干，捣作末，以傅金疮。

一法：于韭畦内面东不语，取蚯蚓粪，晒干收之，或为鱼刺所鲠，以少许擦咽外，刺即消，丹家谓之六乙泥是也。

宜合疟疾鬼哭丹：先以好砒霜半两，细研，放铁铫内；以寒水石一两为末，围定，然后用碗盖，湿纸封碗缝，炭火熬烟出，熏纸黄色为度，取出，以纸摊放地上出火毒，良久，细研为末；入龙脑、麝香各少许，研匀；后以蒸饼水泡为丸，如梧桐子大，朱砂为衣。每服一丸，临发日早晨，于所祀天真前香烟上度过，面北方，井花水吞下。忌食热物鱼面及生果十数日方瘥。此药合时，忌妇人、僧尼、鸡犬、孝服人见。如女人有疾，可令男子拈入口内，服之立效。

取葛根为屑，疗金疮断血，亦治疟。

或岁除夜收猪心血，同黄丹、乳香于此时和丸，如鸡头大，以红绢袋盛挂于门上。如有子死腹中，冷酒磨下一丸，即下。

取独头蒜五颗，黄丹二两，同捣如泥，丸如鸡头大，晒干。患心痛，醋磨一丸，服之效。

采鸡肠草阴干，烧作灰，治积年恶疮、痔疮不愈者，极效。

其午时有雨，将天雨水研朱砂，于好纸上书"龙"字如小钱大，次年五日午时有雨，黑笔亦书"龙"字如前大，二字合之，圆作小丸，治妇人难产，用乳香煎汤吞下，男左女右握出。次年午时无雨，前字不可用矣。

采映日果，即无花果，能治咽喉。

其日日中，饮菖蒲酒，入雄黄于内，谓之辟除诸疾，而禁断百虫。

其日造黍，用以祀三闾，不忘其忠。

其日，及夏至日，有患嗓臭者，于日未出时，面东汲井花水一盏，作三漱门阃中，如此三十日，即口臭永除矣。

二十日，采小蒜曝干，治心烦痛，解诸毒，及小儿丹疹。

二十七日，宜服五味子汤。其方取五味子一大合，以杵臼捣之，置小瓶中，以百沸汤，入蜜少许，即封其口，置火边良久乃服。生津液，止烦渴。

夏至一阴生，宜服饵硫黄，以折阴气。

【禁忌】

其月，日时不宜用午，犯月建，百事不利。

其月，十五、二十五日，忌交易、裁衣。

其月，初五、十一、二十九日，谓天帝龙王朝天日，忌行船。

其月五日、六日、七日、十五日、二十五日、二十六日、二十七日，谓之九毒日，夫妇宜戒容止，犯者不过三年。朔望日各减十年，晦日减一年，初八日上弦、二十三日下弦各减五年，庚申、甲子、本命减二年，二十八日人神在阴，切宜忌之，夏至减四年。

其月，忌上屋，上屋自见其魂魄，则神不安。忌晒床席帐幕。

其月，节嗜欲，薄滋味，勿大汗当风，勿暴露星宿，皆成恶疾。勿食韭，令人乏气力，损人目，勿食血物，勿食未核果，令人发痈疖及寒热。勿食一切生菜，发百病。勿食獐、鹿、马肉，伤人神气。勿食鸡肉，生痈疽。勿食蛇、鳝等肉，令人折算寿，神气不安。勿饮厨中停水，令人患鳖瘕病也。

初五日午时，勿以鲤鱼子共猪肝食，不消化，成恶疾。勿食鳖子共鲍鱼，令人害疸黄。

夏至后，勿食肥腻饼臛之属，此与酒浆果瓜相妨，入秋节便生诸病。

季夏之月

【候气】

小暑　日在鬼宿之度，去极六十七度，天表影长二尺五寸九分。日出寅卯入酉，昼五十八刻，夜四十二刻。小暑之五日温风至，次五日蟋蟀居壁，后五日鹰乃学习。

大暑　月在柳宿之度，去极七十二度，天表影长三尺五寸八分。昼五十七刻，夜四十三刻。大暑之五日腐草为萤，次五日土润溽暑，后五日大雨时行。天道东行，作事出行俱宜向东。是月水德盛昌，神农兴，粪田畴，美土疆。

【月占】

其月初旬有小雷雨，主夜冷，早禾四分，晚禾六分，人多病。

其月，行春令，谷实鲜落，国多风咳，人乃流亡。行秋令，丘隰水潦，禾稼不熟，乃多女灾。行冬令，风寒不时，鹰隼蚤鸷，四鄙入保。

【时俗】

其月，遇土旺，戊日土王，用事日，祭中雷。

初二日，扫舍宇，安泰。

初六日，沐浴，令人清吉。

二十九日，宜祭祀。

【吉辰】

初一日，清灵真人下降。

初二日，天曹掠剩下降。

初三日，北极北斗下降。

初四日，翊圣真君下降，南斗下降，北斗出游。

初五日，天蓬下降。

初六日，崇宁真君降生。

其日，建玉枢会，以保一年之安。

初七日，西斗下降，真武下降。

初八日，翊圣真君下降，北斗出游。

初九日，东斗下降，南斗下降，北阴下降，五方雷神下降。

初十日，长生保命天尊下降。

十一日，消灾解厄天尊下降。

十三日，太乙真君下降。

十五日，西斗下降，冲素真人飞升。

十六日，南斗下降，潘子真真人飞升。

十七日，赵广信真人上升。

十九日，北阴下降。

二十一日，天猷下降。

二十二日，张元化真人上升。

二十四日，南斗下降。

二十五日，天蓬下降。

二十七日，北斗下降。

二十八日，十方救苦天尊下降。

二十九日，桐柏真人九华真妃降现，北阴下降。

【养生】

其月极热，扇手心则五体俱凉。

初一日，沐浴，令人去疾禳灾。

初六日，谓之天仓开日，宜入山修道。

一十四日，宜拔白。

二十七日，食时沐浴，令人轻健。

其日，取枸杞煎汤沐浴，令人光泽，不病不老。

【服食】

其月，宜饮乌梅浆水，止渴。其法：用乌梅捶碎去核为细末，入少蜜，热汤调之。

其月，宜饮木瓜浆。其法：用木瓜削去皮，细切以汤淋之，入少姜汁，沉之井中，冷服。

其月，三伏内宜造酱。黄道日浸豆，黄道日蒸，拌黄，忌妇人入月者见，即无蜗虫。

其月，伏日作汤饼，辟恶。

三伏日，宜服肾沥汤，治男子虚羸，五劳七伤，风湿藏虚，耳聋目暗。其方，用干地黄、黄芪、白茯苓，各六分；五味子、羚羊角，各四分；桑螵蛸四两，碎炙；地骨皮、桂心各四两，麦门冬去心五分，防风五分，磁石十二分，碎如棋子大，洗至十数遍，令黑汁尽为度；入羊肾一具，猪肾亦可，去脂膜，切如柳叶，以水四升，先煮肾，耗水升半许，即去水上肥沫及肾滓，取汁煎诸药，澄清分为三服。三伏各服一剂，极补虚，复治男子百病，亦可随人加减。忌食大蒜、生葱、冷陈滑物，平旦空心服之。

【禁忌】

其月，日时不宜用未，犯月建，百事不利。

其月，初十、二十日，忌交易、裁衣。

其月，草木盛极，禁斩伐。勿兴土工，勿兴兵戎。勿举大事，以摇养气，则有天殃。勿发令，以妨农事。

其月，增咸以资肾藏。是月肾藏气微，脾气绝王，宜减肥浓之物，助肾气，固筋骨，慎贼邪之气。勿沐浴后当风，勿露卧，勿专用冷水浸手足。慎东来邪风，犯之令手足瘫痪，体重气短，四肢无力，切宜忌之。

其月，无冰，不可以凉水冰饮食。水热生涎，能杀人。勿食泽水，令人病鳖瘕。勿食韭，令人目昏。勿食血脾，乃是季月土旺在脾故也。勿食茱萸，伤神气。勿食野鸭、雁等肉，伤人神气。勿食羊肉及血，损人神魂，少志健忘。勿食生葵，成水癖。勿食露葵，若犬噬，终身不瘥。勿食生葵菜，令人饮食不消化，发宿疾。

月忌：夫妇戒容止，犯者减寿。朔望日各减十年，晦日减一年，初八上弦、二十三下弦各减五年，庚申、甲子、本命减二年。初九日，牛鬼初降，犯者百日中恶。二十八日，人神在阴，切宜忌之。

初一日，忌经营。初六日，忌起土。初九、二十七日，谓之地神、龙王朝天日，忌行舡。

孟秋之月

【候气】

立秋　日在星宿之度，去极七十三度，天表影长四尺五寸七分。日出卯入酉，昼五十五刻，夜四十五刻。立秋之五日凉风至，次五日白露降，后五日寒蝉鸣。

处暑　日在翼宿之度，去极七十八度，天表影长五尺五寸六分。昼五十四刻，夜四十六刻。处暑之五日鹰乃祭鸟，次五日天地始肃，后五日禾乃登。天道北行，作事出行俱宜向北。

是月，天地始肃，农乃登，始收敛，完堤防，谨壅塞以备水潦，修宫室以备风雪，坏墙垣，补城郭，劳武士，选勇悍，修弓矢，锐甲兵，缮囹圄，具桎梏，禁止奸，慎罪邪，决狱讼，戮有罪，不当必有天殃。

【月占】

秋甲子晴，冬雨雪，主水，天气阴寒，人多疾难，六畜不成。

秋甲子雨，冬旱，人牛有灾，宜菜，主至次年立春人民大安。

秋己卯日大风，鱼贵。

前三条，秋三月甲子，同占。

其月，二十、二十五、二十七日雷雨大作，晚禾无虫，百物贱。

立秋前北风，主秋后有雨。

立秋日雨，主飓风，七五谷上仓，亦耗三分。

其月，行冬令，阴气大胜，介虫败谷，寇盗乃侵。行春令，其岁乃旱，阳气复还，五谷无实。行夏令，多生火灾，寒热不节，民多疟疾。

【时俗】

其月丑日，取富家中庭土泥灶，令人富。勿令人知。又云：取富家田中土涂灶，大富。

初一日，祭门。

初七日午时，取生瓜叶七枚，直入北堂，面向南立，以拭面上，疮靥即消。

其日，晒曝革裘，无虫。

其日，取守宫阴干，合以井花水，和涂女身，有文章即以月水洗之，洗不除者不淫，洗去者有奸。此出《淮南万毕术》。又按《博物志》曰：蝘蜒以器养之，食以朱砂，体尽赤，所食满七两，捣万杵，以点女人肢体，终身不灭，故号曰守宫。

其七夕之夜，谓牵牛织女之星相会于天汉，其时洒扫，于庭设筵，于露台望天汉中，有奕奕白气，光耀五色，以此为徵应，见者便拜而愿，乞富、乞寿、乞子、乞巧，但止可求一事，不得兼求，如此三年，乃验。

其日，取萤火虫、虾蟆及端午日鼠胆伏翼，和服半寸匕，三七日见鬼，可与语，能令取地藏所藏之宝物。

其日，取赤腹蜘蛛于屋下阴干百日，取涂足下，可水上行。

其月十五日，谓之中元节，士庶有祖坟，皆往拜扫，扫去旧草，重漆新土，插挂纸钱，以酒肴祭酹也。

立秋日，人未动时，汲井花水，长幼皆饮之，能除病。

【吉辰】

初一日，先天节，太上老君上登太极朝元始祖天尊大帝，西方七宿星君下降。

初二日，天曹掠剩下降。

初三日，北极北斗下降。

初五日，天蓬下降。

初六日，建玉枢会，以保一年之安。

初七日，周灵王子乔飞升，南斗下降，西斗下降，真武下降，西王母上元夫人降现于汉武帝，九天应元保运真君降现，麻姑大仙同王方平真人降，浮丘超应真君上升。

初九日，东斗下降，北阴下降。

初十日，长生保命天尊下降。

十一日，消灾解厄天尊下降。

十五日，中元地官赦罪之辰，天真乾元之节。

其日，丁令威真人救母于北酆。是日，中国人奉天者设天坛，命仙侣荐拔祖祢于上帝；奉胡教者，命桑门荐拔祖祢于佛氏。

十六日，张元崇仙官升仙，天曹掠剩下降。

十八日，韦处元真人升仙，太真西母下降。

十九日，天猷下降。

二十三日，虞翁生真人上升。

二十四日，翊圣下降，北斗出游。

二十五日，天蓬下降。

二十七日，天帝游东井，北极北斗下降。

二十八日，西洛刘真人升仙。

二十九日，天真皇人受《轩辕黄帝六壬式图》、《六甲三元遁甲造式祕经》，北阴下降。

【养生】

其月，宜入山修道。

秋三月，戊戌、己亥、庚子、辛亥日，宜炼丹。

秋三月，宜早卧早起，与鸡晨俱兴。

其月宜足脑俱冻，不宜戴毡暖之帽，以取神气清爽。

初七日，取百合根熟捣，用新瓦器盛之，密封挂于门上，阴干百日，拔白发，用药搽之，即生黑发。

其日，取萤火虫二七枚，撚白发自黑。

其日，取蜘蛛网一枚着衣领中，令人不忘事。又，七夕日取蜘蛛阴干内衣领中，令人不忘事。

其日，取露蜂蛹子百枚阴干，碾为末，用蜜调涂，可除面黯。

十五日，取神座下土着脐中，令人多智。

其日，取赤浮萍，用筲箕盛之，放水桶上，晒干为末。遇冬雪，寒水调三钱服。又，用汉椒末拌浮萍末擦身上，热不畏寒。

二十三日，沐浴令发不白。

二十五日，沐浴令人长寿。

其日，早食时沐浴，令人进道。

二十八日，宜拔白，终身不白。

凡卧，秋欲得头向西，大吉，作事利益。

【服食】

其月，中暑者，宜食竹叶粥。其法：取淡竹叶一握，栀子两枚切，熬以水煎，澄取清汁，入细粳米研取汁，下米于竹叶栀子汁中，旋点泔煮之，候熟下盐花，进之。（此方难，服用者少）。

其月，宜服八味地黄丸，治虚羸百疾众所不治者，久服轻身不老，能摄养者成地仙。如秋初夏末，热气酷甚，不可于中庭脱身背受风取凉，五脏俞穴并会于背，或令人扇风，或袒露手足，中风之源。若初染诸疾，便宜服八味地黄丸。其方：用好熟地黄八两；山茱萸去核、山药各四两；白茯苓去皮、泽泻去土净、牡丹皮各三两；去心肉桂去粗皮一两，附子一两去皮脐炮裂；右为细末，炼蜜，丸如梧桐子大。每服五十丸，空心温酒送下。春夏去桂、附，加五味子二两。

初七日，取麻粑一升，人参半升，蒸令气尽，服一刀圭，令人知未然之事。

其日，取商陆根细切，以玄水渍之，下尸虫。见"正月"。

其日，取菖蒲酒，服三方寸匕，饮酒不醉。不可犯铁，令人吐逆。

其日，采松子和松脂治服之。日服三四次，百日身轻，行三百里。绝谷服之，升仙。

其日，取赤小豆，男吞七粒，女吞二七粒，令人举岁无病。

其日，取苦瓜瓤白绞取汁一合，以醋一升，古铜钱七枚，和渍，用微火煎之减半，以沫点眼眥中，治眼暗。

十六日，去手足爪，烧作灰，服之能消身中九虫，下三尸。

立秋日，以水吞小豆，止白痢。

其日，太阳未升，采楸叶熬为膏，傅疮疡立愈，谓之楸叶膏。

其日，小腹多冷者，用古砖煮汁服之；有哕气者，烧红熨患处，三五度瘥。

秋庚申，太虚真人一法。见"正月"。

【禁忌】

其月，日时不宜用申，犯月建，百事不利。

其月，初八、二十二日，忌交易、裁衣。

其月，初七、初九、十五、二十七日，谓之神杀交会日，忌行船。

其月，勿食莼，上有蠋虫杀人。勿食薤，损目。勿食茱萸，伤神气。勿食生蜜，令人暴下霍乱。勿食獐肉，动气。勿食诸肺，勿食雁，伤神。勿食猿猴肉。

初七日，勿想恶事，况为者乎，仙家大忌。

立秋日，不可浴，令人皮肤粗燥，多生白屑。后五日，瓜不可食。

月忌，夫妇戒容止，犯者减寿。朔望日各减十年，晦日减一年，初八上弦、二十三下弦、中元各减五年，庚申、甲子、本命减二年，初三日，万神都会，及十四、十六日三官降，犯者百日中恶。二十八日，人神在阴，切宜忌之。

仲秋之月

【候气】

白露　日在轸宿之度，去极八十四度，天表影长六尺五寸五分。日出卯入酉，昼五十二刻，夜四十八刻。白露之五日鸿雁来，次五日玄鸟归，后五日群鸟养羞。

秋分　日在角宿之度，去极九十度半，天表影长七尺五寸五分。昼五十刻，夜五十刻。秋分之五日雷乃收声，次五日蛰虫坯户，景天华，后五日水始涸。天道东北行，作事出行俱宜向东北。

是月，杀气浸盛，阳气日衰，养衰老，申严令，禁奸邪，正刑律，不当反受其殃。筑城郭，建都邑，穿窦窖，修困仓，易关市，来商旅以通远人，纳货贿以便民事，命圃人畜菜，农人植麦，厚土炕，猎狐狢取皮制裘褐，以御霜雪。

【月占】

其月，雷鸣有雾，虹霓见，四方拱过，主冬无雪无菜。

其月十五夜阴晦，主次年正月十五阴雨。

其月，行春令，秋雨不降，草木生荣，国乃有恐。行夏令，其国乃旱，蛰虫不藏，五谷复生。行冬令，风灾数起，收雷先行，草木蚤死。

【时俗】

其月，上戊先日上丁，祀孔子。

其月，辰日施钱一文，得倍利。

【吉辰】

初一日，逐甘之日，尹太和真人升仙。

初二日，太素三元君朝真，天曹掠剩下降。

初三日，北极北斗下降，翊圣真君下降。

初五日，雷声天帝下降，朱孺子真人上升。

初七日，西斗下降。

初八日，太乙救苦天尊下降，南斗下降。

初九日，元成节青华帝君下降，东斗下降，北阴下降。

初十日，长生保命天尊下降。

十一日，消灾解厄天尊下降，北斗出游。

十三日，真武下降。

十五日，太极玉皇太姥武夷显道真君下降，轩辕黄帝乘龙上升，神功妙济许真君同四十二口拔宅飞升，张谌真人拔宅飞升。

十六日，天曹掠剩下降。

十七日，太白星君下降，南斗下降。

十八日，四海龙王会东方。

十九日，北斗出游，翊圣下降，田仕文真人及申天师升仙。

二十一日，天猷下降。

二十二日，南斗下降。

二十四日，潜惠彭真人举宅飞升。

二十五日，天蓬下降。

二十六日，南极老人寿星现。

二十七日，北极北斗下降，翊圣下降。

二十八日，四天奏事天河归元。

二十九日，北阴下降。

【养生】

初一日，取柏叶下露珠洗目，甚明。

其日巳后，即微火暖足，勿令冷。

初三、初七日，宜沐浴，令人聪明，大吉。

初八日，取枸杞煎汤沐浴，令人光泽，不病不老。

其日，不宜昼眠。

初十日，以朱点小儿额，名为天灸，以厌疾也。

十五日，金精盛旺之时，学仙之徒宜治鼎铸剑，采药进火。

十九日，宜拔白。

二十二日，日出时沐浴，令人无灾祸。

二十五日，谓之天仓开日，宜入山修道，宜沐浴，大吉。

【服食】

其月，采楮实，水浸去皮瓤，取子晒干，修道者服其实，轻身。

其月，宜增酸减辛，以养肝气，无令极饱。

其月，宜合三勒浆，非此月则不佳矣。其法：用诃梨勒、砒梨勒、菴摩勒，以上并和核用，各三两，捣如麻豆大。用蜜一斗，以新汲水二斗，熟调投瓮中，即下三勒末，熟搅，数重纸密封，三四日开，更搅，以干净帛拭去汗，候发定即止，密封瓮口。此月一日合，候三十日即成。味至甘美，饮之消食下气。

其月可食韭，可食露葵。

【禁忌】

其月，日时不宜用酉，犯月建，百事不利。

其月，初二、初五、十八、十九日，忌交易、裁衣。

其月，勿食生蒜，伤人神，损胆气。勿食胡荽，伤人神，损胆气，令人喘悸，胁肋气急。勿食姜，伤人神损寿。勿食猪肺及饧，和食之，至冬发疽。勿食鸡肉，伤人神气。勿食雉肉，损人神气，令人气短。勿食獐肉，动气。勿食芹菜，恐成蛟龙瘕，发则颠狂，面色青黄，小腹胀。勿饮阴地流泉，令人发疟，又损脚令软。勿食生蜜，多作霍乱。勿食生果子，令人多疮。勿食鸡子，伤神。勿食未经霜蟹，有毒。勿市经营，勿犯贼邪之风，勿增肥腥，令人霍乱。

秋分之日，勿杀生，勿用刑，勿处房帏，勿吊丧问病，勿大醉。

月忌，夫妇戒容止，犯者减寿。朔望日各减十年，晦日减一年，初八上弦、二十三下弦各减五年，庚申、甲子、本命减二年。初三日，万神都会，及十四、十六日三官降，犯者百日中恶。二十八日，人神在阴，忌之，秋分、社日各减四年。

初三、初八、二十七日，龙神大会，忌行船。

秋社日，人家当令儿女夙兴则寿。若晏起，有神名社翁、社婆者，遗屎其面上，其后面白或黄者，是其验也，切宜忌之。

季秋之月

【候气】

寒露　日在亢宿之度，去极九十度，天表影长八尺五寸四分。日出卯入酉，昼四十八刻，夜五十二刻。寒露之五日鸿雁来宾，次五日雀入大水为蛤，后五日菊有黄华。

霜降　日在氐宿之度，去极一百二十度，天表影长五尺九寸三分。昼四十六刻，夜五十四刻。霜降之五日豺乃祭兽，次五日草木黄落，后五日蛰虫咸俯。天道南行，作事出行俱宜向南。是月，收五谷，出猎畋，叙乡饮，百工休息，伐薪为炭，乃趣狱刑，毋留有罪。

【月占】

其月，雷鸣电光，龙动大雨，主次年米贵，粟麦无收，正、二、三、四月人饥。

其月，初九日无雨，主立冬晴，三冬雨少。

其月，行夏令，主大水，冬藏殃败，民多鼽嚏。行冬令，盗贼并起，民乃避地，其方有恐。行春令，暖风来至，民气解惰，师兴不居。

【时俗】

其月，霜降日祭旗纛。

初九日，以茱萸插头上，辟恶气而御初寒。

其日，天欲明时，以糕一片搭儿头上，百事吉。

【吉辰】

初一日，太上道君于玉霄琼房金阙上会东华青帝宫，案集灵篇。南斗下降，太素三元君朝真。

初三日，九垒土皇君上诣波梨答惒天，奏陈九地学道德之人于四天之主。北极北斗下降，翊圣下降。

初四日，五方雷神下降。

初六日，建玉枢会，以保一年之安。

初七日，西斗下降。

初九日，延寿之日，太上玉晨大道君登玉霄琳房，四盼天下。东斗下降，北极下降，东华帝君降现，太上救苦天尊下降，真武飞升，三天扶教辅玄天法师正一静应真君汉朝第一代天师、并玉府王真人、右侍赵真人、左卿徐真人，同升仙。

十一日，大慈大悲天尊普救三界一切众生超离苦难，消灾解厄天尊下降。

十五日，西斗下降。

十六日，天曹诸司簿录生死名姓，天曹掠剩下降。

十九日，日月宫、阴阳宫合通之辰，诸天星曜上清元始分地分各照宫位。北斗天帝下降人间纪算人生命录善恶事，北阴圣母下降。

二十日，天帝游东井。

二十一日，天猷下降。

二十五日，南斗下降，天蓬下降。

二十七日，北极北斗下降。

二十九日，北阴圣母下降。

【养生】

其月肝脏气微，肺金用事，宜增酸以益肝气，助筋血，以及其时。

其月末一十八日，省甘增咸，以养胃气。

十六日，宜拔白。

二十日，宜斋戒沐浴净念，必得吉事，天祐人福。

其日，鸡三唱时沐浴，令人辟兵。

二十一日，取枸杞煎汤沐浴，令人光泽，不病不老。

其日，谓之天仓开日，宜入山修道。

二十八日，阳气未伏，阴气既衰，宜沐浴，可服夹衣，进补养之药。

【服食】

其月，采术，蒸曝九次，候干为末。日三次，酒服方寸匕，不饥，延年益寿。

其月，取商陆根服之。见"四月"。

初九日，采菊花，与茯苓、松柏脂丸服，令人不老。

其日，宜登高，佩茱萸，饮菊花酒，禳免凶灾，吉昌寿福。

其日，以菊花酿酒，治头风。

其日，收枸杞根浸酒服，令人不老，去一切风。

其日，以菊花曝干，取糯米一斗蒸熟，入菊花末五两，溲拌如常酝法，多用细面麹为佳，候熟，每服一杯，治头风头旋。

其日，取菊花末，酒服方寸匕，治酒醉不醒。

其日，宜进地黄汤。其法：取地黄净洗，以竹刀子薄切，曝干，每作汤时先微火熬，碾为末，煎如茶法。

【禁忌】

其月，日时不宜用戌，犯月建，百事不利。

其月，初三、初四、十六、十七日，忌交易、裁衣。

其月，初九日遇道士得生气，吉。忌塚门之徒。

其月，勿食姜，损目。勿食血脾，乃是季月土旺在脾故也。勿食犬肉，伤人神气。勿食霜下瓜，成翻胃。勿食生葵菜，令人饮食不化，发宿病。勿食生冷，以防厉疾。勿食诸姜，成痼疾。勿食小蒜，伤神损寿，魂魄不安。勿食蓼子，损人志气。勿食鸦、雉等肉，损人神气。勿食鸡肉，令人魂不安魄散。勿以猪肝和饧同食，至冬成嗽病，经年不得瘥。

初九日，勿动床席。

其月，十一、十五、十九日，龙神朝天日，忌行船。

十八日，忌远行。

月忌，夫妇戒容止，犯者减寿。朔望日各减十年，晦日减一年，初八上弦、二十三下弦各减五年，庚申、甲子、本命减二年。二十八日人神在阴，切宜忌之。

孟冬之月

【候气】

立冬日在房宿之度，去极一百七度，天表影长一丈五寸二分。日出卯辰入申酉，昼四十四刻，夜五十六刻。立冬之五日水始冰，次五日地始冻，后五日雉入大水为蜃。

小雪日在心尾二宿之度，去极一百八十一度，天表影长一丈一尺五寸一分。昼四十二刻，夜五十八刻。小雪之五日虹藏不见，次五日天气腾地气降，后五日闭塞而成冬。天道南行，作事出行俱宜向南。

是月，农乃休息之时，坏城郭，戒门闾，修键闭，慎管籥，固封疆，备边境，完要塞，谨关梁，塞徯径，修丧葬，备衣衾，审棺椁，坚丘垅。

【月占】

冬甲子晴，立春后旱，人民有厄，六畜灾，种植平，雪冻寒冷，民忧。

冬甲子雨，立春后寒，雨水多，大水一番，小水三番，疫疠竞起，人灾，六畜不成，鱼贱，春草生迟，秧苗有损。

其月，上朔日晴明，其灾减半。

冬己卯日大风，六畜有灾。

前四条，冬三月甲子，同占。

其月雷鸣，大雨雪，冻损牛马。

其月，数有大霜，来年五谷熟。

其月，十六日河伯渡江前后三日内，有大风。

其月，行春令，冻闭不密，地气上泄，民多流亡。行夏令，岁多暴风，方冬不寒，蛰虫复出。行秋令，雪霜不时，小兵时起，土地侵削。

【时俗】

初一日，俗谓之鬼暇节。其日酆都罢狱，其鬼各还乡土省亲，人家其日皆设祭祀祖祢，烧寒衣。

其日，祭井。

【吉辰】

初一日，成物之日，东皇大帝生辰，王长真人降现，北方七宿星君下降，马元约天师上升。

初三日，北极北斗下降，四海九江水府诸龙王聚奏水洞。

初四日，霞卿真人、桂卿真人、湛然真人、蓬莱真人、妙然真人，降现。

初五日，天蓬下降。

初六日，天曹诸司五岳五帝注生籍。

其日，建玉枢会，以保一年之安。

初七日，西斗下降。

初九日，东斗下降，北阴下降。

初十日，太乙救苦天尊下降，翊圣下降，北斗出游，长生保命天尊下降，神霄玉清真王下降。

十一日，消灾解厄天尊下降。

十三日，南斗下降。

十五日，下元日，可行道建斋，修身谢过。九江水帝十二河源溪谷大神与旸谷神王水府灵官同下人间，校定罪福。下元水官下降，检察善恶事。西斗下降。

十八日，三天奏录之辰，天帝游东井。

十九日，北阴下降。

二十一日，天猷下降，真武下降。

二十四日，降圣节，圣母保生天尊降现。

二十五日，天符节，南极长生大帝降现，天蓬下降。

二十六日，南斗下降，翊圣下降，北斗出游。

二十七日，紫微北极大帝下降，北斗下降。

二十九日，北阴下降。

【养生】

其月，宜服寒衣。夜伸足卧，则一身俱暖。

其月，夜卧宜被盖覆用暖，睡觉睁目转睛，呵出心气，永无眼疾。

冬三月，戊寅、己卯、癸酉、未戌及壬丙、戊丁、亥土、戊癸、辛巳日，宜炼丹。

冬三月，卧须头向西，有所利益。

冬三月，宜足暖，不宜戴帽，要冻其脑，则无眩晕之疾。

冬三月，早卧晚起，待日光必佳，天晓使至温畅，无泄大汗，勿犯冰冻，温养神气，无令邪气外至。

初一日，宜沐浴。

初十、十三日，宜拔白。

十四日，取枸杞煎汤沐浴，令人光泽，不病不老。

十六日，谓之天仓开日，宜入山修道。

十八日，鸡初鸣时沐浴，令人长寿。

冬七十二日，省咸增甘，以养心气。

【服食】

其月，宜进枣汤。其法：取大枣，除去皮核，破之，于文武火上翻覆炙，令香，然后煮作汤，服之，以助脾气。

冬月，宜服钟乳酒，主补膏髓，壮阳事，益气力。

冬日食芋，不发病。

冬服药酒两三剂，立春则百病不生。

上亥日，面冬采枸杞子二升，取生地黄汁三升，以好酒二升，于磁瓶内浸三十一日取出，研令匀，以纸封其瓶口，更浸。候至立春前三日开，逐日空心饮一杯，至立春后，髭鬓变黑，补益精气，服之耐老，轻身无比。

上巳日，采经霜未落槐子，服之去百病，长生通神。

冬壬子，太虚真人一法，见"正月"。

【禁忌】

其月，日时不宜用亥，犯月建，百事不利。

其月，初一、十四，忌交易、裁衣。

其月，夜长内热，少食温软之物，食讫摇动令消，不尔成脚气。

其月，枕铁石冷物，令人眼暗。

其月，勿食猪肉，发宿病。勿食椒，损心伤血脉。

勿食生薤，令人多涕唾。勿食獐肉，动气。勿食猪肾。勿多食葱。勿以梨搅热酒饮之，令头旋。

初四日，勿怒罪责人，故刑官罢刑，天府大忌。

初八、十五、二十七日，东府君朝天日，忌行船。

其月，不得入房，避阴阳纯用事之月。夫妇戒容止，犯者减寿。朔望日各减十年，晦日减一年，初八上弦、二十三日下弦、下元各减五年，庚申、甲子、本命减二年。初九日牛鬼初降，犯者百日中恶。初十夜，西天王降，犯之一年死。二十八日，人神在阴，忌之。

仲冬之月

【候气】

大雪　日在南箕宿之度，去极一百十二度，天表影长一丈二尺五寸。日出辰入申。大雪之五日鹖鸟不鸣，五日虎始交，后五日荔挺出。

冬至　日在南斗宿之度，去极一百一十五度，天表影长一丈三尺五寸。昼四十一刻，夜五十九刻。冬至之五日蚯蚓结，次五日麋角解，后五日水泉动。天道东南行，作事出行俱宜向东南。

是月，日短至，阴阳争，诸生荡，君子斋戒，处必掩，身欲宁，去声色，禁嗜欲，安形性，事欲静，以待阴阳之所定。

是月，宜伐木取竹。

【月占】

冬至　日起数十二日，其候应来年十二月，上半日应上半年，下半日应下半年，闰月加一日，其日为正月，次日为二月，余皆仿此。其阴晦风雨，皆可知。天元日占同。

其月，雷雪，主冻损牛马。行夏令，主亢旱，氛雾冥冥，雷乃发声。行秋令，天时雨汁，瓜瓠不成，盗贼并起。行春令，蝗虫为败，水泉咸竭，民多疥疠。

【时俗】

其月，冬至日一阳初生之时，当以阳燧取火，以消阴气，则无瘟病。

其日，于室北壁下厚铺草而卧，谓之受元气。

共工氏有不才子，以冬至日死，为疫鬼，畏赤小豆，故冬至日以赤小豆粥厌之。

【吉辰】

初一日，王洪范真人升仙，北斗出游，葛仙翁受太上三天金水策书。

初二日，天曹掠剩下降。

初三日，太上玉晨大道君登玉霄琳房四盼天下，北极下降，南斗下降。

初五日，天应节，郊祀神仙降，天蓬下降。

初六日，建玉枢会，以保一年之安。

初七日，真武下降。

初九日，东斗下降，南斗下降，北斗出游。

初十日，长生保命天尊下降。

十一日，大慈大悲天尊普救三界一切众生脱离苦难，消灾解厄天尊下降。

十四日，五帝下降。

十五日，启福之辰，天帝游东井，西斗下降。

十六日，天曹掠剩下降。

十七日，天曹掠剩下降，照管人间恶事，北斗出游。

十九日，三天大法师收降蜀川二十四洞鬼神。

二十一日，天猷下降。

二十三日，南斗六司星君奏录主籍，五方雷神下降。

二十四日，南斗下降。

二十五日，北斗出游，天蓬翊圣下降。

二十六日，高真妙果天尊降现。

二十七日，北极北斗下降。

二十八日，勇悟施真人上升。

二十九日，北阴下降。

【养生】

初十日，取枸杞菜煎汤沐浴，令人光泽，不病不老。

其日，宜拔白，永不生。

十一日，谓之天仓开日，宜入山修道。

十五日，夜半时沐浴，令人不忧畏。

十六日，沐浴，吉。

冬至日，一阳方生，省言语，宜养元气，勿劳其体。

【服食】

其月，取商陆根服之。见"正月"。

其月，采术，蒸曝九次，候干为末。日三次，酒服方寸匕，不饥，延年益寿。

其月，可服补药，不可服太热之药。

宜早食，不宜食隔宿之肉。

冬至日，阳气归内，腹中热，物入胃易消化。

其日，取葫芦盛葱汁根茎，埋于庭中，到夏至发之，尽为末，以渍金、玉、银、青石各三分，曝令干如饧，久服可休粮，仙家名金玉浆。

【禁忌】

其月，日时不宜用子，犯月建，百事不利。

其月，肾气正王，心肺衰，宜助肺安神，补理脾胃，无乖其时。勿暴温暖，切慎东南贼邪之风；犯之令人多汗面肿，腰脊强痛，四肢不通。

其月，冬至日遇道士得生炁，吉；忌塚门之徒。

其月，十二、二十二日，忌交易、裁衣。

其月，勿以火灸腹背。勿食蝟肉，伤人神魂。勿食焙肉。宜减酸咸增苦，以助神气。勿食螺、蚌、蟹、鳖等物，损人志气，长尸虫。勿食经夏所收之物及陈脯，成水癖疾。勿食鸳央①，令

---

① 鸳央：即鸳鸯。

人恶心。勿食生菜，令人发宿疾。勿食薤，令人多涕唾。勿食黄鼠、雁肉，损人神气。勿食獐肉，动气。勿食经霜菜果，令人面无光泽（其说未宜，食亦无恙）。

十一日，不可沐浴，仙家大忌。

十五日，掠剩大夫降，犯之短命。

其月，冬至后五日，夫妇当别寝，戒容止，犯者减寿。朔望日各减十年，晦日减一年，初八上弦、二十三下弦各减五年，庚申、甲子、本命各减二年，冬至减四年。二十八日人神在阴，忌之。

季冬之月

【侯气】

小寒：日在须牛宿之度，去极一百一十二度，天表影长一丈二寸五分。日出卯辰入申酉，昼四十二刻，夜五十八刻。小寒之五日雁北乡，次五日鹊始巢，后五日雉始雊。

大寒：日在女虚二宿之度，去极一百一十度，天表影长一丈五寸。昼四十三刻，夜五十七刻。大寒之五日鸡始乳，款冬华，次五曰鸷鸟厉疾，后五日水泽腹坚。天道西行，作事出行俱宜向西。

是月也，日穷于次，月穷于纪，星回于天，数将几终，岁且更始，出土牛以送寒，气专而农，民毋有所使，修耒耜具田器。

【月占】

其月，雪下雷鸣，冻损牛马，主次年大旱，晚禾无收，米贵寇起，秋末冬初有赦。

其月，行秋令，白露蚤降，介虫为妖，四鄙入保。行春令，胎夭多伤，国多固疾，命之曰逆。行夏令，水潦为害，时雪不降，冰冻消释。

【时俗】

其月，癸丑日造门，令盗贼不来。

其月，子日晒荐席，能去蚤虱。

其月，取猪脂四两悬于厕上，入夏一家无蝇子。

初三日，宜斋戒烧香，念道经。

初八日，挂猪耳于堂梁上，令人致富。

二十四日，床底点灯，谓之照虚耗也，其夜可祀灶。

除日，合家之发烧灰，以井底泥包之投井中。咒曰：勃，使某家眷属，竟年不患伤寒，辟却五瘟鬼。

其日，掘宅四角，各埋一大石，为镇宅，主灾异不起。

其日，取鼠一头烧灰，于子地埋之，永无鼠耗。

其日，埋圆石于宅隅，杂以桃核七枚，无鬼疫。

除夜，持椒三七粒卧井旁，勿与人言，投于井中，以除瘟疫。

其夜，五更使一人堂中扇，一人问之：扇甚的？答曰：扇蚊子。凡七问，则无蚊虫也。

其夜，庭前爆竹，以辟山魈恶鬼。其鬼在郡之西方深山中，长尺余，性不畏人，犯之令人寒热病，畏爆竹声，故烧之。

其夜，家所奉天帝神祇，家庙前及厅堂房溷皆点灯至晓，主家宅光明。

其夜，四更取麻子入于井中，终岁不遭伤寒瘟疫。

其夜，积柴于庭，燎火辟灾而助阳气，令合家跳火除一年晦气。

其夜，合家于室房中烧皂角，令烟不出，薰出眼泪为度，大能辟疫气。

其夜，集家中所不用药，焚之中庭，以辟疫气。

其夜，于富家田内取土泥灶，主富。

【吉辰】

初一日，群仙会蓬莱。

初三日，东厨司命府君同总玉京太极真人、东海青童君降现，天曹掠剩下降。

初四日，九垒土皇君上诣波梨答惒天，奏陈九地学道德之人名，为四天之主。

初五日，天蓬下降。

初六日，建玉枢会，以保一年之安。

初七日，西斗下降。

初九日，东斗下降，翊圣下降，北阴下降。

初十日，长生保命天尊下降。

十一日，大慈大悲天尊普救三界一切众生脱离苦难，消灾解厄天尊下降。

十七日，太微玄精左辅与太乙夫人降曲勾金坛。

十八日，三教宗师太上老君混元上德皇帝降现。

十九日，北阴下降，五方雷神下降。

二十日，翊圣真君下降，北斗出游。

二十一日，诸天真人朝元始三清，天猷下降，南极冲虚妙道真君遇仙。

二十二日，太平护国天尊降。

二十三日，九天采访使三元考校天官、五方雷部判官、五岳灵官、酆都观主下降，考劾人间一年罪福：大孝大忠者增三纪昌三世；有功行阴隲者论功增算昌世；能为人行大方便者一事增一年昌一世，百事昌百世；能除害以安众者除一害增一年；刑官救十人死罪者，增寿一年；常人救一人死者增寿一纪；弃天道、背皇天上帝、毁诸天真、灭中国之道者，生犬戎为畜类，不反人身不生中土；凡子姪孙不孝祖父母、父母、叔伯父母者，下雷部减三纪，灭形；血属相残者，下雷部减二纪；六亲不和者减一纪；人臣奴仆悖主欺君，风刀灭身，减三纪；僭越享福过度者，遭剖棺伐尸报，受刑于死后，子孙丐绝；作乱叛逆残伤生灵者，灭九族殃九祖；贼盗杀人，鬼斩其魂，不出一纪，偿三世；杀降王将卒，天夺其算，万神灭形，死无噍类，殃九族偿百世；刑官害一人至死者，赴瘟司恶疾部，减寿二纪偿二世，过五人者，速灭偿五世殃三祖；常人害一人至死者，下北酆减寿一纪偿一世，未死者减五年。

二十四日，三界集会之辰，南斗下降，北极下降，司命上朝。

二十五日，三清玉帝同会之日，天蓬下降。

二十七日，北极北斗下降，真武下降，南极冲虚妙道真君受道于普度真君。

二十八日，太上老君化三十六种外道邪魔，胡神降伏之日，北斗出游。

二十九日，三界上真胜游之日。

三十日，司命下界。

【养生】

其月，去冻就温，勿泄皮肤大汗，以助胃气，勿甚太暖，勿犯大雪，是月肺脏气微，肾脏方王①，可减咸服苦，以养其神，宜小宣不欲全补，是月，众阳息，水气独行，慎邪风，勿伤筋骨，勿妄针刺，以其血涩，津液不行。

其月，末一十八日，省甘增咸，以养肾气。

初一日，宜沐浴。

初二日，宜沐浴，去灾。

初六日，谓之天仓开日，宜入山修道。

初七日，宜拔白，永不生。

初八日，沐浴，转除罪障。

十三日，夜半沐浴，得神人卫护。

十五日，沐浴，去灾。

二十三日，沐浴，吉。

二十八、二十九、三十日，斋戒焚香静坐，谓之存神，可通仙灵。

除日，取枸杞煎汤沐浴，令人光泽，不病不老，去灾。

【服食】

其月，采术，蒸曝九次，候干为末，日三次，酒服方寸匕，不饥，延年益寿。

其月，取皂角烧为末，遇时疫，早起以井花水调一钱，服之，效。

其月，收猪脂，勿令经水，新器盛，埋亥地百日，治痈疽可煎膏用之。

其月，空心用蒸饼卷板猪脂食之，不生疥疮。

其月，收青鱼胆，阴干，治喉痹骨鲠，含少许，咽津瘥。

---

① 王：通"旺"。

其月，取活鼠油煎为膏，治汤火疮，灭瘢疵极良。

其月，合药饵，经久不喝。

其月，收雄狐胆，若有人卒暴亡，未移时者，温水微研，灌入喉，即活。常须预备救人，移时即无及矣。

其月，好合茵陈圆，疗瘴气、时疫、瘟瘴等病。若岭表行，此药常须随身。其方：用茵陈四两，大黄四两，豉心五合，熬令香，恒山三两，栀子仁三两，熬芒硝三两，杏仁三两去皮尖，熟研，入鳖甲二两，酒醋涂，炙去膜，用巴豆一两去皮心熬，别研入。右九味捣筛，蜜丸如梧桐子大，初得时气三日，旦饮服五丸，或利或汗，或吐或不吐，不汗利更服一丸。久不觉即以热汤饮促之，老小以意斟酌，主黄病、痰癖、时气、伤寒、疟，小儿发痫，服之无不瘥，疗瘴神效。赤白痢亦效。春初一服，一年不病。收瓶中，以蜡固瓶口置高处，逐时减出，可二三年一合，忌食苋菜、芦笋。

除日日中，悬屠苏沉井中令至泥，正月朔日平晓，出药置酒中，煎数沸，各东向饮之，五更亦可，从少至长，一家饮一家无疫。药滓置井中，每岁饮之，可长年无病。其方：用大黄十六铢，白术十八铢，桔梗十五铢去芦头，蜀椒十五铢去目，桂心十八铢去皮，乌头六铢炮去皮脐，菱萸十二铢，右七味㕮咀，绛袋盛之。出《和剂局方》，一方，用防风一两，去芦。

【禁忌】

其月，日时不宜用丑，犯月建，百事不利。

其月，初九、二十五日，忌交易、裁衣。

其月，勿歌舞，犯者必凶。勿食生薤，令人多涕唾。勿食经霜菜果，减人颜色（其说未宜，食亦无恙）。勿食蟹、鳖、虾、蚌、鳞虫之物，损人神气。勿食獐肉，动气。勿食血脾①，土旺在脾故也。勿食牛、猪、犰、熊等肉，伤人神气。勿食生椒，伤人血脉。勿食葵菜，令人饮食不化，发旧疾。

月忌，夫妇戒容止，犯者减寿，朔望日各减十年，晦日减一年，初七日夜犯之，恶病死，初八上弦、二十三下弦各减五年，庚申、甲子、本命减二年。初九日，牛鬼初降，犯者百日中恶。二十日，天地相交行道，犯之促寿。二十八日，人神在阴，切宜忌之。

天地混元之数

臞仙曰：天体东西南北径三十五万七千里，每一方八万九千二百五十里，自地至天八万里。日月居阳城之半为中，乃体正圆也。日月径四百里，周千二百里，至地高二万五千里。日月光之照，径八十一万里。至冬日南行三万里，至夏日北行三万里，东西如之。其日行四极也，东极日午，西极夜半，西极日午，东极夜半，南北如之。八极之外，日月之光不至，万物寝息。

臞仙曰：四海之内东西二万八千里，南北二万六千里；四海之外八极之广，东西二亿二万三千五百里，南北二亿三万三千五百里。

臞仙曰：东极日出之所，至西陲日没之所，径过二亿二万三千五百里零七十一步。

南极至北陲，径过二亿三千五百里七十五步，比东西少二万里零四步。

臞仙曰：蓬莱三山在东海三角山之东，隔弱水三十万里，海

---

① 脾：原缺，据明刻本《遵生八笺》补。

五万七千里。

瞿仙曰：地厚七万二千二百里，下至泉壤第一垒，上至星天，九万七千二百里；下至九幽洞渊，上至星天，一千二百一十八万里。

四时朝修吉辰

凡遇三会、三元、八节、甲子、庚申、本命、六丁等日，乃天、地、水三官等诸神祇察人善恶之日，并须入静室焚香，祈恩首罪。

三会日：

正月七日，名举迁赏会，此日上元赐福，天官同地、水二官考校罪福。

七月七日，名庆生中会，此日中元赦罪，地官同天、水二官考校罪福。

十月十五日，名建生大会，此日下元解厄，水官同天、地二官考校罪福。

其三会之日，三官考核功过，三魂攒送生人善恶，人谓之三魂会日，宜焚香忏过。

三元日：

正月十五上元，七月十五日中元，十月十五日下元，其三元之日，天、地、水三官二十七府百二十曹之神，先于三会日考校罪福，至三元日上奏金阙，以降祸福。其日，可行道建斋，修身谢过。

八节日：

立春，东北方度仙上圣天尊同梵炁始青天君下降。

春分，东方玉宝皇上天尊同青帝九炁天君下降。

立夏，东南方好生度命天尊同梵炁始丹天君下降。

夏至，南方玄真万福天尊同赤帝三炁天君下降。

立秋，西南方太灵虚皇天尊同梵炁始素天君下降。

秋分，西方太妙至极天尊同白帝七炁天君下降。

立冬，西北方无量太华天尊同梵炁始玄天君下降。

冬至，北方玄上玉宸天尊同黑帝五炁天君下降。

其八节之日，八极天尊天君同时下降人间，录人罪福，观察善恶。

五腊日

正月一日，名天腊，此日五帝会于东方九炁青天。

五月五日，名地腊，此日五帝会于南方三炁丹天。

七月七日，名道德腊，此日五帝会于西方七炁素天。

十月一日，名民岁腊，此日五帝会于北方五炁玄天。

十二月八日，名王侯腊，此日五帝会于上方玄都玉京。

其五帝攒会之日，此日酆都北阴天帝考校鬼魂，查生人祖考，及见世子孙所行善恶，以定罪福。此日皆累生人，宜当醮谢，诚凭法力，祭祀追赎涂苦，一一得福，常日祭祀不可享也。

三节：

天节甲午，地节甲申，人节甲子。

八会：

天会丙午，地会壬午，人会壬子，日会庚午，月会庚申，星辰会辛酉，五行会甲辰，四时会甲戌。

其节会宜斋戒焚香，设醮星辰，看经拜忏，祭祀先灵，可以延年益算。

醮星日：

春甲子、己巳，夏丁丑、丙辰，秋辛亥、庚子，冬癸未、壬寅。

初一日，初三日，初五日，初七日，初九日，十五日，十七日，二十一日，二十五日，二十七日。

其日宜醮星告斗。

考功日：

甲子太乙简关神祇，庚申三尸言人功过。

本命日计人功行。

其考功之日，又胎光魂以甲子日上诣，爽灵以庚申日上诣，幽精以本命日上诣，言人善恶。其日宜受符箓斋戒，呈章拜表，以祈景福。

朔望日，宜朝谒忏罪，祈恩谢过。

救 命 索

明·朱权　编著
叶明花　蒋力生　校注

校注说明

《救命索》，又名《臞仙救命索》，一卷，朱权著，成书于永乐庚子（1420）年。

《救命索》是一部内丹学的入门书，内容精炼简要，全书不足一万字，包含以下七个部分。

一为人身造化。简要解释人身脏腑经络气血骨骼毛发官窍与天地自然的造化关系及功能特性。

二为丹道宗源。设图二幅，揭示内丹南宗以水火为下手功夫的先命后性修炼特点。

三为初阶小乘。主要介绍以十二消息卦为特征的小周天修持及以水火二诀为温养特征的大周天修炼方法。

四为性宗。论述心性修持的重要。

五为命宗大乘。重点论述内丹修炼中鼎炉、药物、火候等三个内炼要素，认为三者是内丹下手功夫的关键，极玄极妙，至圣至神。

六为实跻圣地。主要阐释明心积行的重要意义。

七为炼己。简要介绍了道家房中养生的"五字诀"法。

除了上述七部分内容外，书前朱权的序文解说了修炼内丹以脱逸生死桎梏如援人以救命之索的意义。书末载证道歌一首，亦言修道之重要。

该书明·高儒《百川书志》著录在"子部·神仙类"，署"皇明臞仙制"。《千顷堂书目》著录在"道家类"。《脉望馆书目》著录为"《臞仙救命索》一本"，入"养生门"。《绛云楼书目》亦著录为《臞仙救命索》，入医书类。《古今书刻》著入弋阳府刻，《江西历代刻书》《中国印刷史》载为"救命索一卷"，并入宁府刻及弋阳府刻。《续书史会要》录为朱权著书。光绪七年《江西通志》亦著录。《中国古籍善本书目》著录此书，列入"术数·杂术"类。《全国中医图书联合目录》《中国医籍通考》《中国医籍大辞典》均失载。

《救命索》存世有三个版本系统：一是明永乐庚子本，现存中山大学图书馆，另外国家图书馆藏有缩微胶卷；二是明正统本，上海图书馆藏，国家图书馆亦藏缩微胶卷；三是蒋星煜先生所见之明成化年间龙虎山本，所藏不明。

《救命索》的影印本早已收入巴蜀书店出版的《藏外道书》第二十五册，是为龙虎山刊本。底本据说是上海图书馆的，残缺十分严重。影印本前有朱权原序一篇，首页有残缺，末署"明正统六年岁在辛酉秋七月吉日龙虎山丘斌重刊行"字样，没有印记。正文书名"救命索"三字首行顶格占二行，第三行署"涵虚子臞仙制"。十二行二十二字，黑口四周双边。中有残损，"炼己"只存一页，以下全部缺失。

永乐本，前有序文一篇，末署"时永乐庚子人日臞仙书"，并有"神"字花押及"天全老懒"印记。正文十二行二十二字，黑口四周双边。首页"救命索"三字占二行顶格，第三行署"涵虚子臞仙制"。该本首尾完整，除"性宗"页有三字缺损外，内容完整，书法老到，刻印清晰，堪称善本。

此次校注，以永乐庚子本为底本，以正统龙虎山刊本为参校。

序

心益勤而□□□□□负光阴，荏苒岁月，每为深恨，不过以待□风望□□至也，未知道之可否，其何如耶？向□□得其旨，戊己之药，数尝过之，不知是□一过则烟飞满室，不为神物之吹嘘，致有脱兔之叹。自闻道以来，枯坐鹊桥，每守株而待之，愿求一过，不可复得也。今已元气日耗，颠颅已白，龙虎痴呆，火寒水涸，心志日灰，非有望于前日，将何以为后来计？不过饮恨自伤，抱膝欷歔，徒增衰朽。自谓遇师于岁暮，是遇之晚而成之难也。羁縻尘境，未可合道。盖亦功行未著，数有不然，非力可也。乃编是书，以己之所得，为同道者共焉。

或曰：好生恶死之心，人皆有之，欲求其说可乎？予曰：吾闻大道生吾身，阴阳运吾质，既有其形，则为造化所梏，而不能逃乎生死矣。其生也，始以神化气，气化形，故有其死。得造化之机者，乃以形化气，气化神，为之炼形则无死矣。若得天地运化之功，以坎填离，化为纯阳故也。其道不出《周易参同契》中。惟此一道，可以出乾坤陶冶之外，小则驻景延晖，大则凭虚冲举，可以夺造化而长存焉。不然，必为造化所死。既有其死，何为得道？若欲修道，先须明心。若欲明心，先须炼形。若欲炼形，先须积行。行不积何以成功？形不存何以明心？心不明何以修道？是以道家功夫最难，务要性命兼备，以修性为息心之法也。《丹经》曰：修命不修性，心地少安静，修性不修命，万劫英灵难入圣。故白乐天曰：人不能免其疾病生死之厄者，不为得道；若得真道，必不为造化所死。东坡曰：世间无坟冢而瘗骨者，是为至人。张商英曰：便烧出十斛舍利，不免①是死，全真多有之，不为罕也，虽死乃是天人。此皆实论也。

凡人修道者，但无梦便是明心，不死便是得道。只此二事，便是实踏圣地工夫。其真奥阃域，备见《神农龙虎古经》内，设辞问答，上下二卷，学者当深究之。今录初阶、筑基、炼己之法，以遗学道者，为救命之索云。《丹经》曰：不能善摄生者，老之将至，若坠于崖，非一索不可活也，岂不然乎？或曰：向上一机如何？曰：但能一滴先天髓，稳驾翔鸾朝紫皇。时永乐庚子人日臞仙书。

---

① 免：此前，永乐本缺，据龙虎山本补入。

目 录

救命索

涵虚子臞仙制

臞仙曰：欲逃空虚，脱鬼关，出阴阳陶冶之外者，其道有二：炼阳神者，本之于天，道在冲举，谓之仙，故曰天尊；修阴神者，本之于地，乐于寂灭，谓之佛，故曰世尊。中国曰大道，西胡曰佛法，皆有大乘、小乘之基，皆谓之曰道。这道之一字，自古未有。老子曰：吾不知其名，强名曰道，强字之曰大。故有大道名焉。若非老子立这道字，后世学道者，如遗腹之子，不识其父矣。今三教中，凡言学道、修道，皆用老子这一道字。《中庸》曰：率性之谓道，修道之谓教，亦以道字名也。道是无为的，法是有为的。至晋五胡乱华，姚苌、石勒二胡，各造胡书，始称佛为修道，亦以道名矣，是修道之为教也。其三教中，皆不出乎道之一字。予谓天下无二道，圣人无两心，其理一也。且天地之生物也，无一物不禀二气，所生人亦天地间一物也。故体与天地同，是以合于道，修之可与天地而同长存焉。既有可延之道而不修，是自弃之，不亦悲乎。

按《周易参同契内传》曰：九地之下无阳精，纯阴浊魄也；九天之上无阴鬼，纯阳清气也。有修积阴之气者，盖弃阳气而中无修炼之妙，性定而归寂静，故死而无生，为善受清灵之鬼。有修纯阳之精者，谓存阳神，而于中炼妙物，故得全其身，有生而无死，为九天之上纯阳真仙也。本乎天者亲上，本乎地者亲下。修丹之士炼纯阳之真精，变化为纯阳之身，飞腾就天，乃从其类，故曰上升。且九天之上无纯阴，乃纯阳之境，出乾坤阴阳陶冶之表，故寿无限数，非有坠也，非有数也。炼阴之形，永沉九地之下，同于无数也，故同乾坤之内有数之物。且上天纯阳真精之仙，与下土定寂之鬼，明有优劣等伦。纯阳之真无死数，积阴之鬼无生数。惟阴炼阳真阳炼阴，其二法，俱出天地之外，无常数也。故曰：大道生吾身，阴阳运吾质。寄身天地间，死生平经历。死生中有门，门路各分别。一门阴静中，于中有灵寂。修成阴中神，此是西胡术。别有阳道中，妙秘在仙籍。径指天地根，此根号真一。生于天地先，天地因而辟。令人采取精，炼为庚辛室。邀取木中龙，合之令契密。忽然为夫妻，渐生男与女。十月男女多，却化为金液。金液作神丹，饵之天地毕。尽情告同人，何妨留意觅。日月速如风，三万六千日。因有是说，于是指出身中造化，教人以明筑基之道，为后学日进之阶云。

人身造化

　天地　　首，天也；足，地也。自隔①上为天，自隔下为地。
　阴阳　　神为阴，气为阳。
　造化　　智虑为造，制作为化。
　日月　　左目为日，右目为月。左肾为日，右肾为月。
　三界　　大椎骨者天关，自下而升是为辘轳关，绛官之后有太玄之关。
　风雨　　气者，风也。汗者，雨也。
　山川　　骨格②为山，骨缝为川。
　江河　　大血道为江，小血道为河。
　土石　　肉为土，骨为石。

---

① 隔：据文义，当为"膈"。下同。
② 格：据文义，当为"骼"。

草木　　毛发粗者为之木，细者为之草。

禽虫　　腹中蛲蛔血鳖之属、身上虮虱，皆是也。

五脏之窍　　神门者，目也。玄门者，鼻也。铁牛者，舌也。济筏者，耳也。泥丸者，脑也。

丹田有三　　脑者，上丹田也。心者，中丹田也。气海精门，下丹田也。

君臣有三　　心者，君也。意者，臣也。气者，民也。

三华　　精，气，神。

三元　　上元者，首之上属焉；中元者，首之下、脐之上属焉；下元者，脐之下、腰之上属焉。

人之本　　神也，气也，精也，髓也，涕也，唾也，津也，血也，汗也，泪也。

铅汞　　血为铅，精为汞。

婴姹　　汞为婴，铅为姹。

药物　　先天祖气，药也。三精九灵，物也。

火候　　元神妙用，火也；生杀之机，候也。圣人传药不传火，在师口授。

橐籥　　呼者属阳，吸者属阴。

玄关　　在师口授。

炉冶　　炉者，心为天之炉，阴阳之鼎。冶者，鼻之息气，炼为紫烟。

五气①

其嘘也，则目瞑暗焉。

其呵也，则项后手火平焉。

---

① 五气：此二字，底本缺，据龙虎山本补入。

其呼也，反托前焉。

其呬也，左右手擎焉。

其吹也，平膝，紧抱其胸焉。

人身八漏　目之泪出，肝漏；口之唾出，肾漏；外肾之汗，心漏；夜而盗汗，小肠漏；寝而有涎，脑漏；梦与鬼淫，神漏；交合泄者，身漏；鼻之涕者，肺漏。

五气朝元法　眼不视而魂在肝，耳不闻而精在肾，舌不声而神在心，鼻不香而魄在肺，四肢不动，意在脾。

白日五神俱劳，夜梦五神俱息。白日作事忘记，觉时不想，忽然记得。

丹道宗源①

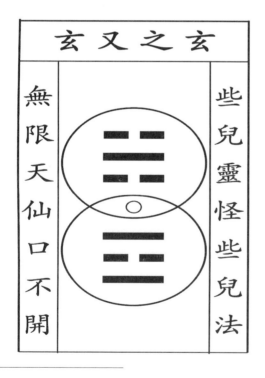

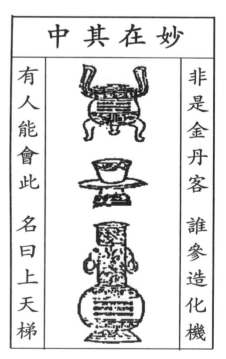

---

　　① 丹道宗源：此下，"妙在其中"图据龙虎山本补入。

初阶小乘

周天火候诀

凡欲修炼，先须搬运身中自己火候，使精气神全，方可学道。此虽小乘，可以夺天地之妙用，而保遐龄也。夫周天三百六十五度二十五分半，二十八宿躔度，金木水火土二曜，只管子午卯酉随四时转，若身心安和，无一时不转，无一刻不行。一呼脉行三寸，一吸脉行三寸，一呼一吸脉行六寸，一日夜呼吸一万三千五百息，脉行八百一十丈，如有疾病惊忧喜怒之事，则呼吸不调，气度有失，不能合天地之气，故有衰老。能行之者，寿可以延而身可安矣。

寅月上至人马宫，下临燕地，五脏气传于胆，律应太簇。

上半月地天泰　　下半月天地否

上	下	上	下
水	火	火	水
三	三	三	三
两	两	两	两

共六阴，先舌拄上腭，定息三十，舌下有津，左右搅九，咬牙，漱五十四，烹五十四，叩齿五十四，分作六度咽之，此一日之功。

箕宿躔十度，属水。尾宿躔十七度，属火。

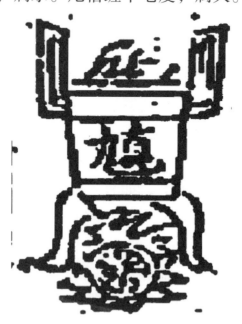

想火轮绕鼎器左转二十七遭，助心房二曜。

卯月上至天蝎宫，下临宋地，五脏气传于肝，律应夹钟。

上半月雷天大壮　下半月天山遁

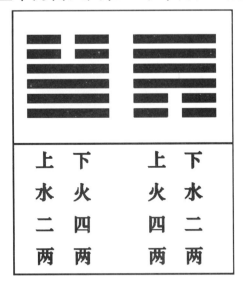

上	下	上	下
水	火	火	水
二	四	四	二
两	两	两	两

共四阴，先舌拄上腭，定息三十，舌下有津，左右搅九，咬牙，漱三十六，烹三十六，叩齿三十六度，咽之，此一日之功。

心宿躔五度，属太阴。房宿躔五度，属太阳。氐宿躔二十六度，属土。

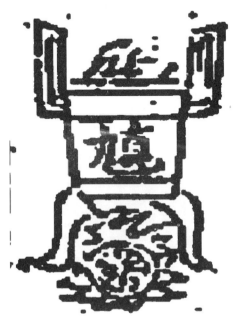

想火轮绕鼎器右转二十六遭。

辰月上至天秤宫，下临郑地，五脏气传于大肠，律应姑洗。

上半月泽天夬　　　下半月天风姤

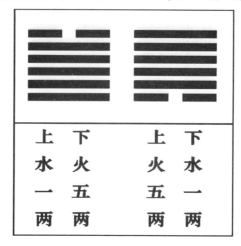

上	下	上	下
水	火	火	水
一	五	五	一
两	两	两	两

共二阴，先舌拄上腭，定息一十，舌下有津，左右搅九，咬牙，漱十八，烹十八，叩齿十八，分作两度，咽之，此一日之功。

亢宿躔九度，属金。角宿躔十三度，属水。

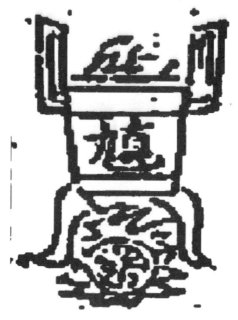

想火轮绕鼎器左转二十七遭，旺火炁。

巳月上至双女宫，下临楚地，五脏气传于小肠，律应中吕。

上半月乾　　　下半月坤

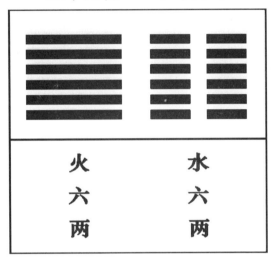

火六两　　　水六两

六阴，先舌挂上腭，定息三十，舌下有津，左右各搅九，咬牙，漱五十四，烹五十四，叩齿五十四，分作六咽，此一日之功。

轸宿躔十八度半，属水。翼宿躔十九度，属火。

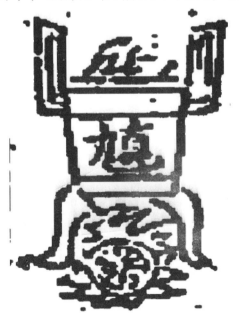

想火轮绕鼎器左转二十七遭。

午月上至狮子宫，下临周地，五脏气传于心，律应蕤宾。

上半月天风姤　　　下半月泽天央

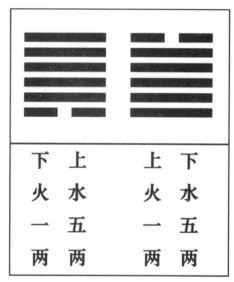

共二阴，先舌拄上腭，定息一十，左右搅九，舌下有津液生，咬牙，漱十八，烹十八，叩齿十八，分作四度，咽之，此一日之功。

张宿躔十九度，属太阴。星宿躔七度，属太阳。柳宿躔十四度，属土。

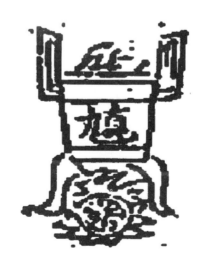

想火轮绕鼎器四十遭。

未月上至巨蟹宫，下临秦地，五脏气传于经络，律应林钟。

上半月天山遁　下半月雷天大壮

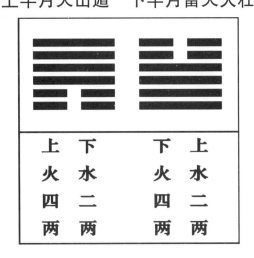

上	下	下	上
火	水	火	水
四	二	四	二
两	两	两	两

共四阴，先舌拄上腭，定息二十，舌下有津，左右搅九，咬牙，漱三十六，烹三十六，叩齿三十六，分作四度，咽之，此一日之功。

鬼宿躔三度，属金。井宿躔三十六度，属木①。

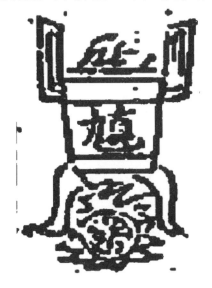

---

① 木：龙虎山本，此处作"火"。

想火轮绕鼎器右转三十遭，旺金炁。

申月上至阴阳宫，下临晋地，五脏气传于三焦，律应夷则。

上半月天地否　　　下半月地天泰

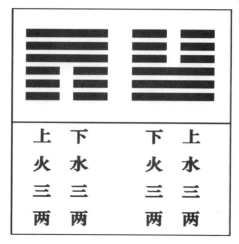

共六阴，先舌拄上腭，定息三十，舌下有津，左右搅九，咬牙，漱五十四，烹五十四，叩齿五十四，分作六度，咽之，此一日之功。

参宿躔九度，属水。觜宿躔一度，属火。

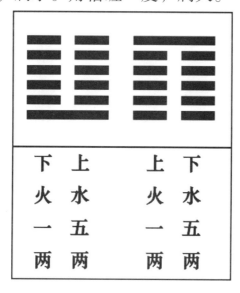

想火轮绕鼎器右转一十遭，毕，昂二曜。

酉月上至金牛宫，下临赵地，五脏气传于肺，律应南吕。

上半月风地观　下半月地泽临

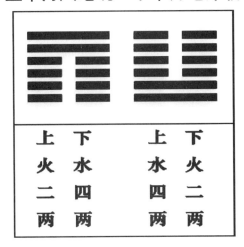

上	下	上	下
火	水	水	火
二	四	四	二
两	两	两	两

共八阴，先舌拄上腭，定息四十，舌下有津，左右各搅九，咬牙，漱七十二，烹七十二，叩齿七十二，分作八度，咽之，此一日之功。

毕宿躔十六度，属太阴。昂宿躔十一度，属太阳。胃宿躔十四度，属土。

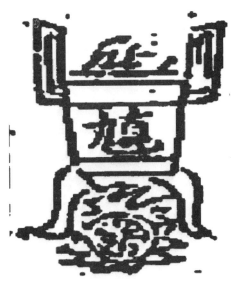

想火轮绕鼎器左转四十二遭。

戌月上至白羊宫，下临鲁地，五脏气传于膀胱，律应无射。

上半月山地剥　下半月地雷复

下	上	下	上
水	火	火	水
五	一	一	五
两	两	两	两

共十阴，先舌拄上腭，定息五十，舌下有津，左右搅牙，漱六十四，烹六十四，叩齿六十四，分作十度，咽之，此一日之功。

娄宿躔十三度，属金。奎宿躔十七度，属木。

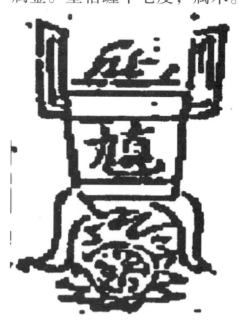

想火轮绕鼎器左转三十遭。旺水炁。

亥月上至双鱼宫，下临卫地，五脏气传于胎胞，律应应钟。

上半月坤　下半月乾

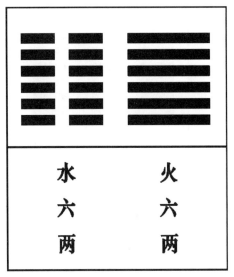

共六阴，先舌拄上腭，定息三十，舌下有津，左右搅九，咬牙，漱五十四，烹五十四，分作六度，咽之，此一日之功。

壁宿躔一十度，属水。室宿躔十七度，属火。

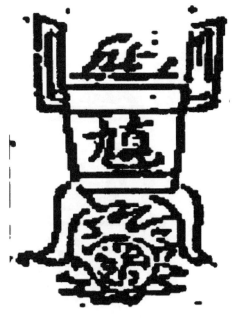

想火轮绕鼎器左转二十七。

子月上至宝瓶宫，下临齐地，五脏气传于脐，律应黄钟。

　　　　上半月地雷复　　　　下半月山地剥

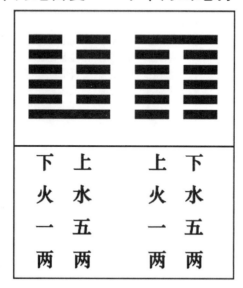

下	上	上	下
火	水	火	水
一	五	一	五
两	两	两	两

　　共十阴，先舌拄上腭，定息五十，舌下有津，左右各搅九，烹九十，咬牙，漱九十，叩齿九十，分作十度，咽之，此一日之功。

　　危宿躔十八度，属太阴。虚宿躔十五度十五分，属太阳。女宿躔十一度半，属土。

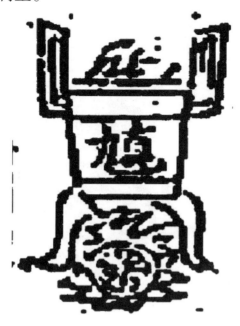

想火轮绕鼎器左转四十遭。

丑月上至磨蝎宫，下临吴地，五脏气传于肝，律应大吕。

上半月地泽临　下半月风地观

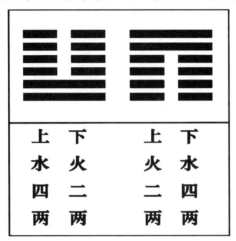

共八阴，先舌拄上腭，定息四十，舌下有津，左右搅九，咬牙，漱七十二，烹七十二，叩齿七十二，作八咽，此一日之功。

牛宿躔七度，属金。斗宿躔二十四度，属木。

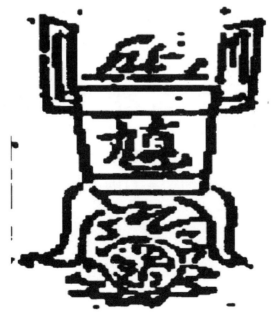

想火轮绕鼎器左转三十一遭。旺木焄。

以上十二月，含宫宿、阴阳，共计七十二支，每日行功，逢一阴定五息，蓬丘溉灌，九[1]炼气三年，变成纯阳之体。其金丹之旨，周而复始，三年为满。当以舌拄腭，定息四十五，待华池水溢，以赤龙左右搅九，紧咬牙，漱九十，烹九十，𡎊牙九十，分作十咽。此乃百日之功也。每月存炼四次，想火轮绕鼎左转三十六为验。其法务要求真师口诀，方可行之。

按三乘秘诀云：如不行水火时为之，纯阳纯阴月矣。除单行水、双行火外，计十个月，炼之，圣胎成矣。人为十月成胎，大抵逆行尚能成人。我收而存于内，顺而修之，岂不能成丹也？行此火候之法，不可差却时辰，依数行之。若其余时，依旧行炼铅炼液聚火之法，不可须臾离也，谓其温养灌溉，关锁丹宝。

一两火诀

海蟾真人曰：平坐，叩齿集神，宽衣带，伸身，瞑目，静定，调息令匀。先炼铅，令水火相见了，则先以鼻吸一吸气，不令耳闻，次急以两手各大指交加捻却鼻两边，（右边）用右大指，右边用左大指，闭定息气，候气急，默数三十六息，谓之一两火。然后缓缓放手，才放手，便用两手急抵肾堂中，此时谓之进火工夫。牛斗危，恐散宝也，且勿令放气，候气急，其丹田如火热，一如有物来凑指为度，方始缓缓放气出，仍咳嗽一声，令喉间快利，便于鼻中取出气，一口咽下，如此一两火足矣。

一两水诀

海蟾真人曰：平坐，静定，先炼铅，令水火相见了，以两手

---

① 九：疑为"凡"。

掩两耳下面，缩外肾二十下，此时肾中真水自然上朝，牙颊间甘甜如蜜，即与寻常津液不同，此乃丹药成就之时也。所有口中真水，可分作三口咽之，即以腹肚胁归下丹田，以神气送下，热入丹田中，谓之一两水。

卦象水火，晦朔、上下弦日，并不得行。

三十日为晦，月小二十九日同，初一日为朔。

瞿仙曰：万般修作，皆是小乘，惟有《周易参同契》一书，是为大乘。至玄者，备见《皇人经》中，要存神授诀，非人传。大概修真之士，先要筑基，待其纯熟，神气充厚，方可以入大乘之道。今之坐团坐禅者，往往求师不遇，皆是凡辈。所知者，岂真有神秘之妙，吝惜而不传。予自幼酷慕至道，在辽海时，遍访高人，乃得真奥，故不避谴责，特书一二，以示后学，庶无所惑也。

一、存中黄一事，而待神凝气聚者。

一、默朝上帝者。

一、运三华五气之精，而洗骨伐毛者。

一、入清出浊者。

一、搬运周天火候，一度为一周天者。

一、服气吞霞者。

一、日运脐，夜运泥丸，炼体之法者。

一、闭息存神者。

一、呼九灵三精之神，而归灵府者。

一、采炼日月精华者。

一、倒握斗柄而运化机者。

一、中和集中最上一乘者。

一、吐纳导引者。

一、旁门九品渐法三乘者。

一、单运气行火候，以呼吸为橐籥者。

一、投胎夺舍者。

此十六条皆在师传。

性　宗

一、玄门炼性之道，天真皇人清都派有鸟轮宝鼎心印性宗一法，极高，只要一灵真性不乱，寂然不着，湛然不染，一意不动，万感不起，然后内观集神，则阴魔不能入于念中，阳神不散游于外境。若行此道，必先舍其世事，外虑都绝，毋干其心，有事无事，其心常亡，处静处喧，其志惟一，志闲而少愁，心闲而少倦，荣辱不能摇其心，淫邪不能惑其志，守无为之道，得自然之理，外境不入，内想不出，神机自守，心性自安，韬光晦迹，自卫其身，不顿肢①体，不作聪明，无是非，无利害，无好恶，无憎爱，无思虑，无忧愁，无恐怖，无惊惧，一意不散，神识内守，如身浮于水上，手无所执，心无所念，形无所倚，足无所履，不知身随水耶，水随身耶。又如叶乘于风中，东西任泛，但亡其智巧，任其自然，养之以寡愁，务之以至诚，真一之性，恬淡无为，神合于道，道合自然，以无心为心，无物为物，真心明明，真气熙熙，声色不搅于耳目，是非无入于胸襟，一其性，涵其德，养其气，固其精，集其神，不为事感物役，自然形气不动，精神不摇，真元湛然，灵光自莹，元和真一之气得抱守而无亏，方可以了命超脱大道也。仍须以法修其内，以形扶其外，内修则保精惜气，定性养心，炼形成气，炼气成神，炼神合道，形神俱妙，超入圣阶，外行则救贫济苦，念物念人，奉道事师，顺

---

① 顿肢：此二字，底本缺，据龙虎山本补。

上悯下，凡以方便为心，勿以人我介意，内外相济，所修易成。若非德行相扶，动有障碍。学道者，不可以小善为无益而不为，不可以小恶为无损而为之，当以积行为先，而行功为次，慎之勉之。要知火候可于《参同契》卦象内详。紫阳真人曰：饶君聪慧过颜闵，不遇真师莫强猜。

一、释氏见十六观经，落日悬鼓观，为性宗第一。

一、释氏有提念头、话头之说，谓之禅。有存无字者；有存万法归一者；有提一句设疑之辞者，如死了、烧了、撒了，我在甚处安身立命者；有存水牯牛过铁窗榴，头角四蹄都过了，为甚尾子过不得者；有存父母未生前，我在甚处者；如此存念，不令断续，昼夜不寐，用心于是，乃求于念头中，顿然讨一个悟头，谓之成佛，虽经年穷岁如捕风捉影，茫无所得，皆徒枯坐而死，不亦悲乎？独日观一法为正，故释迦睹明星得悟者，即是日观之妙。胡人秘其日之一字，乃以星言之，其实睹落日悟道也，故禅有落日悬鼓之观。只此数事便是释教性地工夫，别无口诀，务要勘破疑团，这一念从何处起，是谁使之，就这上讨个分晓，或于闻声见色处有个领悟，方可明其性，其念经拜佛，皆是外事，智者不为。

一、禅家有走般舟、禁语、禁足、禁食，断臂，燃指烧身，舍身跳崖塔，投江河，自求速死者，皆是妄为。凡欲修道，必用其身。若无其身，将何修道？切忌不可。

一、始泰颠问道于老子，老子以手画图像，云：其玄之又玄。中伯问道，老子以杖击车者三，曰：日当卓午后。庄子与客观鱼濠梁，庄子曰：洋洋乎得其乐也。客曰：尔非鱼，安知鱼之乐？庄子曰：尔非我，安知我之乐？至晋桓伊往见嵇康。康曰：何所闻而来？伊曰：闻所闻而来。伊归，康曰：何所见而去？伊曰：见所见而去。自此，方有答禅之说，不过机锋捷速，断绝意路是也。

命宗大乘

虚无至道七返九还金液龙虎大丹。

丹道有十：

一品神丹，二品神丹，三品神丹，龙虎大丹，七返还丹，九还还丹，金液还丹，玉液还丹，金液炼形，玉液炼形。

臞仙曰：丹经之说，见之多矣。其中皆用借物假喻之辞，以隐天机之奥，学者如捕风缚影，莫可得也。独混成胡真人《金丹正宗》一书，至亲至切，肝胆俱露。其至要者：鼎炉、药物、火候而已。今取此三者，直书以示后学。

一、鼎炉者何？即守玄关一窍也。是窍藏于先天混沌之中，隐于无有有无之内，父母未生此身即有此窍，既有此窍即有此身，所谓与性俱生者也。上不在天，下不在地，中不在人，即元始悬宝珠之地，去地五丈之所，不左不右，不上不下，不前不后，非有非无，非内非外，上通绛宫而透泥丸，下接丹田而至涌泉，上彻下空，而黄道中通焉，此即立鼎炉之圣地也。

二、药物者何？即一点纯阳先天祖气也。是气生于无形无象之先，聚于无极太极之内，父母未生，二五之精妙合而凝，未有此身即有此气，既有此气即有此身。此气运行，周流六虚，形以之而成，心以之而灵，耳目以之而聪明，元精以之而固真，元神以之而运行，五行以之而化生。散之则混融无间，聚之则凝结成药。此则修炼金丹之大药也。

三、火候者何？即顺元神妙用之气，自然往来之道也。是火发生于真精恍惚之中，熏蒸于四体一身之内。本无形象，安有候焉？盖元神散则成气，聚则成火，一聚一散，一升一降，循环往来，周流不息，与时偕行，与时偕极者也。妙在师传。

夫修丹之士，必先洞明此三者之机缄，深识此三者之根本，目击道存，心领意悟，知以真知，见以真见，略无一毫凝滞于胸中，然后方可下手用工立基矣。且夫下手立基之始，必先断灭一切念头，离诸妄想，勇于精进，无染无着，物我两忘，专气致柔，回光返照，虚心实腹，昏昏默默，存无守有，若亡若存，精习静定，使吾心如止水无波，太空无云，以致寂然不动之境，然后于玄关一窍中，做父母未生以前工夫，存定真息真气，使气不离息，息不离气，合为一处。内者不出，外者不入，上下往来于一窍之中，绵绵若存，如在母胞胎未生之前，一点先天祖气，混融磅礴，温然如春，醇然如醉，美在其中，晬于面，盎于背，畅于四肢，充乎四体，四体不言而喻，睹之无象，求之无形，无一时一刻不在于玄关。至此，则药物归于鼎炉，而火候可行矣。如是，则顺元神妙用，自然运行之真火，周流旋转于玄关之外，渐渐煅炼，渐渐凝结，真积日久，力到工深，自小至大，从微至著，玄珠成象，结成圣胎，是皆自然而然不知其所以然，自神而神不知其所以神，还如子藏母胎，随呼随吸，咽冲虚太和之气，成纯乾刚健之身，至胎圆十月，化生婴儿，与我未生前在母胎中一般气象，然后勤加温养，专气致柔，念兹在兹，动静语默，造次弗离，温养既足，脱体入圣。于是擘破鸿濛，凿开混沌，现出本来面目，身外有身，至此方知大而化之之谓圣，圣而不可知之之谓神，造化毕矣。

大概其《正宗》一书，指出造化至玄至秘者，莫过此三篇，为金丹之骨髓，是谓天机已露于此。但火候之说，圣人传药不传火，得药易而得火难，得火之后全藉火功烹炼。火功稍差毫发，丹药不成，法天地有重有轻，配日月有交有感，体天地阴阳之升降，效日月魂魄之往来，合斤合两，合分合度，无太过无不及。

火功太过则丹药燥而上飞，火功不及则丹药消而下走。轻重不匀，则丹药不成，胎质已漏矣。倏忽便为泉下之鬼，可不慎乎？故皇人悯诸后学，开方便之门，为接引之路，乃有是说。其《参同契》中火候六百篇之旨，只待上真口授方可行之。

此道极玄极妙，至圣至神，惟恐学人夙无仙骨，分薄行疏，求而难遇，遇而难学，学而难成。缘前身自畜类中来，其性蒙昧，纵遇难学也。若前身自夷狄中修来，今世得生中国，其性执僻呆痴，遇而不学也。若前生今世过谴尤深，损败阴骘，天必厌之，殃谴所罚，虽遇真师不能成焉，纵功成而易失，反遭殃咎。若前生自下愚中来，今世生于中庸之辈，盖为处性不定，随景而转，喜信邪道，不肯精专，纵知难遇，求之不得也。如上之流，闻之难遇，遇之难学，学之难成。修无上至真妙道者，皆是前生累功积行，今世为人又能积行，故天地从之，神明佑之。志士高人自逢自遇，内外功行，必信必从，是以可超圣地。

释教有最上秘密，佛法为之大乘。

妙在西胡口诀，达摩之面壁九年，六祖之入俗六载，即是法也，谓得道之后有九年坐功，即此理也。释曰：此法非有上大根基者，不可学，今世俗往往谤之多矣。故其教不入中土，而无传焉。予以禅宗论之，万法千言，莫如观经一法，是为大乘，得其道之正，于性宗理上至切，予独许焉，未知识者为何如耶？

实跻圣地

臞仙曰：修道之士，若无梦，不为妄想所迷，是谓明其心。若性命兼备则无死，不为五行所梏，是为得其道。此所谓实跻圣地者也。庄子曰：有大觉而后知圣人觉者，是明己之太极于无象之始，以我之太极而合天地之太极故也。能知此则无梦，不为魂识所迷。若言有梦，是为魂境所迷了。梦中尚不自觉，况死后为鬼，而能觉耶？道曰：以我观我，不沉于六贼之魔；居尘出尘，不落于万缘之化，则无梦矣。有梦是不能明其心，沉溺于轮回种子之中也。有死是不能保其身，为造化制克所死也。若有梦、有死，则与凡夫同，此事最难，如《金光明经·寿量品》叹佛之寿命言：佛之梦境，即此理也。佛尚有梦、有死，况凡夫乎？若欲无梦，先要明心。若要不死，先须炼形。便不能实踥圣地，身后则不为鬼官所役，是得其神矣。今之扶教者，彼此相压，曰：我之教无有败坏。其自身尚不能保而死，腐烂臭毁，有骨有坟，何为无败坏乎？但无死是无败坏也。按《北魏史》曰：天曰神，地曰祇，人曰鬼。明则有礼乐，幽则有鬼神。既有其死，岂非鬼耶？欲为救溺，返自取沉，不亦悲乎？于道实无益也。乃下士好争之谈，误人多矣。能知实踥圣地之工夫，睹者庶几无惑焉！

炼　己[①]

此一法，乃彭城君篯铿延生之术也，实房帏搬运之法，虽是旁门，却是从生身祖气上做出工夫，极能返老还童。予在辽海时，见医巫闾山中有一道者，约四十岁，乃宋理宗时人也，生于绍定三年壬辰，至洪武二十七年，一百六十八岁矣。问其道，乃曰：固生根以保元气，则命可得其久。求其术，乃曰：竹破虽教竹补宜，药石皆外物也，非其类者不可。乃以五字之诀示之予。校其西胡秘密之教，西胡乃四兽声，此乃五字诀，大概与娄、金、脊、气等八诀颇同，予乃去其芒刺之字，易以淳美之名，而书之，以示后学。

---

① 　炼己：此后，底本有一墨丁，龙虎山本为"旁门"二字。

五字诀

存、缩、抽、吸、闭

此五字之法，乃延生之密旨，归真之根，还源之本，可参天地阴阳之造，故先贤不妄泄于凡辈，得之者可为炼己之功，大亦甚矣。今人有用器械于房中，吞精饮秽者，自以为得其神秘之术，长生可学而寿可延，乃以器械呼为宝器，俨若侩子手，杀人之器械同，伤生殒命，不亦甚焉？况伪作丹书，名《金液还丹秘诀》，图尽形像，作成诗词而扶正之，误人多矣，妖亦甚焉。孰不知炼己养生之法，亦有其道，不知归根复命之源，何以固形？形既不坚，岂可入道？本非形于笔舌，实师徒口口相传之妙，今因误人者多，不得已而直书矣。

存者，存夹脊之骨前有二穴，右为命门，左为肾门，即在腰眼间也。汞气皆净此出。若采取之时，觉汞欲出，急定心意，存想汞气自尾闾上入泥丸，良久，用抽缩之法制之则止，纵走无害，能此则汞气可干，自然成宝，久而行之，命可延矣。

缩者，为采取之时，真汞欲走，便用力缩下，如急忍大便状，兼存想命门，将灵柯移种浅土寸半，良久，汞乃自止，然后正坐坚膝，抱玉山之顶，急拍山腰，口含山龙，待山云气兴作，此是阴气上升，山气发泄之候，云行雨施之时也。当此之际，感之于中，取之于外，急取山上华池之水咽下丹田三五十度至百度，如此久而颜色光泽，虽老如童，仍用抽吸之法。

抽者，慢进徐退，待气至宜进退、上下相应，一退一吸，唯多唯益，吸之不得开口，鼻引山气，入脑为如血，为采气之妙道，行之龙气刚劲，形神壮盛，可得久视矣。进则吹，退则吸。

吸者，想灵柯为受气之门，鼻为天门，与之相应。肾为命门，亦与天门相合，一时齐吸，不得颠倒，如吸彼腠理，既和阴阳感畅之候，想赤黄气入于灵柯，约至精室，入气海肾堂，与阳精直透泥丸，其时鼻与灵根一齐吸，不得颠倒，但一退一吸，使气如筒吸水，自下而上，妙在数多，如得赤黄之气，便觉气热如火。得一度气者，可延一纪，应天地一周之气也。如得十感，即年有百二十岁矣。若得先后天之气者，功超万劫，此在师传，如觉采取数多，其渐①凋即须易之。

闭者，当动作之时不可开口出气，乃是元门下与命门相若，封固不牢，汞必走失，必当封却华池，以鼻引气，上升泥丸，下缩元海，存泥丸中有红日轮照耀光彻，中有仙子，素衣黄裳，瞑目而坐，以舌拄上腭存之，使气逆流，则气归元海，则无失矣。

炼己捷要

今以方便救济之法，直书以示摄生之士，能行之者可以完形。必用回阳之法以固之。其法有六：

一、二气感通之时，地气发泄，阴气上腾，此阳气将降之候也，乃急存泥丸中有大红日轮照耀光彻，内有一铅气，金色晃耀，存己之外肾中，一点金光自尾闾上至泥丸，化一汞气，与铅气相合，须臾混融成一大金毯，如日光满室，以鼻自泥丸吸下，过绛宫，从中黄入丹田，便是行一周天火候。如此行之，即忘其所感之情为存想所化。此法极妙，是形化而神不化也。

一、如常人为父母之道者，则元气已散，阳气必耗，神气乃乱，便存泥丸有大红日轮极热，使热气灌顶而下，直至元海，下及涌泉，存通身火热，气自回矣。此回阳返神固元气之法也。

---

① 渐：此前，底本疑缺一字。

一、存碧天空霁霄汉无云，有一白鹤盘旋而上，杳然入于青冥之中，渐渐不见，若存到鹤不见处，彼此两忘，气自回矣。

一、存壬癸之方有一大海，其水浩渺无际，中有玄龟，举头喷沫，口吐黑气，乃以鼻吸黑气，下至丹田，务要使气行到，气到阳自回矣。黑气者，肾气也。

一、以舌拄上腭，目视泥丸，存尾闾前白气二道，自夹脊而上至泥丸，下至丹田，使气随念而回。

一、有以右手作丁字诀，治谷道者，此法低。

证道歌

我今制此救命索，　畏死之徒当谨学。
此是初乘入道门，　更有一般不死药。
不在山兮不在川，　神州赤县宜修合。
教君炼己筑丹基，　须向蓬壶求橐籥。
生煞机中倘有逢，　先后之天气可夺。
若能服气更伏气，　顿使积阴尽消铄。
尤防火候最艰关，　九载功成须脱谷。
一身能化百千身，　个个昂然会骑鹤。
海桑陵谷几更迁，　坐视鸿茫辩清浊。
他年炼就体纯阳，　方敢人间露头角。
始知我命不由天，　造化五行安可缚。
如果无缘事不然，　也要殷勤守鄞鄂。
一朝降下紫皇宣，　稳驾龙軬升太漠。
试问何人作此歌，　乃曰臞仙为君作。

救命索终

乾 坤 生 意

明·朱权　编著

叶明花　蒋力生　校注

校注说明

《乾坤生意》，二卷，朱权编纂，署"臞龄洞天太乙丹房编"。成书于宣德四年（1429）左右。

本书为朱权继《寿域神方》之后编辑的又一部临床实用性方书。全书分上、下二卷。上卷首列"用药大略"，从论述《神农本草经》上、中、下三品药物和君、臣、佐、使开始，揭示临床用药的简明法则；继则"五运六气"，简介"五运配十干之年"、"六气为司天之岁"、"南政北政"及"十二支年分运气"等运气知识，扼要简明；接着是"预防中风"，载录临床预防中风最常用的"愈风汤"、"八风散"、"天麻丸"、"续命汤"等方剂；此后便是内科各种杂病，列诸风、五痹、暑、湿、伤寒、疟、泻痢、脾胃、诸气、诸痛、瘿气、虚汗、消渴等证，每证后罗列经验方若干，并详细交待临床加减用法。

下卷则为妇科、儿科、外科、五官科、伤骨科及针灸科的内容，分别有济阴、活幼附豆疹、痈疽诸疮附大风疮、积热、眼疾、耳疾、鼻疾、咽喉口齿、诸血、五疸、水肿鼓胀、宣通积滞、寒湿气肿附脚转筋、淋沥、痔漏附脱肛、体气、汗斑、诸鲠、解诸毒、蛇犬毒虫伤、汤泼火烧、正骨伤损、丹药、膏药、针灸等二十五目。

此书《明史·艺文志·子部》著入"医术类"，《千顷堂书目》著入"医家类"，《万卷堂书目》《古今医统大全》、同治《南昌府志》《中国医籍考》、光绪三年《重修安徽通志》，均有著录，作四卷。《古今书刻》《续书史会要》《天皇至道太清玉册》《宝文堂书目》《本草纲目》引据古今医家书目等皆著录，不载卷数。而《献征录》《列朝诗集小传》《宁献王事实》同治《新建县志》及《故宫善本书目》《全国中医图书联合目录》《中国古籍善本书目》《中国医籍通考》《中国医籍大辞典》，均作三卷。《中国医籍通考》按："明初刊巾箱本《乾坤生意》二卷，题云：'遐龄洞天太乙丹房编'。"

现存版本，据《全国中医图书联合目录》所载，军事医学科学院图书馆藏有明初刻本残本，另有吉林省图书馆藏本，亦为明初刻本。是否真为明初刻本还有待考察。《中国古籍善本书目》载，北京图书馆亦藏有明刻本。北图缩胶本，经放大还原后，字迹清晰，刻印精美，尤其是正文内容，行线分明，书写工整，秀美清朗，望之有爽心悦目之感，绝非坊刻所比，当为藩府所刻无疑。然残缺下卷。另据《日藏汉籍善本书录》记载，日本内阁文库藏有《乾坤生意》二卷、《乾坤生意秘韫》一卷，为明成化十四年（1528）序刊本，共三册。据说，此本已复印回归，可望不久在《海外中医珍善本古籍丛刊》刊出。

此次校注，以中国国家图书馆所藏的明刻《乾坤生意》缩微胶片本为底本，以《延寿神方》《医方类聚》为参校。

序（残）

　　□□□…仁矣，然方之出于诸书甚多，而其经验者百无一二。予取 □□□□□ 经验之药，每证择其一二，是为□□□□□□□其用，及予平昔所得之秘□□□□□□传者，入于各证之门，又取五运六①气穷□道之精微，定阴阳□□气而能□□□□六气而知病源可以□□□□□□□□□□□□先贤不传之□□□□□□□□今十有二年，编辑方完，□□生物之□尽医氏百家之书，不出于此，乃取天地生物之仁，命之曰《乾坤生意》。

---

　① 运六：二字，底本残缺，据正文补。

目 录

---

① 寒：底本残缺，据正文补。

② 吐泻：底本残缺，据正文补。

③ 湿：底本残缺，据正文补。

④ 虚汗：此前十一字，底本残缺，据正文补。

⑤ 咳嗽痰喘：底本残缺，据正文补。

⑥ 劳瘵：底本残缺，据正文补。

乾坤生意上卷

遐龄洞天太乙丹房编

用药大略

君臣佐使论

论曰：上药为君，中药为臣，下药为佐使。为君者，主养命，无毒，多服皆能去病，但其势力和，不为仓卒之效，岁月必获大益。为臣者，主养性，无毒，纵有微毒，斟酌得宜，疗病之功□□□□□□□□□□□□□有毒，除寒热邪气，破□□□□□□□之气□□□利不可常服，病愈即止。大抵养命之药则多君，养性之药则多臣，疗病之药则多佐使。用药之法，如朝廷之制，若多君、少臣、少佐使，则气力不可周也。药有君臣佐使，以相宣摄合和，宜用一君二臣三佐五使，又可一君三臣九佐使也。犹依本性所使，自有定主，详用此者，益当为善。又恐上品君中犹有品列，譬如春秋诸侯，虽并得称王，然犹宗周。臣佐之中，亦当如此。凡合和之体，不必偏用，自随人之聪明，参而用之。但君臣佐使，务要配隶得体，毋相及者。若单一味服之不论。凡药合三百六十五种，应三百六十五度，有单行者，有相须者，有相使者，有相畏者，有相杀者，有相恶者，有相反者。药单行者，七十一种；相随者，一十二种；相使者，九十种；相畏者，七十一种；相杀者，三十六种；相恶者，六十种；相反者，十八种。人参、紫参、玄参、丹参、芍药、细辛，并反藜芦。白芨、白蔹、半夏、括蒌、贝母，并反乌头。大戟、芫花、海藻、甘遂，并反甘草。芫花、海藻，并反大戟。

药性反治论

治病之法，莫不以寒疗热，以热疗寒，塞则通之，通则塞之，益所不胜，损其胜气。平邪伏病，反乃良也。然疾势有大小，药力有重轻，圣贤制方论，必求其所因，以伏其所主，譬犹火也。人间[①]之火，遇草而热，得木而燔，可以湿伏，可以水灭。疾之小者似之。疾之大者则如神龙之火，得湿反焰，得水反燔，寒与热相扼，热与寒相违，不可以常法治之。故经有"热因寒用，寒因热用，通因通用，塞因塞用"之法。治热者，以豆豉浸酒，此因热用寒者也。治寒者，以蜜浸乌头，此因寒用热者也。久痢通滑，必当先去其积；中满实塞，必当峻补其下。经云：寒积内凝，久病泄溏，愈而复发，连历岁时，以热下之，结散痢止，此因通治通之法也。下虚中满之病，补虚则满甚于中，宣导则虚弱转甚，故当疏启其中，峻补其下，此因塞治塞之法也。

用药增减

夫众病积聚皆起于虚，虚生百病。积者，五脏之所积；聚者，六腑之所聚。宣可以去壅，姜、橘之属；通可以去滞，通草、防风之属；补可以去弱，人参、附子之属；通可以去闭，葶苈、大黄之属；重可以去怯，磁石、铁粉之属；轻可以去实，大黄、葛根之属；涩可以去脱，牡砺[②]、龙骨之属；滑可以去著，

---

① 间：此前二十五字，原缺，据宋《医说》卷八病症"反治法"补。
② 砺：据文义，当为"蛎"。

冬葵、榆皮之属；燥可以去湿，桑白皮、赤小豆之属；湿可以去枯，紫石英之属。

药象主治五脏

肝苦急，甘以缓之，甘草；肝欲散以辛者，川芎；补以辛者，细辛；泻以酸者，芍药。①

心苦缓，酸以收之，五味子；心欲软以咸者，芒硝；补以咸者，泽泻；泻以甘者，人参、甘草、黄芪。

脾苦湿，苦以燥之，白术；脾欲缓以甘者，甘草；补以甘者，人参；泻以苦者，黄连。

肺苦气上逆，苦以泻之，黄芩；肺欲收以酸者，白芍药；补以酸者，五味子；泻以辛者，桑白皮。

肾苦燥，辛以润之，黄柏、知母；肾欲坚以苦者，知母；补以苦者，黄柏；泻以咸者，泽泻。

用药身梢

凡根在土者，中半以上，气脉上行也，以生苗者为根；中半已下，气脉下行也，以入土者为梢。病在中焦者用身，在上焦者用根，在下焦者用梢，盖根升而梢降也。大凡用药，以头、身、梢分为上、下、中。病在人身半已上者，天之阳也，用头；在中焦者，用身；在人身半已下者，地之阴也，用梢，述类象形者也。

用药丸散

仲景云：㕮如麻豆大，与㕮咀同意。夫㕮咀者，古之制也。

---

① 此句，原本除"补以辛者，细"外皆缺，据文义及元《汤液本草》卷之一"五脏苦欲补泻药味"补。

古者无铁刃，以口咬细，令如麻豆，为粗药煎之，使药水清饮于腹中，则易升易散，此①谓㕮咀也。今人以刃器剉如麻豆大，此㕮咀之易成也，若一概为细末②，不分清浊矣。经云：清阳发腠理，浊阴走五脏，果何谓也？又曰：清阳实四肢，浊阴归六腑是也。㕮咀之法，取汁清易循行经络故也。若治至高之病，加酒煎，以去湿加生姜煎，补元气以大枣煎，发散风寒以葱白煎，去膈上病以蜜煎。

散者，细末也。不循经络，止去膈上病及脏腑之病。气味厚者，白汤调服，气味薄者，煎熟去渣服，服百丸者，治下部之疾，其丸极大而光且圆；治中焦者次之，治上焦者极小之。稠糊面丸者，取其迟化，直至下焦。或酒或醋丸者，取其收散之意也。犯半夏、南星，或去湿者，以生姜汁煮糊为丸，制其毒也。稀糊丸者，取其易化也。水浸宿，炊饼为丸者，及滴水为丸者，皆取易化也。炼蜜为丸者，取其迟化而气循经络也。蜡丸者，取其难化而旋旋施功也。大抵汤者，荡也，去久病者用之。散者，散也，去急病者用之。丸者，缓也，不能速去其病，用药舒缓而治之也。

用药分两

为君者最多，为臣者次之，佐使者又次之。药之于证，所主同者，则各等分也。

古今方剂分两

古法方剂锱铢分两，与今③不同，谓如㕮咀者，即今剉如麻

---

① 此：此前九字，原缺，据《珍珠囊补遗药性赋》补。
② 末：此前十字，原缺，据《珍珠囊补遗药性赋》补。
③ 与今：原缺，据《伤寒论辩证广注》卷之十三附方剂分两补。

豆大是也。云一升者①，即今之大白盏是也。云铢者，六铢为一分，即今之二钱半也。二十四铢为一两也。云三两者，即今之一两也。云二两者，即今之六钱半也。料例大者，即今三分之一足矣。凡煎药用银石器，微火煎，不可太猛。表汗、下药煎至八分，对病药煎至七分，滋补药煎至六分，不可极干，亦不可猛火。骤干致伤药力也。

五运六气

五运六气者，所以参天地阴阳之理，明五行生克之机，考气候之寒温，察民病之凶吉，推加临补泻之法，施寒热温凉之剂。仲景曰：治伤寒不知运气，如涉海问津；不识经络，如触途冥行。今遵先贤图诀，举其宏纲，撮其机要，直述而易明，一览可知其大略也。

五运配十干之年
甲己得合为土运，乙庚得合为金运，丁壬得合为木运，丙辛得合为水运，戊癸得合为火运。

六气为司天之岁
子午少阴君火，丑未太阴湿土，寅申少阳相火，卯酉阳明燥金，辰戌太阳寒水，巳亥厥阴风木。

南政北政
甲己土运为南政。盖土居中央，君尊南面而行，余四运以臣

---

① 升者：原缺，据《伤寒论辩证广注》卷之十三附方剂分两补。

事之，面北而受令，所以有别也。

十二支年分运气

子午年

少阴君火司天，岁气热化之候。

司天者，天之气候也。

君火者，手少阴心经也。心者，君主之官，神明出焉。君火乃主宰阳气之本，余象生土，乃发生万物之源。

阳明燥金在泉。

在泉者，地之气候也。

初之气，厥阴风木用事，子上父下，益辛泻苦。

自年前十二月大寒节起，至二月惊蛰终止。

天时　寒风切冽，霜雪水冰，蛰虫伏藏。

民病　关节禁固，腰腿疼，中外疮疡。

二之气，少阴君火用事，火盛金衰，补肺泻心。

自二月春分节起，至四月立夏终止。

天时　风雨时寒，雨生羽虫。

民病　淋气郁于上而热，令人目赤。

三之气，少阳相火用事，君相二火，泻苦益辛。

自四月小满节起，至六月小暑终止。

天时　大火行，热气生，羽虫不鸣，燕、百舌、杜宇之类。

民病　厥热，心痛，寒，更作咳喘，目赤。

四之气，太阴湿土用事，子母相顺，泻肺补肾。

自六月大暑节起，至八月白露终止。

天时　大雨时行，寒热互作。

民病　黄疸，衄血，咽干，呕吐，痰饮。

五之气，阳明燥金用事，心盛肺衰，火怕水复。

自八月秋分节起，至十月立冬终止。

天时　温气乃至，初冬尤暖，万物尚荣。

民病　寒热伏邪，于春为疟。

六之气，太阳寒水用事，火衰心病，泻咸益苦。

自十月小雪节起，至十二月小寒终止。

天时　暴寒劲切，火邪恣毒，寒气暴止。

民病　主肿咳喘，甚则血溢，下连小腹而作寒中。

丑未年

太阴湿土司天，岁气湿化之候。

太阴湿土者，足太阴脾经也。脾属中央戊己土，每季寄旺一十八日，合为七十二日，以应一岁六六三百六十日之成数也。

太阳寒水在泉。

初之气，厥阴风木用事，主旺客衰，泻酸补甘。

自年前十二月大寒节起，至闰二月惊①蛰终止。

天时　大风发荣，雨②生毛虫。

民病　血溢，经络拘强，关节不利，身重筋痛。

二之气，少阴君火用事，以下生上，泻甘补咸。

自二月春分节起，至四月立夏终止。

天时　太③火至，疫疠，君令宣行，湿蒸相搏，暴雨时降。

民病　殟疫盛行，远近咸若。

三之气，少阳相火用事，土旺克水，补肾泻脾。

自四月小满节起，至六月小暑终止。

---

① 惊：此前十四字，底本残缺，据《仁斋直指方》所引"乾坤生意"补。

② 雨：此前六字，底本残缺，据《仁斋直指方》所引"乾坤生意"补。

③ 太：同"大"。

天时　雷雨，电雹，地气腾，湿气降。

民病　身重，跗肿，胸腹满，感冒湿气。

四之气，太阴湿土用事，甘旺咸衰，补肾益膀胱。

自六月大暑节起，至八月白露终止。

天时　炎热沸腾，地气升，湿化不流。

民病　腠理热，血暴溢，寒疟，心腹胀，浮肿。

五之气，阳明燥金用事，土能生金，益肝泻肺。

自八月秋分节起，至十月立冬终止。

天时　大凉，雾露降。

民病　皮肤寒，疟痢甚行。

六之气，太阳寒水用事，以上克下，泻脾补肾。

自十月小雪节起，至十①一月小寒终止。

天时　大寒凝②冽。

民病　关节禁固，腰腿拘痛。

寅申年

少阳相火司天，岁气火化之候。

少阳相火者，三焦浮流之火，火邪炎上，上克肺金，金受克，肾水失母，则上盛下虚，虚阳上攻，变生诸疾，致伤元气。

厥阴风木在泉。

初之气，厥阴风木用事，子父相逢，泻苦益辛。

自年前十二月大寒节起，至二月惊蛰终止。

天时　热风伤人，时气流行。

民病　寒热交作，咳逆头痛，血气不调，心腹不快。

---

① 十：此前八字，底本残缺，据《仁斋直指方》所引"乾坤生意"补。

② 凝：此前四字，底本残缺，据《仁斋直指方》所引"乾坤生意"补。

二之气，少阴君火用事，肺衰心盛，制苦益辛。

自二月春分节起，至四月立夏终止。

天时　暴风疾雨，温湿相蒸。

民病　上热咳逆，胸膈不利，头疼寒热。

三之气，少阳相火用事，夏旺火炽，补肺益大肠。

自四月小满节起，至六月小暑终止。

天时　炎暑亢旱，草萎河输。

民病　烦热，目赤喉闭，失血，热渴，风邪，人多暴死。

四之气，太阴湿土用事，火能生土，泻①甘补咸。

自六月大暑节起，至八月白露终止②。

天时　风雨时降，炎③暑未去。

民病　疟痢交作，寒热头疼。

五之气，阳明燥金用事，肺金受邪，泻苦补辛。

自八月秋分④节起，至十月立冬终止。

天时　寒热风雨，草木黄落。

民病　寒邪风热，君子周密。

六之气，太阳寒水用事，心火受克，泻咸补苦。

自十月小雪节起，至十一月小寒终止。

天时　寒温无时，地气正寒，霜露乃降。

民病　感冒寒邪，关节不利，心腹痛。

卯酉年

阳明燥金司天，岁气燥化之候。

---

① 泻：此前十三字，底本残缺，据《仁斋直指方》所引"乾坤生意"补。

② 此句底本残缺，据《仁斋直指方》所引"乾坤生意"补。

③ 炎：此前四字，底本残缺，据《仁斋直指方》所引"乾坤生意"补。

④ 分：此后二字，底本残缺，据《仁斋直指方》所引"乾坤生意"补。

阳明燥金者，肺与大肠之气象，庚辛金也。

少阴君火在泉。

初之气，厥阴风木用事，金木相克，补酸泻辛。

自年前十二月大寒节起，至二月惊蛰终止。

天时　阴治①凝，风始肃，水乃冰寒，雨多，花开迟。

民病　寒热浮肿，失血，呕吐②，小便赤淋。

二之气，少阴君火用事，火盛金衰，泻苦益辛③。

自二月春分节起，至四月立夏终止。

天时　臣居君位，大热早行。

民病　疫疬流行，人多猝暴。

三之气，少阳相火用事，主盛客衰④，泻心补肺。

自四月小满节起，至六月小暑终止。

天时　燥热交合，风雨暴至。

民病　寒热头疼，心烦作渴。

四之气，太阴湿土用事，以下生上，泻辛益酸。

自六月大暑节起，至八月白露终止。

天时　早秋寒雨，有伤苗稼。

民病　卒暴寒热，风邪伤人，心疼，浮肿，疮疡，失血。

五之气，阳明燥金用事，金盛木衰，泻肺补肝。

自八月秋分节起，至十月立冬终止。

天时　冬行春令，草木生青，风雨生虫。

民病　寒热作痢，气血不和。

---

① 治：据上下文义，当为"始"。

② 吐：此后四字，底本残缺，据《仁斋直指方》所引"乾坤生意"补。

③ 辛：此前十三字，底本残缺，据《仁斋直指方》所引"乾坤生意"补。此后三行字，原书亦缺，据《仁斋直指方》所引"乾坤生意"补。

④ 衰：此后三字，底本残缺，据《仁斋直指方》所引"乾坤生意"补。

六之气，太阳寒水用事，客来助主，益苦泻咸。

自十月小雪节起，至十二月小寒终止。

天时　气候反温，热①虫出现，反行春令。

民病　疫疠，温毒，寒热伏邪。

辰戌年

太阳寒水司天，岁气寒化之候。

太阳寒水者，足膀胱经也，与②手少阴肾经合为表里③，属北方壬癸水。

太阴湿土在泉。

初之气，厥阴风木用事，脾胃受邪，泻咸助甘。

自年前十二月大寒节起，至二月惊蛰终止。

天时　气早暖，草早荣，温风至。

民病　殟疫，寒热，头疼呕吐，疮疡。

二之气，少阴君火用事，心火受邪，泻咸补甘。

自二月春分节起，至四月立夏终止。

天时　春寒多雨，寒湿无时。

民病　气郁，中满，浮肿，寒热。

三之气，少阳相火用事，以上克下，泻咸助苦。

自四月小满节起，至六月小暑终止。

天时　暴热乍凉，疾风暴雨。

民病　寒热，吐利，心烦闷乱，痈疽疮疡。

四之气，太阴湿土用事，水旺土衰，泻甘补酸。

---

① 热：据文义，疑为"蛰"。

② 与：此前十字，底本残缺，据《仁斋直指方》所引"乾坤生意"补。此后"手"字，据文义当为"足"。

③ 里：此后六字，底本残缺，据《仁斋直指方》所引"乾坤生意"补。

自六月大暑节起，至八月白露终止。

天时　风湿交争，雨生羽虫，暴风疾雨。

民病　大热短气，赤白痢泻。

五之气，阳明燥金用事，金生水旺，制咸益苦。

自八月秋分节起，至十月立冬终止。

天时　湿热而行，客行主令。

民病　气虚客热，血热妄行，肺气壅盛。

六之气，太阳寒水用事，水盛火衰，泻咸助苦。

自十月小雪节起，至十二月小寒终止。

天时　凝寒，雨雪，地气正，湿令行。

民病　病乃凄惨，孕妇多灾，脾受湿，肺旺肝衰。

己亥年

厥阴风木司天，岁气风化之候。

厥阴风木者，足厥阴肝经也。肝属东方甲乙木，春旺七十二日也。

少阳相火在泉。

初之气，厥阴风木用事，脾胃受邪，泻酸补甘。

自年前十二月大寒节起，至二月惊蛰终止。

天时　寒始肃，客行主令，杀气方至。

民病　寒居右胁，气滞，脾胃虚壅。

二之气，少阴君火用事，火旺金衰，泻心补肺。

自二月春分节起，至四月立夏终止。

天时　寒不去，霜雪冰，杀气施，水草焦，寒雨至。

民病　热中，气血不升降。

三之气，少阳相火用事，肺经受邪，泻苦益辛。

自四月小①满节起，至六月小暑终止。

天时　风热大作，雨生羽虫。

民病　泪出，耳鸣，掉眩。

四之气，太阴湿土用事，木土相刑，泻酸益甘。

自六月大暑节起，至八月白露终止。

天时　热气返用，山泽浮云，暴雨溽湿。

民病　心受邪，黄疸，面为跗肿。

五之气，阳明燥金用事，以金刑木，泻肺益肝。

自八月秋分节起，至十月立冬终止。

天时　燥湿更朦，沉阴乃布，风雨乃行。

民病　寒气及体，肺受风，脾受湿，发为疟。

六之气，太阳寒水用事，主助客胜，泻酸补甘。

自十月小雪节起，至十二月小寒终止。

天时　畏火司令，阳乃火化，蛰虫出现，流水不冰，地气大发，草乃生。

民病　殟疫，心肾相制。

预防中风

夫圣人治未病之病，知未来之疾，此其良也。其中风者，必有先兆之证，觉大拇指及次指麻木不仁，或手足少力，或②肌肉微掣者，此先兆也，三年内必有大风之至。经云：急则③治其标，缓则治其本。宜调其营卫，先服八风散、愈风汤、天麻丸各一料为效，宜常服加减防风通圣散预防其病，则风疾不作而获其

① 小：此前三字，底本残缺，据《仁斋直指方》所引"乾坤生意"补。
② 或：此后五字，底本残缺，据《仁斋直指方》所引"乾坤生意"补。
③ 则：此后二十二字，底本残缺，据《仁斋直指方》所引"乾坤生意"补。

安矣。

愈风汤

服此药行导诸经，久服大风悉去，纵有微邪，只从此药加减治之。如初觉风动，服此不致倒仆，此乃治未病之胜药也。已病者更宜常服，无问男子、妇人及小儿惊痫搐搦、急慢惊风等病，服此神效。又疗肾虚筋弱，语言难，精神昏愦，或肢体偏枯，或肥而半身不遂，或恐而健忘，喜以多思，故思、忘之道皆情不足也，是以乱则百病生于心，静则万病悉去。此药安养心神，调和荣卫。

羌活　甘草　防风　当归　蔓荆子　川芎　细辛　黄芪　枳壳　人参　麻黄　香白芷　甘菊　薄荷　枸杞　柴胡　知母　地骨皮　独活　杜仲　秦艽　黄苓①芍药各三两　石膏　苍术　生地黄各四两　肉桂一两

每服，用水二钟煎，温服。如遇天阴，加生姜煎。空心服，临卧再服药渣，俱要食远服。空心一服，噀下二丹丸，为之②重剂；临卧一服，噀下四白丹，为之轻剂。动以安神，静以清肺③。假令一气之微汗，用愈风汤三两、麻黄一两，均作四服，一服加生姜五片，空心服，以粥投之，得微汗则佳。如一旬之通利，用愈风汤三两、大黄一两，均作四服，如前煎，临卧服，得利则妙。常服之药，不可失四时之转。

如望者④大寒之后，加半夏二两通四两、柴胡二两通四两、人参二两通四两，谓迎而夺少阳之气也。

---

① 苓：据文义，当为"芩"。
② 之：此后二字，据文义补。
③ 清肺：此二字，底本残缺，据《仁斋直指方》所引"乾坤生意"补。
④ 者：据文义，疑为"春"。

望夏之月半，加石膏二两通六两、黄芩二两通五两、知母二两通四两，谓迎而夺阳明之气也。

季夏之月，加防己二两通四两、白术二两、茯苓二两通五两，谓胜脾土之湿也。

初秋大暑之后，加厚朴二两通四两、藿香二两、桂一两通二两，谓迎而夺太阴之气也。

霜降之后望冬，加附子一两、桂一两通二两、当归二两通四两，谓胜少阴之气也。得春，减冬。四时类此。虽立法于四时之加减，更宜临病之际，审病之虚实热寒，土地之宜，邪气之多少。

此药具七情、六欲、四气，无使五脏偏胜，及不动于荣卫。如风祕，服之则永不燥结。如久泻服之，则能自调。初觉风气，便能服此药及天麻丸各一料，相为表里，治未病之胜药也。及已病者，更宜常服。无问男子、妇人、小儿惊痫搐搦、急慢惊风等病，服之神效。如解利四时伤风，随四时加减法。又疗脾肾虚、筋弱、语言难、精神昏愦，及治内弱、风湿。内弱者，乃风热火光体重者，乃风湿土余内弱之为病，或一臂肢体偏枯，或肥而半身不随，或恐而健忘，喜以多思，故思忘之道，皆情不足也。是以心乱则百病生，于心静则万病悉去，故此药能安心养神，调阴阳无偏胜及不动荣卫。

天麻丸

天麻酒拌湿透，浸三日，晒干　牛膝同上浸　萆薢另碾，为细末　玄参各六两　杜仲七两，剉，炒去丝

生地黄一斤　当归　羌活各十两　附子一两

右为末，蜜丸如小豆。每服七十丸，空心温酒、白汤任下。

小续命汤

如暴中风邪，宜先以加减续命汤随证治之。

麻黄去节　人参　黄芩　芍药　防己　肉桂　川芎　杏仁甘草各一两　防风一两半　川乌半两

每服水一钟半、生姜五片，煎一钟，稍热，食前服。

麻黄续命汤

中风无汗、恶寒。

麻黄　防风　杏仁

依本方加一倍。宜针太阳、至阴、出血、昆仑、举蹻。

桂枝续命汤

中风有汗，恶风。

桂枝　芍药　杏仁

已上二证皆太阳经中风也。依本方加一倍，宜针风府。

白虎续命汤

中风无汗，身热不恶寒。

石膏　知母一料，重各加一两　甘草依本方加一倍

葛根续命汤

中风有汗，身热，不恶风。

葛根二两　桂枝　黄芩依本方加一倍

已上二证，阳明经中风也。宜针陷谷，刺厉兑。针陷谷者，去阳明之贼；刺厉兑者，泻阳明经之实也。

干姜续命汤

中风，无汗自凉。

干姜_{加一两}　附子_{加一倍}　甘草_{加三两}

宜刺隐白穴，去太阴之贼也。此一证，太阴经中风也。

附子续命汤

中风有汗，无热。

附子　桂枝　甘草_{依本方加一倍}

宜针太溪。此证，少阴经中风也。

羌活连翘续命汤

中风，六经混淆，系之于少阳、厥阴，或肢节挛痛，或麻木不仁。

羌活_{四两}　连翘_{六两}

古之续命混淆，无六证之别，今各分经治疗，又分经刺法。厥阴之井大敦，刺以通其经。少阳之经绝骨，灸以引其热，是针①灸同象法，治之大体也。已上八方，俱系八风散。

加减防风通圣散

预防风疾，常服取效。

于本方中去硝黄、栀子、石膏、滑石，加乌药、羌活、天麻、僵蚕。体虚气弱者磨木香，痰涎壅盛者，加南星、半夏、枳实。方见"诸风门"。

---

① 其热，是针：原缺，据《素问病机气宜保命集》卷中"中风论第十"补。

四白丹

能消肺气，养魄。谓中风者多昏晕，胃气不清利者，宜服之。

白术　白茯苓　宿砂仁　人参各半两　白檀　藿香各一钱半　知母　细辛各二钱　羌活　独活各二钱半防风　川芎　香附子炒　甘草各五钱　牛黄半钱　甜竹叶二两　龙脑半钱，另研麝香一字，另研　薄荷三钱半

右为细末，炼蜜丸，每两作十丸。临卧用一丸，分五七次嚼之。上清肺气，下强骨髓。

二丹丸

治风邪、健忘。养神定志，和血，内安心神，外华腠理，得睡。

丹参　熟地黄　天门冬去心，各一两半　丹砂　人参　菖蒲各五钱　茯神　麦门冬去心　甘草各一两　远志半两，去心

右为细末，炼蜜丸如梧桐子大，每服五十丸至一百丸，空心，食前，白汤送下。

泻青丸

治中风自汗，昏冒，发热，不恶寒，不能安卧。此是风热烦躁。

当归　龙胆　川芎　栀子　羌活　大黄　防风各等分

右为细末，炼蜜丸如弹子大，每服一丸，竹叶汤化下。

一方

治风病不愈者，宁心定志。

人参　菖蒲　茯神_{去水各等分}

每服，用水一钟半、生姜三片煎服。

清神散

治头昏、目眩、脑痛、耳鸣、鼻塞、声重，消风化痰。

檀香　人参　羌活　防风_{各一两}

薄荷　甘草　荆芥穗_{各四两}　石膏_{四两}　细辛_{二两}

右为细末，每服二钱，沸汤点服。

选奇汤

治眉骨痛不可忍。此乃风疾先兆也。

羌活　防风_{各三钱}　甘草_{二钱，夏月生，冬月炒}　黄芩_{酒制，冬月不可用，热甚者用}

每服，用水二钟煎，温服，食后，时时服之。

诸风（附风痫　头风　破伤风　吐剂）

中风与中气证相类。中风则痰涎壅盛，其脉迟浮则吉，弦急大数则凶，故风为百病之长，方首论之。中之轻者，风在肌肤之间，言语蹇涩，眉角牵引，遍身疮癣，状如虫行，目旋耳鸣，精神恍惚。中之重者，半身不遂，口眼㖞斜。肌肉痛疼，痰涎壅盛，瘫痪不仁，舌强不语。至若口开手散，眼合遗尿，发直，吐沫，摇头直视，声如鼾睡者，难治。

凡初中风跌倒，卒暴昏沉，不省人事，痰涎壅盛，牙关紧闭，药水不下，急以通关散搐醒方可，服药其或不醒者，急以三棱针刺手十指甲角十井穴，当去黑血，就以气针合谷二穴，人中一穴，但觉略醒，得知人事，宜以气针再刺曲池、足三里，再灸颊车、迎香、上星、百会、印堂穴，法备载后针灸门。此乃急救回生之妙诀也。

一、中风卒然不省人事，先以通关散搐醒。

一、中风痰涎壅盛，宜稀涎散投之，取涎为效。

一、中风痰迷心窍，癫痫烦乱，宜用吐剂，方载于后。

一、中风必先理气，然后用以消痰去风之药，宜用乌药顺气散、八味顺气散。

一、中风非小续命汤不能取效，宜以顺气之药互换服之。

一、中风半身不遂、口眼㖞斜，先以顺气之药服之，却宜服星香汤、续命汤。四肢厥者，星附汤、三生饮。

一、中风，风势已定，痰涎壅盛者，宜常服三生丸取效。

一、中风，□□□成瘫痪者，宜服续命丹、仙传黑虎丹、白龙丹、祛风湿酒方、苓茸丸、灵应丹、豨莶丸等药，任选服之。

一、中风有热，热则生风，口干烦躁，面赤心烦，肠胃干燥，宜服防风通圣散。大便自利者，去硝黄，或小醒风汤。

一、中风，头脑昏眩，或偏正头疼，宜服菊花茶调散、芎辛汤、追风散。

一、中风失音者，宜服柯子汤、竹沥汤。

一、中风㾮喑风及破伤风，宜服追风丹。

一、中风之后，病势以退，觉有余热者，宜常服愈风丹。

一、中风之后，病势以退，气虚血弱，宜常服芎归饮。

一、中风瘫痪，病势以定，非针灸不能收其功。

一、诸风寒湿筋骨痪软，及白虎历节风腰腿浑身疼痛者，宜常服乳香黑虎丹、神仙飞步丹、一粒金丹、天麻丹。

一、诸风，半身不遂，手足顽麻，语言蹇滞，皮肤瘙痒，宜服如圣散，病轻者乌荆丸。

一、诸风瘫痪，病势以定，或心神恍惚不宁，及癫痫诸疾、惊悸、神不守舍，宜服安魂白虎丹、归神丹、贞珠丹、琥珀寿星丸。

一、风邪壅盛，痰涎郁结、小儿惊风，宜青州白丸子、苏青丹。

一、诸风服煎药取效，但微有风气，烦闷不宁者，龙星丹主之，小儿惊风亦效。

一、风痫癫狂不知人事，或踰墙上屋，风歌，或笑，或卒然倒地，良久又苏，无时举发者，宜以遂心丹、郁金丹、追风祛痰丸服之。

通关散

治卒中风，昏闷不醒，牙关紧闭，汤水不下。

细辛洗去土叶　猪牙皂角去子，各一钱

右为末，每用少许搐入鼻内，候喷涕服药。

稀涎散

治中风四肢不收，涎潮膈塞，气闭不通。

光明晋矾一两　猪牙皂角四个肥实不蛀者，去黑皮

右为细末，研匀，每服半钱，温水调下，风涎自出。

解毒雄黄丸

治中风卒然倒仆，牙关紧急，不醒人事，并解上膈壅热，痰涎不利，咽喉肿闭，一应热毒。

郁金二钱半　巴豆去皮油，十四个　雄黄研飞，二钱半

右为末，醋煮，面糊丸如绿豆大，每服七丸，热茶清下，吐出顽涎立苏。未吐，再服。如牙关紧急，斡开灌下。

乌药顺气散

治男子妇人一切风气攻注四肢，骨节疼痛，肢体顽麻，手足瘫痪，言语蹇涩者，宜先服此药疏通气道，然后进以风药。

麻黄_{去根节}　陈皮_{去白}　乌药_{各二两}　僵蚕_{去嘴，炒令丝断}

川芎　枳壳_{去穰，炒}　甘草　白芷　桔梗_{各一两}……

每服□钱，水一钟，姜三片，枣一枚，煎服。头疼，加葱白煎。

八味顺气散

凡中风之人，先服此药，顺气后进风药。

白术　白茯苓　青皮　陈皮　白芷　乌药　人参　甘草_{各等分}

每服，水一钟煎，温服。仍以酒化苏合香丸间服，妙。

小续命汤

治半身不遂，口眼喝斜，手足战掉，语言蹇涩。

防风　肉桂　黄芩　防己　芍药　杏仁_{炒微赤，去皮尖}　甘草　川芎　麻黄_{去根}　人参_{各一两}　川乌_{炮，去皮脐，半两}

每服，水一钟，姜五片，枣一枚，煎，食前温服。

星香汤

治中风痰盛，服热药不得者。

南星_{八钱}　木香_{一钱}

每服，水一钟半，姜十片煎，不拘时温服。

星附汤

治中风痰盛，六脉沉伏，不知人事。

附子　南星各一两　木香半两，俱生用

每服，水一钟半，生姜九片，煎服。虚寒甚者，加天雄、川乌，名三建汤。如痰涎壅盛，声如牵锯，服药不下，宜灸关元、丹田二穴各七壮至三七壮。

三生饮

治中风，昏不知人，口眼㖞斜，半身不遂，并痰厥。

川乌　附子去皮，各半两　南星一两　木香二钱半，俱生用

捣罗为散，每服五钱①，生姜十片煎。如不醒人事，以通关散搐于鼻中通其关窍，次以苏合香圆擦牙，连进以生姜自然汁，后随证服药。一法，用南星末揩牙齿，亦开即愈。

三生丸

治痰厥头痛，中风，痰涎壅盛者。

半夏　白附子　天南星各等分

右为末，生姜自然汁浸，蒸饼为丸，如绿豆大，每服四五十丸，食后姜汤下。

续命丹一名神授保生丹

治男子妇人左瘫右痪，口眼㖞斜，半身不遂，失音不语，遍身疼痛，打扑伤损，外感风邪，及诸风痫暗风，角弓反张，目睛上视，搐搦无时，但患风疾皆可服之。

---

① 捣罗为散，每服五钱：原本缺，据《张氏医通》卷十六"星香汤"补。

天南星_{用米泔水浸七日，每日换水，削去皮脐，薄切，晒干，寒天加二日，}六两

川乌_{清水浸七日，每日换水，去皮脐，薄切，晒干，寒天加二日，六两}

草乌_{制法与前同，去皮脐尖，六两}

五灵脂_{清水淘去沙石，晒干，用姜汁浸，晒十日，每日添姜汁，直候其色转}黑，晒干，六两

地龙_{去土，水洗净，晒干，四两}　滴乳香_研　没药_{另研}

白僵蚕_{铁铛炒丝断净，去足嘴}　羌活　天麻_{各三两}

全蝎_{去毒，晒干，生用}　白附子_{生用}　辰砂_{研，各一两}

轻粉_研　雄黄_{研，各一两}　片脑_{一钱半，研}　麝香_{研，一两二钱半}

□□□□□生姜自然汁煮，糯米饭搜和作剂，于石臼□□□□□丸成锭子，晒干，以瓦罐收贮，每服一锭，生姜自然汁和好酒一处磨化，临卧通口热服，以衣被厚盖，汗出为度。服药后，忌诸动风之物三七日。

仙传黑虎丹

治男子妇人虚弱，血气衰败，筋骨寒冷，外感风湿传于手足麻木，腰腿疼痛，久则偏枯，左瘫右痪，口眼㖞斜，诸中风气不能行履，并皆治之。

苍术_{米泔浸二宿，去皮，切作片}　草乌_{洗净，去皮，切作片}

生姜_{净洗，擂碎，各一斤}　葱_{连须叶白捣碎，半斤}

右四味，和一处拌匀腌之，春五日、夏三日、秋七日、冬十日，每日一番拌匀，候日数足，晒干。

五灵脂_{洗净}　乳香_研　没药_{研，各五钱}

穿山甲_{炮去灰土，二两}　自然铜_{火煅醋淬七次，一两}

右同前药为末，用好醋糊为丸，如梧桐子大，每服二十丸，空心热酒送下，间日服尤妙。妇人血海虚冷，肚腹疼痛，临卧醋

汤下，止服二三十丸，不可多服。服后不可饮冷水、冷物，但觉麻木为效，孕妇不可服。

乳香黑虎丹

治诸风寒湿骨节浑身疼痛。

苍术三两　草乌五两　白芷　五灵脂

羌活　川芎　自然铜醋淬七次

…………两　□□一两

右为细末，酒糊为丸，如梧桐子大，百草霜为衣，每服五七十丸，临卧温酒下，忌热物。

金枣丹

治一切风疾等证。

川乌去皮脐，生用　防风生用　两头尖　香白芷

独活　荆芥　蔓荆子各四两　白术

羌活　细辛去土，各三两　全蝎　威灵仙

天麻　僵蚕各二两　木香　雄黄各一两

苍术八两，泔浸　川芎五两　乳香一两　何首乌二两八钱

没药　草乌各一两五钱　藁本二两五钱　当归三两

右为细末，以糯米糊丸如枣大，金箔为衣，每服一锭。破伤风或牙关紧急，用好酒调服，仍将敷患处。蛇伤，入白矾少许敷患处，以津唾调搽亦可。蝎伤唾调搽。伤风流涕，好酒调服。诸般头风，细茶调服，薄荷汤亦可。痔漏，口漱浆水洗过，敷之。多年恶疮口不合者，口漱盐水洗过，敷，徐合嗽喘桑白汤调服。红丝鱼眼、裤脚脑疽、发背疔疮、里外臁疮，用自己小便洗过，井水调敷，薄纸贴上，再用里外搽之。偏正头疼及夹脑风，研为末，吹鼻孔中，吐涎，再用生姜汁调药，涂两太阳穴。洗头风，

温酒调服。丹瘤，井花水调药，毛翎扫三二次。不发灸□□噙水凡过□□二次，知疼痛方止。蜈蚣伤，口噙，以被盖汗出，不出再服，涎出为验，伤处敷之。疯狗咬伤，噙，水洗净，敷之。雷头风并干癣麻痹，温酒调服。

一方

中风口眼喝斜，半身不遂。

用白附子、白僵蚕、全蝎（去毒）并生用，各等分，为末，每服二钱，热酒调下。

一方

风瘫不能行动。

防风去芦　萆薢　当归　桔梗

败龟板　虎骨　川牛膝　枸杞

秦艽　晚蚕沙炒黄色　羌活　干茄根饭上蒸过

苍术炒七次，捣碎　苍耳子　五加皮各二两

右剉碎，用绢袋盛药，以无灰酒一斗浸，坛内密固，煮滚，封七日，开取时不可面向坛口，恐药气冲服。每日早、午、晚，病人自取酒一小盏服之，不许多。病痊药尽，以药渣晒干，研为细末，酒糊为丸如梧桐子大，每服五十丸，温酒送下，日进三服，忌食动风物。

白龙丹

治男子妇人诸般风证，左瘫右痪，半身不遂，口眼喝斜，腰膝疼痛，手足顽麻，语言蹇涩，行止艰难，遍身疮疥，上攻头目，耳内蝉鸣，痰涎不利，皮肤瘙痒，偏正头痛，一切①诸风并皆治之。

甘草②　甘松　藁本　白芷

香附子　良姜　薄荷　当归酒浸

白芍药　羌活　川椒去子炒　广零零③香

藿香叶　全蝎不炒, 各一两　白及一两四钱　人参

升麻　天麻　僵蚕炒去丝　干葛各七钱

茴香炒黄　地骨皮各一两七钱　细辛去土　荆芥穗

甘菊花　麻黄去根, 各一两　草乌十两, 生用　两头尖八两, 生用

川乌生用, 去皮　桔梗各四两　川芎　防风各七两

何首乌二两四钱　豆粉四两, 为糊出　白面半斤, 蛇酒为糊出

寒水石四两, 入药　滑石一斤　麝香二钱, 同滑石为衣

广木香一两半　蕲州白花蛇一条, 去头尾, 酒浸三日, 去骨皮, 将肉焙干, 为末　乌梢蛇上同

右四十一味为末，蛇酒打糊为丸，如弹子大，朱砂为衣，晒干收用，每服一丸，临卧茶清或酒化服，忌诸热物。

苍耳丸

治诸风。

五月五日割取苍耳草叶，洗净，晒干为末，炼蜜丸如梧桐子大，每服十丸，日三服。若身体有风处或如麻豆粒，此为风毒出也，可以针刺，黄汁出尽乃止。

---

① 痛，一切：原缺，据《丹溪心法》卷一补。

② 甘草：原缺，据《济阳纲目·卷一·下·中风·治四肢瘫痪方》补。

③ 零零：即"零陵"。

灵应丹①

治瘫痪四肢不举，风痹等疾。

用麻黄五斤去根节，河水五斗熬，去滓再熬成膏。白芷、桑白皮、苍术、甘松、浮萍各二两，川芎三两，苦参三两，为末，以麻黄膏为丸弹子大，每服一丸，温酒化下，临卧服，隔三二日再服，手足即时轻快。及治卒中风邪，涎潮不利，小儿惊风，服之立效。

防风通圣散

治中风有热，热则生风，头目昏眩，肢体烦疼，痰咳喘满，风热壅盛，口苦咽干，肠胃结燥，并宜服之。

防风　荆芥　当归　芍药

川芎　薄荷叶各一两半连翘　栀子

白术　甘草　桔梗　滑石

石膏　黄芩　麻黄大黄

朴硝　半夏各一两

每服，用水一钟半、生姜三片煎服。常服法②硝黄。

省风汤

治卒中风，口眼喎斜，筋脉抽掣，风盛痰实，涎晕僵仆，头目眩重，胸膈烦满，左瘫右痪，手足麻痹，骨节烦疼，恍惚不定，神忘昏愦，一切风证。

防风去芦　天南星生用，各四两　半夏白好者，水洗，生用

甘草生用　黄芩去粗皮，各二两

---

① 灵应丹：此条，"应"、"麻黄"、"去根节"、"用"、"白皮"、"丸"等多处底本残缺，据《济阳纲目·卷一·下·中风·治四肢瘫痪方》补。

② 法：据文义，疑为"去"。

每服，用水二钟、生姜十片煎，温服，不拘时候。忌诸毒物。

豨莶丸

治中风失音不语，偏风，口眼㖞斜，时吐涎水，四肢麻痹，骨间□□，腰膝无力。

豨莶草五月五日、六月六日、九月九日采者妙

右，取叶洗净，曝干，入甑中，层层洒酒与蜜蒸之，又曝，如此九遍，为末，炼蜜丸如梧桐子大，每服五七十丸，温酒吞下。

灵草丹

治一切风疾。

右，采紫背浮萍草，摊于竹筛内，下着水，晒干，为细末，炼蜜为丸如弹子大，每服一丸，用黑豆淋酒化下，及治脚气、打扑伤损、浑身麻痹。

竹沥饮

治中风不语。用青水竹去枝叶，截作一尺余长，劈作二片，每用不拘多少，或五六十片，以新汲井水浸一宿，如用急，只浸二三时。却以砖二片侧立，阁①竹仰于砖上，砖内以熟火烘竹青，热砖外以碗盛竹流下清水，以瓦瓶收贮，外以冷水浸瓶，收用，或沉井底亦好，每用半钟与病人服之，或入煎药内亦可。

---

① 阁："搁"之古字。

愈风丹

治风疾，常服调理。

防风　连翘　麻黄　黄柏

黄连各半两　川芎　当归　赤芍药

薄荷叶　石膏　桔梗　何首乌各一两

熟地黄　羌活　细辛　甘菊花

天麻各一两　黄芩一两半　白术　荆芥各二钱半

栀子七钱半　滑石五两　甘草二两　僵蚕半两

热甚，加大黄、朴硝各一两。

右为细末，炼蜜为丸，如弹子大，每服一丸，细嚼，茶酒化下，硃砂金箔为衣。

追风散

治诸风头晕。

苍术二两，去皮　全蝎五钱　白芷一两二钱半　川芎二钱半

细辛　川乌　防风　草乌各一两

麻黄　升麻各五钱

右为细末，酒调服。病在上，食前服。病在下，食后服。病在中，夜服。欲汗，再服半钱。

神仙飞步丹

治诸风湿、瘫等证。

苍术八两　草乌四两，不去皮尖　杜芎

香白芷各二两

右用生姜、连须葱各四两，捣烂，和药末拌匀，以磁器□药于内，纸封，勿令出气。春三、夏二、秋七、冬九日，取出晒干

或焙干，与姜葱同为细末，醋糊丸如梧桐子大。每服十五丸，空心，茶酒任下，忌热物。加至二十丸。孕妇勿服。

乌荆丸

治诸风。

川乌头炮，去皮脐，一两　荆芥穗二两

右为细末，醋糊丸如梧桐子大，每服二十丸，温酒或熟水空心下，日三服。

如圣散

治左瘫右痪，半身不遂，口眼㖞斜，腰膝疼痛，手足顽麻，语言蹇涩，行步艰难，遍身疮癣，上攻头目，耳内蝉鸣，痰涎不利，皮肤瘙痒，偏正头疼，一切诸风及破伤风角弓反张，蛇伤、犬咬、金疮、诸风湿等疮并皆治之。

川乌　草乌　苍术各四两　金钗石斛一两

白芷　川芎　细辛　当归

防风　麻黄　荆芥　何首乌

全蝎　天麻　藁本各五钱　甘草三两

人参三钱　两头尖二钱

右为细末，每服一钱，临卧，用温茶或温酒少许调下，切不可多饮酒。服药后忌一切热物饮食，一时恐动风，药觉有麻，是效也。亦可敷贴。

一粒金丹

治一切风疾走注疼痛，手足瘫痪，麻木不仁，及白虎历节等风。

麝香二钱半　好真墨烧烟尽，一钱半　乳香

当归_{晒干}　没药_{各七钱半}　白胶香_{另研}　草乌_{去皮脐}

地龙_{去土}　木鳖子_{去油}　五灵脂_{各一两半}

右为细末，与前药和匀，用糯米糊为丸，如鸡头实大，每服一丸，温酒化下，远年近日寒温①脚气临发时，空心服一丸，脚面黑汗出为效。初中风，不醒人事，牙关不开，研二丸，酒调灌下，立醒。

天麻丹

治诸风瘫痪。

乌头_{八两}　苍术_{四两}　全蝎_{一两}　荆芥

防风　天麻_{各二两}

右为细末，用豆腐和匀作饼，入铜铫，以水满煮药，至半沉半浮存性度，取出，待半干，为丸如梧桐子大，以朱砂为衣，临卧时，先嚼木瓜一片，以好酒吞下二三十丸，服后觉昏沉，吐涎痰一二时为效。

龙星丹

治诸风，热壅痰盛。

牛胆南星　朱砂_{另研，各三钱}　全蝎

片脑_{另研，三字}　牛黄_{另研，三字}　麝香_{另研，一字}　防风

薄荷_{各一钱}　黄芩　黄连_{各二钱}　加青黛_{另研，一钱}

右为细末，炼蜜为丸，如龙眼大，每服一丸，嚼化。

如圣饼子

治风寒气厥，痰饮，一切头疼。

---

① 温：据文义，疑为"湿"。

防风　天麻各半两　南星洗　干姜

川乌各一两, 去皮脐　川芎　甘草炙, 各二两　半夏生, 半两

右为细末, 滴水为饼, 每服五饼, 同荆芥细嚼, 茶酒任下

……

追风丹

治风痫, 及破伤风、暗风。

川芎二两　细辛六钱　半夏汤泡, 七次　桔梗

附子炮, 去皮脐　薄荷叶　川乌　白附子各一两

鱼鳔炙, 去烟, 二两　人参去芦　朱砂另研, 各六钱

白花蛇酒浸, 去皮骨, 取净肉□干

蜈蚣四条, 金头赤足, 酒炙黄色　南星三钱

大蝎尾去钩, 二钱, 生用　麝香另研, 净四钱

右为末, 生姜汁和剂为锭, 每服一锭, 温酒化下, 以汗出为度。

青州白丸子

治风痰壅盛, 手足瘫痪及小儿惊风。

半夏生用, 七两　川乌半两, 去皮脐, 生用　白附子　南星各二两, 生用

右捣罗为末, 以生绢袋盛于井花水摆出。如未出者, 更以手揉令出, 以渣更研, 再入绢袋, 摆尽为度。放磁盆中日晒夜露, 每日一换新水, 搅而复澄, 以春五、夏三、秋七、冬十, 去水, 晒干如玉片, 碎研, 以糯米粉煎粥清, 为丸如绿豆大, 常服二十丸, 生姜汤下。如瘫痪, 温酒送下。

苏青丹

治证同前。

青州白丸子末三两　苏合香丸末一两

右二末和匀，用姜汁面糊为丸，如梧桐子大，淡姜汤吞下三四十丸。

苏合香丸

疗传尸，骨蒸，殢殢肺痿，痓忤鬼气，卒心痛，霍乱吐痢，时气鬼魅，瘴疟，赤白暴痢，瘀血月闭，痃癖丁肿，惊痫，小儿吐乳，大人狐狸①等病。小儿用大绯绢袋盛，当心带之，一切邪鬼不敢近。凡人痰气及中风痰涎壅上，喉中有声，不能下者，用青州白丸子同丸，生姜自然汁化下，立效。产妇中风，小儿惊风，牙关紧硬不开及不省者，擦牙即开，然后用风药治之。小儿吐泻惊疳，先用火焙此药，然后用生姜、葱白自然汁化开，白汤调灌。脚气冲心者，用蓖麻子去壳搥碎，和丸敷贴脚心，疼痛立止。心腹绞痛，中满呕吐，姜汤化服。大人小儿伤风咳嗽，姜葱汁化，白汤调下。中风狂乱，如见鬼神者，白汤调服。

白术　青木香　朱砂研，水飞　乌犀屑

沉香　麝香研　诃梨勒煨，取皮　丁香

安息香另为末，用无灰酒一升熬膏　荜拨　白檀香

香附子炒去毛，各二两　龙脑研　薰陆香另研

苏合香油入安息香膏内，各一两

右为末，研匀，用安息香膏并炼白蜜和剂，每服旋丸如梧桐子大，取井花水，温冷任意，下四丸。老人、小儿服一丸，温酒

---

① 狐狸：原缺，据《太平惠民和剂局方》卷三"麝香苏合丸"补。

化服。

一方
治口眼㖞斜。

南星　草乌各一个　白及　僵蚕各一钱

□□□□□□□成膏敷。

一法
用南星不以多少，为末，生姜自然汁调，左㖞贴左，右㖞贴右，如正洗去。

芎归饮
治中风后，人事虚弱。

芎䓖　当归去芦，酒浸　防风各等分

每服，用水一钟煎，不拘时温服。

一方
治中风，面目举引，口偏不能言。

独活　竹沥　生地黄汁

右等分，水二钟煎至一钟，通口食后服。

安魂琥珀丹
治中风，左瘫右痪，口眼㖞斜，心神不宁。

天麻　川芎　防风　细辛

白芷　羌活　川乌炮，去脐皮　荆芥穗

僵蚕各一两　薄荷叶三两　全蝎　粉草

藿香　朱砂水飞，研细，各半两　麝香

珎珠　琥珀各一钱

右为细末，炼蜜丸如弹子大，金箔为衣，空心，茶清或酒送下一丸。若蛇伤、狗咬、破伤风牙关紧急，先用一丸擦牙，后用茶清调下一丸。如小儿初觉出痘疹，即用茶清调一丸与服，大能安魂定魄，疏风顺气。

诃子汤[①]

治诸风，失音不语。

诃子四个，半生半炮　桔梗一两，半生半炒　甘草一寸，半生半炒

右为末，每服五钱，用童子小便一钟煎至七沸，调服。甚者不过三服。

胡麻散

治一切风疾，浑身瘙痒，瘾疹，麻木不仁。

胡麻子　威灵仙　何首乌　苦参

甘草　石菖蒲

右等分为细末，每服三钱，酒调下。

一方

治中风，不省人事，痰壅。

用生白矾二钱，为末，生姜汁调，斡开口灌下，吐痰即醒。

---

① 诃子汤：此方名"子"字及方中诃子的炮制法"四个，半生半炮"，原缺，据《济阳纲目·卷一百零六·咽喉喉痹·治喉喑方》补。

风　痫

遂心丹　治风疾癫痫，妇人心风血邪。

甘遂一钱，坚实不蛀者

右为末，用猪心取管血三条，和甘遂末，将心批作两边，甘遂末入在内，令线缚定，外用皮纸裹，慢火煨熟，不可焦，取末细研，入辰砂末一钱，和匀，分作四丸，每服一丸，将所煨猪心煎汤化下，大便下恶物为效。

郁金丹　治痫疾。

川芎二两　防风　郁金　猪牙皂角

明矾各一两　蜈蚣黄脚、赤脚各一条

右为细末，蒸饼丸如梧桐子大，空心，茶清下十五丸。

追风祛痰丸　治诸风痫，暗风。

防风　天麻　僵蚕炒去丝嘴　白附子煨，各一两

全蝎去毒，炒　木香各五钱　朱砂另研，为衣，七钱半

猪牙皂角炒，一两　白矾枯，五钱

半夏汤泡七次，碾为末，称六两，分作二分，一分用生姜汁作曲，一分用皂角洗，浆作曲。

南星三两，到，一半化白凡水浸，一半皂角浆浸，各一宿

右为细末，姜汁糊为丸，如梧桐子大，每服七八十丸，食远临卧，用淡姜汤或薄荷汤下。

五痫神应丹　癫痫发作，不问远年近日，并宜服之。

天南星炮　半夏汤洗七次，各二两　乌蛇酒浸一夕，去皮骨，焙干，一两

白僵蚕一两半，炒去丝　朱砂一钱，另研　全蝎二钱，去毒，炒

雄黄一钱半，另研　蜈蚣半条，去头足，炙　麝香三钱，另研　白矾一两

白附子半两，炒　　皂角四两，搥碎，水半升，将汁与白矾一同熬干，研

右为末，姜汁煮糊为丸，如梧桐子大，每服三十丸，姜汤送下。

坠痰丸　治风痫。

天南星九蒸九晒

右为末，姜汁糊为丸，如梧桐子大，每服二十丸，人参汤、菖蒲麦门冬汤任下。

镇心丹　治诸痫。

好辰砂不拘多少

右为细末，猪心血和匀，以蒸饼裹剂，蒸熟取出，丸如梧桐子大，每服一丸，食后临卧，人参汤下。

参砂丸　治风痫。

人参　蛤粉　朱砂各等分

右三味为细末，猪心血为丸，如梧桐子大，每服三十丸，食远，金银汤下。

真珠丹　肝经因虚内受风邪，卧则魂散不守，时或惊悸。

真珠母三钱，研　　熟地黄　当归各一两半　酸枣仁

柏子仁　人参各一两　犀角　茯神

沉香　龙齿各五钱

右为末，炼蜜丸如梧桐子大，辰砂为衣，每服四五十丸，金银薄荷汤下，日三服。

琥珀寿星丸　宁神定志，去风化痰。

天南星一斤，掘坑深二尺，用炭火三十斤，于坑内烧红，取出炭，扫净，用好酒五升浇之，将南星趁热下坑内，用盆急盖讫，泥壅合，经一宿开，取出再焙干，为末，入琥珀末一两，朱砂末五钱，和匀，以生姜汁煮糊熟，然后入猪心血三具搅匀，和末为丸，如梧桐子大，朱砂为衣，每服五十丸，人参汤空心送

下，日三服，神效。

归神丹　治癫痫诸疾惊悸，神不守舍。

颗块朱砂二两，猪心内酒蒸　金箔二十片　白茯苓

酸枣仁　罗参　当归各二两　银箔二十片

琥珀　远志姜制　龙齿各一两

右为细末，酒煮糊，为丸如梧桐子大，每服二三十丸，麦门冬汤下，炒酸枣仁汤亦可。

通泄散　治风涎暴作，气塞倒卧。

苦丁香为末，三钱

右加轻粉一字，水半合，调匀灌之，良久涎自出。如未出，含砂糖一块，下咽涎出。

一方　治远年近日风痫，心恙风狂，中风涎潮，牙关不开，破伤风搐者，用皂角（不蛀肥者）一斤，去皮弦，切碎，以酸浆水一碗浸，春秋三四日，夏一二日，冬七日，揉去滓，将汁入银器或砂锅，慢火熬，以槐柳枝搅成膏，取出摊厚纸上，阴干收顿，用时取手掌大一片，以温浆水化在盏内，用竹筒灌入病人鼻孔内，良久涎出为验。欲涎止，服温盐汤一二口便止。忌雉鱼、生硬湿面等物。

头　风

菊花茶调散　治诸风，头目昏重，偏正头痛，鼻塞声重。

菊花　川芎　荆芥穗各四两　羌活

甘草　白芷①各二两　细辛一两，洗净　防风去芦，一两半

---

①　白芷：此处"白芷各二两"，底本残缺，据《仁斋直指方论（附补遗）·卷之十九·头风·附诸方》补。

蝉蜕　僵蚕　薄荷各五钱

右为细末，每服二钱，食后，用茶清调下。

芎辛汤　治膈痰风厥，头目昏疼，鼻塞声重，肩背拘急。

川芎五钱　细辛三钱　甘草一钱半，炙

每服，用水一钟半煎，食后温服。

一方　治一切头风，用猪牙皂角（炮）、玄胡索各一钱，青黛半钱，为末，滴水为丸，如梧桐子大，捏作饼子，晒干，每用一饼，新水化开，男左女右，仰面，以芦筒鼻内灌之，口咬铜钱一十五文，其涎便出。更不再发。亦治痰疾妙。

一方　天麻、防风、川芎等分为末，每服二钱，温酒食后调下。以豆豉汤洗头，避风即愈。

一方　治痰厥头疼，半夏、天南星、白附子，等分为末，生姜自然汁浸，蒸饼为丸，如绿豆大，每服四十丸，食后用姜汤送下。

一法　治偏头疼，以雄黄、细辛等分研末，每服一字，左边疼吹右鼻内，右边疼吹左鼻内。

神灵散　治偏正头疼、眼疼不止及破伤风等疾。

焰硝一两　黄丹　雄黄各三钱

没药　乳香各二钱

右为细末，令患人口噙温水，用竹筒吹药入鼻中少许。

金花一圣散　治头风。

川芎　川乌　白芷各等分

右为末，每服二钱，生葱三寸、薄荷叶三四皮，同煎，食后服，临卧亦可。

一法　治偏头风。

用荜拨为末，令患者口中含，左边痛左鼻吸一字，右边疼右边鼻吸一字，甚效。

石膏散 治头疼不可忍者。

麻黄 石膏_{各一两} 葛根_{七钱半}

何首乌_{半两}

每服，用水一钟、生姜三片煎，温服。极者，三服，神效。

一方

川芎 石膏 白芷

右为末，每服四钱，热茶清调下。

乌药散 治气晕，因气所触，心腹胀满，呕吐酸水，头目昏眩，用天台乌药、川芎等分为末，每服二钱，食后茶清调下，葱汤亦可。

芎芷散 治一切头疼。

川芎 细辛 白芷

右为末，每服三钱，食后，热茶调下。

芎附散 治偏正头疼。

川芎_{二两，生用} 香附子_{去毛，四两}

右为末，每服一钱，好酒调下。

都梁丸 治风吹项背，头目昏眩，妇人产前产后伤风头痛并皆治之。

香白芷_{刷干净，糟七日，取出切片，晒}

右为细末，炼蜜丸如弹子大，每服一丸，细嚼，用荆芥汤点茶下。

破伤风

························原书可能缺三页左右

夺命散 治破伤风，角弓反张，牙关紧急。

用天麻、白芷、川乌（去皮）各二钱，草乌、雄黄各一钱，为末，酒糊丸如梧桐子大，每服十丸，温酒送下，不拘时。

一字散 治破伤风。

金头蜈蚣一枚，去头足，炙 草乌去芦 天麻各半两

全蝎十个 白芷少许

右为末，每服一字，发热，茶清调下；发寒，温酒调下，或半夏茯苓煎汤亦可。

玉真散 治破伤风及金刀伤，打扑伤损。

南星 防风各等分

右为末，以□敷贴疮口，温酒调下一钱。如牙关紧急、角弓反张，用二钱，童子小便调下。或因殴打，内有伤损，以一钱温酒调下。打伤欲毙，但心头微温，以童子小便灌下二钱，并进三服。又治疯狗咬破，先以口噙浆水洗净，用绵揾干贴之，更不再发，大有神效。

蜈蚣散 治破伤风搐搦，角弓反张。

蜈蚣一枚，去毒，炒 全蝎一对，炒，去毒

右为细末，如发时，用一字或二字擦牙缝内，或吹鼻中。

草乌散 治破伤风。

用草乌不拘多少，为末，每服二字，温酒调服，汗出为效。不出，再服。

乌梢散 治破伤风及洗头风。

乌梢蛇酒浸一宿，去骨，六钱 麻黄一两 草乌

干姜 附子炮 川芎 白附子

天麻各半两 蝎稍二钱半

右为末，每服一钱，热酒调下，日三服。重者，三五日见效。

吐 剂

独圣散　治中风，痰迷心窍，癫狂烦乱，人事昏沉，痰涎壅盛，及治五痫、心风等证。

瓜蒂_{不拘多少}

右为细末，每服一钱，以齑汁调下。

二神散　治证同前。

常山_{一两}　葱管藜芦_{半两}

　　每服，用水一钟，空心服。

三仙散　治证同前。

防风_{去芦}　瓜蒂_{微火烘，细剉，研为细末，各五钱}

葱管藜芦_{一两}

　　右为粗末，每服三五钱，以齑水二钟，煎七八沸，去渣，将渣又用齑水一钟，煎至半钟，却将先二钟药汁合作一处，再熬五七沸，去渣澄清，放温，徐徐服之，不必尽剂，以吐为度。

四灵散　治证同前。

瓜蒂_{一钱}　人参芦_{一钱}　赤小豆　甘草_{各一钱半}

右为细末，每服一二钱或半钱，量人虚实，加减用之，空心，齑汁调下。

五玄散　治证同前。

猪牙皂角_{不蛀者，去皮弦，炙}　绿矾_{各一钱}

明矾_{二钱}　赤小豆_{一钱}　葱管藜芦_{五钱}

右为细末，每服半钱或一二钱，斡开牙关，浆水调灌之。

六应散　治证同前。

郁金　滑石　川芎_{各等分}

右为细末，每服一二钱，量虚实加减，以齑汁调，空心服。

已上六方并系吐剂，乃斩关夺门之法，任选用之，取效为度。凡服吐剂，不须尽剂，服药后，约人行十里，未吐，以温茶一钟，入香油数点投之，良久，以鹅翎喉内徐徐牵引，得吐即止。未吐，再投吐药。如服吐药呕吐不止者，以麝香少许研水饮之，即解。

五　痹

五痹汤　治风寒温①气客留肌体，手足缓弱，麻顽不仁。

片子姜黄一两，洗去灰土　羌活　白术

防风各一两　甘草微炙，半两

用水钟半、姜七片煎服。病在上，食后服；病在下，食前服。

芎附汤　治五种痹痛自腿臂间发作不定者。

小川芎　附子　黄芪　白术

防风　当归　桂心　柴胡

甘草　熟地黄各等分

用水一钟、姜三片、枣一枚煎，空心服。

蠲痹汤　治手足冷痹，腰腿沉重，及身体烦疼，背项拘急。

当归去芦，酒浸　赤芍药　黄芪去芦　羌活

甘草炙，四两　片子姜黄　防风各一两半

用水一钟半、姜五片、枣一枚煎，温服。

防风汤　治血痹，皮肤不仁。

防风二两　川独活　川当归去芦，洗　赤茯苓去皮

秦艽去芦　赤芍药　黄芩各一两　杏仁去皮尖

---

① 温：据文义，当为"湿"。

桂心_{不见火}　甘草_{炙，各半两}

用水一钟半、姜五片煎七分，温服，不拘时。

续断丸　治寒湿之气痹滞，关节麻木疼痛。

人参　防风　鹿角胶　白术_{炮，各七两}

干地黄_{三两}　黄芪　续断　薏苡仁

牡丹皮　桂心　山茱萸　白茯苓

麦门冬　山芋　石斛_{各一两}

右为末，蜜丸如梧桐子，每服五十丸，温酒空心下。

升麻汤　治热痹，肌肉热极，体上如鼠走，唇口反纵，皮色变。兼治诸风。

升麻_{三两}　茯神_{去皮}　人参　防风

犀角_{剉屑}　羚羊角_{剉屑}　羌活_{各一两}　官桂_{半两}

右为末，每服四钱，水二钟、姜三片、竹沥少许同煎，温服。

防风天麻散　治风麻痹走注，肢节疼痛。又治中风偏枯。

天麻　防风　草乌头　甘草

原件短缺 P50

川芎　羌活　当归_{焙，酒洗}　香白芷

白附子　荆芥穗_{各半两}　滑石_{二两}

右为末，每服半钱，热酒化，蜜少许或一钱，觉药力运行，微麻为度。或蜜为丸如弹子大，热酒化下一丸或半丸。细嚼，白汤化下亦可。

寒

夫寒为天地杀厉之气，中之轻者，霍乱吐泻，脐腹冷痛，中之重者，口噤失音，四肢僵直，昏不知人，挛急疼痛，宜以姜附

之药温散寒气，切不可作伤寒治之，妄用吐下。如舌卷□□□□□

芍药各三钱　干姜四钱　半夏汤泡，三钱

每服，用水一钟半、姜三片、葱白三根煎，热服。呕吐，煨姜煎。挟气，加茱萸煎。调经催产，入艾醋煎。

理中汤　治五藏中寒，口噤失音，四肢僵直，胃脘停痰。

人参　干姜　白术各一两　甘草半两

每服，用水一钟煎，温服。如重，加炮附子。

姜附汤　治体虚中寒，不知人事，脐腹冷痛，霍乱转筋。

干姜一两　附子生用，去皮脐

每服三钱，水一钟半煎，温服。

一方　治脾胃虚寒，霍乱，心脾腹痛，

用良姜为末，米□□二钱服。

一方　治膈下冷气或酒食饱满，

用青皮四两，汤洗一宿，去穰，入盐七钱，炒焦为末，每服一钱，沸汤点服。

暑（附霍乱　吐泻　搅肠沙）

凡人中暑，先省于心，一时昏迷，切不可与冷水饮，并卧湿地。其法：先以热汤灌，及用布蘸热汤熨脐并气海，续续令暖气透彻脐腹，俟其苏省，然后进药。若旅途中卒然晕倒，急扶在阴凉处，掬路中热灰土作窝于脐中，令人尿其内，即苏。却搅地浆，饮之半碗，或车轮土五钱，冷水调，澄清服，皆可。

黄连香薷散　治伏暑引饮，口燥咽干，或吐或泻。

白扁豆炒，半斤　厚朴姜制，半斤　香薷一斤　黄连姜汁炒，四两

每服，用水一钟、酒一分同煎，水中沉冷吃。手足搐搦，加

羌活、白芷煎。

五苓散　治中暑烦渴，身热头疼，霍乱吐泻。

泽泻二两半　白术　猪苓　赤茯苓各一两半

肉桂一两

右为细末，每服二钱，热汤调。如咬咀煎服，用灯心二十□□□□□□□砂尤妙。

益元散　治中暑身热，小便不利，此药除胃脘积热。

滑石六两　甘草一两

右为细末，每服三钱，加蜜少许，热汤、冷水任意下。

十味香薷散　消暑气，和皮①胃。

人参　陈皮　白术　茯苓

黄芪　厚朴制　木瓜　扁豆

甘草各半两　香薷二两

右为末，每服二钱，热汤、冷水任下。

缩脾饮　消暑气，除烦渴。

砂仁　乌梅肉　草果煨　甘草各半两

干葛　扁豆各二两

每服，用水一大钟煎，沉冷服。

二气丹　方见丹药内。

来复丹　方见丹药内。

枇杷叶散　治中暑伏热，烦渴引饮，呕吐鲜血。

枇杷叶炙，去毛②，半两　香薷三钱　白茅根

甘草炙　木瓜各一两　陈皮半两　麦门冬去心，一两

丁香半两　厚朴姜汁炙，半两

---

① 皮：据文义，当为"脾"。

② 去毛：原缺，据《太平惠民和剂局方》治伤寒（附中暑）卷之二"枇杷叶散"补。

每服二钱，水一钟、姜三片煎，温服。烦躁，为末，冷水调下。

桂苓甘露饮　治伏暑，引饮过多，肚腹膨胀。霍乱泻痢并皆治之。

白术　猪苓_{去皮}　白茯苓_{去皮}　滑石_{研，各二两}

甘草_炙　寒水石_研　泽泻_{各一两}　肉桂_{去皮，半两}

右为末，每服三钱，热汤或冷水调下，不拘时。入蜜少许，亦可。

六和汤　治心脾不调，气不升降，霍乱转筋，呕吐泄泻，寒热交作，痰喘咳嗽，胸膈痞满，头目昏痛，肢体浮肿，嗜卧怠惰，小便赤涩，并伤寒阴阳不分，冒暑伏热烦闷，或成痢疾，中酒烦渴畏食，妇人胎前产后并宜服之。

半夏　杏仁　缩砂　人参

甘草_{各一两}　赤茯苓　藿香　木瓜

白扁豆_{各二两}

每服，用水二钟、生姜三片、枣一枚煎，不拘时服。

二香散　治暑湿相抟，霍乱转筋，烦渴闷乱。

藿香_{三两}　半夏　陈皮　桔梗

白术　腹皮　茯苓　厚朴

紫苏　白芷_{各一两}　甘草_{二两半}　黄连_{四两}

香薷_{一斤}　扁豆_{半斤}

每服，用水一钟半、生姜三片、葱白二根煎，食后热服。用大蒜三两瓣细嚼，温汤送下，禁冷水，即愈。

霍乱吐泻

一方　治霍乱吐泻不止，用艾一握，水二升，煎一升，频服。

一方 治霍乱吐泻转筋，头旋眼花，四肢逆冷。

用吴茱萸、木瓜、食盐各半两，同炒焦，先以瓦罐用冷水三钟煎百沸，入前三味，煎至二钟，服之。

搅肠沙

一方 治搅肠沙，痛不可忍，展转在地，或起或仆，其肠绞缩在腹，急以盐半两，用热汤调，灌入病人口中，盐气一到腹，其腹即定。

一方 用马兰根叶细嚼食之，即可。

湿

凡湿气中人，身体沉重，腰冷痛，如坐水中，小便赤少，大便溏泄，先当疏利小便，不可轻易汗、下，并用火攻，慎之。

五苓散 治伤湿有热，小便赤少。方见中暑类。

除湿汤 治寒湿所伤，身体沉重，腰脚酸疼，大便溏泄，小便或涩或利。

半夏炒 厚朴姜制 藿香 苍术制，各二两

陈皮 白茯苓 白术各一两 甘草炙，七钱

每服，用水一钟半、姜七片、枣一枚煎，食前服。

渗湿汤 治寒湿所伤，身体沉重，如坐水中，小便赤少，大便溏泄。

苍术制 白术 茯苓 甘草炙

干姜炮 陈皮各一两 丁香一钱

每服，用水一钟半、生姜三片、枣一枚煎，空心温服。

胜湿汤　治坐卧湿地，身重脚弱，关节疼痛，发热恶寒，或多汗恶风，或小便不利，大便溏泄。

白术一两　人参　干姜炮　芍药

附子炮　茯苓　桂枝炙，各半两

每服，用水一钟半、生姜五片、枣一枚，煎服。

仙传黑虎丹

乳香黑虎丹

外感风湿传于手足，筋骨寒冷，浑身疼痛。已上二方见"风门"。

当归拈痛汤

治湿热为病，肢体烦疼，肩背沉重，胸膈不利，下痊于胫，肿痛不可忍者。

甘草　茵陈酒浸　黄芩酒制，生用　羌活炙，半两

防风　知母酒洗　猪苓去皮　泽泻

当归身各三两　苦参①炒　升麻　苍术

人参　葛根各二钱　白术一钱半

每服，用水二钟半，先以水拌湿，候少时，煎至一钟，食前温服。待少时羹膳压之。

一方　治风湿。

用苍术一斤，米泔浸，竹刀刮去皮，晒干为片，以半斤用童便浸一宿，半斤用酒浸一宿，焙干，为末，每服一钱，空心盐汤或酒调下。常服除湿、壮筋骨、明目。

---

① 苦参：此二字，底本缺，据《本草发挥·卷四·五行制方生克法（附汤例）》补。

独活寄生汤 治肾气虚弱，为风湿所乘，流注腰膝，或挛拳①掣痛，不可屈伸，或缓弱冷痹，行步无力，并皆治之。

独活三两　细辛　桂心不见火　川芎

防风去芦　牛膝酒浸　白芍药　人参

熟地黄　秦艽去土　杜仲炒去丝　当归

甘草炙　茯苓　桑寄生如无，以续断代之，各二两

每服，水一钟煎，空心服。

透骨丹 治风湿腰腿，筋骨疼痛。

两头尖一两　川乌　白术　当归各二两

川芎　五灵脂　穿山甲　自然铜各一两

乳香　没药　草乌各五钱　核桃四十九个，去皮

虎胫骨酥炙，二两

右为细末，酒糊为丸，如梧桐子大，每服二三十丸，空心，温酒送下。

伤 寒

发汗法 凡发汗，务要以衣被厚盖，汗出欲令手足俱周，漐漐然一时许为佳，不欲如水淋漓。服药中病即已，不必尽剂。三日内者可汗。

取汗法 伤寒，初觉头疼，恶寒发热，身体疼痛，脉洪者，用葱白一握，姜、豉一两，以水煮，热服，以被暖盖取汗。如不汗，更用葛根、升麻煎服，必汗。若又不汗，更加麻黄取汗。

转下法 凡转下，须体认得合下之证。明白在阳明胃经，则不拘日数，过时失下，则气血不通，四肢便厥。不识，返疑是阴

---

① 拳：原缺，据《仁术便览》卷一"独活寄生汤"补。

厥，复进热药，祸如反掌。若少阴肾经、太阴脾经下证，悉用药，已大便利者，止，不须尽剂。阳明病得利，瘥。

取吐法　凡取吐，服吐药后，不大吐，当以手指探之，便吐。不吐，稍增药，以吐为度。若吐少，病不除，明日再服吐药，可至再三。但人虚宜少吐，药力过时不吐者，啜热汤一升，以助药力，不必尽剂。吐讫，便可食。若服药过多者，饮水解之。

水渍法　以青绵布数重，新水渍之，稍挼去水，搭于胸膈上，须臾蒸热又渍，令冷，如前用之，仍数易新水，日数拾易。热甚者，置病人于水中，热势才退则已。

葱熨法　以葱一束，用线缠紧，去根叶，惟存白三寸许，先以火煻一面令通热，乃以热处着病人脐上，以熨斗盛火熨之，令葱热气透腹中，更作三四束，遇一束坏则易一束，候病人醒，手足温有汗，乃止。

蒸法　以薪火烧地良久，扫除去火，以水洒之，取蚕沙、柏叶、桃叶、糠麸相和，铺地上一寸厚，以草蓆令病人当上卧，温覆之，夏月热，只被单覆之汗。移时立至，俟周身至脚心皆汗。如汗出不止，乃用温粉扑之，移于寝处。

阳证似阴　手足逆冷，大便秘结，小便赤色，或大便黑硬，脉沉而滑，手足逆冷，此名热厥。与阴厥不同。轻者，用白虎汤。重者，小沉气汤治之。

阴证似阳　身微烦躁，面赤，脉沉而微，是里寒，故阴盛，发躁面赤是下元虚阳泛上，用四逆汤加葱白治之。

烦躁　烦为烦扰，躁为躁愤，皆为热证。然烦有虚烦，躁有阴躁，古人所谓"阴极发躁"，如，发热，胸中烦闷，或已经汗解，内耗胸满，其证不虚不实，用三黄泻心汤，或竹叶石膏汤治之。

消风百解散 头疼项强，发热恶寒，肢体拘急，骨节烦疼，腰脊强痛，胸膈烦满并治。

荆芥　白芷　陈皮去白　苍术

麻黄去节，各四两　甘草炙二两

每服，水一钟半、生姜三片、葱白三寸煎，不拘时温服。

葛根解肌汤 治证同前。春初、秋末用之。

葛根四两　麻黄三两，去节　芍药　甘草炙

黄芩各一两，冬寒不用。如病蒸热，可斟酌用。

肉桂一两，天气热不用，冬寒斟酌用。

每服，水一钟半、枣一枚煎，稍热服，不拘时，以汗出为度。

十叶芎苏散 四时伤寒，发热头痛。

川芎　紫苏　干葛　柴胡

茯苓　甘草　半夏　枳壳麸炒

陈皮　桔梗各等分

每服，水二钟、生姜三片、葱白二根煎，不拘时服。

十神汤 时令不正，瘟疫妄行，感冒发热，或欲出疹。此药不问阴阳两感风寒并治。

紫苏　陈皮　香附子　甘草

川芎　白芷　芍药　升麻

麻黄　干葛各等分

每服，水一钟半、生姜三片、葱白二根煎，不拘时热服。中满气实，加枳壳。

清热解肌汤 治伤寒、瘟病、天行，头痛壮热。

葛根一两　黄芩　芍药各半两　甘草炙

每服，水一钟半、枣一枚煎，日三服。三四日不解，脉浮者，宜重服发汗。脉沉实者，宜下之。

香葛汤　四时感冒不正之气，头痛身疼，项强寒热，呕恶痰嗽，腹痛泄泻，不问阴阳两感，风寒湿瘴宜服之。

紫苏　白芍药　香附子　川升麻

白干葛　薄荷　薄陈皮各一两　白芷

大川芎各半两　苍术制，一两　甘草半两

每服，用水一钟半、生姜三片煎，热服，不拘时。

香苏散　四时伤寒、伤风、伤湿、伤食，大人小儿皆可服。

香附子五两，炒去毛　紫苏　陈皮各二两半　甘草二两

苍术制，二两

每服，水一钟半、生姜三片、葱白二根煎，不拘时，得汗为妙。头痛，加川芎、白芷、细辛、荆芥。咳嗽声重，痰多涕稠，加半夏、苦梗、乌梅、桑白皮。心痛，加石菖蒲、半夏。伤湿自汗，时行暴泻，加车前子一撮。感寒湿日久，腰脚疼痛，行步艰难，酒煎。脚气，加槟榔、木瓜、大腹皮、枳壳、木香。冷气，加茱萸一撮，食盐少许。妇人血气，加莪术、茴香、乌药、当归。

藿香正气散　伤寒头疼，增寒作热，上喘咳嗽，反胃呕恶，气泻霍乱，脏腑虚鸣，山岚瘴气。

大腹皮洗　白芷　白茯苓去皮，各一两　白术

厚朴姜制，炒　桔梗　甘草炙　紫苏各二两

藿香　陈皮去白，各三两　半夏二两，汤洗七次

每服，水一钟半、生姜三片、枣一枚同煎，热服。如欲汗，加葱白二根，以衣被盖，再煎服。冷嗽喘满，加人参、杏仁、五味子。心腹痛，加木香、玄胡索。呕恶甚，加生姜五片，名顺气木香散。

二香散　四时感冒，冷湿寒暑，呕恶泄利，腹痛瘴气，饮冷当风，头疼身热，伤食不化。

紫苏　陈皮　苍术各一两　香薷二两

香附子二两半　厚朴姜制　甘草　扁豆各一两

每服，水一钟半、生姜三片、木瓜二片、葱白二根煎，热服。

神术散　四时瘟疫，头痛项强，发热增寒体疼，伤寒鼻塞声重，咳嗽头疼。

羌活　藁本　甘草炙　香白芷

细辛　川芎各一两　苍术五两，米泔浸一宿，切炒

每服，水一钟、生姜三片、葱白三寸煎，温服，不拘时候。伤风鼻塞，为末，葱白茶清调下。

三因白术散　伤寒增寒壮热，鼻塞胸闷，痰咳壅滞，冒涉风湿，骨节烦痛，中暑呕吐晕眩，及大病后调理失宜，劳复如初，脾胃虚损，面色萎黄，饮食不美，口吐酸水，滑泄腹鸣，饮食所伤，霍乱吐泻，并宜服之。

白芷　甘草炙　青皮去白　白茯苓

桔梗　山药　香附子各三两　干姜半两

白术　陈皮各一两

每服，水一钟、生姜三片、枣一枚、木瓜一片、紫苏叶三二皮煎，食前服。若吐泻，加白梅煎。喘，加桑白皮、杏仁。伤寒劳役，加薄荷。膈气，加木通，入麝香少许。中暑呕逆，加香薷。产前产后血气不和，加荆芥。霍乱，加藿香。气厥，入盐煎服。

调中白术散　治伤寒病后吐泻，烦渴霍乱，虚损气弱，及酒积呕哕。

白术　茯苓去皮　人参各半两　甘草一两五钱，炙

木香一钱　藿香半两　葛根一两

右为末，白汤调服二钱。烦渴，加滑石二两。甚者，加姜

汁。

小青龙汤 伤寒表未解，心下有水气，干呕发热而咳，或渴，或利，或噎，或小便不利，小腹满而喘者。

麻黄去节　细辛　干姜炮　甘草炙

桂枝　芍药各三两　半夏洗去□　五味子各二两半

每服，水二钟煎，食前服。虚冷噎，去麻黄，加熟附子。发热无汗，遍体疼痛，加葱白二根、豆豉七粒煎，热服，得汗即解。呕，加白术、藿香。中脘胀满，大便秘，加枳实、槟榔。有痰，加半夏。咳嗽，加五味子。鼻塞，加桑白皮。腹痛，加枳壳。泄泻，加木瓜。如伤寒不分表里，以此药导引经络，不致变动，其功非浅。如热多，口渴心烦，脏腑坚，加大黄。无汗，加麻黄。汗多，用麻黄根。

五积散 调中顺气。治脾胃宿冷，腹胁胀满，胸膈停痰，呕逆恶心，或外感风寒，内伤生冷，心腹痞闷，头目昏晕，肩背拘急，肢体怠惰，寒热往来，饮食不进，及口中冷、背心恶寒并宜服之。除麻黄，又名异功散。

白芷一两半　陈皮去白　厚朴制　枳壳

麻黄去根节，各三两　川芎　甘草炙　白茯苓

芍药　半夏汤洗七次　肉桂各一两半　桔梗六两

当归去芦尾，一两半　干姜爁，二两　苍术制，十二两

每服，水一钟半、生姜三片煎，稍热服。妇人产后，或寻常血气疼痛，加木香、玄胡索、陈艾、乌药。

人参养胃汤 外感风寒，内伤生冷，增寒壮热，头目昏疼，肢体拘急，不问风寒二证，须令濈濈微汗自然解散。若先有汗则温服①，不须更汗。兼治饮食伤脾，外感风寒湿气发为疟疾，及

---

① 先有汗则温服：原缺，据《世医得效方》卷之一阳证"人参养胃汤"补。

山岚瘴疫，常服尤妙。

厚朴姜制　苍术制　半夏汤洗七次，各一两　白茯苓去皮

藿香去土，各半两　甘草二钱半　人参　草果煨去皮，各半两

橘红七钱半

每服，水一钟半、生姜三片、枣一枚煎，空心热服。虚寒，加炮附子数片。体虚寒疟，加肉桂、炮附子各一钱。

升麻葛根汤　伤寒时疫，头痛，增寒壮热，肢体疼痛，发热恶寒，鼻干不得睡，小儿大人疮疹，已发未发皆可服。兼治寒暄不时，及解伤酒膈热口疮咽疼。

升麻　白芍药　葛根　甘草

每服，水一钟半、生姜三片、葱白一根煎，热服。

败毒散　治伤寒时气，头疼项强，发热恶寒，肢体烦痛，咳嗽，鼻塞声重，风痰呕哕。

人参　赤茯苓　甘草　独活

前胡　川芎　羌活　北柴胡

枳壳麸炒　桔梗各等分

每服，水一钟半、生姜三片、薄荷叶五片同煎，热服。

九味羌活汤　治发热恶寒，无汗或自汗，头痛项强，或伤风见寒脉，伤寒见风脉，并宜服之。

羌活①　防风　苍术各一钱半　川芎　白芷　生地黄　黄芩甘草

细辛各一钱

每服，水一钟半煎，温服。

小柴胡汤　伤寒四五日，寒热，胸胁满痛，或胁下痞硬，身有微热，或过经未解，朝热未除，半表半里，非汗非下之证，瘥

---

①　羌活：原缺，据《医灯续焰·卷二·浮脉主病第十六·附方》补。

后劳复昏热，妇人伤风经水适断，此为热入血室，故如疟状，产后伤寒，头疼发热，小儿寒热并治。

柴胡二两　半夏汤洗七次，六钱　黄芩　人参

粉草各三钱

每服，水一钟半、生姜五片、枣一枚煎，食前服。咳嗽，加五味子。胸中烦，加瓜蒌根。渴，加瓜蒌。胁下痞硬，加枳实。鼻衄，加生地黄、白茅花。痰盛或喘，加桑白皮、乌梅。

黄连解毒汤　治时疫三日已汗解，或因饮酒复剧，苦烦闷、干呕、口燥、呻吟、错语、不睡。

黄连　黄柏　栀子

黄芩各等分

每服，水一钟半，煎服。

竹叶石膏汤　伤寒时气，表里俱虚，遍身发热，心胸烦闷，得汗已解，内无津液，虚羸少气，欲吐，及诸虚烦热，与伤寒相似，但不恶寒，身不疼，头不痛，不可汗下者。

石膏一两六钱，研碎　半夏二钱半，汤泡七次　人参二钱，去芦

麦门冬五钱半，去心　甘草炙，二钱

每服，水二钟，入青竹叶、生姜各五片，煎至钟半，入粳米一百余粒煎，温服。

白虎汤　治伤寒大汗出后，表证已解，心烦，渴欲饮水及吐。或下后七八日，邪毒不解，热结在里，表里俱热，时时恶风，大渴，舌上干燥而烦，欲饮水数升者。

石膏一斤　知母六两　甘草二两

每服，水一钟半，加粳米五十余粒煎，温服，小儿量力与之。或加人参少许同煎，食后服。此药立夏后、立秋前可服。春时及立秋后，并亡血、虚家，并不可服。不恶寒反恶热，大便不秘者，亦可服。

白虎加苍术汤　湿温多汗。

知母六两　甘草二两，炙　石膏一斤　苍术

粳米各三两

每服，水一钟半，煎至八分，取六分清汁，温服。

小陷胸汤　结胸，病证在心，按之则痛，脉浮滑者。

黄连二钱半　半夏汤洗，六钱　瓜蒌实一钱一分半

每服，水二钟先煎瓜蒌至一钟半，入前药，煎至六分，去滓，分二服，利黄涎沫①即安。一方，加枳实、黄芩、苦梗。

治结胸灸法

巴豆十四粒　黄连七寸

右为末，用津唾和成膏，填入脐心，以艾炷不拘壮数灸其上，候腹中有声为度。灸毕，汤浸，用帛拭净，恐生疮。

三黄泻心汤　治伤寒阴证下之太早，致心下痞，按之软，其脉关上浮者，主之。若未解，未可攻，宜先随风寒二证，投桂枝、麻黄汤。表解即服此。

大黄蒸　黄连　黄芩各等分

每服，沸汤二钟，热渍之一时久，去渣，分二服，暖服。或汗出恶寒，加附子别煎汁，入一合，同服。

半夏泻心汤　治心下痞满而不痛者。

半夏一两一钱，汤洗七次　黄芩　人参　甘草炙

干姜炮，各两半　黄连半两

每服，水钟半、生姜五片、枣一枚煎，温服。或伤寒中风反下之，日利数十行，谷不化，腹中鸣，心下痞硬，干呕心烦者，

---

①　涎沫：此二字，底本残缺，据《世医得效方·卷第一·大方脉杂医科·相类·通治》补。

加甘草、人参，名甘草泻心汤。或汗出解后，胃中不和，心下痞硬，干噫食臭，胁下水鸣下利者，加生姜，减干姜，名生姜泻心汤。

丁香柿蒂汤 欬逆噎汗。

丁香　柿蒂各一钱　甘草炙　良姜各半两

右为末，每服二钱，用热汤点服，不拘时。

化斑汤 治斑毒。

人参　石膏各半两　玄参　知母

甘草各一两

每服，水一钟半，入糯米一合煎，温服。

黄连橘皮汤 殟毒发斑。

黄连四两，去毛　陈橘皮　杏仁去皮尖　枳实

麻黄去节，汤泡　葛根各二两　厚朴姜汁炙　甘草各一两，炙

每服，水一钟半煎，温服。

犀角地黄汤 治伤寒及温病，应发汗而不发汗，内有瘀血，鼻衄吐血，面黄，大便黑者。

犀角一两，如无，以升麻代之　生地黄半斤　牡丹皮一两，去心　芍药七钱半

每服，水一钟半煎服。有热，加黄芩。

栀子豆豉汤 汗、吐、下后虚烦不睡，反发颠倒，心中懊憹。

栀子新肥大者十二个，劈破　豆豉半两

作一服，水二钟煮豉一钟，同煎栀子，去渣，温服。若小气绝者，加甘草。

大柴胡汤 治伤寒十余日，邪气结在里，寒热往来，大便秘涩，腹满胀痛，语言谵妄，心中痞硬，饮食不下，口生白胎，不大便五六日，绕脐刺痛，时发烦燥，及汗后如疟，日晚发热，或

发热汗出，脉有力者，可服之。

枳实_{麸炒}　柴胡　大黄_{五钱}　赤芍药

半夏　黄芩_{各三钱}

每服，水一钟半、生姜三片、枣一枚煎，食后临睡服。

小承气汤　伤寒日深，恐有燥屎，腹中转矢气，乃可攻之。不转矢气者，必初硬后溏，未可攻之。攻之则腹满不能食，饮水而哕，其后热，大便复硬。若腹大满不通，或阳明多汗，津液外出，肠胃燥热。

大黄_{四两}　厚朴_{二两}　枳实_{五钱，炒}

每服，水二钟煎，温服，以利为度。未利再服。

大承气汤　治表里俱热，病势甚者，阳明脉迟，汗出，不恶寒反恶热，身重短气，狂语，如见鬼状，剧者发则不识人，循衣摸床，惕而不安，微喘直视，阳明里热，或吐、下后不解，大便五六日不利，日晡潮热，心胸烦热而懊憹，复如疟状，脉沉实，或小便不利，或腹满实痛而渴，脉实数而沉，肠胃燥甚。

大黄_{一两，洗浸}　芒硝　厚朴_{制，各二两}　枳实_{五钱，麸炒}

每服，水二钟，先下厚朴、枳实，后下大黄，入硝，再煎一沸，去滓，温服，以利为度。未利，再服。

理中汤　治太阴伤寒，手足温，自利不渴，腹满时痛，咽干，其脉尺寸俱沉细。

人参　干姜_炮　白术　甘草_炙

陈皮　青皮_{各等分}

每服，水一钟半煎，食前服。

四逆汤　阴证伤寒，自利不渴，呕哕不止，吐利俱作，小便或涩或利，脉微欲绝，汗出过多，腹痛胀满，手足厥冷，或欬或悸，内寒外热，一切虚寒厥冷。伤寒病在表误下，利不止，虽觉头疼体痛，发热恶寒，四肢拘急，表证悉具，未可攻表，先服此药助阳救里。

甘草一两，炙　　干姜二两　　附子大者一枚，生用，去皮脐

每服，水一钟半煎，温服。服此药，利止而无血者，加人参。面赤，加连须葱白九茎，煎熟旋入。腹痛，去葱白，加芍药。呕，加生姜。咽痛，去芍药，加苦梗。利止，脉不出者，去苦梗，加人参。

四逆散　　少阴病，或欸或悸，或小便不利，或腹中痛，或泄利下重者。

甘草炙，三钱　　柴胡　　枳壳去白，炒黄　　芍药各五钱

右为末，每服二钱，米饮调下，日三服。欸者，加五味子、干姜。下利，悸者，加桂。小便不利者，加茯苓。服①中痛者，加附子半枚，炮裂。泄利下重者，先浓煎薤白汤，入药末三钱，再煮一二沸，温服。

真武汤　　伤寒数日以后，发热腹痛，头目昏沉，四肢疼痛，大便自利，小便或利或涩，或呕或咳，并宜服之。已经汗，不解，仍发热者，心下悸，头眩晕，肉瞤动，振振欲擗地者，此由渴后饮食停留中脘所致。

白茯苓　　白芍药　　白术各一两　　附子一枚，炮

每服，水一钟半、生姜五片煎，食前温服。小便利者，去茯苓。大便利者，去芍药，加干姜。咳，加五味子、细辛、干姜。呕，去附子，加生姜汁。

羌活附子汤　　治吃逆。

木香　　附子炮　　羌活

茴香炒，各半两　　干姜一两　　柿蒂五钱

每服，水一钟半、盐一捻煎，热服。

---

① 服：据文义，疑为"腹"。

理中丸　治五脏中寒，口禁失音，四肢强直，兼治胃脘停痰，冷气刺痛。

人参　干姜　甘草　白术

右，各等分，为细末，面糊丸如梧桐子大，每服三十丸，不拘时，用滚白汤送下。

补中益气汤　治饮食不节，寒温失所。

黄芪一两　人参　橘皮　当归

白术各五钱　甘草炙，一钱　升麻　柴胡各三钱

每服，水二钟煎，温服。一方，加黄柏、芍药。

姜附汤　治体虚中寒，昏不知人，及脐腹冷疼，霍乱转筋。

干姜一两　附子去皮脐，生用，一个

每服，水一钟半煎，温服。

蜜煎导法　阳明病汗下后，体虚气弱，津液枯竭，脏腑闭塞，大便不行，须宜蜜导。

右，蜜一两，铜器中微火煎之，稍凝如饴状，搅之勿令焦，可圆，入皂角末、盐少许，捻作挺，如指许长二寸，当令头锐，内谷道中，以手急抱，欲大便时乃去之。

一法　以大猪胆一枚，泻汁，和醋少许，灌谷道中，如一食顷，当大便。

一方　用萝卜子一勺，研烂取汁，入蜜，调服。

蜜渍柏皮　治口疮，舌溃烂。

大柏去粗皮，蜜渍一宿，含之，吞汁。

瓜蒂散　胸有寒痰，当吐之。诸亡血虚家不可与服。

瓜蒂微火烘干　赤小豆各半两

右为末，取一钱匕，豉一合煎，去渣，取汁，和末，顿服，神效。

温粉　凡发汗不欲多，多则亡阳，用此粉扑之，即愈。

白术　藁本　川芎　白芷

右为末，一两入米粉三两，勺和，扑之。

茅花汤　伤寒太阳病自衄者。

茅花一大把，无花，用根

每服，水三钟煎浓汁一钟，食后，分二服。

稀涎散　涎结胸膈，作为寒热，饮食减少。

猪牙皂角　半夏各一两

每服，水一钟半煎，温服，吐去涎即愈。

近效方　阳证结胸垂死，以活蚯蚓十条，擂烂，入水半碗、蜜半钟，灌下。

一方　治伤寒发黄，心狂，热闷不识人者。

用大瓜蒌（黄者）一枚，新汲水九合，浸汁，入蜜半合、朴硝八分，作二服，立瘥。

一方　治伤寒胸膈闭痛。

用枳实麸炒为末，米饮调服三钱，日三服。

治阴毒伤寒

用乌药一合炒令黑烟起，入水中煎三五沸，服，候汗出，回阳立瘥。

坏证夺命散　治伤寒汗下后不解，或投药错误，致患人困重，垂死昏沉，或阴阳二证不明，七日以后皆可服。

好人参一两，去芦

右为片，水二钟，于银石器内熬至一钟，温服。病人喜冷，以新水沉冷服之。渣再煎服，连进数服。服至鼻尖上润汗出，是其应也。此药不拘男子妇人伤寒、时气、疫证二七、三七不解，不知人事者，并皆治之。

疟

清脾汤　因食伤脾，停滞痰饮，发为寒热。

厚朴姜制　半夏汤泡七次　青皮

草果各二两　甘草炙，半两　柴胡四两

黄芩一两半　茯苓　白术各一两

每服，水一钟半、生姜三片、乌梅一个煎服，忌生冷油腻之物。

驱邪散　脾寒久疟。

常山　草果　槟榔

甘草　砂仁　乌梅各半两

每服，酒一大钟煎，露一宿，临发日五更，面向东服。煎时勿要猫犬见，勿令人知。忌生冷鱼腥。

一方　脾寒久疟。

知母　常山　贝母

草果　槟榔各等分

每服酒水各一……………………………………………………

………………

露姜饮　脾胃聚痰，发为寒热。

用生姜四两，和皮捣汁一碗，夜露至晓，空心冷服。

雄砵丹　疟疾。

用雄黑豆四十九粒，五月五日以冷水浸，从早至巳时，去皮晾干，研为膏，入信末一钱，再研匀细，为丸，雄黄为衣，晒干收贮。少壮人○中等人○小儿○大①，临发日五更，面东，井水下一丸。忌食热物一时。雄黑豆，圆者是。

一方 脾寒久疟。

大南星二枚　好信三钱

右，先将南星开孔，用信三钱研为末，装入孔内，两星相对，用泥固济，炭火煅，存性，取出研为细末，用绿豆粉打糊，为丸如豆大，每服一二丸，临发日五更，温茶清、白面汤皆可下。

一方

人言二钱　雄黄　绿豆各五钱

右为细末，面糊为丸，如筋头大，朱砂为衣，每服一丸，用桃、柳条各七寸煎汤，露一宿，临发日，空心出外，面向东服。忌食热物、鱼腥、油腻十日。

一方

人言　雄黄各五钱

右为末，五月五日，用五家粽尖，丸如绿豆大，朱砂为衣，每服一丸，临发日，空心，无根水送下。忌诸热物半日。

鬼哭丹 治疟二三日一发者。

常山一斤，醋浸，春三日，秋九日　槟榔四两　半夏　贝母各二两

右为末，用鸡子清，面糊为丸，如梧桐子大，每服三十丸，隔夜临睡冷酒吞服，次日早再一服。

十将军丸 久疟不差，腹痛，有疟母。

---

① 此处，《济阳纲目·卷二十三·疟疾·截诸疟方》作"少壮人如桐子大，衰老人如小黄豆大小，小儿如绿豆大"。

三棱_{一两净，去毛、土，炮}　莪术生　青皮_{去白}　陈皮_{去白，各一两}

川常山_{二两}　草果_{去壳，二两}　砂仁　槟榔

乌梅　半夏_{各一两，汤泡七次}

右，先将常山、草果二味判，用好醋、酒各一碗，入瓦器内先浸一宿，后入八味药，同浸至晚，用瓦铫内炭火煮干，取出晒，如无日色，用火焙干，为末，半酒半醋打糊，为丸如梧桐子大，每服三四十丸，白汤吞下，日进三服，忌生冷、鱼腥、醃酸、油腻、面、诸死毒物。服四两至八两即除。出远方，不服水土者，宜常服之。

脾寒久疟　用雄黄、瓜蒂、赤小豆为末，每服半钱，温水调下，以吐为度。

脾寒久疟　用青蒿、桂枝各为末。若寒多，用桂多、蒿少。热多，蒿多、桂少三七分。互用各以生姜二两，连皮捣汁，和热酒调服，以衣被盖卧，即愈。

一法　不问男女，于大椎中第一骨节疼处，先针后灸三七壮，立效。灸第三骨节亦可。

泻　痢

香连丸　治冷热不调，下痢赤白，脓血相杂，里急后重。

黄连_{二两，用吴茱萸一两，同炒黄色，去茱萸}　木香_{五钱，不见火}

右为细末，醋糊丸如梧桐子大，每服二十丸，空心，米饮汤送下。

一方　治赤白痢。

吴茱萸_{拣净}　黄连_{去须，各等分}

右为一处，以好酒浸透取出，各自拣焙或晒干，为末，糊为丸如梧桐子大。赤痢，黄连丸三十粒，甘草汤下。白痢，茱萸丸

三十粒，干姜汤下。赤白痢，各用十五粒相合，并甘草干姜汤下。

黄连乌梅丸　治诸热痢不差。

乌梅肉炒　黄连各四两，净

右为末，炼蜜为丸，如梧桐子大，每服二十丸，米饮送下，食前服。

....

苦参不以多少，炒黄为细末，滴水丸如梧桐子大，每服五六十丸，米饮下。

一方　治血痢。

用柏叶四两、芍药一两半，二味微炒，为末，每服，水一钟半煎，日三服。

椿皮散　治血痢，肠风下血。

椿白皮三两　槐角子四两　明白矾二两　甘草一两半

右为末，每服三钱，热米饮调服。

黄连阿胶丸　治痢。

阿胶碎炒，一两　黄连三两　茯苓二两

右为细末，以阿胶熬水，为丸如梧桐子大，每服二十丸，食前温水下。

一方　治痢。

罂粟壳蜜制　黄蘗炙　干姜

当归　枳壳去白　甘草炙，各等分

右，用韭菜十数根、水二钟煎，不拘时服。

木香丸　治痢疾。

木香三钱　豆豉一两，洗净　巴豆四十九粒，去壳，针穿，灯上烧存性，另研

右为末，豆豉为丸，如绿豆大，每服三丸。红，甘草汤下。

白，干姜汤下。泻，米汤下。

一方　治白脓痢。

用白石脂为末，醋糊丸如小豆大，每服十丸，空心，米饮送下，日三服。

一方　用山药剉如豆大，一半瓦器内炒熟，一半生用，为细末，米饮调下。

一方　治赤白痢。

用诃子十二个，去核，六个煨熟，六个生用，同为细末。赤痢，生甘草汤下。白痢，炙甘草汤下。空心调服，甚者再服。

一方　治脏毒赤白痢。

用香椿根白皮，晒干为末，每服一钱，米饮调服。

木香不二丸　治痢疾或赤或白，或赤白交杂。

木香不见火　肉豆蔻面裹煨　柯子煨过，取肉，各二钱

巴豆一两，去壳去油，另研　淡豆豉末一钱半，一半入药，一半打糊

右为末，淡豆豉末同面打糊，为丸如黄豆大。小儿服如绿豆大，量大小虚实，每服只许一丸。切忌①服一丸。食前或临卧，冷汤下。赤痢，地榆汤下。白痢，干姜汤下。赤白交杂，甘草汤下。服此药后，多行二三次即住。

一方　治禁口痢。

用黄连半斤（呿咀）、生姜四两（切作片），与黄连同炒，待姜焦黄色，去姜，只取黄连，为细末，用陈米饭一处捣烂，丸如梧桐子大，每服七八十丸。赤者，陈米饮下。白者，陈皮汤下。赤白者，陈米橘皮汤下。

一方　用石莲子搥碎，去壳留心并肉，为末，每服二钱，陈米汤下，此疾盖是毒气上冲心肺，借此以通心气，便觉思食。

---

①　忌：据文义，疑为"记"。

一方　用独子肥皂①一枚，去核，用盐实其内，火烧存性，为细末，先煮白米粥，用少许入在粥内，即食，立效。

一方　梨一枚，去心，入好蜜一匙，煨过，食。

立效散　治诸般恶痢，或赤白，或浓淡相杂，里急后重，脐腹结痛，或下五色，或如鱼脑，日夜无忧，或口禁不食，不问大人、小儿、虚弱、老人、产妇，并宜服之。

罂粟壳去蒂盖，炒黄　川当归洗，各二两　甘草

赤芍药　酸石榴皮　地榆各一两

每服，水一钟半煎，空心温服。忌生冷油腻之物。

一方　治肠风血痢。

用鲫鱼一个，破开，去肠胆，酿白矾二钱，烧灰存性，为末，米饮调服。

黄芩芍药汤　泄痢腹痛，身热不退，脉洪大者，及下痢脓血稠粘。

黄芩　芍药各一两　甘草五钱

每服，水一钟半煎，不拘时温服。如痛，加桂少许。

一方　治血痢。

用地锦草不以多少，晒干，碾为细末，每服二钱，空心，米饮调下。

一方　治热痢不止。

用车前叶捣烂取汁一钟，入蜜一合，煎服。

一方　治赤白痢。

用酸石榴皮，炙黄为末，枣肉丸如芡实大，每服三丸，空心米汤下，日二服。

乳香豆蔻丸　脏腑泄泻不调。

---

① 皂：据上下文义，此后疑脱"角"。

用乳香一两、肉豆蔻二两面裹煨熟，为细末，以陈米糊为丸，如梧桐子大，每服七十丸，空心，米饮汤下。

豆蔻丸　治脾胃虚弱，不进饮食，泄泻。

破故纸炒，四两　肉豆蔻一两

右为末，以大枣四十九枚、生姜四两（切）同煮，枣烂，去姜，取枣肉研膏，和药，丸如梧桐子大。每服五十丸，盐汤下。

香茸丸　治日久冷泻。

鹿茸五钱，酒浸炙　乳香三钱　肉豆蔻一两，每个作两片，入乳香在内，面裹煨

右为细末，陈米饭丸，每服五十丸，空心米饮下。

一方　治泄泻不止。

用肉豆蔻一个，剜窍，入乳香少许，面裹煨熟，去面，研为末，作一服，空心，陈米饮调下。或单用豆蔻，纸裹煨去油，为末，和麫作楜枻，服之亦妙。

脾胃（附翻胃）

道宁纯阳丹　治真元虚损，心肾不交，精神耗散，脾土湿败不能化食，所食五味之物不成精液，反成痰涎，聚于中脘，不能传导，以致大肠燥涩，小便反多而赤，或时呕吐酸水，久成翻胃结肠之证。

苍术坚实者，米泔水浸三日，再换净水浸洗，切，晒干，以清盐水浸一宿。

莲肉好者，去心皮，净酒浸一宿，各四两

右，用大公猪肚一个，壁上揉洗浸①，内入前二味，以线缝

---

① 浸：据文义，疑为"净"。

密，用无灰酒煮烂，取起，入石臼中捣烂，捏成小饼，烘干，研为细末，入后药。

南星四两，净，切细，以姜汁一小钟浸一宿，以灶心土同炒，去土不用

大半夏四两，汤泡去涎，日晒干，为末，以好醋浸七日，蒸熟，不麻为度，入药中

橘红四两，剉，以灶心土炒，去土不用　谷芽炒　厚朴

麦芽炒　白术　甘草　人参

茯苓　白豆蔻　三棱　莪术

缩砂　荜澄茄各一两　木香　丁香

沉香各半两　粟米四两，姜汁浸，炒

右，为细末，稀面糊为丸，如梧桐子大，每服六七十丸，空心米饮下。

生胃丹　生胃气，消痰沫，开胸膈，进饮食。

粟米四两，温水浸透，炊作饭，焙干，乘热，用生姜自然汁和湿，再焙干，如是制七次。

天南星二两，姜汁浸一宿，次日用生姜自然汁和，纸筋黄泥裹南星，晛干，慢火煨半日，泥焦干，取出南星入药

人参　白术　茯苓各二两　陈皮

白豆蔻　缩砂　麦蘖炒　半夏曲

青皮　荜澄茄　石莲肉各一两　南木香三钱

右为末，米粉糊丸如绿豆大，每服五六十丸，姜汤下。

开胃生姜丸　治中焦不和，胃口气塞，水谷不化，噫气酸水，膨胀恶心，呕吐痰涎，宿食不消。

桂心一两　生姜一斤，切作片，盐三两淹一宿，焙干　青皮去白

陈皮去白　甘草炙，各二两　砂仁去壳，四十九粒

莪术煨　当归各五钱

右为末，炼蜜丸如弹子大，每嚼一丸，食前，沸汤化下。

乌鸡丸　补脾胃虚弱。

附子炮，去皮脐　川当归各一两　红椒半两　白茯苓七钱

右为末，用乌鸡一只，将米醋烂蒸，捣如泥，同和末，为丸如梧桐子大，每服五六十丸，空心，盐汤、温酒任下。

半夏枳术丸　治因冷食内伤。

白术二两　半夏泡七次　枳实麸炒，各一两

右为末，荷叶裹烧，饭为丸如梧桐子大，每服五十丸，温水送下，食远。汤浸蒸饼丸亦可。

木香枳术丸　破滞气，消食开胃，进饮食。

白术二两　木香　枳实麸炒，各一两

右为末，荷叶烧饭，丸如梧桐子大，每服五十丸，温水送下，食远服。

橘皮枳术丸　治老幼元气虚弱，饮食不消，或脏腑不调，心下痞闷。

白术二两　枳实麸炒　橘皮各一两

右为末，荷叶烧饭，丸如梧桐子大，每服五十丸，温水下。

木香槟榔丸　治一切气滞，心腹痞满，胁肋胀闷，大小便结滞不利者，并宜服之。

木香　槟榔　青皮去白　陈皮去白

枳壳麸炒　广茂煨切　黄连各一两　黄柏去粗皮

香附拣，炒　大黄炒，各三两　黑牵牛生取头末，三两

右为末，滴水丸如豌豆大，每服三五十丸，食后，生姜汤送下。加至微利为度。

备急丸　治心酸卒痛如锥刺，及胀满下气。

大黄　干姜　巴豆去油用霜，各等分

右和一处，炼蜜丸成剂，杵千余杵如泥，丸如小豆大，夜卧，温水下一丸。如下气实者，加一丸。如卒病，不拘时候。孕

妇不可服。

调中益气汤　因饥饱劳役损伤脾胃，元气不足，身体沉重，四肢困倦，百节烦疼，胸满气膈，心烦不安，热壅如火，视物昏花，饮食失味，怠惰嗜卧，溺赤或清利而数，或时飧泄，腹中虚痛，不思饮食。

黄芪一钱　人参　甘草炙　当归

白术各半钱　白芍药　柴胡　升麻三分

橘皮二分　五味子十五个

每服，水二钟煎，食前温服。

广茂溃坚汤　脾胃不和，中满腹胀，内有积块，坚硬如石。

半夏泡七次　黄连各六分　当归稍①　厚朴

黄芩各五分　广茂　神曲　甘草

吴茱萸各三分　益智仁七分　红花　橘皮去白

升麻　青皮各二分　泽泻　柴胡各二分

每服，水二钟煎，稍热服。如渴，加葛根二分。

参苓白术散　治脾胃虚弱，饮食不进，或至呕吐泄泻，及大人病后调助脾胃，最妙。

白术炒　人参　甘草炙　山药炒

茯苓去皮，各二两　扁豆一两半，姜汁浸，炒　莲肉　薏苡仁

桔梗炒黄色　砂仁各一两

每服，水一钟半、生姜三片、枣一枚煎，不拘时温服。

胜红丸　治脾胃积，气滞，胸膈胀闷，气促不安，呕吐清水，丈夫酒积，妇人血积，小儿食积。

陈皮　青皮　三棱　莪术二味同用醋煮

干姜　良姜各一两　香附子炒去毛，二两

---

① 稍：同"梢"。

右为细末，醋糊丸如梧桐子大，每服三十丸。姜汤下。

四炒枳壳丸　治脾胃不和，气血凝滞，腹内蛊胀。

枳壳四两，切作两指面大块，分四处。

一两，用萝卜子一两炒，去萝卜子不用。

一两，用苍术一两炒，去苍术不用。

一两，用干漆一两炒，去干漆不用。

一两，用茴香一两炒，去茴香不用。

右，用原炒苍术四味同水二碗，煎至一碗，去渣，煮糊，丸如梧桐子大，每服五十丸，食后，米汤送下。

消胀丸　治气，宽中腹胀，消食。

木香不见火　槟榔　牵牛炒　萝卜子各等分

右为末，滴水丸如桐子大，每服三十丸，姜汤、萝卜子汤下。

一方　脾胃虚寒，肠鸣泄泻，胸膈不利，饮食不消。

破故纸炒，四两　木香一两，不见火　肉豆蔻面裹煨，二两

右为细末，灯心煮枣肉糊，为丸如梧桐子大，每服七十丸，姜盐汤下。

消食化气香壳丸　醒脾去积，顺气化痰。

青皮炒　陈皮炒，各四两　萝卜子炒　木香生用

三棱炒　蓬术炒　神曲炒　麦蘖炒，各一两

枳壳二两　半夏二两半　枳实一两　香附子一两半，醋炒

槟榔　糖毬　草果各一两

陈仓米一升，用巴豆二十一粒炒黄色，去巴豆不用。

右为末，醋糊丸，如梧桐子大，每服七八十丸，食后，淡姜汤或白汤下。

一方　治酒伤，及饮酒不醉。

用赤小豆花、葛花为细末，白汤调一钱服。

一方 治酒食过饱，满闷。

青橘皮二两，汤浸去穰，炒黄 葛根一两 缩砂半两

右为细末，浓煎茶，调一二钱服，干舐吃亦可。常服消食，化气，醒酒。

翻　胃

附子散 治翻胃。

用大附子一枚，切去盖剜中空，纳入净丁香四十九粒，以盖覆之，用线缚定，取生姜汁半碗，于银石器中慢火煮，干为度，为细末，每服一钱，掺舌上，津下。若烦渴，则徐食糜粥。又一法 以大附子一枚置砖上，四面着火，渐渐逼热，以附子淬入姜汁中，再淬再逼，约姜汁尽半碗为止。却焙干为片，每服二钱，水一钟、粟米同煎，温服。

槿花散 治翻胃，以千叶白槿花阴干，为末，陈米汤调下三五口。不转，再服。

一方 治转食。

用反翅鸡一只，煮熟去骨，入人参、当归、盐各五钱，为细末，再煮，取与食之。勿令人共食。

大仓丸 翻胃不食及脾胃虚弱，不进饮食。

白豆蔻 缩砂仁各二两 丁香一两 陈仓米一升，用黄土炒，米熟，去土不用

右为细末，用生姜自然汁，丸如梧桐子大，每服一百丸，食后，用淡姜汤下。

一方 治翻胃，不问新久冷热二证。虎脂半斤，切如豆大，用清油一斤，瓦瓶浸虎脂一月，厚绵纸封口，勿令气泄。每用清油一两，入无灰好酒一大钟调匀，不拘时温服，服尽病减。其虎

脂，再添油再浸，再可活二人。若一时无取虎脂，只用珠子硫磺，细研半两，水银二钱半，入硫磺末，研至无水银星，再研如墨煤色。每服三钱，生姜四两取自然汁，入好浓酒一钟荡热调，空心服，厚衾盖覆，当自足趾间汗出，遍身皆汗透，吐当立止。不止，再服。此药轻浮难调，须先滴酒少许，以指缓缓研之，旋添酒调。

一方　治噎食。

用碓嘴上细糠，蜜丸如弹子大，每服十丸，嚼化，津液咽下。

一方　用荜澄茄、白豆蔻等分为末，无时，干舔吃。

一方　用白面二斤半，蒸作大馒头一个，顶上开口取空，将皂矾装满，用新瓦四围遮护馒头，盐泥封固，却挖土窑安放，以文武火烧一昼夜，候红色，取出，研为细末，枣肉丸如梧桐子大，每服二十丸，空心，酒水任下。忌酒色。

诸气（附心腹疼 腰痛 膀胱小肠气 腹中癖块 瘿气）

匀气散　气滞胸膈，虚痞恶心，宿冷不消，心腹刺痛。

藿香叶_{洗净}　丁香　木香　檀香

白豆蔻　砂仁_{各一两}　沉香_{五钱}　甘草_{二两，炙}

橘皮_{去穰，洗净，五钱}

右为细末，每服一二匙，不拘时用白沸汤调服。

大七气汤　治五积六聚状如癥，心腹疞痛，上气窒塞，小腹胀满，大小便不利。

三棱　莪术　桔梗　官桂

甘草　青皮　陈皮　益智

藿香　香附子_{各等分}

每服，水一钟半、生姜三片煎，食远，温服。

木香调气散 气滞胸膈，虚痞恶心，宿冷不消，心腹刺痛。

丁香　木香各二两一钱三分　檀香二两　白豆蔻二两六钱

藿香一斤　甘草九两八钱四分　砂仁四两九钱二分

右为末，每服二钱，盐汤调服。

四七汤 喜怒忧思悲惊恐之气，结成痰涎，状如绵絮，如梅核，在咽喉间，咯不出咽不下，此七情所为也。或中脘痞满，气不舒快，痰涎壅盛，上气喘急，痰饮呕逆恶心。

半夏五两　茯苓四两　紫苏二两　厚朴三两

每服，水一钟半、生姜七片、枣一枚煎，热服。若因思虑过度，阴阳不分，清浊相干，小便白浊，用此药下青州白丸子。妇人恶阻，尤宜服之。

五膈丸 治留饮停积不消，胸膈痞气。

大黄　牵牛　木香各一两　橘皮二两

右为末，蜜丸如梧桐子大，每服四五十丸，冷水送下。

人参利膈丸　治胸中不利，痰嗽喘满，脾胃壅滞。

木香　沉香　槟榔七钱①五分　人参

当归　藿香叶　甘草　枳实各一两

大黄酒浸　厚朴姜制，各二两

右为末，水丸如梧桐子大，每服五十丸，温水送下。

五膈宽中散 治七情四气伤于脾胃，胸膈痞满，停痰气逆，一切冷气。

青皮去白　陈皮去白　砂仁　丁香各四两

厚朴去皮，姜制，一斤　甘草炙，五钱　白豆蔻去皮，二两　香附子

---

① 槟榔：底本不清，"七钱"二字原缺，据《普济方》卷二百四·膈噎门·五膈"人参利膈丸"补。

炒去毛，一斤　木香三两

　　右为末，每服二钱，不拘时，盐姜汤调服。

　　导气枳壳丸　治胸膈饱闷，气滞不通，心腹胀满。

　　枳实五两三钱三分　木通四两九钱二分　青皮六两四钱

　　陈皮五两八钱一分　蓬术四两五钱七分　桑白皮四两九钱一分

　　小茴香四两五钱　三棱四两五钱七分　萝卜子四两九钱二分

　　黑牵牛四两二钱六分　白牵牛四两二钱六分

　　右为末，姜汁糊为丸，如梧桐子大，每服五十丸，白汤下。

　　木香分气丸　治一切气逆，心胸满闷，肠胁虚胀。

　　木香四两二钱六分　香附子六两四钱　蓬术四两五钱七分

　　姜黄一两六钱　丁皮四两二钱六分　甘草

　　砂仁各四两九钱二分　甘松　藿叶

　　檀香各二两

　　右晒干，不见火，为末，糊丸如梧桐子大，每服三十丸，生姜橘皮汤下。

　　复原通气散　气不宣流或成疮疖，闪挫腰胁，气滞不散。

　　小茴香四两五钱七分　木香三两二钱　玄胡索二两一钱二分

　　穿山甲六两四钱　陈皮二两九钱　甘草二两四钱六分

　　白牵牛二两一钱三分

　　右为末，每服一钱，热酒调服。不饮酒，磨木香汤下。

　　通关饮子　治膈气。

　　厚朴制　生姜焙　草果　香附子

　　荜澄茄　陈皮各三钱　青皮二钱

　　右为细末，空心，沸汤盐①点服。

　　豆蔻散　心腹胀满，短气。

────────────

①　汤盐：据上下文义，疑为"盐汤"。

用草豆蔻一两，去皮，为末，以木瓜生姜汤调服半钱。

木香分气丸　宽中顺气，消导积滞。

甘草六两，炙　木香不见火　甘松各一两

香附子一斤　蓬莪术八两

右为末，水糊为丸，如梧桐子大，每服三十丸，姜汤、橘皮汤任下。

丁沉透膈汤　治脾胃不和，痰①逆恶心，或时呕吐，饮食不进，十膈五噎，痞塞不通，并皆治之。

香附子炒　缩砂仁　人参各一两　木香

肉豆蔻　白豆蔻　丁香　青皮各半两

沉香　厚朴姜制　藿香　陈皮各七钱半

半夏汤洗七次　神曲炒　草果各二钱半　麦蘖半两

白术二两　甘草炙，两半

右，每服四钱，水一钟、姜三片、枣一枚，煎七分，去渣，热服。

羌活附子散　治吐利后胃寒咳逆。

附子炮，去皮脐　羌活去芦　茴香炒，各半两

干姜炮　丁香各一两

右为末，每服二钱，水一钟，盐少许，煎七分，空心，热服。活。

流气饮子　治男子妇人五脏不和，三焦气壅，心胸闷痞，咽塞不通，腹胁膨胀，呕吐不食，及上气喘急，咳嗽痰盛，面目浮四肢肿，大便秘涩，小便不通，及治忧思太过，阴阳之气郁结不散，壅滞成痰，又治脚气肿痛，喘急腹胀，大便不通，及气攻肩背，胁肋走注疼痛。

---

① 痰：原缺，据《丹溪心法》附脾胃八十"丁香透膈汤"补。

紫苏叶　青皮_{去白}　当归_{洗焙}　芍药

乌药　茯苓_{去皮}　桔梗　半夏_{汤洗}

川芎　黄芪　枳实_{麸炒}　防风_{各五钱}

甘草_炙　陈皮_{去白，各七钱半}　木香_{二钱半}

连皮大腹子_{一两，姜制一宿，焙}

右，每服半两，水二钟、姜三片、枣一枚，煎至一钟，去滓，不拘时，温服。

心腹疼

手拈散　心脾气痛。

草果　玄胡索　五灵脂

没药　乳香_{各等分}

右为细末，每服三钱，空心，温酒调服。

愈痛散　急心疼，胃疼。

五灵脂_{去沙石}　玄胡索_{炒，去皮}　蓬莪术_煨

当归_{去芦，洗}　良姜_{炒，各等分}

右为末，每服二钱，不拘时，热醋汤调服。

落盏汤　急心痛。

陈皮　香附子　良姜

吴茱萸　石菖蒲_{各等分}

每服，用水一钟煎，如煎熟要服时，先用碗入香油三五点在内，小钟盖之，将药淋下，热服。

一方　用延胡索、胡椒为末，每服二钱，酒调下。

一方　不拘新久，用生地黄捣汁，随人所食多少，溲面作馎饦，或冷淘食，良久下虫，长一尺，头似守宫，不复患矣。

一方　用自然铜①火煅，醋内淬九次，为末，醋调一字。

一方　治卒心气痛。

用干姜为末，每服一钱匕，米饮调服。

一方　治九种心痛，恶心吐水，腹胁积聚滞气。

用干漆二两炒烟出，为末，醋糊丸，如梧桐子大，每服五七丸，热酒或醋汤下。

安痛散　治心胃痛。

五灵脂_{去沙石}　玄胡索_{炒，去皮}　苍术_煨

良姜_炒　当归_{去芦，洗，各等分}

右为末，每服二钱，不拘时，热酒、醋汤调下。

二姜丸　治心脾冷痛。

干姜_炮　良姜_{去皮，各等分}

为末，面糊丸如梧桐子大，每服三十丸，食后，橘皮汤下。

抽刀散　治急心疼。

用班猫②七个、胡椒四十九粒同炒，令斑蝥焦碎，去斑蝥不用，取净胡椒为末，作一服，不拘时，热酒调服。

一方　用胡椒四十九粒、乳香一钱，为末，男用姜汤下，女用当归汤下。

一方　用枯矾为末，炼蜜丸如芡实大，每服一丸，细嚼，空心，淡姜汤下。□食后，白汤下。有虫，苦参煎酒下。

一方　用猪心一个，洗净，入胡椒，每岁一粒，盐酒煮熟，服之即止。以湿纸裹，煨熟食，亦妙。

一方　取锅底墨，以童子热小便调服三钱，即愈。

一方　热心气疼。

---

① 铜：原缺，据《卫生易简方》卷之三补。

② 班猫：即斑蝥。

生蛤粉多用　百草霜少许

右为细末，冷水、茶清皆可，调服。

丁香止痛散　治心气痛。

良姜五两　茴香炒　甘草炙，各一两半　丁香五钱

右为细末，每服二钱，不拘时，沸汤点服。

失笑散　心气、小肠气痛。

蒲黄炒香　五灵脂酒斫，淘去砂，各等分

右为末，醋汤调二钱，食前，热服。

一方　周颠仙治腹疼，细嚼石菖蒲，凉水送下。

一方　小腹疼，手足青黑，针手、足十指头出血，灸脐七壮。

神保丸　治心膈痛，腹胁痛，肾气痛，血积痛。

木香　胡椒各一分　干蝎七个　巴豆去心膜油，十个。

右为细末，入巴豆霜令匀，汤浸，蒸饼为丸，如麻子大，朱砂为衣，每服三丸，姜汤送下。

腰　疼

速效散　治腰疼不可忍。

川楝子用肉，以巴豆（去壳）五个同炒赤，去巴豆

茴香盐炒，去盐　破故纸炒，各一两

右同为末，每服一钱，食前，热酒调服。

一方　治积年久患腰疼。

用地肤子为末，酒调一钱，日三五服，即愈。

立安散

杜仲　橘核炒，取仁

右各等分，为末，每服二钱，入盐少许，食前，温酒调下。

一方　用破故纸为末，每服三钱，温酒调服。

一方　用香附子五两，生姜三两，取自然汁，浸香附子一宿，锅内炒黄色，为末，入青盐二钱，和匀，擦牙数次，其痛即止。

一方　治骨软风，腰膝疼，行履不得，遍身瘙痒。

用大何首乌、牛膝各一斤，酒一升，浸七宿，晒干，于木臼内捣为末，炼蜜丸如梧桐子大。每服三五十丸，空心，温酒、白汤任下。

杜仲酒　治风冷伤肾，腰疼不能屈伸。

杜仲一斤，姜汁制，炒断丝，用好酒三升浸十日，每服二三合，日四五服。或为末，空心，温酒调一钱服，妙。

青娥丸　治肾经①虚冷，腰腿肿痛。常服壮筋补虚。

杜仲炒　破故纸炒，各一斤　生姜炒，十两

右为末，用胡桃肉一百二十个，汤浸去皮，碾膏，入熟蜜少许，丸如梧桐子大，每服五十丸，临卧，盐、酒、姜汤任下。

芫花散　治背腿间忽一二点痛入骨，不可忍者。

用芫花根为末，米醋调敷痛处，以绢帛絷之。妇人产后有此疾，贴之妙。

一方　治左胁刺痛。

枳实炒　川芎各半两　粉草炙，二钱半

右为细末，每服二钱，姜汤、枣汤、温酒任下。

萆薢丸　治肾损骨痿不能起床，腰背腿皆疼。

萆薢　杜仲炒去丝　苁蓉酒浸　菟丝子酒浸

右等分，为细末，酒煮猪腰子，捣烂为丸，如梧桐子大，每

---

①　肾经，：底本不清，据后文"诸虚门"青娥丸条补。

服五七十丸，空心，温酒下。

一法　治腰痛不得俯仰，正立，以小竹度其人足下上至脐为度，以竹向后，当脊中比之，灸竹头尽处，随年壮灸之。灸毕，藏其竹，勿令人知。

膀胱小肠气

乌药散　小肠疝气，牵引脐腹疼痛。

乌药　木香　茴香　良姜炒

青皮去白　槟榔各五钱　川楝子十个

巴豆七十个，打碎，同麸炒川楝子黑色，去麸、巴豆，只用川楝

右为末，每服一钱，温酒调下。痛者，炒生姜，热酒调服。

川楝子丸　阴囊肿痛缩小。

川楝子净肉一斤。

　　　四两，麸一合、班猫四十九个同炒黄色，去麸及斑蝥不用；

　　　四两，麸一合、巴豆四十九个同炒黄色，去麸及巴豆不用；

　　　四两，麸一合、巴戟一两同炒黄色，去麸、巴戟不用；

　　　四两，盐一两、茴香一两同炒黄色，去盐、茴香不用。

木香　破故纸炒香，各一两

右为末，酒糊丸桐子大，每服五十丸，空心盐汤下。

各半散　治小肠气撮痛。

用室女发（烧灰）、茴香各等分，为细末，用酒调，热服。

橘核丸　四种癫病，卵核肿胀，肾硬如石，牵引脐腹绞疼，或肤囊胀痛，遂成痈毒溃烂，时出黄水。

橘核炒　海藻洗　昆布洗　海带洗

川楝子_{取肉炒} 桃仁_{面炒} 厚朴_{姜汁制} 木通_{各一两}

右为末，酒糊丸，如梧桐子大，每服七十丸，空心盐酒下。虚寒者，加炮川乌一两。久不消者，加硇砂二钱，醋煮。

青木香丸 肾冷，疝气胀疼。

用吴茱萸一两，分作二分，酒醋浸一宿，焙干，香附子一两，荜澄茄、青木香各半两，为末，米糊为丸，如梧桐子大，每服七十丸，空心盐汤下，或乳香葱白汤亦可。

玄胡索散 小肠气痛。

用玄胡索（盐炒）、干姜各等分，为细末，空心，盐酒调下。

葫芦巴丸 小肠疝气，偏坠阴肿，小腹有物，如卵上下往来，痛不可忍，或绞结绕脐攻刺，呕恶闷乱。

葫芦巴_{一个，炒} 吴茱萸_{七两，净洗，炒} 川楝子_{炒，二斤二两}

巴戟_{去心，炒} 川乌头_{炮，去皮，各六两} 茴香_{炒，十二两}

右为末，酒糊丸如梧桐子大，每服十五丸，空心，温酒下。

枣子酒 治奔豚气。

班猫一个，去头、足、翅，用好枣一枚，擘开去核，入斑蝥在内，用湿纸裹，文武火煨熟，去斑蝥不用，将枣细嚼，热酒空心服。

川楝子散 治小肠气痛。

木香_{不见火} 茴香_{盐炒黄，去盐} 川楝子_{用巴豆十粒搋碎，同川楝炒黄，去巴豆，各一两}

右为末，每服二钱，温酒，空心食前调服。

一方 小腹疝气，脐下撮痛偏坠，肿硬湿痒，抓成疮癣。

用吴茱萸一斤，分作四分，以童便、酒、醋、汤各浸一宿，焙干，同泽泻二两共为末，酒糊为丸，如梧桐子大，每服五十丸，温酒、盐汤任下。

一方　远年近日疝气。

吴茱萸　八角茴香　小茴香　川楝子

花椒各一两　青盐五钱

右为细末，以连须葱头八两，同药捣成饼，晒干，糯米半升，同药饼用文武火炒黄色，研为末，酒糊为丸，如梧桐子大，每服一百丸，空心，温酒、盐汤任下。忌发气之物。

一方　治小肠气脐腹搅疼，阴中痛闷，不省人事。

用茴香（盐炒）、枳壳各一两，没药半两，为末，每服二钱，热酒调下，日二三服。

一方　治外肾大如升斗。

茴香　青皮　荔枝核捶碎

右各等分，炒，出火毒，为末，每服二钱，空心，酒调服。

一方

公猪腰一个，去筋膜　玄胡索　黑牵牛各半两，为末

将猪腰子切作二片，入药末在内，湿纸裹，煨熟，不要焦，空心，盐酒连药嚼下，必泻下恶物。忌食生冷。

一方　用荆芥穗新瓦上焙干，为末，热酒调服二钱。

一方　治疝气肿坠疼痛。

用猪脬一个，去尿，以小茴香、大茴香、破故纸、川楝子各等分，填半满，入青盐一块，缚定，好酒煮熟，先食猪脬，以酒下之，将内药晒干或焙干，碾为末，酒糊为丸，如梧桐子大，每服五六十丸，空心，温酒或盐汤下。

一方　治小肠气不可忍者。

用乌药捣碎，酒浸一宿，良姜、茴香、青皮各一两，为末，每服二钱，发时，热酒调下。

一方　治阴或偏坠大小子，痛欲死者。

木鳖子一斤，取肉，淡醋磨　芙蓉叶末　黄柏皮末

右将木鳖子同醋调二药末敷核上，痛即止。

腹中癖块

一方　治腹癖块。

用大黄、朴硝各等分，为末，以葱、蒜研烂，和匀如膏，厚摊帛上，贴患处，即消软。

一方　治腹中癖块及诸般积块，脾胃怯弱，饮食不消，腹胀面黄，四肢酸疼无力，用黄酒曲四斤（炒黄色）、苍术二斤（米泔浸，切作片，焙干）、皂矾一斤，以好醋一碗煮干，就盖于地上一宿，取出，同为末，酒糊丸桐子大，每服三十丸，加至四五十丸，空心，酒、米汤任下，一日服三次。

一方　治瘕。

用大黄十两为细末，以米醋三碗，入蜜二大匙同煎，糊丸如桐子大，每服三十丸，空心，姜汤下。

瘿　气

海带丸　治瘿气久不消者。

海带　贝母　青皮　陈皮

右，各等分为末，炼蜜丸如弹子大，每服一丸，食后噙化。

一方

海藻　海带　昆布各一两

广茂　青盐各半两

右为末，炼蜜丸如弹子大，每服一丸，食后噙化。

……………………………………（原书缺页，页数不明）

诸虚（附　宁心安志　遗精白浊　虚汗　消渴）

万病无忧酒　常服能除百病，理风湿，乌髭发，清心明目，利腰肾，健腿膝，补精髓，疗跌扑损骨，健五脏，快脾胃，进饮食，补虚怯，滋养气，消积滞。

防风七钱半　白芷　五灵脂　川牛膝

台芎　荆芥穗　乌药　八角茴香

甘草　木瓜　地骨皮　乳香

南木香　没药各半两　赤芍药　羌活

钩藤　石楠藤　破故纸　自然铜火煅醋淬七次

……………………………………五加皮　紫金皮

杜仲炒去丝，各一两半　雄小黑豆炒去皮，二两

右和匀，用生布为囊盛之，无灰酒一大坛，入药在内，春秋五日、夏三日、冬十日后，取酒温饮之，或晨昏、午后随量饮之，大能去风活血、养神理气，其味又佳。如饮一半，再加好酒浸饮之。

返本丸　补诸虚百损。

黄犍牛肉不拘多少，去筋膜，切片，以河水洗数遍，令血水尽，仍浸一宿，次日再洗一二遍，水清为度。用无灰好酒入磁坛内，重泥封固，桑柴文武火一昼夜，取出，如黄沙为佳，焦黑□用①，焙干为末，每用末半斤，入后药末一斤为则。

山药葱盐炒，去葱盐　莲肉去心，葱盐炒，去葱盐

白茯苓各四两　小茴香微炒，四两

右为细末，和匀，用好红枣不拘多少，蒸之大烂，剥去皮核，研为膏，加好酒，入前药和剂为丸，如梧桐子大，晒干，空

————————

① 用：据文义，此前一字疑为"不"。

心温酒下五十丸，日进三服。久服，止一服。切忌用麴糊、米饮之类为丸，不效。

大沉香丸 此药添精补髓，和血注①颜，壮筋骨，身轻体健百病不生，黑髭鬓，牢牙齿，益寿延年。治四方不服水土，山岚瘴气，祛寒避暑，进饮食，厚肠胃，除浑身走注疼痛，活经脉，去寒疝小肠气，大助元阳益真气，衰惫阳事不举者，久服自然见效。

沉香　木香　丁香　白檀香

枸杞子　八角茴香　莲花蕊　青皮去白

白茯苓去黑皮　陈皮去白　川山甲酥，炙黄　牛膝去芦，酒浸

仙灵皮去毛，酥炙黄　胡桃肉去毛，各三钱　全蝎去毒，炒　小茴香盐炒，去盐

川楝子去核，炒　知母去毛　韭子酒浸一宿　巨胜子酒浸一宿

川巴戟去心　远志去心　山药　乳香

山茱萸去核　木通　天门冬去心　黄精

生地黄　熟地黄　人参　麦门冬去心

肉苁蓉酒浸一宿，焙干　细墨烧烟尽　葫芦巴

破故纸用羊羖白肠一尺五寸，同葫芦巴装肠内，好酒煮熟，取出，新瓦上焙

菟丝子酒浸一宿，取出，碾作饼子，阴干为末，各三钱

右为细末，酒糊丸如梧桐子大，每服五六十丸，空心温酒下，盐汤亦可。一方，加鹿茸二两，忌食萝卜、豆粉、猪血。

草还丹 益精髓，补肾经，固元阳，轻腰脚，安五脏，通九窍，令人耳目聪明，延年益寿，乃仙家之良剂。

苍术四两，酒浸一两，米泔水浸一两，醋浸一两，盐水浸一两

葫芦巴酒浸　破故纸各一两，酒浸　覆盆子二钱　茴香一钱，去沙土

① 注：同"驻"。

川楝子一两　木香五钱　山药　川山甲酥炙

地龙去土净　白茯苓　枸杞子　牛膝酒浸，各三钱

右为细末，酒糊丸如梧桐子大，每服五七十丸，空心，温酒送下，盐汤亦可，日进二服，干物压之。

沉香鹿茸丸　补益脾胃，强壮筋骨，辟除一切恶气，内实五脏，外充肌肤，滋助阳气，和畅荣卫。

沉香一两，为末　麝香半钱，研　鹿茸二两，先用草火烧去毛，为末

右三味同研匀，酒糊丸如梧桐子大，每服三十丸至五十丸，温酒送下。

补真玉露丸　治阳虚阴盛精脱，胫疼酸软。

白茯苓去皮　白龙骨火飞　韭子酒浸　菟丝子酒浸

右各等分，火日修合，醋糊为丸如桐子大，每服五十丸，空心，温酒送下，待少时以饭压之。

滋肾丸　治下焦阴虚，脚膝软无力，阴汗阴痿，足热不能履地，不渴而小便闭。

肉桂二钱　知母酒洗，焙　黄蘗各二两，酒洗，焙

右为末，滴水丸如桐子大，每服一百丸，白汤下。

补骨脂丸　治下元虚败，脚手沉重，夜多盗汗，欲事过多，此药壮骨、益元气。

补骨脂炒香　菟丝子酒浸，蒸，各四两　胡桃肉一两，去皮，研　没药研

乳香研　沉香研，各二钱半

右为末，炼蜜丸如梧桐子大，每服二三十丸，空心，盐、酒、姜汤任下。自夏至服至冬至日，只一服，加鹿茸一两更妙。

青娥丸治肾经虚冷，腰腿肿痛。常服壮筋补虚。

杜仲一斤　生姜十两　破故纸一斤，各药炒

右为末，用胡桃肉一百二十个汤浸，去皮，研成膏，入熟蜜①少许，丸如梧桐子大，每服五十丸，盐、酒、姜汤任下。

无敌丸　治腰疼肾虚。

川萆薢　虎骨酥炙　续断酒浸一宿，各一两　川山甲五钱，酥炙

乳香五钱　没药二钱半　茴香炒　狗脊

当归酒浸　砂仁炒　鹿茸各一两，酥炙　杜仲二两，炒

地龙去土，七钱半　青盐去土，七钱半　菟丝子四两，酒浸一宿，为末

右为末，酒糊丸如梧桐子大，每服五十丸，空心盐酒下。

一方　补虚益髓，长肌悦颜色，令人肥健。

用鹿角胶炙，捣为末，酒调方寸，一日三服。

一方　治老人骨髓虚弱。

用鹿茸五两涂酥炙黄色，为末，酒二升，银器中慢火熬成膏，贮磁器内，每服半匙，空心，温酒调服。

平补固真丹　治元脏久虚，小便白浊，及妇人赤白、崩漏。此药常服滋补元气。

苍术一斤分作②四分，

四两，用茴香、盐各一两同炒，

四两，用破故纸一两同炒，

四两，用川楝子同炒，虚冷之人加川乌一两炒，

四两，用川椒同炒。

白茯苓　好当归各二两

右为细末，酒煮，麵糊丸如梧桐子大，每服四五十丸，空心，温酒送下，盐汤亦可。

九转灵砂丹　治五劳七伤，诸虚百损。

①　熟蜜：原缺，据前文"腰疼门"青娥丸补。

②　作：此字，底本残缺，据《喻选古方试验·卷四·炼服》所引《乾坤生意》"平补固真丹"条补。

真九转灵砂沉井底百日，去火毒，水飞　朱砂　琥珀等分

右为末，枣肉丸如粟米大，每服九丸，空心，参枣汤送下。

还少丹　大补心肾脾胃，治一切虚损，神志俱耗，筋力顿衰，腰脚沉重，肢体倦怠，血气羸乏，小便溷浊。

山药　牛膝酒浸　远志去心　巴戟去心

山茱萸去核　白茯苓去皮　楮实　五味子

肉苁蓉酒浸一宿　杜仲去皮，姜汁酒浸，炒去丝　石菖蒲

茴香各一两　枸杞　熟地黄各二两　加当归一两

右为细末，炼蜜同枣膏，为丸如梧桐子大，每服五十丸，温酒、盐汤任下。身热，加栀子一两。心气不宁，加麦门冬一两。阳弱，加续断一两。

一方　益精，壮阳事。

用雄鸡肝阴干……………………………………服二丸，临卧，温酒下。

宁心安志

定志丸　治心气不定，恍惚多忘。常服安心定志。

远志去苗心　人参去芦　菖蒲各二两　白茯苓去皮，三两

右为细末，炼蜜丸如梧桐子大，朱砂为衣，每服二十丸，米饮送下。

妙香散　治男子妇人心气不足，精神恍惚，虚烦少睡，夜多盗汗。常服补益气血，安镇心神。

麝香一钱，另研　山药姜汁炙，一两　人参半两　木香二钱半

茯苓去皮　茯神去皮木　黄芪各一两　桔梗

甘草炙，各半两　远志去心，炒，一两　辰砂三钱，另研

右为细末，每服二钱，不拘时，温酒调服。

归脾汤　治思虑过制，劳伤心脾，健忘怔忡。

白术　茯神去木　黄芪去芦　龙眼肉

酸枣炒，去壳各一两　人参　木香不见火，各半两　甘草炙，二钱半

每服，水一钟、生姜五片、枣一枚煎，温服。

朱砂安神丸　治心神烦乱，怔忡不安，兀兀欲吐，胸中气乱而有热，若懊憹之状。

朱砂水飞，阴干，另研　甘草炙，各二钱　黄连去须净

生地黄各一两　当归去芦，七钱半

右为末，酒浸，蒸饼为丸，如黍米大，朱砂为衣，每服十五丸，食后临卧，津唾、白汤任下。

固心丹　安魂定魄，固心养神。

通明朱砂三两，用生绢袋盛，无灰酒两碗半浸七日后，用银器内慢火熬，令九分干，水浸一宿，研成膏

乳香一两半，以人参末同研如粉，入朱砂内　茯神一两半　人参一两半，为末，同入朱砂乳香膏内研

右和匀，入猪、羊心血和丸，如小鸡头大，每服三丸，细嚼，以炒酸枣仁、人参煎汤，食后临卧服。

大归神丹　安镇心神，固济元气。

颗块朱砂猪心内酒蒸　酸枣仁去壳　当归

人参　白茯神去水，各二两　龙齿　远志姜汁炒

琥珀各一两　金箔　银箔各二十个

右为细末，酒煮稀糊，丸如梧桐子大，每服二十九丸至三九丸，麦门冬汤下。如寝不寐，乱梦，炒酸枣仁汤下。

一方　用石菖蒲三分、茯神、人参各五分、远志七分为细末，白汤调服方寸匕。

朱砂琥珀丸　治因事惊心，神不守舍，以致事多健忘，或痰迷心窍，妄语如有所见。　方见"诸风门"。

遗精白浊

白羊肝丸　治……………………大半夏八两，剉片，猪苓四两，为末，拌炒黄色，去猪苓，却将半夏为末，用白羊肾两对，去筋膜，无灰好酒煮烂，捣为泥，和半夏末为丸，如梧桐子大，晒干，将猪苓末炒热，拌和药丸，安于磁器内密封养药。每服三十丸，猪苓煎汤送下，加龙骨亦好。

珍珠粉丸　治白淫、梦泄、遗精或滑出不收。

黄柏一斤，用新瓦烧令赤，炒　真蛤粉一斤

右为细末，滴水丸如梧桐子大，每服一百丸，空心温酒送下，加金樱子半斤更妙。

金樱丸　治精滑梦遗及小便后遗沥。

金樱子　鸡头实各半斤，带壳　白莲花蕊　龙骨煅，各四两

右为末，糊丸如梧桐子大，每服七八十丸，空心，盐酒下。

玉霜丸　真气虚惫，下焦阳竭，脐腹弦急，腰脚软痛，精神困倦，面色枯槁，或亡血盗汗，遗沥失精，大便自利，小便滑数，肌肉消瘦，阳事不举。久服续骨联筋，秘精益髓，安魂定魄，保命延年。

天雄十两，长大者，以酒浸七日，掘一坑，炭火烧坑通赤，速去火，令净，以醋一升发①坑内，候干，乘熟便投天雄入内，以盆盖，用土拥之，经熟取出，去皮脐。

磁石醋淬七次，更多为妙　朱砂飞研　泽泻洗净，酒浸一宿，炙

苁蓉酒浸一宿，炙干　石斛去根汁　巴戟去心，各二两

小茴香炒　肉桂去皮，各一两　家韭子微炒

---

①　发：即"泼"之古字。

兔丝子酒浸一伏时蒸过晒干，杵罗为末，各五两

牡蛎火煅，为粉　紫稍花各三两　牛膝去苗，酒浸，焙干，二两

鹿茸用连顶骨者，先燎去毛净，约三寸截断，酒浸一时，慢火令焦，半两

白龙骨一斤，粘舌者，细研如粉，水飞过三度，晒干，另入药

右将药剉碎，用夹绢袋盛之，以黑豆一斗，取袋安豆上蒸一伏时，除磁石、朱砂、兔丝子、白龙骨各研细末，不入袋中。以药袋晒干，取药为末，却入前四味细末，和匀，炼蜜，入酒各半，为丸如梧桐子大，每服三十丸，温酒下。

张走马玉霜丸　元阳虚损，夜梦遗泄，小便白浊，脐下冷疼，阳事不举，久无子息。

破故纸炒　川巴戟去心，各四两　茴香焙，六两　龙骨二两，煅

山茱萸肉四两　大川乌用粉半斤同炒裂，去粉不用　川练子麸炒，各八两

右为细末，用酒糊丸如梧桐子大，每服三五十丸，盐酒、盐汤空心食前服。

玉关丸　忧思过度，心肾不足，水火不交，神志不宁。

乳香五钱，用好酒三升于饮器内煮干　朱砂一①两

附子四个，剜空，却入酒煮乳香、朱砂在内，用新木瓜四个，去皮穰，放附子在内，竹篾穿定于甑内蒸熟烂，取出附子、乳香、朱砂为末。

补骨脂去毛　熟地黄酒洗　兔丝子酒洗　杜仲姜汁炒去丝，各一两半

鹿茸　当归　远志　柏子仁

沉香　巴戟②去心　苁蓉　牛膝

黄芪　五味子　石斛　山药

白茯苓各一两

右为细末，杵木瓜膏子为丸，如梧桐子大，每服三十丸，空

---

① 一：原缺，据宋《类编朱氏集验方》补。

② 巴戟：底本不清，据宋《类编朱氏集验方》补。

心食前，温酒、盐汤下。

一方 治精不禁，危急者。

龙骨_{酒煮，焙干，为末} 灵砂_{水飞，各一两} 缩砂仁_{半两} 诃子_{小者，热灰炮，推砂取肉，半两}

右为细末，糯米糊丸，如绿豆大，每服十五丸，加至三十丸，空心温酒下，临卧热水下亦可。一方，用灵砂二两、阳起石一两（火煅通红）、牡蛎雌雄各半两（火煅，飞）、缩砂仁、诃子肉各一两，白茯苓半两、麦门冬（去心）二钱半，糯米饭丸，空心，温酒下一十丸。要通饮葱茶半盏即行。无阳起石，以龙骨代之亦妙。

桑螵蛸散 小便白浊，梦遗失精，阴痿肾寒。

桑螵蛸 远志 龙骨 人参

茯神 当归 龟甲_{醋炙，各一两}

右为细末，临卧，人参汤调下二钱。

炼盐散 治漏精白浊。

白盐_{入磁石器内按实，黄泥封固，火煅一日，取出，铺阴地一宿}

白茯苓，山①药_{炒，各一两}

右为细末，入盐一两研匀，枣肉和蜜，丸如梧桐子大，每服三十丸，空心，枣汤送下。

神仙固真丹 治梦寐遗泄不禁之疾。

禹余粮 石中黄 赤石脂 紫石英

石燕子_{各一两，火煅红，米醋三升淬，醋尽为度。}

龙骨_{瓦上火煅} 牡蛎_{盐泥固济，火煅令白，各一两}

右研细，以白茯苓四两、人参二两、青盐一两，为末，和

---

① 白茯苓，山：原缺，据《古今医统大全·卷之七十二·便浊门·药方·白浊诸方》"炼盐散"补。

匀，酒糊丸如芡实，朱砂为衣，每服二丸，盐汤或酒，空心下。

厚朴丸　梦泄，心肾不安。

厚朴_{姜汁制，二两}　白茯苓　羊胫_{火煅红，各一两半}

右为细末，糊为丸，如梧桐子大，每服一百丸至二三百丸，空心，米汤送下。

玉露丸　助阳秘精不泄。

白龙骨_{粘舌者，九蒸九晒}　菟丝子_{酒浸，焙，别研}　韭子_{新瓦微炒，各}_{三两}

右为细末，炼蜜丸如梧桐子大，每服十丸，空心，温酒、盐汤送下。初服，忌房事。食前服玉露丸，食后服金锁丹。

金锁丹　秘精。

肉苁蓉_{五两，切片，酒浸，研为膏}　黑附子_{炮，去皮脐}

巴戟_{去心，各二两}　破故纸_{四两，微炒}　胡桃_{三十个}

右为细末，入前苁蓉膏，和匀，臼内杵五七百下，丸如梧桐子大，□□□□□酒送下，盐汤亦可。房事无泄。如要泄，用车前子一合煎汤服之。

加减太乙金锁丹　秘精益髓。

莲花蕊_{四两，未开者，阴干}　覆盆子_{五两}　五色龙骨_{五两，细研}

皷子花_{三两，五月五日采}　鸡头实_{一百颗，取肉作饼，晒干}

右为末，取金樱子二百枚，去毛、子，木臼内捣烂，水七升，煎浓汁一升，去渣，和药臼内杵一千余下，丸如梧桐子大，每服三十丸，空心，盐酒下。服百日，永不泄。如要泄，以冷水调车前子末半合，服之。如欲秘，再服之。忌葵菜。

秘传玉锁丹　心肾俱虚，小便白浊，淋沥不已，漩面如膏，夜梦遗精，虚烦盗汗。

茯苓_{去皮，四两}　龙骨_{二两}　五倍子_{一斤}

右为末，糊为丸，如桐子大，每服四十丸，空心盐汤下。

天真丸　治一切亡①血过多，形容枯槁，四肢羸弱，饮食不进，肠胃滑泄，津液枯竭。久服，生气，暖胃，注②颜。

羊肉七斤，去筋膜并脂，批开　　肉苁蓉　　当归去芦

湿山药去皮，各十两　　天门冬去心，焙，一斤

右四味为末，以羊肉批开裹药，用麻缠缚，无灰酒四瓶，煮令酒尽，再入水二升，又煮，直候肉烂如泥，再入黄芪末五两、人参末二③两、白术末二两，熟糯米饭，焙干为饼，将前后药末同□□，丸如梧桐子大，一日二次，服三百粒，温酒送下。

四精丸　思虑色欲过多，劳伤心气，遗精，小便频数。

秋石四两　　石莲肉去心　　白茯苓

水鸡头粉红花在上，结子垂下者，各二两

右为末，以蒸枣肉杵和丸，如梧桐子大，每服三十丸，盐汤、盐酒送下。

太乙丹　遗泄无度，髓竭胞轻，精气耗散。久服，益颜美质，延生保命。

莲花蕊四两，七月七日采，阴干　　鸡头子五千粒，去皮壳，捣饼，炮

龙骨五两，研　　覆盆子一升，净

右用水七升、蒺藜二升，入银石器内煎如饧，入前药，更入蜜三两，于臼内杵一千下，丸如梧桐子大，每服二十丸，空心酒下，早晚二服，一月见效。欲泄，空心，水下车前子半合。欲住，依前。

威喜丸　元阳虚惫，精气不固，小便白浊，梦寐遗泄，及妇人白淫白带。

黄蜡四两　　白茯苓去皮，四两，作块，用猪苓二钱半，于器内同煮二十余

---

① 亡：原缺，据《验方家秘》"天真丸"补。

② 注：同"驻"。

③ 二：原缺，据《验方家密》"天真丸"补。

沸，取出晒干，不用猪苓。

右以茯苓为末，镕黄蜡为丸，如弹子大，每服一丸，空心细嚼。津液咽下①小便清白浊。忌米醋。

茯兔丸　思虑大②过，心肾虚损，真阳不固，溺有余沥，小便白浊，梦寐频泄。

菟丝子_{五两}　白茯苓_{三两}　石莲肉_{二两}

右为细末，酒糊丸梧桐子大，每服三十丸，空心盐汤下。

一方　治失精暂睡即泄。

用白龙骨四分、韭子五合为末，空心，酒调方寸匕服。

一方　治虚劳肾损，梦中泄精。

用韭子二两，炒为末，食前，酒调服二钱匕。

一方　治小便频数，时有白浊。

菟丝子_蒸　韭子_炒　益智仁_{去皮}

茴香_炒　蛇床子_{炒，各等分}

右为末，酒糊丸如梧桐子大，每服七十丸，米饮、盐汤下。

妙应丸　治赤白浊。

真龙骨　辰砂　石菖蒲_{各二钱半}　川楝子_{取肉，焙，半两}

白茯苓　益智仁　石莲肉　缩砂_{各二钱半}

桑螵蛸_{瓦上焙}　菟丝子_{酒浸一宿，焙，各半两}　牡蛎_{脚草鞋包，火煅，细研}

右以山药碎炒为糊，丸如梧桐子大，每服五十丸。间日，煎人参酸枣仁汤下。临卧，粳米饮汤下。

一方　治虚劳肾损，梦中遗精、白浊、盗汗等证。

桑螵蛸、炙龙骨□□为末，每服二钱，空心，盐汤调下。

---

①　细嚼，津液咽下：原缺，据《证治要诀类方》卷之四"威喜丸"补。

②　大：同"太"。此后二字，底本残缺，据《喻选古方试验·卷二·赤白浊》补入。

虚　汗

一方　治诸虚不足，津液枯竭，体常自汗，昼夜不止，日渐赢瘦，服之甚效。

黄芪　白术　麻黄根　防风　牡蛎_{洗净煅过，各一两}

右用水一钟，小麦一撮，煎温服。

一方　治盗汗。

用五倍子为细末，以唾调填脐内，绢帛缚定，立效。

一方　治阴囊汗，用蜜陀僧研，令极细，如蚌粉扑患处。

消　渴

酒蒸黄连丸　用黄连半斤，酒一升，浸一宿，盛瓦器内，以甑薰蒸，取出晒干，为末，滴水丸如梧桐子大，每服五十丸，温水送下。

麦门冬饮子　治膈消，胸胀满，心烦，津液干燥，短气，消渴。

人参　茯神　麦门冬　知母　五味子　生地黄　甘草_炒　括蒌根　葛根_{各等分}

每服，水二钟、竹叶十四皮煎，去渣，温服。

乌梅五味子汤　治消渴，生津液。

五味子　巴戟_{酒浸，去心}　百药煎　乌梅

右各等分，每服□□钟，空心煎服。

括蒌汤　治消渴小便多。

用括蒌根薄切，炙，五两，水五升，煮取四升，随意饮。

甘露汤　治烦渴口干。

百药煎　白干葛_{各三钱}　乌梅　五味子　天花粉_{各一钱}　甘草_{半钱}

右水一钟半煎，不拘时温服。

黄芪六一汤　治诸虚不足，胸中烦悸，时常消渴，或先渴而欲发疮，或病痈疽而作渴，并宜服之。

黄芪_{去芦，蜜炙，六两}　甘草_{炙，一两}

右水一钟、枣一枚煎，不拘时温服。

一方　治消渴既愈之后，须预防发疖疽之患。

用忍冬草不拘多少，根、枝、叶、花皆可，置瓶内，无灰酒浸，糠火煨一宿，取出晒干，入甘草少许，研为末，以所浸酒煮糊，丸如梧桐子大，每服一百丸，不拘时，温酒、米饮任下。

当归六黄汤　治消渴体虚，宜常服之。

当归　生地黄　熟地黄　黄柏　黄芩　黄连_{各等分}　黄芪_多

右每服，水二钟①煎，温服。

咳嗽痰喘

化痰丸　快脾顺气，化痰消食。

半夏　天南星_{去皮脐}　白矾　生姜　皂角_{各八两}

五件，用水同煮，至南星无白点为度，拣去皂角不用，将生姜切作片子，同半夏、南星晒干，无日则焙干。

枳实_{麸炒}　青皮_{去穰}　橘皮_{去白}　茯苓　紫苏子_炒　萝蔔子_{炒，另研}　杏仁_{去皮尖，另研}

干葛　神曲_炒　大麦芽_炒　山楂子　香附子_{去皮，各四两}

右和一处为末，生姜自然汁浸，蒸饼为丸，如梧桐子大，每

---

① 钟：此后缺一字，疑为"煎"。

服七十丸，食后临睡，茶、酒任下。胸膈滞气，加白豆蔻二两，尤妙。

玉芝丸 治风壅痰实，头目昏眩，咳嗽烦满，咽膈不利，呕吐恶心，神思昏愦，心忪面热，痰唾稠粘。

白茯苓去皮　人参去芦，各二两　南星米泔浸一时，焙干　薄荷叶各五两　半夏一斤，汤洗七次，为细末，生姜汁和，作曲用。　白矾枯，二两

右为末，生姜汁煮糊，丸如梧桐子大，每服二十丸，生姜汤下，如痰盛燥热，薄①荷汤下。

加减青州白丸子 去风化痰。

白附子　南星　半夏　川姜二两　天麻　僵蚕　全蝎各一两
川乌五钱

右为细末，麪糊丸如梧桐子大，每服三五十丸，不拘时淡姜汤下。

瓜蒌半夏丸 治咳嗽喘满。

瓜蒌　杏仁去皮尖　枯矾各一两　半夏汤泡，二两　款冬花一两半
麻黄去根节，一两

右为末，用瓜蒌汁、生姜自然汁，用水糊为丸，如梧桐子大，每服三十丸，食后临卧，淡茶汤下。忌生冷咸酸。

润肺膏 治咳嗽痰喘。

紫苑　杏仁去皮尖　款冬花各一两　麻黄　桔梗　细辛　柯子各五钱　枯矾一钱　生姜二两，取汁　清油半斤　蜜一斤　核桃肉一两

右先将油炼香熟，次入蜜，又炼去沫，却下末药搅匀，每服二三匙，临卧，白汤调服。

人参五味丸 治咳嗽，润肺化痰，生津止渴。

人参三钱半　百药煎五钱　五味子　乌梅肉各二钱半　粉草三钱

---

① 燥热，薄：原缺，据《太平惠民和剂局方》补。

右为末，炼蜜□□①，如黄豆大，每服一丸，嚼化。

玉壶丸　治风痰吐②逆咳嗽。

南星_{生用}　生半夏_{各二两，生用}　天麻_{半两}　白麪_{三两}

右为细末，同白麪和匀，摘③水丸如梧桐子大，晒干，每服三十丸，以水一大钟，先煎令沸，下药煮五七沸，候药浮起，即漉出眼干，用姜汤下。

人参款花膏　一切咳嗽。

人参　款冬花　五味子　紫苑　桑白皮_{各一两}

右为末，炼蜜丸如鸡弹大，每服一丸，食后细嚼，淡姜汤下，嚼化亦可。

百花膏　喘嗽不已，痰中有血。

款冬花　百合_{蒸焙，各等分}

右为末，炼蜜丸如龙眼大，每服一丸，细嚼，姜汤下。

杏仁煎　老人久患肺喘咳嗽，睡卧不得。

杏仁_{去皮尖}　胡桃肉

右各等分，研为膏，入蜜少许，和丸如弹子大，每服一丸，食后临卧细嚼，姜汤下。

人参半夏丸　化痰坠涎，止嗽定喘，风痰、食痰，一切痰逆，呕吐痰厥，头痛风气，偏正头风，头目昏，耳鸣，鼻塞，咽干，胸膈不利。

人参　茯苓_{去皮}　南星　薄荷_{各半两}　寒水石　白矾_{生，各一两}
半夏　姜屑_{各一两}

蛤粉_{二两}　藿香_{二钱半}　黄连　黄栢

右为末，麪糊丸如梧桐子大，每服三十丸，食后，姜汤下。

---

① 为丸：原缺，据文义补。

② 痰吐：原缺，据《卫生宝鉴》补。

③ 摘：据文义，当为"滴"。

透罗丹 治痰实咳嗽，胸肺不利。

皂角酥炙，去皮弦　黑牵牛炒　半夏　大黄湿纸包煨焙，一两　巴豆一钱，去油，另研

杏仁去皮尖，麸炒，一两

右为细末，生姜自然汁丸，如梧桐子大，每服三十丸，姜汤下，咳嗽甚者，三四服立效。

夺命丹 上气喘急，经岁咳嗽，齁□久不愈者。

信石一钱　白矾二钱　白附子三钱　南星四钱，生　半夏五钱，洗

右先用信石与白矾一处，于石器内火煅红，出火黄色为度。切不可犯铁器。却和半夏、南星、白附子为细末，生姜汁麪糊为丸，如黍米大，硃砂为衣，每服七丸，小儿三丸，井花水吞下，忌食诸恶毒热物。

导痰汤 治一切痰涎壅盛，胸膈留饮，痞塞不通。

南星炮，去皮，二两　枳实麸炒　赤茯苓去皮　橘红去白，各一两甘草炙，两半　半夏汤泡七次，四两

每服，水一钟半，□姜①五片，食后温服。

□□…清咳嗽喘急，肺痿劳嗽。

人参胶　地骨皮　杏仁　知母　桑白皮　乌梅　甘草　罂粟壳各等分

每服，水一钟半，乌梅、枣子各一个煎，食后临卧服。

人参蛤蚧散 治三二年肺气上喘，咳嗽咯唾浓②血，满面生疮，遍身黄肿。

蛤蚧一对全者，河水浸五宿，日换水洗，去醒酥，炙黄　杏仁去皮尖　人参　甘草炙，各五两　知母　桑白皮　茯苓去皮　贝母各三两

---

① 姜：此前缺一字，疑为"生"。

② 浓：据文义，当为"脓"。

右为细末，净磁盒儿内盛，每日用茶点服，神效。

二陈汤　痰饮为患。

半夏三两　橘红二两半　茯苓三两半　甘草炙，二两

每服，水一钟半、生姜五片、乌梅半个煎，不拘时热服。呕吐者，加丁香一两；咽膈有痰涎，气塞，或如麻絮，或如梅核，吐不出咽不下者，加紫苏叶二两、厚朴姜制二两；伤酒头疼恶心，加干葛、砂仁、川芎；胸膈闷，加枳实、桔梗。

一方　治咳嗽痰喘。

南星炮　半夏汤泡七次，各一两　甘草三钱，炙　陈皮去白，两半杏仁五钱，去①□□

□□□二钱　五味子三钱　人参各二钱

每服，水钟半，生姜□片煎，临卧温服，忌生冷腻物。

紫苏半夏汤　喘②□，痰涎不利，寒热往来。

紫苑　紫苏　陈皮　半夏泡七次　五味子各五钱　杏仁一两，炒黄色，去皮尖　桑白皮二两半

每服，水一钟半、生姜三片煎，温服。

人参理肺散　喘嗽不止已者。

麻黄去节，炒黄　木香　当归各一两　人参二两，去芦　杏仁二两，麸炒　御米壳去顶，炒，二两

每服，水一钟半煎，食后温服。

神秘汤　上气喘急不得卧者。

橘皮去白　桔梗　紫苏　五味子　人参各等分

每服，水一钟煎，食后服。

人参款花散　喘嗽久不已者。

---

①　去：此后二字，底本残缺，据文义疑为"皮尖"。

②　喘：此后一字，底本残缺，据文义疑为"嗽"。

人参　款冬花各五钱　知母　贝母　半夏各三钱　罂粟壳去顶，炒，二两

每服，水一钟半、乌梅一个煎，温服。忌多语。

紫参散　饮冷伤肺，喘促痰涩，胸膈不利。

五味子　紫①参　甘草炙　麻黄去节　桔梗各五钱　罂粟壳去顶，炒黄，二两

每服，水一钟□……

九仙散　治一切□嗽。

人参　款冬花　桑花　桔梗　五味子　阿胶　乌梅各一两　贝母　罂粟壳各半两

右为细末，每服三钱，白沸汤点服。

一方　治多年咳嗽。

杏仁去皮尖　半夏汤泡七次　南星生用　甘草生用，各等分，一分

每服，生姜七片、枣子二枚、水一钟半煎，食后温服。

桔梗汤　治胸胁胀满短气，痰盛呕逆吐涎。

桔梗炒　半夏汤洗，姜制　陈皮去白，各一两　枳实麸炒，五两

每服水一钟、生姜五片煎，温服。

半夏汤　消痞满，解酒化痰。

半夏姜制　橘红去白　桔梗去芦，炒，各一两　枳实去瓤，炒，半两

每服水一钟半、生姜五片煎，半饥半饱热服。

一方　治嗽。

罂粟壳去觔蒂，蜜炒　款冬花　陈皮去白　甘草炙　乌梅去核，各等分

右为细末，每服□钱，临卧，白汤调服。

---

①　紫：原缺，据《卫生宝鉴》卷十二咳嗽门"紫参散"补。

千缗^①汤　治痰

半夏_{生末，一两}　大皂角_{去皮子，半两，剉碎}

右同于绢袋中盛之，用水三升、生姜七片，煎至一半，以手揉洗之，取清汁分作三服，食后服。

宁肺散　肺气不通，嗽咯脓血，壅滞不利，咳嗽痰涎，坐卧不安，语音不出。

乌梅_{八钱}　罂粟壳_{一斤制}

右为细末，每服二钱，不拘时，乌梅汤调服。

一方　取痰。

藜芦　参芦_{各二钱净}　牙皂_{去皮弦，炮，一钱}　防风_{去芦}　细辛_{去土，各一钱半}

右用酸浆水一碗半，煎至一碗，食后温服，候吐痰，觉胸中痰尽，用冷葱汤时呷饮，止为度。

柯子散　咳嗽声音不出。

柯子_{三钱，去核净，半煨半生用}　甘草_{三钱，半炙半生}　桔梗_{五钱，半炒半生}　木通_{三钱}

每服，水一钟半，煎至八分，去滓，入生地黄汁一小钟，搅匀，临卧，徐徐咽之。

五味黄芪散　咳嗽咯血成劳，眼睛疼痛，四肢困倦，脚膝无力。

黄芪　麦门冬　熟地黄　桔梗_{各五钱}　□□…药　五味子_{各二钱}　人参_{三钱}

□服^②水一钟半煎，不拘时温服。

恩抱散　咯血、吐血、唾血，及治烦躁咳嗽。

生蒲黄　干荷叶　茅根_{各等分}

---

① 千缗：此二字及下文方中"半夏"二字，原缺，据《素问病机气宜保命集》卷下咳嗽论第二十一补。

② 服：此前一字，据上下文，疑为"每"。

右为末，每服三钱，浓煎桑白皮汤，食后温服。

一方　治痰饮流注疼痛。

用大半夏二两，汤浸，为末，风化朴硝二两，生姜自然汁糊丸，如梧桐子大，每服五丸，姜汤下，痛在上，临卧服，痛在下，空心服。

一方　治中脘停痰，臂痛难举，手足不得转。

半夏二两　茯苓一两　枳壳二两，麸炒　风化朴硝二钱半

右为末，姜汁糊为丸，如梧桐子大，每服三十丸，姜汤下。

一方　治咳嗽脓血。

用薏苡仁三两为末，水一升煎，入酒一合，温服。

一方　治咳逆噎汗。

用柿蒂、丁香一钱，甘草（炙）、良姜半钱，为末，热汤点服。

一方　治风痰。

用郁金一分、藜芦十分，为末，每服一字，用温浆水一钟□服一半，留一半漱口，服后以食压之。

人参散　咳嗽□□欬血吐血。

□□□□…末，每服三钱，鸡子清调服，忌食醒□□鲊酱油麵等。

劳　疗

凡治劳嗽吐血者，先以十灰散止之，甚者，花蕊散服之。大抵，血热则行，血冷则凝，遇黑则止，此其理也。止血之后，患人必疏解其体，用独参汤补之，令其熟睡，觉病势微退，依后方服之。

甲子号十灰散　治呕血、吐血、咯血、嗽血，先用此药止

之。

大蓟根　小蓟　柏叶　荷叶　茅根　茜根　大黄　山栀　牡丹皮　棕榈皮各等分

右各烧灰存性，研极细，用纸包，碗盖于地上一夕，出火毒，用时先将白藕捣绞汁，或萝蔔汁磨京墨半碗，调服五钱，食后下。如势轻，用此立止。如血出成斗升者，用后药止之。

乙字号花蕊散　五内崩损，湧喷血，出斗升，用此止之。

花蕊石火煅，存性，研如粉

□童子小便一□□煎，温调末三钱，甚者五钱，食后饮下。如男用酒□（或）米□（汤），□（女）用醋一半，与小便一处，和药服，使瘰□血□□□□□后药补之。

丙字号独参汤　□血后①，服此药补之。

大人参二两，去芦

每服，水二钟、枣五枚，煎一钟，细呷之，服后宜热睡一觉。后服诸药除根。

丁字号保和汤　久嗽肺燥成痿。

天门冬　款冬花　知母　贝母各三钱　薏苡仁　天花粉　杏仁　五味各二钱　甘草　兜苓　紫苑　百部　百合　桔梗　阿胶　当归　蒲黄　紫苏　薄荷各半钱

每服水二钟、生姜三片，煎至一钟，入饴糖一匙调服，每三食后各进一钟，与保真汤相间服，如血盛，加大蓟、小蓟、茅花、蒲黄、当归、茜根、藕节；痰盛加南星、半夏、陈皮、茯苓、枳壳、枳实；喘盛，加桑白皮、陈皮、苏子、萝蔔子、葶苈子；热盛，加大黄、山栀、黄连、款冬花、黄芩、黄柏、连翘；风盛，加防风、荆芥、甘菊、旋覆花、细辛、香附；寒盛，加人

---

① 后：此前二字，据上下文，疑为"止血"。

参、芍药、桂枝、麻黄、五味、蜡片。

戊□号①保真汤　骨蒸体虚。

当归　□□□　□□□　生地黄　白术　黄芪　□□苓　白茯苓　甘草陈皮　□□　赤芍药_{各钱半}　白芍药　天门冬　麦门冬　黄柏　五味　柴胡　地骨皮　知母　熟地黄_{各一钱}

每服水二钟，生姜三片，枣子五枚煎，与保和汤间服。如惊悸，加茯神、远志、柏子仁、酸枣仁；淋浊，加草薢、乌药、猪苓、泽泻；便涩，加木通、石苇、扁蓄、赤茯苓；遗精，加龙骨、牡蛎、莲须、莲心；燥热，加滑石、石膏、青蒿、鳖甲；盗汗，加浮麦、牡蛎、黄芪、麻黄根。

己字号太平丸　久嗽肺痿肺痈。

天门冬　麦门冬　知母　贝母　款冬花　杏仁_{各一两}　当归　生地黄　熟地黄　黄连　胶珠_{各一两半}　蒲黄　京墨　桔梗　薄荷_{各一两}　白蜜_{四两}　麝香_{少许}

右为细末，和匀，用银石器先下白蜜炼熟，后下诸药末搅匀，再上火，入麝香，略熬三二沸，丸如弹子大，每日三食后，细嚼一丸，煎薄荷汤缓缓化下，临卧时如痰盛，先用饴糖□消□□□下，却噙嚼此丸，仰卧，使药流入肺，□□肺□□□□□除□，七日病痊，凡咳嗽只服此药。

庚字号②沉香汤　□□热嗽壅盛。

青礞石　明矾_{飞，研细}　猪牙皂角　南星_生　半夏_生　白茯苓　陈皮_{各二两}　枳壳_{一两半}　枳实_{一两半}　薄荷_{二两}　沉香　黄芩

右为细末，和匀，姜汁浸，神曲搅糊为丸，如梧桐子大，每服一百丸，每夜临卧饴糖拌吞，次噙嚼太平丸，二药相攻，痰嗽

---

① 号：此前缺一字，据上下文，当为"字"。

② 号：此前二字，据上下文义，当为"庚字"。

除根。

辛字号润肺膏　久嗽肺燥肺痿。

羊肺一具　杏仁一两半，研　柿霜　真酥　真粉各一两　白蜜二两

右，先将羊肺洗净，次将五味入水搅粘，灌入肺中，白水煮熟，如常服，食前七药相间服之亦佳。

壬字号白凤膏　一切久怯极虚惫，咳嗽吐痰，咳血发热。

一切久怯极虚惫，咳嗽吐痰，咳血发热。

黑嘴白鸭一只　大京枣二升　参苓平胃散一升　陈煮酒一瓶

右将鸭缚定脚，量患人饮酒多少，随量以酒烫温，将鸭项割开，沥血入酒搅匀，饮之直入肺经，润补其肺。却将□□挦去毛，于□□开一孔，取去肠杂，拭干，次将枣子□□□□□实□□苓平胃散末填满鸭肚中，用麻扎□□□□□□□□□□□□□用火慢煨，将陈煮酒作□□添入煮干□□，然后食，其枣子阴干，随意食用，参汤送下，后服补髓丹，则补髓生精，和血顺气。

癸字号补髓丹　久劳虚败，髓干精竭，血枯气少，服煎①药愈，后服此药。

猪脊膂一条　羊脊膂一条　团鱼一枚　乌鸡一只

四味制净，去骨存肉，用酒一大碗，于沙瓮内煮熟，擂细，再用后药

大山药五条　莲肉半斤　京枣一百枚　霜柿十枚

四味修制净，用井花水一大瓶，于沙瓮内煮熟，擂细，与前熟肉一处，再用慢火熬之，却下

明胶四两　真黄蜡三两

右二味逐渐下，与前八味和一处，擂成膏子，和平胃散末、四君子汤末并知母、黄柏末各一两，共一十两搜和成剂，如十分

---

① 煎：据文义，疑为"前"。

硬，再入白蜜同熬，取起放青石上，用水搥打如泥，丸如梧桐子大，每服一百丸，不拘时候枣汤下。

玉堂宗旨治传尸劳虫法

　　师曰：传尸劳瘵者，盖由酒色过度，饮食不节，其心不正，忧思郁然，业①缘所致。初觉之时，精神恍惚，五心烦躁，气候不②调，心虚夜汗。如此十日，顿成肌瘦面黄。其病皆从心受，正③气与毒气并行脏腑，二气相攻，种毒五脏，致使血气凝结，变成虫④状，遇阳日⑤长雄，阴日长雌，遂成劳虫。其虫有九虫，而六虫传六代；三虫不传，乃胃虫、蛔虫、寸白虫也。其六虫一旬之中遍行四穴，周而复始。遇木气而生，立春一日后方食起，三日一食，五日一退。退即还穴醉睡，一醉五日。一虫在身，占十二穴，六虫共占七十二穴。一月之中，□十⑥日虫头向上，从心至头游四穴；中十日虫头向内，从心至脐游四穴；下十日虫头向下，从脐至足游四穴。其虫先食脏腑脂膏，故虫色白，令患人皮聚毛脱；七十日后食血肉，故虫色黄赤，令患人肌体消瘦、饮食不滋，肤筋缓不能收；一百二十日外，食血肉尽，故虫色紫，却传肾中，即食精髓，故虫色黑，令患人骨痿，不能起坐。其虫积人生毛，其毛色钟五脏五行之气，故毛色花杂。传自三人即能自飞，其状如禽品类，亦多人之遭此虫传染者，五内崩损，良可

---

　　①　业：此前三字，及此后五字，底本残缺，据《济阳纲目·卷六十六·传尸劳》补。

　　②　不：此后十一字，底本残缺，据《济阳纲目·卷六十六·传尸劳》补。

　　③　正：此后十二字，底本残缺，据《济阳纲目·卷六十六·传尸劳》补。

　　④　虫：此前二字，底本残缺，据《济阳纲目·卷六十六·传尸劳》补。

　　⑤　日：此后四字，底本残缺，据《济阳纲目·卷六十六·传尸劳》补。

　　⑥　十：此前一字，据上下文，当为"上"。

哀哉！

又云，虫头赤者食肉，可治，虫头口白者，食髓难治。虫[1]性灵通，临病深加精审。取虫之后，不服补药，徒费医治。所有取虫符药，待虫醉日为之。

又经云：六十日者十治七八，八十日者十治三四，过此已往，不复生矣。非但一身，为后世子[2]孙除害耳。今将[3]取虫药方符篆，及六代补劳药方次第详[4]著于后。

天灵盖散[5]

天灵盖两指[6]大，以檀香煎汤洗过，酥涂炙，咒七遍。咒云：

雷公神，电母圣，逢传劳，便须定。急急如律令。

槟榔鸡心者五枚　阿魏二分　麝香三分　辰砂一分　安息香三分，用铜刀切，各另研　连珠　甘遂二分

七味研极细，和匀，每服三钱，用后汤调下。

薤白　葱白各二七茎　青蒿二握　甘草二茎，五寸许　桃枝　柳枝并用向东南嫩者　桑白皮一云桑枝　酸[7]榴皮一云枝，各二握，七寸许

八味选净，用童子小便四升，于银石器内将八味文武火煎至一升，去渣，分作二钟，以前末五更初调服。男患女煎，女患男煎，若一服虫不下，约人行五七里，又进一服，天明再进一服，

---

① 虫：此后一字，底本残缺，据《济阳纲目·卷六十六·传尸劳》补。

② 子，此后一字，底本残缺，据《济阳纲目·卷六十六·传尸劳》补。

③ 将：此后五字，底本残缺，据《济阳纲目·卷六十六·传尸劳》补。

④ 详：此后三字，底本残缺，据《济阳纲目·卷六十六·传尸劳》补。

⑤ 此处底本残缺，据明·缪希雍著的《本草单方·卷一·虚劳》补。

⑥ 指：此后六字，底本残缺，据明·缪希雍著的《本草单方·卷一·虚劳》补。

⑦ 酸：此后一字，底本残缺，据明·缪希雍著的《本草单方·卷一·虚劳》补。

觉脏腑鸣动，取下恶物、异粪黄水或似蜣螂、蛇虺、蜈蚣、蜘蛛、蚯蚓，名状不一等形，急擒入①油铛中煎之。如吐，用白梅肉止之。如泻不止，用龙骨、黄连等分为末，熟水调下五钱，将患人衣服褥荐尽易烧之。用葱粥常服，将息数日后，夜梦人哭泣相别是其验也。□□虫看□□□□□□可②治，黑白色难治，虽然难治③，亦可断其传染之患。凡修合药饵先须斋戒，焚香于净④室，勿令鸡犬猫畜、孝子妇人及一切秽触之物见之，又不可在病处修合，不可令患⑤人闻其药气，其虫难取，依此禁忌，服药速效。

紫庭符　取传尸劳虫。

图（缺）⑥

凡书符掐左手中指中节，以方寸黄纸硃砂书之，吞服少顷，用乳香熏患人毫窍，于指虫出，毛青黑难治，白者可治。服符后静夜预备油铛，燃灯照明四畔，无令暗见，活物、虫走即擒入油铛中煎之，投长流水中，勿顾。然十追有一二应，或病轻虫无形不可追，惟梦中见人相哭离别，此其验也。

---

①　擒入：底本残缺，据明·缪希雍著的《本草单方·卷一·虚劳》补。

②　可：此前底本残缺，明·缪希雍著的《本草单方·卷一·虚劳》引作"其虫嘴青赤黄色可治"。

③　治：此后十一字，底本残缺，据明·缪希雍著的《本草单方·卷一·虚劳》补。

④　净：此后十二字，底本残缺，据明·缪希雍著的《本草单方·卷一·虚劳》补。

⑤　患：此前五字，底本残缺，据明·缪希雍著的《本草单方·卷一·虚劳》补。

⑥　图（缺）：此处原图及以下六代劳虫各图，底本或残或缺，故不辑补。可参阅前《延寿神方》卷三"劳瘵部"有关内容。

第一代劳虫

图（不全）此虫形如婴儿背上毛[1]…

图（缺）此虫形如鬼状，变动在人藏府中

图（缺）此虫如虾蟆，变动在人藏府中

已上诸虫，在人身中萦著之后，或大[2]或小，令人梦寐颠倒[3]，魂魄飞扬，精神离散，饮食少减，形容渐羸，四肢酸疼，百节劳倦，增寒壮热，背膊拘急，头脑疼痛，口苦舌干，面无颜色，鼻流清涕，虚汗常多，行步艰辛，眼睛时痛，名为初劳病。其虫遇丙丁日食起，醉归心窬穴中，四穴轮转，周而复始。俟虫大醉，方可治之。取出虫后，即当补心。

守灵散　补心脏劳极。

白茯苓　丁香　诃子各—两　桔梗　芍药　羌活　甘草炙，各一钱

右为末，水一钟，入银耳环一只、葱白三寸煎，温服。

第二代劳虫

图（缺）此虫形如乱发，长三寸许，在人藏府

图（缺）此虫形如蜈蚣，或似守宫，在人藏府

图（缺）此虫形如虾蟹，在人藏府中。

已上诸虫在人身中，令人夜梦不祥，与亡人为伴侣，睡醒情思昏沉似醉，神识不安，所食五味辄成患害，气喘口干，咳嗽增寒，心烦壅满，毛发焦落，气胀吞酸，津液渐衰，唇焦口苦，鼻流清水，四肢将虚，虚汗常出，面时黄赤，皮肤枯瘦，腰膝无

---

①　此处底本残缺，《济阳纲目·卷六十六·传尸劳》作"此虫形如婴儿背上长毛三寸，在人身中"。

②　大：此前十三字，底本残缺，据《济阳纲目·卷六十六·传尸劳》补。

③　倒：此后十一字，底本残缺，据《济阳纲目·卷六十六·传尸劳》补。

力，背脊酸疼，出血唾脓，语言不利，鼻塞头痛，胸膈多痰。重者心闷，吐血，僵仆在①地，不能自知，名为觉劳病②。其虫③庚辛日食起，醉归肺窬穴中，四穴轮转，周而复始。俟虫太醉，方可治之。取出虫后，即当补肺。

虚成散 补肺脏劳极。

枳实_{去穰，麸炒} 秦艽_{去芦} 麻黄_{去节} 玄胡索 当归_酒 白茯苓 芍药 茴香_{炒，各半两} 甘草_{炙，一钱}

右为末，水一钟，银耳环一对，蜜五点，煎，温服。

第三代劳虫

图（缺） 此虫形如蚊蚁，俱游藏府。

图（缺） 此虫形如蜣螂，大虫碎血片，在人五藏中。

图（缺） 此虫形如刺猬④，在人腹中。

已上诸虫，在人身中，令人三焦多昏，日常思睡，呕吐苦汁，或吐清水，或甘或苦，粘涎常壅，腹胀虚鸣，卧后多惊，口鼻生疮，唇黑面青，日渐消瘦，精神恍惚，魂魄飞扬，饮食不消，气咽声干，目多昏泪，名为传尸劳。其虫遇庚寅日食起，醉归厥阴穴中，四穴轮转⑤，周而复始。俟虫大醉，方可治之。取⑥出虫后⑦即当补气。

---

① 在：此前十四字，底本残缺，据《济阳纲目·卷六十六·传尸劳》补。

② 病：此前二字，底本残缺，据《济阳纲目·卷六十六·传尸劳》补。

③ 虫：此后六字，底本残缺，据《济阳纲目·卷六十六·传尸劳》补。

④ 刺猬：即刺猬。

⑤ 转：此前一字，据上下文，疑为"轮"。

⑥ 之、取：原本残缺，据上下文例补。

⑦ 后：此后九字，底本残缺，据明·缪希雍著的《本草单方·卷一·虚劳》补。

气复散①　补三焦劳极。

甘草　白术　茯苓　人参　当归　生地黄　知母　五味子　麦门冬　黄耆　沉香　柯子　枳实　橘皮各等分

右为末，水一钟半煎，温服。

第四代劳虫

图（缺）　此虫形如乱丝，在人腹藏中。

图（缺）　此虫形如猪肝，在人腹中。

图（缺）　此虫形如蛇虺，在人五藏中。

已上诸虫在人身中，令人脏腑虚鸣，呕逆伤中，痃癖气块，增寒壮热，肚大筋生，腰背疼痛，泻痢无时，行履困重，四肢憔悴，上急气喘，口苦舌干，饮水过多，喜食酸咸之物。其虫遇戊巳日食起，醉归脾窬穴中，四肢轮转，周而复始。俟虫大醉，方可治之。取出虫后，即当补脾。

魂停散　补脾脏劳极。

白药子　桔梗　人参　柯子皮　茯苓　甘草炙　丁香各一钱

右②为末，水一盏，入蜜一匙煎，温服。

第五代劳虫③

图（不全）　此虫形④如鼠似小瓶，浑无表里背面。

---

　　①　此方名及方药"甘草、白术、当归"，底本残缺，据《济阳纲目·卷六十六·传尸劳·取劳虫后补虚方》补。

　　②　此处煎服法，底本残缺，据《济阳纲目·卷六十六·传尸劳·取劳虫后补虚方》补。

　　③　此处，底本残缺，据上下文义补。

　　④　形：此后二字，底本残缺，据《济阳纲目·卷六十六·传尸劳·取劳虫后补虚方》补。

图（不全）　□□□如有头无足，有足无头①。

图　此虫变动形如精血片，在于阳宫。

已上诸虫入肝经而归肾，得血遂能变更，令人多怒气逆，筋骨拳挛，四肢解散，唇黑面青，增寒壮热，腰背疼痛，□坐无力，头如斧斫，眼睛时痛，翳膜多泪，背膊刺痛，力乏虚羸，手足干枯，不能起止。有似中风，肢体顽麻，腹内多痛，眼见黑花，忽然倒地，不省人事，梦寐不祥，遍体虚汗；或有面色红润如平时者；或有通灵而言未来事者。其虫遇癸未日食起，醉归肝窬穴中，四穴轮转，周而复始。俟虫大醉，方可治之。取出虫后，即当补肝。

金明散　补肝脏劳极。

人参　知母　茯苓　秦艽去芦　丁香　甘草炙　石膏煅，各等分

右为末，水一钟、葱白一寸同煎，温服。

第六代□虫②

图（不全）　此虫形如马尾，有两条

图（缺）　此虫形如③□□在人□…

图（缺）　此虫形如烂面，或长或短，如飞蝠。

□□□□…

---

①　此处底本残缺，《济阳纲目·卷六十六·传尸劳·取劳虫后补虚方》作"此虫形如鬼，有头无足，有足无头"。

②　虫：此前一字，据上下文义，疑为"劳"。

③　如：此处底本残缺，《济阳纲目·卷六十六·传尸劳·取劳虫后补虚方》作"此虫形如龟鳖，在人五脏中"。

□腰①膝无②力，髓寒骨热，四体干枯，眼见火生，或多黑暗，耳内虚鸣，阴汗③燥痒，冷汗如油，梦多鬼交，小便黄赤，醒后昏沉，脐下结硬或④奔心胸，看物如艳，心腹闷乱，骨节疼痛，食物进退，有时喘嗽。其虫翅足俱全，千里传痒，名为飞尸。遇丑亥日食起，醉归肾窬穴中，四穴轮转，周而复始。俟虫大醉⑤，方可治之。取出虫后，即当补肾。

育婴散　补肾脏劳极。

香附子炒　黑附子一个，炮　白蒺藜去角　木香　白茯苓　甘草炙，一钱

右为末，水一□□三⑥片，葱白一根，煎，空心服。

遇仙灸　治瘵□□□□亥日二更后⑦，六神皆聚时，解去下衣，直身平⑧□以墨点记腰上两傍陷处眼穴，然后上床，合面卧，每穴灸七壮，劳虫或吐或泻而出，取后用火焚之，弃于江中，以绝传染。

乾坤生□□卷⑨终

---

① 腰：此前一行，底本残缺，《济阳纲目·卷六十六·传尸劳·取劳虫后补虚方》作"以上诸虫，入于肾脏，透连脊骨，令人思食百味，身体尪羸"。

② 无：此后十字，底本残缺，据《济阳纲目·卷六十六·传尸劳·取劳虫后补虚方》补。

③ 汗：此后七字，底本残缺，据《济阳纲目·卷六十六·传尸劳·取劳虫后补虚方》补。

④ 或：此后四字，底本残缺，据《济阳纲目·卷六十六·传尸劳·取劳虫后补虚方》补。

⑤ 醉：此前三字，底本残缺，据《济阳纲目·卷六十六·传尸劳·取劳虫后补虚方》补。

⑥ 三：此前二字，据上下文义，疑为"钟姜"。

⑦ 此处，底本残缺，《济阳纲目·卷六十六·传尸劳·取劳虫方》作"取癸亥日二更后"。

⑧ 平：此后一字，据《古今医统大全》卷四十六劳瘵门及《世医得效方》，为"立"。

⑨ 卷：此前二字，据上下文义，当为"意上"。

乾坤生意下卷①

遐龄洞天太乙丹房编

济阴

女阴挺出：茄根烧存性，为末。油调在纸上，卷筒安入内，一日一上。（《乾坤生意》）②

产后呃逆：白豆蔻、丁香各半两。研细，桃仁汤服一钱，少顷再服。（《乾坤生意》）③

活幼（附豆疹）

乾坤生意云：小儿气虚久泻久痢或叫号气耗而致肠头脱出，治宜升举揪涩，然大肠者肺之腑也，肺寒而致大肠头脱下，宜补中益气加樗皮之类，是升举之中兼涩也。④

龙骨散 治泻痢脱肛。

花龙骨煅 诃子皮 没食子 粟壳蜜水拌炒

---

① 底本下卷整卷缺，此下内容辑录自各书，并注明出处。

② 此条，《本草纲目·菜部二十八卷·菜之三·茄》、《喻选古方试验·卷四·女阴》、《本草单方·卷十三女科·阴蚀》、《古今图书集成·医部汇考·妇人前阴诸疾门·单方》、《古今图书集成·博物汇编·草木典·茄部汇考》均载录。

③ 此条，《本草纲目·草部第十四卷·草之三·白豆蔻》、《本草单方·卷十三女科·产后诸疾》、《古今图书集成·医部汇考·妇人产后门五·单方·煎服》、《古今图书集成·博物汇编·草木典·豆蔻部汇考》均载录。

④ 此条，《痢证汇参·卷之七·泻痢脱肛》载录。

右为末，米饮调下。外用葱汤熏洗。①

痈疽诸疮（附大风疮）

痈疽疔肿，恶疮及黄疸。慈菇连根同苍耳草等分，捣烂，以好酒一钟，滤汁温服。或干之为末，每酒服三钱。（《乾坤生意》）②

一切痈疽，发背恶疮：用铁扫帚，同松毛、牛膝，以水煎服。（《乾坤生意》）③

痈疽肿毒，一切恶疮。豨莶草（端午采者）一两，乳香一两，白矾（烧）半两。为末。每服二钱，热酒调下。毒重者连进三服，得汗妙。（《乾坤秘韫》）④

发背疔疮：豨莶草、五叶草（即五爪龙）、野红花（即小蓟）、大蒜等分。擂烂，入热酒一碗，绞汁服，得汗立效。（《乾坤生意》）⑤

羊屎柴　时珍曰：按《乾坤生意》云：一名牛屎柴，生山野中。叶类鹤虱，四月开白花。其叶主痈疽发背，捣敷之。冬月用根。可以毒鱼。⑥

---

① 此条，《痢证汇参·卷之十·小儿科诸痢》载录。

② 此条，《本草纲目·草部第十三卷·草之二·山慈菇》、《本草单方·卷十六外科·痈疽》、《古今图书集成（医部）·外科·外科痈疽疔毒门》均载录。

③ 此条，《本草纲目·草部第十五卷·草之四·蠡实》、《古今图书集成（医部）·脏腑身形下·四肢门》均载录。

④ 此条，载于《本草纲目·草部第十五卷·草之四·豨莶》。

⑤ 此条，《本草纲目·草部第十五卷·草之四·豨莶》、《本草单方·卷十六外科·发背》、《古今图书集成（医部）·外科·外科痈疽疔毒门》均载录。

⑥ 此条，《本草纲目·草部第十五卷·草之四·豨莶》、《古今图书集成·博物汇编·草木典·豨莶部汇考》均载录。

下部疳疮：橄榄烧存性，研末，油调敷之。或加孩儿茶等分。(《乾坤生意》)①

《乾坤生意》治疮肿下药，用樗皮以无根水研汁，服二、三碗，取利数行，是其验矣。②

大风疬疾：《乾坤生意》用苍耳叶为末，以大枫子油和丸梧子大。每服三、四十丸，以茶汤下，日二服。又方：五月五日或六月六日，五更带露采苍耳草，捣取汁，熬作锭子。取半斤鳢鱼一尾，剖开不去肚肠，入药一锭，线缝，以酒二碗，慢火煮熟令吃，不过三五个鱼即愈也。忌盐一百日。③

积　　热

（原书缺）

眼　　疾

风赤烂眼，倒睫拳毛。华佗方：用白土一两，铜青一钱。为末。每以半钱泡汤洗。《乾坤生意》加焰硝半两。为末，汤泡杏

---

① 此条，《本草纲目·果部第三十一卷·果之三·橄榄》、《喻选古方试验·卷二·男阴》、《本草单方·卷十六外科·杨梅疮》、《古今图书集成·博物汇编·草木典·橄榄部汇考》均载录。

② 此条，《本草纲目·木部第三十五卷·木之二·椿樗》、《本草备要·木部·椿樗白皮》、《本草述钩元·卷二十三·乔木部·椿樗》、《增订本草备要·卷之三·木部·椿樗白皮》均载录。

③ 此条，《本草纲目·草部第十五卷·草之四·苍耳》、《本草单方·卷六·疬风》、《古今图书集成（医部）·外科·外科疬疡癜风门》均载录。

仁杵，和丸皂子大。每用凉水浸一丸，洗眼。（《乾坤秘韫》）①

拳毛倒睫：石燕子（一雌一雄）。磨水点搽眼。先以镊子摘去拳毛，乃点药，后以黄连水洗之。（《乾坤生意》）②

耳　疾

（原书缺）

鼻　疾

（原书缺）

咽喉口齿

牙齿虫痛：《乾坤生意》用镜面草不拘多少，以水缸下泥同捣成膏，入香油二、三点，研匀。贴于痛处腮上。③

诸　血

血崩不止：木莓根四两，酒一碗，煎七分。空心温服。（臞

---

① 此条，《本草纲目·纲目第七卷（下）·土之一·白垩》、《古今图书集成·方舆汇编·坤舆典》均载录。

② 此条，《本草纲目·石部第十卷·金石之四·石燕》、《古今图书集成（医部）·脏腑身形上·目门》均载录。

③ 此条，《本草纲目·草部第二十卷·草之九·螺厣草》、《古今图书集成·博物汇编·草木典·螺厣草部汇考》均载录。

仙《乾坤生意》)①

五　疸

湿热黄疮，助脾去湿。针砂丸：用针砂不拘多少，擂尽锈，淘洗白色，以米醋于铁铫内浸过一指，炒干，再炒三、五次，候通红取出。用陈粳米半升，水浸一夜，捣粉作块，煮半熟，杵烂，入针砂二两半，百草霜（炒）一两半，捣千下，丸梧子大。每服五十丸，用五加皮、牛膝根、木瓜浸酒下。初服若泄泻，其病源去也。(《乾坤生意》)②

水肿鼓胀

（原书缺）

宣通积滞（附追虫取积）

（原书缺）

寒湿气脚（附脚转筋）

寒湿脚气，疼不可忍：用团鱼二个，水二斗，煮一斗，去鱼取汁，加苍耳、苍术、寻风藤各半斤，煎至七升，去渣。以盆盛

---

① 此条，《本草纲目·草部第十八卷·草之七·悬钩子》、《古今图书集成（医部）·妇科·妇人崩漏门》均载录。

② 此条，《本草纲目·金石部第八卷·金石之一·针砂》、《金匮翼·卷四·黄疸·谷疸》均载录。

熏蒸，待温浸洗，神效。（《乾坤生意》）①

淋　沥

小便数多：牡蛎五两。烧灰，小便三升，煎二升，分三服。神效。（《乾坤生意》）②

痔漏（附脱肛）

《乾坤生意》：痔漏疼痛，用田螺一个，入龙脑一分在内，取水搽之效。③

痔漏疼痛：《乾坤生意》用田螺一个，入片脑一分在内，取水搽之。仍先以冬瓜汤洗净。④

体　气

腋气狐臭：《乾坤生意》用田螺一个，水养，俟靥开，挑巴豆仁一个在内，取置杯内，夏一夜，冬七夜，自然成水。常取搽之，久久绝根。又方：大田螺一个，入麝香三分在内，埋露地七七日，取出。看患洗拭，以墨涂上，再洗。看有墨处是患窍，以

---

① 此条，《本草纲目·介部第四十五卷·介之一·鳖》、《本草单方·卷六·脚气》、《古今图书集成（医部）·脏腑身形下·四肢门》均载录。

② 此条，《本草纲目·介部第四十六卷·介之二·牡蛎》、《本草单方·卷九·小便不禁小便频数》、《古今图书集成·博物汇编·禽虫典》均载录。

③ 此条，载于《神农本草经疏·卷二十二·虫鱼部下品·田中螺汁》。

④ 此条，《本草纲目·介部第四十六卷·介之二·田螺》、《本草单方·卷九·痔》、《古今图书集成（医部）·脏腑身形下·后阴门臀附》均载录。

螺汁点之，三五次即瘥。①

汗　斑

汗斑白点：夏枯草煎浓汁，日日洗之。（《乾坤生意》）②

诸　鲠

下鱼骨哽：玉簪花根、山里红果根，同捣自然汁，以竹筒灌入咽中，其骨自下。不可着牙齿。（臞仙《乾坤生意》）③

诸骨哽咽：威灵仙一两二钱，砂仁一两，沙糖一盏，水二钟，煎一钟。温服。《乾坤生意》：用威灵仙米醋浸二日，晒研末，醋糊丸梧子大。每服二、三丸，半茶半汤下。如欲吐，以铜青末半匙，入油一、二点，茶服，探吐。④

解诸毒

（原书缺）

---

①　此条，《本草纲目·介部第四十六卷·介之二·田螺》、《古今图书集成·博物汇编·禽虫典·螺部汇考》均载录。

②　此条，《本草纲目·草部第十五卷·草之四·夏枯草》、《古今图书集成·博物汇编·草木典·夏枯草部汇考》均载录。

③　此条，《本草纲目·草部第十七卷·草之六·玉簪》、《古今图书集成·博物汇编·草木典·玉簪部汇考》均载录。

④　此条，《本草纲目·草部第十八卷·草之七·威灵仙》、《古今图书集成·博物汇编·草木典·威灵仙部汇考》均载录。

蛇犬毒虫伤

（原书缺）

汤泼火烧

《乾坤生意》：耳足冻疮。橄榄核烧研，油调涂之。[1]

正骨伤损

（原书缺）

丹药

（原书缺）

膏药

（原书缺）

针灸

---

[1] 此条，《神农本草经疏·卷二十三·果部三品·橄榄》、《本草纲目·果部第三十一卷·果之三·橄榄》、《本草单方·卷十八外科·冻疮》、《古今图书集成（医部）·外科·外科汤火灸冻漆疮门》均载录。

长桑君天星秘诀歌 （《乾坤生意》）①

天星秘诀少人知，此法专分前后施，若是胃中停宿食，后寻三里起璇玑。脾病血气先合谷，后刺三阴交莫迟，如中鬼邪先间使，手臂挛痹取肩髃。脚若转筋并眼花，先针承山次内踝，脚气酸疼肩井先，次寻三里、阳陵泉；如是小肠连脐痛，先刺阴陵后涌泉。耳鸣腰痛先五会，次针耳门、三里内。小肠气痛先长强，后刺大敦不要忙，足缓难行先绝骨，次寻条口及冲阳。牙疼头痛兼喉痹，先刺二间后三里，胸膈痞满先阴交，针到承山饮食喜；肚腹浮肿胀膨膨，先针水分泻建里。伤寒过经不出汗，期门、通里先后看，寒疟面肿及肠鸣，先取合谷后内庭。冷风湿痹针何处？先取环跳次阳陵，指痛挛急少商好，依法施之无不灵。此是桑君真口诀，时医莫作等闲轻。

初中风急救针法 （《乾坤生意》）②

凡初中风跌倒，卒暴昏沉，痰涎壅滞，不省人事，牙关紧闭，药水不下，急以三棱针，刺手十指十二井穴，当去恶血。又治一切暴死恶候，不省人事，及绞肠痧，乃起死回生妙诀。

少商二穴，商阳二穴　中冲二穴　关冲二穴　少冲二穴　少泽二穴

中风瘫痪针灸秘诀 （《乾坤生意》）③

中风口眼㖞斜：听会　颊车　地仓

凡㖞向左者，宜灸右；向右者，宜灸左，各㖞陷中二七壮，

---

① 此条，载录于《针灸大成·卷三·长桑君天星秘诀歌》。
② 此条，载录于《针灸大成·卷八·续增治法·初中风急救针法》。
③ 此条，载录于《针灸大成·卷八·续增治法·中风瘫痪针灸秘诀》。

艾炷如麦粒大，频频灸之，取尽风气，口眼正为度。

一法：以五寸长笔管，插入耳内，外以面塞四围竹管上头，以艾灸二七壮，右喝灸左、左喝灸右。

中风风邪入腑，以致手足不遂：百会　耳前发际　肩髃　曲池　风市　足三里　绝骨

凡觉手足麻痹，或疼痛良久，此风邪入腑之候，宜灸此七穴。病在左灸右，在右灸左，候风气轻减为度。

中风风邪入脏，以致气塞涎壅，不语昏危：百会　大椎　风池　肩井　曲池　足三里　间使

凡觉心中愦乱，神思不怡，或手足顽麻，此风邪入脏之候，速灸此七穴，各五七壮。如风势略可，凡遇春、秋二时，常灸此七穴，以泄风气；若素有风人，尤当留意。

中风鼻塞不闻，时流清涕，偏正头风，及生白屑，惊痫，目上视不识人：囟会（灸）

中风头皮肿，目眩虚，振寒热，目疼不能远视：上星（针灸）

中风风痫，瘛疭等症：印堂（针灸）

中风头项急，不能回顾：风府（针）

中风手不能举：阳池（针灸）

中风腕酸，不能屈伸，指痛不能掌物：外关（针灸）

中风手弱不仁，拘挛不伸：手三里（针灸）

中风痰咳，肘挛，寒热惊痫：列缺（针灸）

中风惊怖，声音不出，肘腕酸疼：通里（针灸）

中风腰胯疼痛，不得转侧，腰胁相引：环跳（针灸）

中风转筋拘急，行步无力疼痛：昆仑（针灸）

中风脚腿麻木，冷痹冷痛：阳陵（针灸）

中风腰背拘急：委中（针）

中风脚膝疼痛，转筋拘急：承山（针灸）

治虚损五劳七伤紧要灸穴：陶道一穴，灸二七壮。身柱一穴，灸二七壮。肺俞二穴，灸七七壮至百壮。膏肓二穴，灸三七壮至七七壮。

（少商）此为十井穴。凡初中风卒暴昏沉，痰涎壅盛，不省人事，牙关紧闭，药水不下，急以三棱针刺此穴及少冲、中冲、关冲、少泽、商阳，使血气流行，乃起死回生急救之妙穴。（《乾坤生意》）。①

（商阳）此为十井穴。凡初中风跌倒，卒暴昏沉，痰盛，不省人事，牙关紧闭，药水不下，急以三棱针刺此穴及少商、中冲、少冲，使血气流通，乃急救回生之妙穴。（《乾坤生意》）。②

（中冲）凡初中风。暴仆昏沉，痰涎壅盛，不省人事，牙关紧闭，药水不入，急以三棱针针少商、商阳、中冲、关冲、少冲、少泽，使血气流通，乃起死回生急救之妙诀。（《乾坤生意》）。③

中冲穴，《乾坤生意》云：此为十井穴，凡初中风跌倒，卒暴昏沉，痰盛，不省人事，牙关紧闭，药水不下，急以三棱针刺中冲、少商、商阳、关冲、少冲、少泽，使血气流通，实起死回

---

① 此条，《针灸集成·卷三·手太阴肺经》、《类经图翼·卷六·经络（四）·手太阴肺经穴》、《经脉图考·卷二·取穴分寸》、《勉学堂针灸集成·卷三·十二经脉流注腧穴》、《重楼玉钥·卷下·手太阴肺经穴》均载录。

② 此条，《针灸集成·卷三·手阳明大肠经》、《类经图翼·卷六·经络（四）·手阳明大肠经穴》、《经脉图考·卷二·取穴分寸》、《勉学堂针灸集成·卷三·十二经脉流注腧穴》、《重楼玉钥·卷下·手阳明大肠经穴》均载录。

③ 此条，《针灸集成·卷四·手厥阴心包络》、《类经图翼·卷七·经络（五）·手厥阴心包络经穴》、《刺灸心法要诀·卷七·手部主病针灸要穴歌》均载录。

生急救之妙诀也。①

（关冲）凡初中风暴仆昏沉，痰涎壅盛，不省人事，牙关紧闭，药水不下，急以三棱针针少商、商阳、中冲、少冲、关冲、少泽，使血气流通，乃起死回生急救之妙穴。（《乾坤生意》）。②

（少冲）《乾坤生意》云：此为十井穴，凡初中风跌倒，卒暴昏沉，痰涎壅满，不省人事，牙关紧闭，药水不下，急以三棱针刺少商、商阳、中冲、关冲、少泽及此穴，使气血流通，乃起死回生急救之妙穴。③

（少泽）《乾坤生意》云：此为十井穴，凡初中风卒暴昏沉，痰涎壅盛，不省人事，急以三棱针刺少商、商阳、中冲、少冲及此穴，使气血流通，乃起死回生急救之妙穴。④

（三阴交）兼大敦治小肠疝气。（《乾坤生意》）。⑤

（大敦）兼三阴交，治小肠气痛，又一切冷气连脐腹结痛，小便遗溺。（《乾坤生意》）。⑥

（肺俞）同陶道、身柱、膏肓治虚损五劳七伤紧要法。（《乾

---

①　此条，《刺灸心法要诀·卷七·手部主病针灸要穴歌》、《经脉图考·卷三·取穴分寸》、《重楼玉钥·卷下·手厥阴心包络经穴》均载录。

②　此条，《类经图翼·卷七·经络（五）·手少阳三焦经穴》、《针灸集成·卷四·手少阳三焦经》、《经脉图考·卷三·取穴分寸》均载录。

③　此条，《类经图翼·卷六·经络（四）·手少阴心经穴》、《经脉图考·卷二·取穴分寸》、《重楼玉钥·卷下·手少阴心经穴》均载录。

④　此条，《类经图翼·卷六·经络（四）·手太阳小肠经穴》、《经脉图考·卷二·取穴分寸》、《重楼玉钥·卷下·手太阳小肠经穴》均载录。

⑤　此条，《针灸集成·卷三·足太阴脾经》、《类经图翼·卷六·经络（四）·足太阴脾经穴》、《勉学堂针灸集成·卷三·十二经脉流注腧穴》均载录。

⑥　此条，《针灸集成·卷四·足厥阴肝经》、《类经图翼·卷八·经络（六）·足厥阴肝经穴》均载录。

坤生意》）。①

（膏肓俞）兼陶道、身柱、肺俞治虚损五劳七伤紧要之穴。（《乾坤生意》）。②

（陶道）兼身柱、肺俞、膏肓治虚损五劳七伤。（《乾坤生意》）。③

（身柱）《乾坤生意》云：同陶道、肺俞、膏肓，治虚损五劳七伤紧要法。一传治四时伤寒。④

（陶道）《乾坤生意》云：兼身柱、肺俞、膏肓，治虚损五劳七伤。⑤

其他

心痛有虫：芫花一两（醋炒），雄黄一钱，为末。每服一字，温醋汤下。（《乾坤生意》）。⑥

---

①　此条，（针灸集成·卷三·足太阳膀胱经）（类经图翼·卷七·经络（五）·足太阳膀胱经穴）（勉学堂针灸集成·卷三·十二经脉流注腧穴）均载录。

②　此条，《针灸集成·卷三·足太阳膀胱经》、《类经图翼·卷七·经络（五）·足太阳膀胱经穴》、《勉学堂针灸集成·卷三·十二经脉流注腧穴》均载录。

③　此条，载录于《针灸集成·卷四·督脉》。

④　此条，《类经图翼·卷八·经络（六）·督脉穴》、《针灸问答·卷下·第三十章督脉经穴歌注》均载录。

⑤　此条，载录于《类经图翼·卷八·经络（六）·督脉穴》。

⑥　此条，《古今图书集成（医部）·脏腑身形下·胸腹门》载录。

庚 辛 玉 册

（辑佚）

明·朱权　编著

叶明花　蒋力生　辑

目　录

本书内容，为朱权编集多种外丹本草而成的炼丹术著作，惜原书已散佚。据存世文献调查，现知征引《庚辛玉册》的著作有李时珍《本草纲目》、方以智《物理小识》及日本《广大和本草别录》等。辑复如下：

一、本草纲目

《本草纲目》有28处述及《庚辛玉册》，其中27味药引用了《庚辛玉册》的内容，现将笔者从《本草纲目》辑出的内容载录于下：

《本草纲目》第一卷：

"历代诸家本草"中，述及朱权编纂《庚辛玉册》的参考书目和《庚辛玉册》的内容概况。

《庚辛玉册》 时珍曰：宣德中，宁献王取崔昉《外丹本草》、土宿真君《造化指南》、独孤滔《丹房镜源》、轩辕述《宝藏论》、青霞子《丹台录》诸书所载金石草木可备丹炉者，以成此书。分为金石部、灵苗部、灵植部、羽毛部、鳞甲部、饮馔部、鼎器部，通计二卷，凡五百四十一品。所说出产形状，分别阴阳，亦可考据焉。王号臞仙，该通百家，所著医、卜、农、圃、琴、棋、仙学、诗家诸书，凡数百卷。《造化指南》三十三篇，载灵草五十三种，云是土宿昆元真君所说，抱朴子注解，盖亦宋、元时方士假托者尔。古有《太清草木方》、《太清服食经》、《太清丹药录》、《黄白秘法》、《三十六水法》、《伏制草石论》诸书，皆此类也。

《本草纲目》第八卷：

青琅玕

《玉册》云：生南海崖石内，自然感阴阳之气而生，似珠而赤。

《本草纲目》第九卷：

丹砂

臞仙《庚辛玉册》云：丹砂石以五溪山峒中产者，得正南之气为上。麻阳诸山与五溪相接者，次之。云南、波斯、西胡砂，并光洁可用。柳州一种砂，全似辰砂，惟块圆如皂角子，不入药用。商州、黔州土丹砂，宣、信州砂，皆内含毒气及金、银、铜、铅气，不可服。

灵砂

《庚辛玉册》云：灵砂者，至神之物也。硫汞制而成形，谓之丹基。夺天地造化之功，窃阴阳不测之妙。可以变化五行，炼成九还。其未升鼎者，谓之青金丹头；已升鼎者，乃曰灵砂。灵砂有三：以一伏时周天火而成者，谓之金鼎灵砂；以九度抽添用周天火而成者，谓之九转灵砂；以地数三十日炒炼而成者，谓之医家老火灵砂。并宜桑灰淋醋煮伏过用，乃良。

不灰木

《庚辛玉册》云：不灰木，阴石也。生西南蛮夷中，黎州、茂州者好，形如针，文全若木，烧之无烟。此皆言石者也。

阳起（阳起石）

《庚辛玉册》云：阳起，阳石也。齐州拣金山出者胜，其尖似箭镞者力强，如狗牙者力微，置大雪中倏然没者为真。

太一禹余粮（太一余粮）

《庚辛玉册》云：太一禹余粮，阴石也，所在有之。片片层叠，深紫色。中有黄土，名曰石黄。其性最热，冬月有余粮处，其雪先消。

空青

《庚辛玉册》云：空青，阴石也。产上饶，似钟乳者佳，大片含紫色，有光采。次出蜀严道及北代山，生金坑中，生生不已，故青为之丹。有如拳大及卵形者，中空有水如油，治盲立效。出铜坑者亦佳，堪画。又有杨梅青、石青，皆是一体，而气有精粗。点化以曾青为上，空青次之，杨梅青又次之。

礜（特生礜石）

《庚辛玉册》云：礜，阳石也，生山谷。水中濯出似矾，有纹理横截在中者为佳。伏火，制砂汞。其状颇与方解石相似，但投水不冰者为真。其出金穴中者，名握雪礜石。

婆娑石

《庚辛玉册》云：摩挲石，阳石也。出三佛齐。海南有山，五色耸峙，其石有光焰。其水下滚如箭，船过其下，人以刀斧击取。烧之作硫黄气。以形如黄龙齿而坚重者为佳。匮五金，伏三黄，制铅汞。

蛇黄

《庚辛玉册》云：蛇含自是一种石，云蛇入蛰时，含土一块，起蛰时化作黄石，不稽之言也。有人掘蛇窟寻之，并无此说。

硫黄（石硫磺）

《庚辛玉册》云：硫黄有二种：石硫黄，生南海琉球山中；土硫黄，生于广南。以嚼之无声者为佳，舶上倭硫黄亦佳。今人用配硝石作烽燧烟火，为军中要物。

《本草纲目》第十卷：

花乳石

《玉册》云：花乳石，阴石也。生代州山谷中，有五色，可代丹砂匮药，蜀中汶山、彭县亦有之。

《本草纲目》第十四卷：

地钱（积雪草）

《瞿仙庚辛玉册》云：地钱，阴草也。生荆、楚、江、淮、闽、浙间，多在宫院寺庙砖砌间，叶圆似钱，引蔓铺地，香如细辛，不见开花也。

薰草

薰草【释名】黄零草《玉册》。

薰草【气味】《玉册》云：伏三黄、朱砂。

《本草纲目》第十六卷：

酸浆

《庚辛玉册》云：灯笼草四方皆有，惟川陕者最大。叶似龙葵，嫩时可食。四、五月开花结实，有四叶盛之如灯笼，河北呼为酸浆。据此及杨慎之说，则灯笼、酸浆之为一物，尤可证矣。

水杨梅

《庚辛玉册》云：地椒，一名水杨梅，多生近道阴湿处，荒田野中亦有之。丛生，苗叶似菊，茎端开黄花，实类椒而不赤。实可结伏三黄、白矾，制丹砂、粉霜。

《本草纲目》第十七卷：

鬼臼

《庚辛玉册》谓蚤休阳草，旱荷阴草，亦有分别。

海芋

《庚辛玉册》云：羞天草，阴草也。生江广深谷涧边。其叶极大，可以御雨，叶背紫色。花如莲花。根叶皆有大毒，可煅粉霜、朱砂。小者名野芋。

透山根

《庚辛玉册》云：透山根出武都。取汁点铁，立成黄金。有大毒，人误食之，化为紫水。又有金英草，亦生蜀中。状如马齿苋而色红，模铁成金。亦有大毒，入口杀人，须臾为紫水也。

《本草纲目》 第十八卷：

菟丝子

《庚辛玉册》云：火焰草即菟丝子，阳草也，多生荒园古道。其子入地，初生有根，及长延草物，其根自断。无叶有花，白色微红，香亦袭人。结实如秕豆而细，色黄，生于梗上尤佳，惟怀孟林中多有之，入药更良。

《本草纲目》 第十九卷：

羊蹄

羊蹄大黄（《庚辛玉册》）

荇菜（本草纲目作莕菜）

《庚辛玉册》云：凫葵，黄花者是荇菜，白花者是白苹即水镜草，一种泡子名水鳖。虽有数种，其用一也。其茎叶根花，并可伏硫、煮砂、制矾。此以花色分别苹、荇，似亦未稳，详见苹下。

《本草纲目》第二十卷：

长生草（石长生）

《庚辛玉册》云：通泉草一名长生草，多生古道丘垄荒芜之地。叶似地丁，中心抽一茎，开黄白花如雪，又似麦饭，摘下经年不槁。根入地至泉，故名通泉。俗呼秃疮花。此草有长生之名，不知与石长生及红茂草亦一类否？故并附之。

地锦

地锦【释名】酱瓣草《玉册》。

《本草纲目》第二十一卷：

昨叶何草

《庚辛玉册》云：向天草即瓦松，阴草也。生屋瓦上及深山石缝中。茎如漆圆锐，叶背有白毛。有大毒。烧灰淋汁沐发，发即落。误入目，令人瞽。捣汁能结草砂，伏雌、雄、砂、汞、白矾。其说与本草无毒及生眉发之说相反，不可不知。

《本草纲目》第二十七卷：

蒲公英

《庚辛玉册》作鹁鸪英。俗呼蒲公丁，又呼黄花地丁。淮人谓之白鼓钉，蜀人谓之耳瘢草，关中谓之狗乳草。

《庚辛玉册》云：地丁叶似小莴苣，花似大旋葍，一茎耸上三、四寸，断之有白汁。二月采花，三月采根。可制汞，伏三黄。有紫花者，名大丁草，出太行、王屋诸山。陈州亦有，名烧金草。能煅朱砂。一种相类而无花者，名地胆草，亦可伏三黄、砒霜。

藜

《庚辛玉册》云：鹤顶，阴草也。捣汁煮粉霜，烧灰淋汁煎粉霜，伏矾石，结草砂，制硫，伏汞及雌黄、砒石。

除《本草纲目》外，另外一些引据《庚辛玉册》的书有方以智的《物理小识》、日本的《广大和本草别录》。其他如《本草品汇精要》《本草乘雅半偈》《本经逢原》《本草纲目拾遗》《本草述钩元》《本草择要纲目》《本草正义》《神农本草经赞》《濒湖炮炙法》《植物名实图考》《事物异名典林》、日本稻生·若水的《庶物类纂》等本草著作均少量辑引《庚辛玉册》的相关内容，但范围和内容均没有超出《本草纲目》，故不再赘录。现将《物理小识》《广大和本草别录》中辑得的片段录于下：

二、物理小识

《物理小识》卷七：

透山根似蔓菁而紫，含金气，石杨柳含银气，马齿苋含汞气，艾蒿粟麦含铅锡之气，酸芽三叶酸含铜气。

三、广大和本草别录

《广大和本草别录》卷上：

药王草出嵩山，一茎一叶，似浮蔷叶，夏附小白花，上盆可爱。

乾坤生意秘韫

（辑佚）

明·朱权　编著

叶明花　蒋力生　辑

目　录

目 录

此书内容，据《百川书志》所载："《乾坤生意秘韫》一卷。遐龄洞天太乙丹房编。三十五类，二百七十九方。"应该是一本小型医药方书，可能与《乾坤生意》有某种联系，或者较为精炼。关于本书，《全国中医图书联合目录》《中国医籍大辞典》《中国古籍善本书目》均未著录，可能已散佚。根据文献调查，现知《本草纲目》《急救广生集》等著作对此书有征引。辑复如下：

一、本草纲目

此书内容，《本草纲目》辑引了 27 处，含书目 1 处及病症治方 26 处。现将笔者从《本草纲目》辑得的《乾坤秘韫》相关内容载录于下：

本草纲目·第一卷·引据古今医家书目

臞仙《乾坤秘韫》

本草纲目·第七卷·白垩

风赤烂眼，倒睫拳毛。华佗方：用白土一两，铜青一钱。为末。每以半钱泡汤洗。《乾坤生意》：加焰硝半两。为末，汤泡杏仁杵，和丸皂子大。每用凉水浸一丸，洗眼。（《乾坤秘韫》）

本草纲目·第十卷·磁石

诸般肿毒：吸铁石三钱，金银藤四两，黄丹八两，香油一斤，如常熬膏，贴之。（《乾坤秘韫》）

本草纲目·第十一卷·硼砂

劳瘵有虫：硼砂、硇砂、兔屎等分为末，蜜丸梧子大。每服七丸，生甘草一分，新水一钟，揉汁送下。自朔至望，五更时，令病人勿言，服之。（《乾坤秘韫》）

本草纲目·第十五卷·豨莶

痈疽肿毒，一切恶疮。豨莶草（端午采者）一两，乳香一两，白矾（烧）半两。为末。每服二钱，热酒调下。毒重者连进三服，得汗妙。（《乾坤秘韫》）

本草纲目·第十五卷·芦

发背溃烂：陈芦叶为末，以葱椒汤洗净，敷之神效。（《乾坤秘韫》）

本草纲目·第十六卷·紫花地丁

黄疸内热：地丁末。酒服三钱。（《乾坤秘韫》）　稻芒粘咽，不得出者：箭头草嚼咽下。（同上方）

……

瘰疬疔疮，发背诸肿：紫花地丁根去粗皮，同白蒺藜为末，油和涂神效。（《乾坤秘韫》）

本草纲目·第十七卷·泽漆

水气蛊病：生鲜猫眼睛草，晒干为末，枣肉丸弹子大。每服二丸，白汤化下，日二服。觉腹中暖，小便利，为度。（《乾坤秘韫》）

本草纲目·第十七卷·乌头

一切顽风：神应丹：用生草乌头、生天麻各（洗）等分，擂烂绞汁倾盆中。砌一小坑，其下烧火，将盆放坑上。每日用竹片搅一次，夜则露之。晒至成膏，作成小铤子。每一铤分作三服，用葱、姜自然汁和好酒热服。（《乾坤秘韫》）

一切风证：不问头风痛风，黄鸦吊脚风痹：生淮乌头一斤，生川乌头一枚，生附子一枚，并为末。葱一斤，姜一斤，擂如泥，和作饼子，以草铺盘内，加楮叶于上，安饼于叶上，又铺草叶盖之，待出汗黄一日夜，乃晒之，舂为末，以生姜取汁煮面糊和丸梧子大。初服三十丸，日二服。服后身痹汗出即愈。避风。（《乾坤秘韫》）

……

疗疮发背：草乌头（去皮）为末，用葱白连须和捣，丸豌豆大，以雄黄为衣。每服一丸，先将葱一根细嚼，以热酒送下。或有恶心呕三、四口，用冷水一口止之。即卧，以被厚盖，汗出为度。亦治头风。（《乾坤秘韫》）

本草纲目·第十八卷·栝蒌

风疮疥癞：生栝蒌一、二个、打碎，酒浸一日夜。热饮。（瞿仙《乾坤秘韫》）

本草纲目·第十八卷·木莲

惊悸遗精：木馒头（炒）、白牵牛等分，为末。每服二钱，用米饮调下。　　（《乾坤秘韫》）

本草纲目·第十八卷·忍冬

忍冬膏，治诸般肿痛，金刃伤疮恶疮。用金银藤四两，吸铁石三钱。香油一斤，熬枯去滓，入黄丹八两，待熬至滴水不散，如常摊用。（《乾坤秘韫》）

本草纲目·第二十卷·地锦

风疮疥癣：血见愁草同满江红草捣末，敷之。（《乾坤秘韫》）。

趾间鸡眼，割破出血。以血见愁草捣敷之妙。（《乾坤秘韫》）。

脾劳黄疸：如圣丸：用草血竭、羊膻草、桔梗、苍术各一两，甘草五钱，为末。先以陈醋二碗入锅，下皂矾四两煎熬，良久下药末，再入白面不拘多少，和成一块，丸如小豆大。每服三、五十丸，空腹醋汤下，一日二服。数日面色复旧也。（《乾坤秘韫》）

本草纲目·第二十六卷·芸苔

伤损接骨：芸苔子一两，小黄米（炒）二合，龙骨少许，为末，醋调成膏，摊纸上贴之。（《乾坤秘韫》）。

本草纲目·第三十三卷·蘡薁

男妇热淋：野葡萄根七钱，葛根三钱，水一钟，煎七分，入童子小便三分，空心温服。（《乾坤秘韫》）女人腹痛，方同上。

本草纲目·第三十四卷·乌药

男妇诸病：香乌散：用香附、乌药等分，为末。每服一、二钱。饮食不进，姜、枣汤下；疟疾，干姜、白盐汤下；腹中有虫，槟榔汤下；头风虚肿，茶汤下；妇人冷气，米饮下；产后血攻心脾痛，童便下；妇人血海痛、男子疝气，茴香汤下。（《乾坤秘韫》）。

本草纲目·第三十五卷·槐

血崩不止：槐花三两，黄芩二两，为末。每服半两，酒一碗，铜秤锤一枚，桑柴火烧红，浸入酒内，调服。忌口。（《乾坤秘韫》）。

本草纲目·第三十八卷·绵

血崩不止：…《乾坤秘韫》：用旧绵絮（去灰土）一斤，新蚕丝一斤，陈莲房十个，旧炊箅一枚，各烧存性。各取一钱，空心热酒下，日三服。不过五日愈。

本草纲目·第三十九卷·露蜂房

手足风痹：黄蜂窠大者一个（小者三、四个）烧灰，独头蒜一碗，百草霜一钱半，同捣敷上。一时取下，埋在阴处。忌生冷、荤腥。（《乾坤秘韫》）

本草纲目·第四十一卷·蝼蛄

十种水病：肿满喘促不得卧。…《乾坤秘韫》：用端午日取蝼蛄，阴干，分头、尾焙收。治上身用头末七个，治中用腹末七个，治下用尾末七个，食前酒服。

本草纲目·第四十二卷·蟾蜍

疔疮恶肿：蟾酥一钱，巴豆四个捣烂，饭丸锭子如绿豆大。每服一丸，姜汤下。良久，以萹蓄根、黄荆子研酒半碗服，取行四、五次，以粥补之。（《乾坤秘韫》）

本草纲目·第四十八卷·伏翼

腋下狐臭：用蝙蝠一个，以赤石脂末半两涂遍，黄泥包固，晒干煅存性。以田螺水调涂腋下，待毒气上冲，急服下药，行一、二次妙。（《乾坤秘韫》）

本草纲目·第四十八卷·五灵脂

骨折肿痛：五灵脂、白芨各一两，乳香、没药各三钱。为末，熟水同香油调，涂患处。（《乾坤秘韫》）

本草纲目·第五十卷·狗

戊戌丸：治男子、妇人一应诸虚不足，骨蒸潮热等证。用黄童子狗一只，去皮毛肠肚同外肾，于砂锅内用酒醋八分，水二升，入地骨皮一斤，前胡、黄芪、肉苁蓉各四两，同煮一日。去药，再煮一夜。去骨，再煮肉如泥，擂滤。入当归末四两，莲肉、苍术末各一斤，厚朴、橘皮末十两，甘草末八两，和杵千下，丸梧桐子大。每空心盐酒下五七十丸。（《乾坤秘韫》）

本草纲目·第五十卷·牛

吐血咯血五劳七伤：用水牛脑一枚（涂纸上阴干），杏仁（煮去皮）、胡桃仁、白蜜各一斤，香油四两，同熬干为末。每空心烧酒服二钱匕。（《乾坤秘韫》）

本草纲目·第五十一卷·兔

蟾宫丸：《乾坤秘韫》：治小儿胎毒，遇风寒即发痘疹，服此可免，虽出亦稀。用兔二只，腊月八日刺血于漆盘内，以细面炒熟和，丸绿豆大。每服三十丸，绿豆汤下。每一儿食一剂，永安甚效。

本草纲目·第五十二卷·人胞

大小痫疾：初生胎衣一具，长流水洗净，仍以水浸，春三、夏一、秋五、冬七日，焙干为末；羌活、天麻、防风各半两，白僵蚕、白附子各一两，南星二两，川乌一个，全蝎二十一个，为末，糊丸梧桐子大，朱砂为衣。每服五十丸，好酒下。（《乾坤秘韫》）

其他，如《神农本草经疏》《本草品汇精要》《喻选古方试验》《经方例释》《本草单方》《青囊全集秘旨》《伤科汇纂》《急救广生集》等著作中均引用了《乾坤秘韫》，然考察其所引内容，基本上不出于《本草纲目》辑引的范围，仅《急救广生集》引及的一些内容，跟《本草纲目》的提法不一，或是文献出处有异。悉录于下，以资研寻。

二、急救广生集

急救广生集·卷二·杂症·舌病

热症多舌出，有病愈而舌不入者，冰片（一分）研，抹舌上，即收。（《医宗说约》）

一方，用大麻子为末，入纸条内，烧烟熏之鼻孔，有涎流出，即收。（《乾坤秘韫》）①

急救广生集·卷二·杂症·霍乱

霍乱转筋　欲死气绝腹有暖气者，以盐填脐中，灸盐上七壮即苏。（《乾坤秘韫》）②

急救广生集·卷三·急症·诸物骾咽

---

① 此条，《本草纲目》草部第十七卷蓖麻条中有相似内容，出处注为《经验良方》。

② 此条，《本草纲目》石部第十一卷食盐条下，内容相同，然注的出处是《救急方》。

诸骨骾塞　五日午时，韭畦中向东，勿语。取六一泥（即蚯蚓粪）收之。每遇骨骾，用少许擦咽喉外，其骨自消。（《乾坤秘韫》）①

急救广生集·卷七·疡科·诸疮

外肾生疮　蚯蚓粪（二分）绿豆粉（一分）水研涂，干后再敷。（《乾坤秘韫》）②

急救广生集·卷八·一切伤痛·汤火伤

汤烫火烧　螺蛳壳多年干白者，火煅为末。如疮破，干掺。如不破，清油调敷。（《乾坤秘韫》）③

---

① 此条，《本草纲目》土部第七卷蚯蚓泥条下相似内容。
② 此条，《本草纲目》土部第七卷蚯蚓泥条下内容相同，注的出处为《便民图纂》。
③ 此条，《本草纲目》介部第四十六卷蜗螺条下有相似内容。

后　记

　　朱权医药养生著作的编集整理，十年前就已开始，而本书列入国家古籍整理出版资助项目也已逾五年。十多年来，我们一直在期待，期待能有更多获得朱权著作版本的机会，以使全书收得更全；我们也一直在努力，不停地四处寻找，上下求索，想尽量把全书整理得更好些。天不负人，经过十多年劳作编集的这套《朱权医学全书》就要开印出版了，我们有一种如释重负的感觉。尽管还有这样那样的遗憾，但总算实现了我们的初衷，让朱权在医药养生方面的学术成果能够服务于现代社会，为广大人民群众的健康事业提供历史经验和古代智慧。在此，我们要特别感谢那些直接或间接为编集整理本书给予大力支持和帮助的人们。

　　首先，要特别感谢中医古籍出版社和刘从明社长，将本书申报列入国家古籍整理出版资助计划，为本书的出版获得了经费保障，并在编集整理过程中给予具体指导，提供版本信息，审定编集方案，保证了整理工作的顺利完成。

　　同时，我们还要特别感谢中华中医药学会的温长路先生、北京中医药大学的钱超尘、陶晓华、张其成、梁永宣等诸位教授，以及中国中医科学院的张瑞贤、伊广谦研究员，感谢他们为编集本书提出了许多指导性意见，并在整理校注中提供的许多具体帮助。

　　其次，还要特别感谢夏鑫华、谢双峥、苗瑞恒、常久、周尹婷、王凯勋、欧阳慕颖、胡刘玉诸学君，他们在读硕或读博期间，参预其事，帮助完成文本录入、文稿校对等工作，付出了辛勤的劳动。江西科技出版社的叶春林同志，在工作之余加班加点，帮助完成全部书稿的扫描制图及排版工作，且反复多次调整修正，花费了巨大的心力。

　　最后，还要衷心感谢江西中医药大学科研处、学科建设办公室给予的大力支持和经费资助。

　　总之，《朱权医学全书》的出版凝聚着众多人的心血汗水和思想智慧，但愿我们的成果能为深入研究朱权医药养生思想提供一些基本的文献条件，为现代大众养生保健提供一份历史的借鉴与参照。

　　　　　　　　　　　　　　　　　　　　　　辑著者
　　　　　　　　　　　　　　　　　　　二〇一五年十月